AF549803

Simone J. Taschée

Klaus Postmann

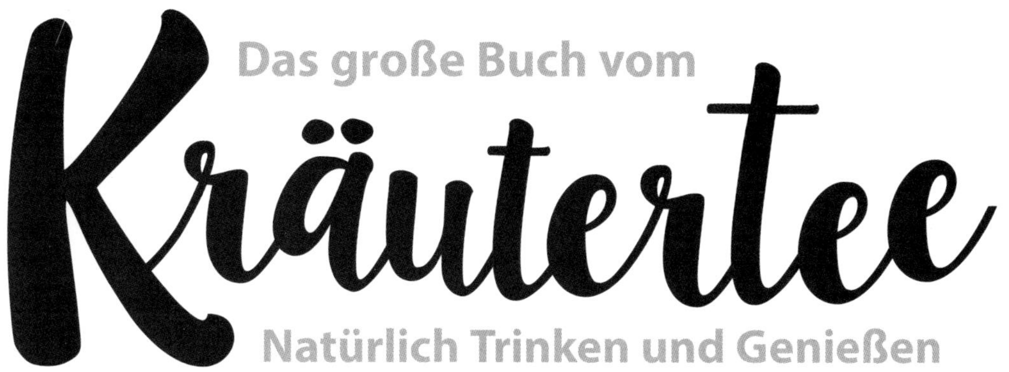

braumüller

Inhalt

3. Unsere Top 40 Kräuterteemischungen 236

Im Alltag

Im Jahresverlauf

Rund um die Ernährung

Zur körperlichen Stärkung

Für die ganze Familie

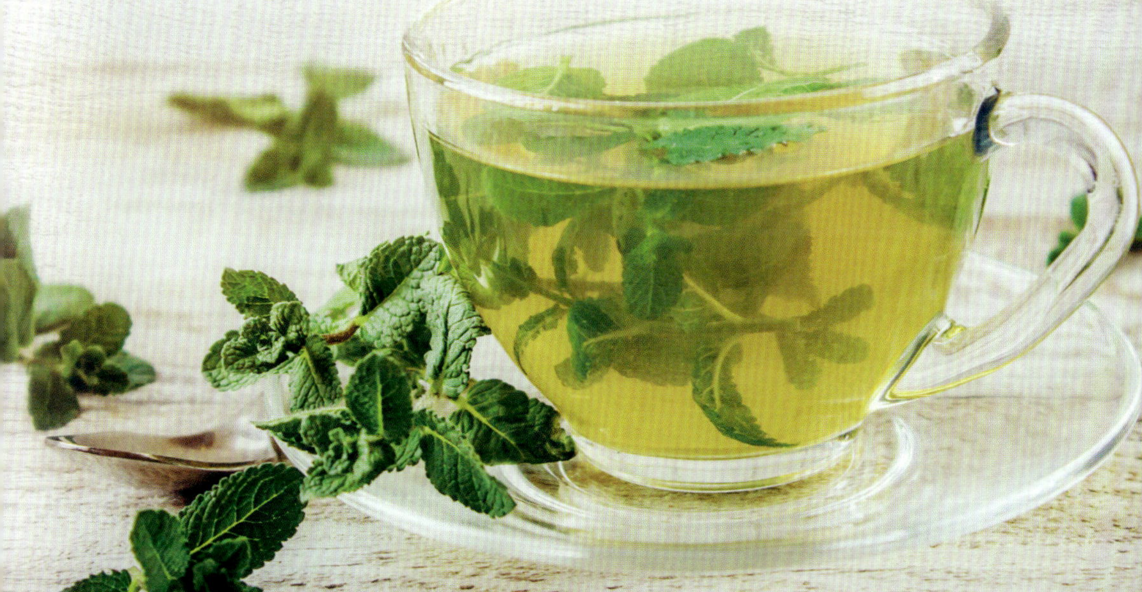

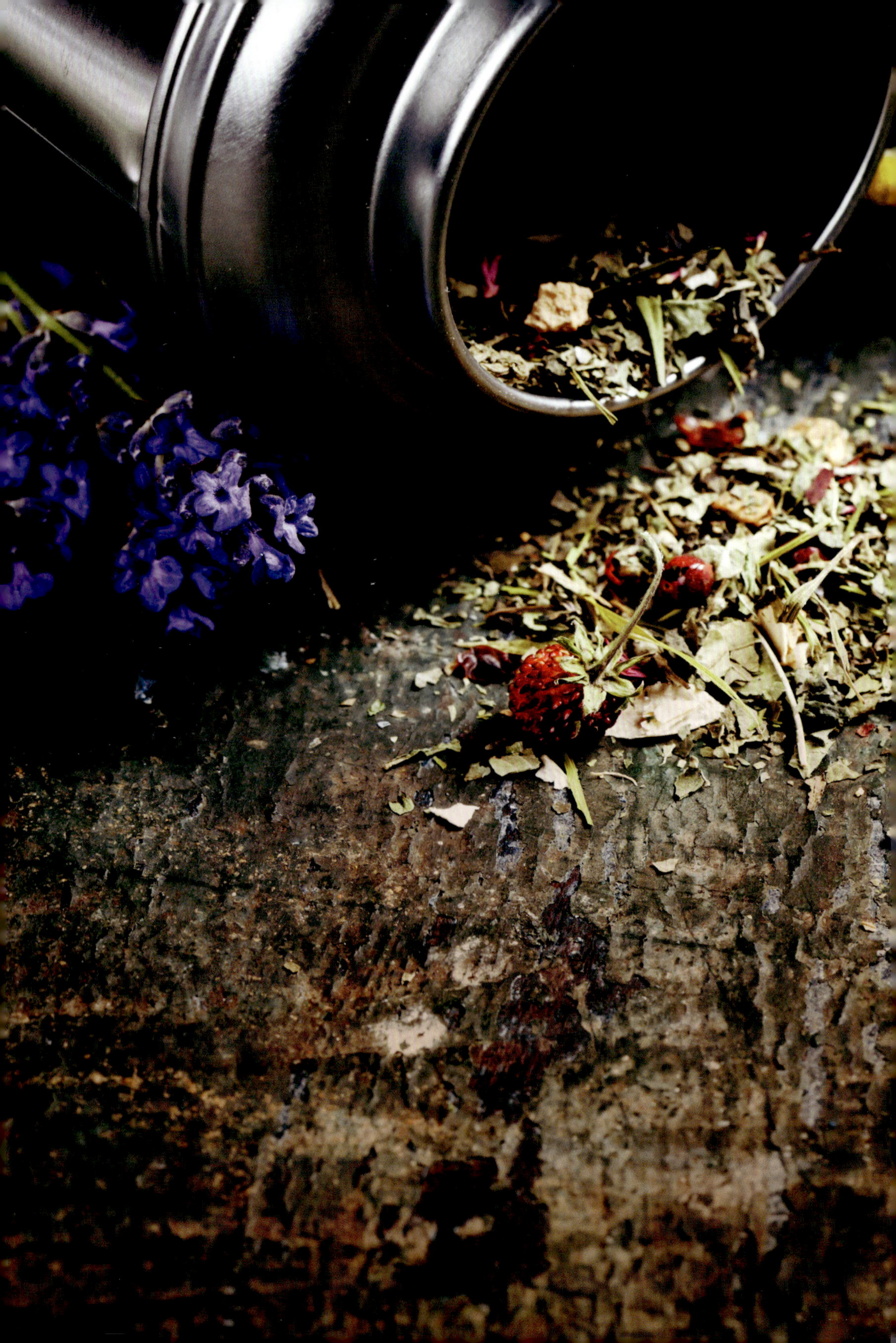

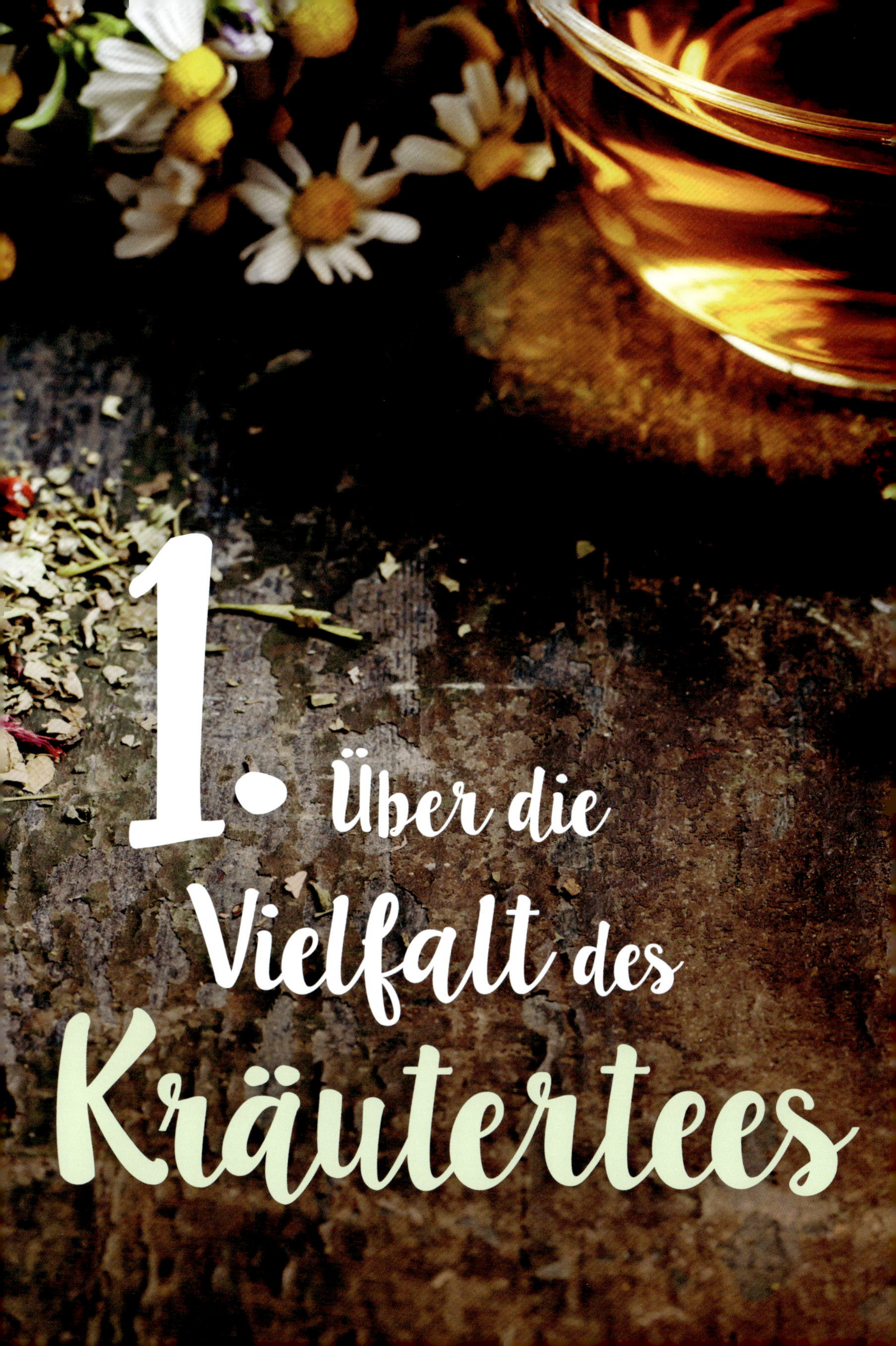

1. Über die Vielfalt des Kräutertees

Kräutertee – Gesundheit aus der Natur

Gegen alles ist ein Kraut gewachsen – wer kennt nicht diese über Generationen überlieferte Weisheit von Kräuterpfarrer Kneipp? Eine der führenden Kräuterexpertin Österreichs aus den 1960er- bis 1980er-Jahren, Maria Treben, bezeichnete den Kräutertee gar als Wundermittel aus der „Apotheke Gottes". Kamillentee besänftigt den beleidigten Magen, Brennnesseln entwässern, Holunderblüten bringen das Blut in Wallung. Das alles weiß heute längst nicht mehr jedes Kind, denn traditionelles Kräuterwissen wird nur noch selten zwischen den Generationen weitergegeben. Die Volksmedizin hat schon lange nicht mehr jene große Bedeutung wie zu den gerne zitierten „Großmutters Zeiten". (Wann auch immer diese Zeiten waren, denn selbst heutige Großmütter hatten in ihrer Jugend kaum noch Kontakt mit den überlieferten Weisheiten längst vergangener Epochen.) Heute gehen Menschen oft ahnungslos am Sonntag durch den Wald, ohne zu erkennen, welch wertvolle Schätze sie umgeben. Die meisten kennen nicht einmal mehr die Namen der vielen Kräuter, die da am Wegesrand wachsen. Handyapps wie *Pl@ntNet* oder *PictureThis* können dabei helfen, Pflanzen mittels Handyfoto zu erkennen und zu bestimmen. Spätestens aber, wenn es um die Verwendung von Pflanzen als Speise- oder Teekraut geht, sollte man diesen Apps ohne gelerntes und gelebtes (Heil-)Kräuterwissen jedoch nicht vertrauen. Bitte nicht falsch verstehen: Nichts und niemand soll uns daran hindern, in die freie Natur zu gehen und das üppige Angebot an wild wachsenden Pflanzen zu genießen. Das unsachgemäße Ernten kann jedoch der eigenen Gesundheit schaden und zudem den Fortbestand des Krautes am jeweiligen Standort gefährden. Beschaffen Sie sich daher Ihre Teekräuter in getrockneter Form idealerweise aus kontrolliertem Anbau aus der Apotheke, aus der Drogerie oder dem Reform- und Biohandel. Erleben Sie dann jede Tasse Kräutertee Schluck für Schluck. Und ganz sicher werden Sie bald Spaß daran haben, im eigenen Garten oder am Balkon Teekräuter zu ziehen, die es mannigfaltig in Baumärkten, in Gärtnereien oder auf Wochenmärkten aus kleinbäuerlichem Anbau zu kaufen gibt. Doch auch das Trocknen selbstgebauter und geernteter Kräuter will gelernt sein – so dürfen frische Kräuter nie in direkter Sonne getrocknet werden, der direkte Lichteinfall zerstört viele Inhaltsstoffe, und die Pflanzenteile dörren zu schnell aus. Aber dazu mehr an anderer Stelle im vorliegenden Buch.

Reiner Genuss im täglichen Leben

Wir, die beiden Autoren des Kräuterteebuchs, beschäftigen uns seit unzähligen Jahren mit der schönsten und oft wichtigsten Eigenschaft von Kräutern und Gewürzen, mit dem guten Geschmack und dem reinen Genuss. Und genau diese Idee hat uns auch zum Schreiben eines eigenen Kräuterteebuchs motiviert, um dem heißen Kräuteraufguss als einer der ältesten kulinarischen Zubereitungen der Menschheit einen neuen Stellenwert in unserer Ernährung zu geben. Tee passt in jeder Lebenslage, ob gesund oder krank. Er ist täglicher Lebensbegleiter, der nicht nur in der Gesundheitsecke einer Apotheke zu Hause ist. Ja, man darf auch bei Kräutertee von Genuss sprechen und nicht nur von der medizinischen Wirkung. Diese Schwelle im Umgang mit Kräutern und Gewürzen als Aufgussgetränke wollen wir mit dem vorliegenden Kräuterteebuch überschreiten. Wir schreiben dieses Buch für all jene an Kulinarik Interessierten, die folgende Geheimnisse rund um Kräutertee entdecken wollen:

- **Welche Pflanzen verwende ich wie und wann?**
- **Wie sehen diese aus und was können sie?**
- **Wie mische ich verschiedene Kräuter optimal?**
- **Welche Geschmackserlebnisse bietet Kräutertee?**
- **Wie lassen sich Kräuter mit dem Wissen der Volksmedizin verbinden?**

Diese vorrangig kulinarischen Komponenten des Kräutertees begleiten wir in bewährter Qualität mit viel Fach- und Hintergrundwissen aus den Bereichen der Foodhistory, der Lebensmittelsensorik und der Heilkräuterkunde, wie man es im Rahmen der Ausbildung zum geprüften Heilkräutercoach auch vermitteln darf. Wir sind jedoch keine Mediziner oder Apotheker, auch wenn unsere Titel das vermuten lassen. Bei gesundheitlichen Bedenken sprechen Sie bitte mit Ihrem Arzt oder Apotheker, unser Buch bietet keinen Ersatz für therapeutische oder medizinische Behandlungen.

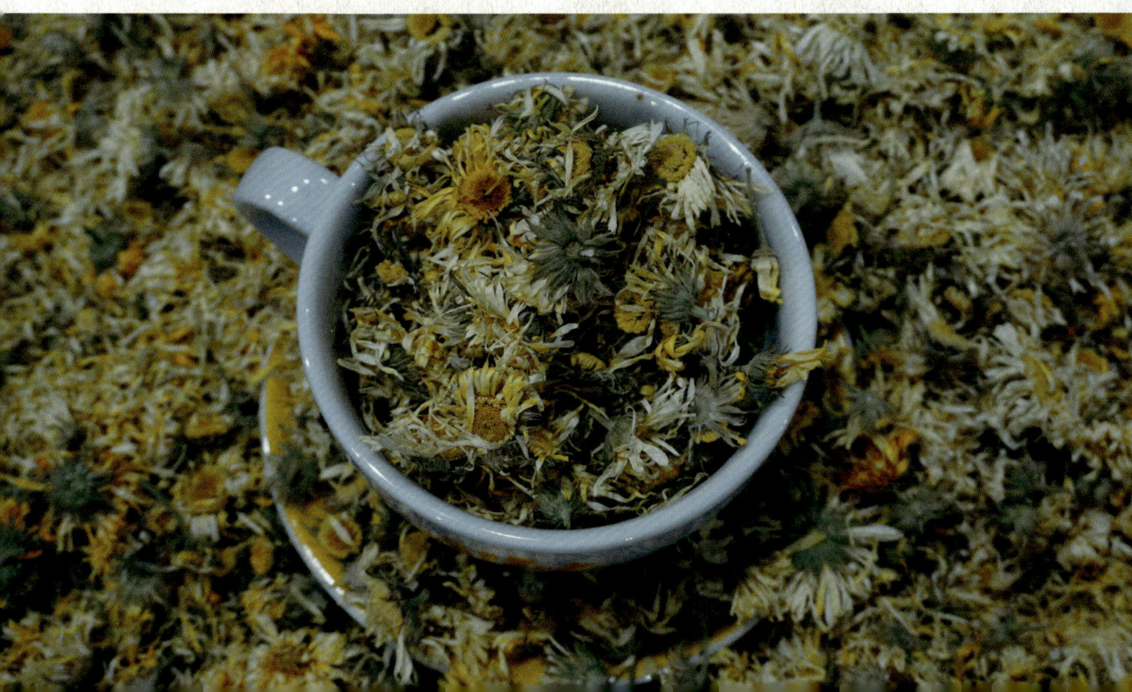

Die weite Welt des Tees

Tee in jeglicher Form ist nach Wasser weltweit das beliebteste Getränk, noch weit vor Kaffee. Trends wie Gesundheit, bewusste Ernährung sowie die Fokussierung auf Genuss beflügeln den Teemarkt und bieten dem Konsumenten ein immer größeres Angebot an Sorten, Mischungen und Herkünften. Nach dem Rekordjahr 2014, wo erstmals die magische Fünf-Millionen-Tonnen-Grenze in der weltweiten Produktion überstiegen wurde, wurde 2015 erneut Geschichte geschrieben – mit einer Weltproduktion von 5,2 Millionen Tonnen Tee. Dies entspricht einem weltweiten Zuwachs von 62,5 Prozent seit dem Jahr 2000. Unangefochten an der Spitze der weltweit führenden Erzeugerländer steht China, wo in erster Linie Grüntee produziert wird. Mit 2,616 Millionen Tonnen im Jahr 2018 konnte China in den vergangenen zehn Jahren seine Produktion mehr als verdoppeln. Zu den weiteren Top-fünf-Erzeugerländern zählen aktuell Indien (1,31 Millionen Tonnen), Kenia (493 000 Tonnen), Sri Lanka (303 840 Tonnen) und Indonesien (131 000 Tonnen). Zusammen mit China zeigen sie sich für rund 87 Prozent der Welt-Teeproduktion verantwortlich. Spannendes Detail dabei ist, dass der Großteil des produzierten Tees in den Anbauländern selbst konsumiert wird, lediglich rund 33 Prozent der Weltproduktion werden international gehandelt.

Im Jahr 2018 wurden weltweit rund 273 Milliarden Liter Tee konsumiert, laut Prognosen soll der Teekonsum bis zum Jahr 2021 auf rund 297 Milliarden Liter pro Jahr steigen. Rund um die Erde werden jährlich fünf Billionen Tassen Tee getrunken, das sind täglich knapp 14 Milliarden Tassen. Das meiste davon ist echter Tee, *Camellia sinensis*. Beim Teekonsum liegt China als Weltmeister der Teeproduktion mit 127 Litern pro Kopf nur auf Platz 15. Österreich hält seit Jahren relativ stabil bei rund 33 Liter pro Kopf und liegt damit vor Deutschland mit 28 Liter pro Kopf, Frankreich mit 26 Liter pro Kopf oder der Schweiz mit 24 Liter pro Kopf.

Teetrends – Kräutertee quo vadis?

Bei der Zubereitung wünscht sich der moderne Teetrinker Convenience. Rund 90 Prozent der Konsumenten setzen heute auf den bewährten Teebeutel, dessen weltweiter Siegeszug seit der Erfindung des mit Heftklammern verschlossenen Doppelkammerbeutels durch den deutschen Techniker Adolf Rambold im Jahr 1949 nicht zu bremsen ist. In Österreich werden pro Jahr rund 700 Millionen Teebeutel verkauft (Tee total mit echtem Tee und Kräutertee), das Marktvolumen beläuft sich auf etwa 60 Millionen Euro. Kamille, Pfefferminze und Ingwer sind die Zugpferde des Kräuterteesegments. Und auch wenn loser Tee in Form getrockneter Kräuter immer mehr Anhänger findet, bleibt er nach wie vor ein Nischenprodukt. Umso mehr sehen wir es als eine der zentralen Aufgaben des vorliegenden Buchs, auf die flexiblen und vielfältigen Verwendungsmöglichkeiten von losen Teekräutern hinzuweisen. Vor allem unsere 40 Kräuterteemischungen in Kapitel 3 sollen Interesse wecken und Lust machen auf individuelle Zusammenstellungen in der eigenen Teetasse.

Eine große Herausforderung am internationalen Kräuterteemarkt ist die stark saisonale Prägung des Konsums, nach wie vor wird im Winter überdurchschnittlich viel Tee getrunken, der Sommer reduzierte sich in den vergangenen Jahrzehnten auf die Verwendung von industriell geprägtem Eistee diverser Markenproduzenten mit entsprechend hohem Zuckeranteil. Durchschnittlich enthalten handelsübliche Eistees fünf Gramm Zucker pro 100 Milliliter, somit rund 25 Gramm pro halbem Liter oder etwa sechs Stück Würfelzucker, die in einer Flasche Eistee enthalten sind. Folgt man dabei der von der Weltgesundheitsorganisation WHO empfohlenen Tagesmenge von 25 Gramm zugesetztem Industriezucker, ist das Ende der Fahnenstange schnell erreicht.

Eine spannende Entwicklung von Tee als gesundem Ganzjahresgetränk bieten seit wenigen Jahren Kaltaufgusskreationen, auch Cold Brew Teas oder Ready-to-Drink-Teas genannt, für den frischen Aufguss mit kaltem Leitungswasser. Diese Zubereitungen kommen in den meisten Fällen dank geschickter Verwendung von natürlichen Aromen völlig ohne Zucker aus, die Kommunikation setzt vor allem auf die Elemente Gesundheit, Genuss und Wellness, direkt aus der Wasserflasche. Kaltaufguss in Form von Aufgussbeuteln (meist Pyramidenbeutel mit größerem Inhalt) wird ganz einfach in einer Wasserkanne oder in einer Trinkflasche mit kaltem Wasser aufgegossen und bietet damit eine aromatische To-Go-Alternative zu zuckerhaltigen Getränken. Die Werbebotschaft dahinter ist eindeutig: Cold Brews sind attraktiv für alle, die unterwegs genügend Flüssigkeit zu sich nehmen möchten. Beim Sport, in der Freizeit, auf dem Weg ins Büro oder einfach als erfrischender Durstlöscher. Praktisch zuzubereiten in der eigenen, wiederverwendbaren Trinkflasche, womit unnötiger Einweg-Plastikflaschenmüll vermieden wird. Die aktuell am Markt befindlichen Marken wie „Cool Sensations" von Teekanne, „Kühle Kanne" von Sonnentor, „Cold Tea" von Meßmer oder „Tea on the Rocks" von Julius Meinl bieten vielfältige Geschmacksrichtungen von Passionsfrucht-Mango über Zitrone-Minze bis Erdbeere-Ingwer oder Berry-Mojito.

Etablierte Teetrinker runzeln bei diesen Entwicklungen (noch) die Stirn. Dabei dürfen wir nicht vergessen, dass Themen wie diese dazu führen, Tee in jüngeren Zielgruppen als passende Ergänzung eines gesunden und gleichzeitig urbanen Lebensstils zu etablieren. Das gilt sowohl für echten Tee wie auch für Kräuter- und Früchtetee. Noch dazu ist der Begriff Eistee als Zubereitungsart von Tee in der Gesellschaft positiv besetzt (lassen wir die Zuckerdiskussion hier mal außen vor), während der klassische Kräutertee nach wie vor mit seinem „Krankenhausimage" zu kämpfen hat. Zudem lässt sich das Segment der Cold Brews perfekt um weitere Lifestylethemen ergänzen, wie folgende Beispiele aus dem internationalen Teebusiness zeigen:

Mocktails: Aus der veganen Ecke kommend, entwickelt sich ein Trend zu Kräuter-Mocktails, alkoholfreien Cocktails, wo als Basis Kräuteraufgüsse verwendet werden.

Masala Chai: Bereits etwas länger am internationalen Getränkemarkt zu Hause sind Masala Chais, die aus Südasien stammenden Getränke aus Schwarztee, Milch, Zucker und Gewürzen wie Zimt, Ingwer, Kardamon, Nelken, Pfeffer, Anis und Kurkurma.

Functional Tea: Eine der letzten Entwicklungen am Teemarkt sind Functional Teas, also Tees mit funktionalen Inhaltsstoffen und Zusätzen, die einen Mehrwert für Körper und Geist liefern. Ihnen werden Vitamine oder Mineralien zugesetzt, um einen gesundheitlichen Nutzen hervorzurufen oder zu unterstützen. Beispiele dafür finden sich bereits in Sport- und Vitalvarianten mit Magnesium, Zink und diversen Vitaminen.

Superfood: Die Fitness- und Wellness-Szene der USA ist seit Ende des 20. Jahrhunderts treibende Kraft um den Begriff *Superfood*, der heute auch das Kräuterteebusiness erreicht hat. Unter Superfood versteht man natürliche, unverarbeitete Lebensmittel mit teils hohen Anteilen an sekundären Pflanzenstoffen, die als Wundermittel für Schönheit, Gesundheit und Energie ihre Wirkung zeigen sollen. Dazu gehören auch Löwenzahn, Brennnesseln, Leinsamen oder Heidelbeeren.

Wie wird Tee definiert?

Tee wird in Österreich und Deutschland durch entsprechende Lebensmittelbücher geregelt. Dabei wird grundsätzlich in Tee, in teeähnliche Erzeugnisse und in Teegetränke unterschieden. **Tee** darf streng genommen ausschließlich aus Blättern, Knospen und Stielen des Teestrauchs *Camellia sinensis* aus der Familie der Teegewächse *(Theaceen)* stammen. **Kräutertee** definiert sich laut Gesetz als teeähnliches Erzeugnis, das aus sonstigen getrockneten Pflanzenteilen hergestellt wird, bei denen keine Bedenken in Bezug auf ein sicheres Lebensmittel bestehen. Darunter fällt auch der **Gewürztee,** der aus getrockneten Pflanzenteilen exotischer Zutaten wie Ingwer, Zimt, Anis oder Koriander hergestellt wird. **Teegetränke** kennt man besser unter ihren Handelsbegriffen Eistee oder Kombucha. Folglich verstehen sich Tee, Kräutertee wie auch Teegetränke grundsätzlich als Lebensmittel, die im Rahmen der täglichen Ernährung genossen werden.

Echter Tee *(Camellia sinensis)*

Dabei wird, wie folgt, unterschieden:

Schwarzer Tee: durchfermentierter Tee, nach den üblichen Verfahren (Welken, Rollen, Fermentieren, Trocknen der Blätter) hergestellt;
Oolong Tee: halbfermentierter Tee, nach den üblichen Verfahren (Welken, Rollen, Halbfermentieren, Trocknen der Blätter) hergestellt;
Grüner Tee: nicht fermentierter Tee, nach den üblichen Verfahren (Welken und Rösten beim chinesischen Grüntee oder Dämpfen beim japanischen Grüntee, Rollen, Trocknen der Blätter) hergestellt;
Weißer Tee: leicht fermentierter und luftgetrockneter Tee;
Pu Erh Tee: überfermentierter und speziell behandelter Tee.

GENUSS.Tipp:

Allen Fans des echten Tees legen wir an dieser Stelle *Das große Teebuch* von Rainer Schmidt ans Herz, das 2017 im Braumüller Verlag erschienen ist.

Teeähnliche Erzeugnisse (Kräutertee & Co)

Diese unterscheiden sich, wie folgt – abhängig von den jeweils verwendeten Pflanzenarten und Pflanzenteilen:

- **Kräutertee**
- **Früchtetee**
- **Gewürztee**

Teeähnliche Erzeugnisse enthalten im Gegensatz zu echtem Tee von Natur aus *kein Koffein*, ausgenommen Mate-Tee, den wir im vorliegenden Buch auch entsprechend vorstellen werden.

Teegetränke (Eistee & Co)

Diese definieren sich, wie folgt:

- auf Basis von Teeauszügen oder Extrakten und Trinkwasser hergestellt;
- mögliche Verwendung von geruch- und geschmackgebenden Zusätzen;
- zur Süßung können Zucker oder Süßungsmittel eingesetzt werden;
- die Verwendung von Farbstoffen ist erlaubt;
- enthält nicht mehr als 0,5 Vol.-% Alkohol.

Nachdem sich in unserer Gesellschaft bis heute keine begriffliche Unterscheidung zwischen echtem Tee und teeähnlichen Erzeugnissen gefestigt hat, bleiben wir im vorliegenden Buch bei der umgangssprachlichen Bezeichnungen Kräutertee, der für uns aufgrund der zum Teil überschneidenden Zutaten und Verwendungen auch den Früchtetee miteinschließt. Die pharmazeutisch korrekte Bezeichnung für Kräutertee wäre übrigens *Dekokt*, vom lateinischen *decoctum* für *abkochen* abgeleitet. In Frankreich und in Spanien hat sich für Kräutertee der Begriff **Infusión** vom lateinischen *infusum* für Aufguss eingebürgert.

Und was ist nun ein Heiltee?

Und nun zum Philosophenstreit: Sämtliche gesundheitsbezogene Angaben, die auf herkömmlichen Kräutertee gemacht werden, unterliegen seit 2007 der Health-Claims-Verordnung (auf Deutsch „Gesundheitsbehauptungen-Verordnung“), die in allen Mitgliedstaaten der Europäischen Union Gültigkeit hat. Dabei sind gesundheitsbezogene Angaben klar von Aussagen abzugrenzen, die sich auf das allgemeine Wohlbefinden eines Heißgetränks beziehen. Auch sind alle Angaben zu vermeiden, die zum Ausdruck bringen, dass der Konsum eines bestimmten Kräutertees die Entwicklung von Krankheiten verhindern kann.

Auch wenn viele Kräuter sowohl als Lebensmittel zu Genusszwecken wie auch als Arzneimittel zu Heilzwecken verkauft werden: Möchte man einem Kräutertee eine spezielle gesundheitliche Wirkung zusprechen, landet man im geschützten Apothekenumfeld und in der Schulmedizin. Hier werden Kräuter als Heilpflanzen mittels moderner Methoden wissenschaftlich erforscht und analysiert, für jedes Heilkraut gibt es ein streng pharmakologisches Profil, das die wichtigsten Wirkungen beschreibt. Der Gesetzgeber regelt die Herstellung und den Verkauf von **Heil- oder Arzneitees:**

- Arzneitees fallen unter das Arzneimittelgesetz und müssen auf den Verpackungen eine entsprechende Kennzeichnung sowie Wirkung und Gegenanzeigen aufweisen.

- Heilkräuter müssen nach den strengen Richtlinien gemäß GMP *(Good Manufacturing Practice)* verarbeitet werden, sie unterliegen denselben Richtlinien wie synthetische Arzneimittel wie etwa Antibiotika.
- Zudem unterliegt die Qualität dem Europäischen Arzneibuch, demzufolge beispielsweise Pfefferminze nicht nur nach Pfefferminze schmecken soll, sondern auch einen entsprechend hohen Ölgehalt und eine genau definierte Ölzusammensetzung aufweisen muss (für Pfefferminze ist in einem Arzneitee ein Mindestgehalt von 1,2 Prozent ätherischem Öl verbindlich vorgegeben, in einem Lebensmitteltee sind es dagegen nur 0,6 Prozent).
- Der Packungsaufdruck muss über Zusammensetzung, Zubereitung, Dosierung und Art der Anwendung Auskunft geben, auch sind Wechselwirkungen mit anderen Mitteln sowie eventuelle Gegenanzeigen oder Nebenwirkungen anzuführen.
- Auch müssen besonders niedrige Grenzwerte für Pestizidrückstände sowie Schwermetalle eingehalten werden, sie sind niedriger als bei Kräutertees, die als Lebensmittel verkauft werden. Kranke Menschen haben ein geschwächtes Immunsystem und sind damit besonders anfällig. Doch dazu mehr an einer anderen Stelle in diesem Buch.
- Ein kurioses Detail dazu am Rande: Arzneitees dürfen keine Bio-Kennzeichnung (Bio-Siegel oder ähnliches) tragen. Bio-Siegel sind ausschließlich Lebensmitteltees vorbehalten. Die Begründung dazu steht in Paragraf 10 des deutschen Arzneimittelgesetztes AMG: Ein Bio-Siegel ist keine für die gesundheitliche Aufklärung der Patienten wichtige Information, Bio ist nicht von gesundheitlicher Relevanz.

Heiltees verstehen sich als wirksame Arzneimittel und nicht als Genussmittel. Sie sollten deshalb kurmäßig angewendet werden, maximal vier Wochen lang täglich davon schluckweise trinken, danach zwei Wochen Pause. Kehren die Beschwerden hartnäckig wieder oder klingen sie gar nicht ab, hilft nur ein Besuch beim Arzt!

GENUSS.Tipp:

Auch wenn wir uns mit der Thematik Kräutertee tagtäglich beschäftigen und bereits viel Wissen gesammelt haben, verstehen wir Kräutertee im vorliegenden Buch grundsätzlich als Lebensmittel. Sämtliche hier beschriebenen Einzelkräuter und Kräutermischungen sollen Genuss bereiten und gut schmecken. Gerne weisen wir sie nochmals darauf hin, bei gesundheitlichen Bedenken mit Ihrem Arzt oder Apotheker zu sprechen. Unser Buch bietet keinen Ersatz für therapeutische oder medizinische Behandlungen.

Kräuter und ihre Wirkung

Ab dem 19. Jahrhundert begann die Wissenschaft, die Pflanzenheilkunde zu entmystifizieren – dies sowohl in der Medizin wie auch in den Naturwissenschaften. An die Stelle von übergeordneten, himmlischen Kräften trat die Macht des nachweisbaren Experiments. Nicht mehr (nur) der Glaube an die Heilwirkung von Pflanzen, sondern vor allem die Beweisbarkeit der Wirksamkeit trat in den Vordergrund. Heute weiß man, dass bei Pflanzen immer die Summe der Inhaltsstoffe (Stoffgemische) die Wirkung bestimmt. Dadurch können Heilpflanzen verschieden ausgeprägte Wirkungen haben und bei verschiedenen Krankheitsbildern zur Anwendung kommen. Die wirksamen Inhaltsstoffe der Heilpflanzen unterliegen natürlichen Schwankungen, bedingt durch Klima, Standort und Erntezeitpunkt der Pflanze. Zubereitungen aus Heilpflanzen können weiterhin durch Lagerung und Herstellungsprozess in ihrem Gehalt an Inhaltsstoffen beeinflusst werden. Daher ist die Standardisierung der Ausgangsstoffe und Methoden für die Arzneimittelherstellung sehr wichtig. Phytopharmaka enthalten definierte Mengen der Wirkstoffe und weisen gleichbleibende Qualität und Wirksamkeit auf. Generell zählt hierbei der gesamte Extrakt, eine Heilpflanze versteht sich als „Vielstoffgemisch" mehrerer arzneilicher Wirkstoff – ganz im Gegensatz zu synthetischen Wirkstoffen, die, als Einzelsubstanz verabreicht, eine bestimmte Heilwirkung hervorrufen sollen.

Wenn nun eine Tasse mit heißem, duftendem Kräutertee getrunken wird, erwarten wir uns davon drei bestimmte, positive Wirkungen:

1. Auch wenn Kräutertee (noch) von vielen Menschen „gegen" etwas und nicht „für" etwas getrunken wird, so soll der Tee immer **Genuss** bereiten, er soll gut schmecken. Und wenn die heiße Tasse dann auch noch statt „gegen Depressionen" „für gute Laune" sorgt, sind wir unserer zentralen Botschaft näher: Kräutertee besitzt ausgeprägten Wohlfühlcharakter und keinen Krankenhausmief!

2. Zudem soll Kräutertee aus regionalem, nachhaltigem und wenn möglich biologischem Anbau stammen, womit auch das eigene **Gewissen** beruhigt werden kann und man der Natur etwas Gutes zurückgibt.

3. Schlussendlich darf Kräutertee auch der **Gesundheit** dienen – genau dazu ist es auch sinnvoll, über die wichtigsten Wirkstoffe in den Kräutern Bescheid zu wissen, die eine etwaige, gewünschte Wirkung unterstützen oder verbessern.

Kräutertees sind wahre Gaumenfreuden, die zudem auch das seelische und körperliche Gleichgewicht eines Menschen ins Lot bringen können. Kräutertees helfen dabei, Alltagsbeschwerden und kleine Wehwehchen zu bekämpfen und ihnen vorzubeugen. Klassische Anwendungsgebiete für Kräutertees können dabei sein:

- **Magen-Darm-Beschwerden**
- **Erkältungskrankheiten wie Husten, Halsschmerzen oder grippale Infekte**
- **Hauterkrankungen**
- **Blasen- und Nierenbeschwerden**
- **Herz-Kreislaufbeschwerden**
- **nervöse Unruhezustände und Einschlafschwierigkeiten**
- **angespannte Nerven und psychische Beschwerden**

GENUSS.Tipp:

Nachdem wir Tee nicht nur als Kraut gegen Erkrankungen sehen, sondern auch den Wohlfühlcharakter ausgeprägt darstellen wollen, haben wir für das vorliegende Kräuterteebuch fünf eigene Anwendungsbereiche definiert, die uns im Alltag begleiten, meist mit positiver Stimmung, hin und wieder vielleicht auch mit negativen Vibes: Im Alltag, im Jahresverlauf, rund um die Ernährung, zur körperlichen Stärkung und für die Familie. Mehr dazu finden Sie bei unseren 40 Kräuterteemischungen in Kapitel 3.

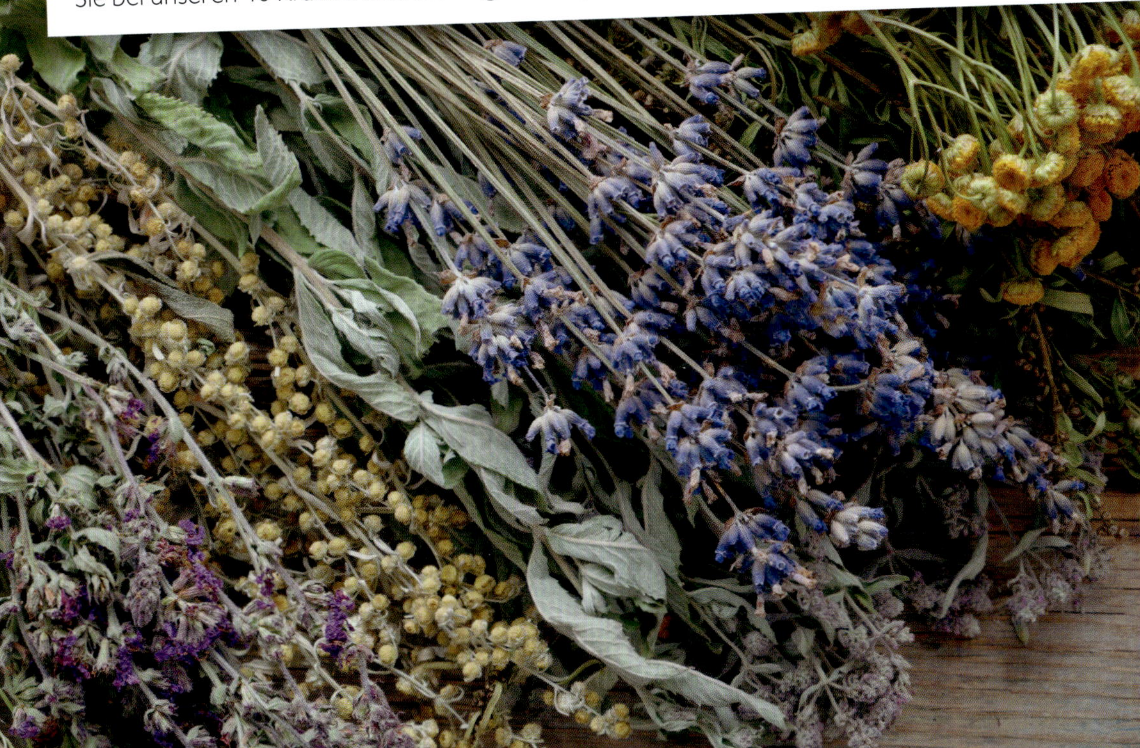

Was enthalten Kräuter?

Um der gesundheitlichen Wirkung etwas näher zu kommen, lassen sich in allen Pflanzen einzelne Inhaltsstoffe definieren, die in sehr unterschiedlichen Mengen vorhanden sind. Die Wirksamkeit resultiert erst aus der komplexen Interaktion aller Inhaltsstoffe. Durch pharmakologische Untersuchungen können die chemischen Strukturen vieler Inhaltsstoffe aufgeklärt und in folgende Gruppen (Wirkstoffe) zusammengefasst werden:

Ätherische Öle

- Leicht flüchtige, meist hochkonzentrierte Stoffgemische, die in den Blättern und im Kraut einer Pflanze gespeichert werden. Sie enthalten sekundäre Stoffwechselprodukte, die Pflanzen produzieren, um Insekten zur Bestäubung anzulocken, Schädlinge fernzuhalten oder sich gegen Krankheiten zu schützen. Für das eigentliche Wachstum sind diese ätherischen Öle meist nicht notwendig. Sie sind fettlöslich, enthalten jedoch keine Fette. Und im Gegensatz zu fetten Ölen verdampfen ätherische Öle rückstandsfrei, was dazu führt, dass sie im Kräutertee sehr angenehm duften und schmecken. Zudem wirken sie wassertreibend, entzündungshemmend, schleimlösend, entkrampfend, verdauungsfördernd und windtreibend.
- Aufgepasst: Ätherische Öle sind im getrockneten Zustand lichtempfindlich und verlieren rasch an Wirkung, weshalb Teekräuter in möglichst licht- und luftundurchlässigen Gefäßen aufbewahrt werden sollten.
- Besonders hohe Anteile an ätherischem Öl finden sich in den Familien der Lippenblütler wie Salbei, Lavendel oder Thymian, der Doldengewächse wie **Fenchel** (siehe Abb.) oder Anis oder der Rosengewächse wie Mädesüß.

Alkaloide

- Ebenfalls hochwirksame sekundäre Stoffwechselprodukte, die oft in Giftpflanzen vorkommen und dort zur Teeherstellung nur bedingt geeignet sind. Eine Pflanze produziert diese chemischen Stoffe zum Schutz vor Bakterien, Pilzen oder Fraßfeinden, für das eigentliche Wachstum sind diese nicht notwendig. Sie wirken im Unterschied zu anderen Substanzen nur auf ganz bestimmte Körperzellen des Menschen. Wenige Milligramm können bereits tödlich sein, wie beispielsweise das Atropin der Tollkirsche oder das Aconitin des Eisenhuts. Richtig angewendet, können manche dieser Bestandteile jedoch heilen, wie man es vom Eisenhut in homöopathischer Verdünnung (als Aconitum D6 oder D12) kennt. In der Frühphase von Erkältungen richtig eingesetzt, kommt die Erkrankung erst gar nicht richtig zum Ausbruch.

- Und es gibt auch Beispiele positiv besetzter Alkaloide, zumindest in vernünftigen Mengen angewendet: das Nikotin der Tabakpflanze, das Piperin des Pfeffers, das Koffein des Kaffees oder das Capsaicin der **Chili** (siehe Abb.).

Anthranoide

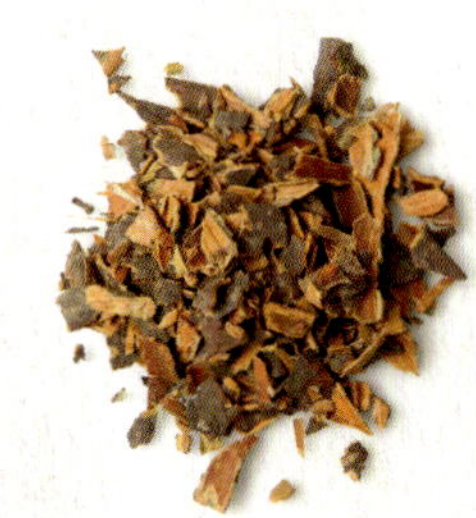

- Diese Wirkstoffe zählen zu den stark wirksamen Abführmitteln, die den Dickdarm zur Bewegung anregen und vermehrt Wasser im Darm zurückhalten.
- Dazu gehören die Rinden des **Faulbaums** (siehe Abb.), die Sennesblätter oder die Rhabarberwurzeln.

Bitterstoffe

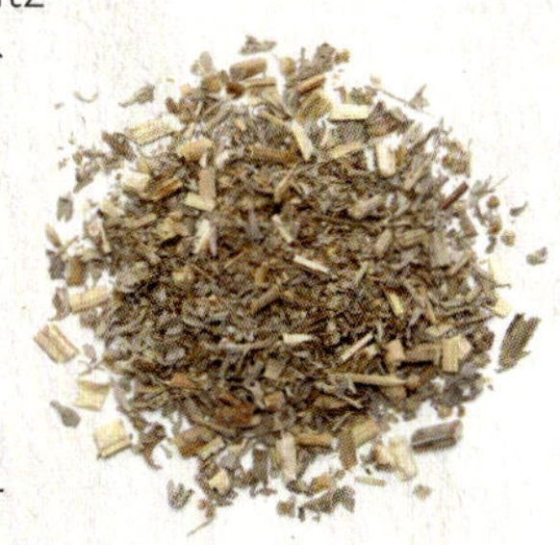

- Sie kommen in fast allen Pflanzen vor, auch hier oft als Schutz gegen Fraßfeinde, für die der Geschmack ungenießbar ist. Sie zeichnen sich dadurch aus, dass sie bitter schmecken, die Bitterstoffrezeptoren auf der Zunge reizen, dadurch die Magen- und Gallensaftsekretion fördern sowie leberaktivierend, appetitanregend und verdauungsfördernd wirken.
- Bitterstoffe stecken in der Schafgarbe, im Salbei, im Löwenzahn und vor allem in **Wermut** (siehe Abb.), Beifuß und Enzian, dem stärksten Bittergewächs weltweit.

Cumarine

- Aromatische sekundäre Pflanzenstoffe, die beim Trocknen einen intensiven Duft freisetzen und damit den Pflanzen einen typischen Geruch verleihen. Sie wirken blutverdünnend, beruhigend, entzündungshemmend und antibakteriell. Cumarine können Nebenwirkungen wie Kopfschmerzen, Erbrechen oder Schwindel verursachen, wobei diese Erscheinungen erst bei extrem hohen Intensitäten auftreten, die im normalen Hausgebraucht nicht vorkommen.
- Beispiele sind der Waldmeister, der Steinklee, das Mädesüß, **Zimt** (siehe Abb.) und die Tonkabohne.

Flavonoide

- Diese Verbindungen kommen als sekundäre Pflanzenstoffe in fast allen Blütenpflanzen vor, als Hauptbestandteil der meisten gelben, roten, orangen, roten und auch blauen Blütenfarbstoffe. Damit gelangen sie auch in die menschliche Nahrung, wo ihnen besondere antioxidative (radikalbindende), entzündungshemmende und keimtötende Eigenschaften zugeschrieben werden.
- Bekannte Beispiele sind die **Schalen von Äpfeln** (siehe Abb.) oder Pflanzen wie Arnika, Ginkgo, Schwarzer Holunder und Kamille. Auch die Schalen der Bitterorange oder die Ringelblume enthalten größere Mengen an Flavonoiden.

Gerbstoffe

- Durch die zusammenziehende (adstringierende) und austrocknende Wirkung entziehen Gerbstoffe den Bakterien, die sich auf der Haut oder im Gewebe ansiedeln, den Nährboden. Dadurch werden Schmerzen und Wundsekretion vermindert, Entzündungen gehemmt und Blutungen gestillt. Gerbstoffe werden dazu vor allem bei Magen- und Darmentzündungen, bei leichten Durchfällen, bei Entzündungen im Mund und Rachen oder zur schnellen Wundheilung eingesetzt. Darüber hinaus sind Gerbstoffe in Form von Tanninen auch als Geschmackskomponente von Wein und natürlich Tee von großer Bedeutung.
- Reich an Gerbstoffen sind Salbei, **Schafgarbe** (siehe Abb.), Eichenrinde oder die Schalen der Heidelbeere.

Schleimstoffe

- Pflanzenschleim quellt in Wasser stark auf und bildet eine zähflüssige Lösung, die entzündungshemmend und stark reizlindernd wirkt, was vor allem auf Schleimhäuten im Hals und Rachen oder im Magen-Darm-Bereich hilft.
- Bekannte schleimhaltige Pflanzen sind Eibisch, **Käsepappel** (siehe Abb.) oder Leinsamen. Eng verwandt mit Eibisch ist übrigens eine der ältesten Gemüsepflanzen der Welt, die Okra. Sie stammt wie Eibisch aus der Familie der Malvengewächse und ist für ihren hohen Gehalt an Pflanzenschleim bekannt, den sie beim Kochen abgibt.

Saponine

- Sie schäumen mit Wasser auf wie Seife. Dabei werden entzündungshemmende, harntreibende, schleimtreibende und schleimlösende Eigenschaften verstärkt, auch unterstützen sie die Aufnahme anderer Inhaltsstoffe aus dem Darm.
- Auswurffördernde Hustenmittel aus Königskerzen oder **Schlüsselblumen** (siehe Abb.) sowie gefäßwirksame Extrakte aus Rosskastanien besitzen Saponine als Hauptbestandteil.

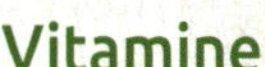

Vitamine

- Der Mensch kann die meisten Vitamine, die man zum Körperaufbau benötigt, nicht selbst erzeugen und muss sie über Obst, Gemüse und Pflanzen aufnehmen. Da die Kräuter im Tee jedoch meist in erhitzter Form eingenommen werden, gehen viele Vitamine verloren.
- Am Beispiel der **Hagebutte** (siehe Abb.) zeigt sich aber, dass der hohe Vitamin C-Anteil auch im Tee erhalten bleibt und ideal gegen Erkältungskrankheiten wirkt.

Wer hätte gedacht, dass derart viele Wirkungen als Kraft aus der Natur in einer einzigen Tasse Tee wiedergefunden werden können? Während eine Pflanze wächst, holt sie sich aus der Luft, aus dem Wasser und aus dem Boden ganz bestimmte chemische Elemente, Mineralstoffe und Spurenelemente. Kräuter können diese wertvollen Substanzen jedoch nur bei Tag produzieren, solange die Sonne scheint. Darin liegt auch die Erklärung, warum in bestimmten sonnenreichen Gebieten der Erde Kräuter mit besonders wirksamen Inhaltsstoffen wachsen. So kann unter Umständen ein Teekraut gleicher Art aus einem Anbaugebiet besonders wirksam, aus einem anderen Gebiet nahezu wertlos sein. Das zeigt auch ein Blick auf typische Anbauländer einiger wichtiger Teekräuter:

- **Pfefferminze:** Ägypten, Kroatien, Serbien
- **Hibiskus:** Ägypten, Nigeria, Senegal, Sudan
- **Kamille:** Ägypten, Kroatien, Mexiko
- **Fenchel:** Bulgarien, China, Türkei, Ungarn
- **Hagebutte:** Bulgarien, Chile, China
- **Zitronengras:** Ägypten, Thailand, Paraguay

Die unerwünschten Inhaltsstoffe – Pestizide & Co

Neben den zuvor genannten Wirkstoffen enthalten Kräuter als natürlich wachsende Organismen natürlich auch Rückstände aus Boden, Luft und der generellen Bewirtschaftung, darunter finden sich leider auch Pestizide und Schadstoffe. Durch das Übergießen der Kräuter mit heißen Wasser lösen sich nicht nur die aromatischen ätherischen Öle, sondern auch viele weitere Substanzen, oft gesund, manchmal auch nicht so gesund. Unter dem Begriff Pestizide werden Giftstoffe zusammengefasst, die in der „modernen" Landwirtschaft gegen viele Arten von Schädlingen eingesetzt werden, die sich negativ auf die Ernte auswirken können. Dazu zählen Krankheiten wie Pilzbefall oder unerwünschte tierische Besucher wie der Kartoffelkäfer. Pestizide töten diese Organismen ab und verhindern ihre weitere Vermehrung. Gleichzeitig werden jedoch auch alle anderen Lebewesen wie Bienen, Fische und Vögel bedroht. Je nach Wirkung unterscheidet man dabei zwischen Herbiziden gegen unerwünschte Beikräuter und Insektiziden gegen Insekten oder Fungiziden gegen Schimmelpilze. Und ja, auch das gefürchtete Glyphosat ist ein Pestizid, ein sogenanntes Totalherbizid, das jede Pflanze abtötet, die nicht entsprechend gentechnisch verändert ist. Glyphosat lässt sich nicht abwaschen und wird weder durch Erhitzen noch durch Einfrieren abgebaut.

Was kann man dagegen tun?

Die einzige wirksame Alternative ist die biologische und biodynamische Landwirtschaft zur Förderung der Artenvielfalt und der Fruchtbarkeit des Bodens, Schädlinge werden durch ihre natürlichen Feinde in Schach gehalten. Bio erfordert viele Arbeitsschritte, die per Hand ausgeführt werden. Obwohl der Ertrag meist um bis zu 50 Prozent geringer ist als in der konventionellen Landwirtschaft, ist Bio-Landbau deutlich arbeitsaufwändiger. Während im konventionellen Anbau Pestizide unliebsame Beikräuter vernichten, müssen Bio-Bauern diese per Hand ausjäten. Der Dank sind gesunde Böden, nachhaltige und langfristige Ernteerfolge und qualitativ hochwertige Pflanzen, die wir ohne schlechtes Gewissen in unsere Tasse mit Kräutertee einfüllen dürfen. Weiters ist es heute für jeden teeverarbeitenden Betrieb Pflicht, jede Rohware auf Verunreinigungen und unerlaubte Substanzen wie eben Pestizide, Bakterien oder aber Pyrrolizidin-Alkaloide zu testen – auf Letztere kommen wir gleich zu sprechen. Und trotz aller Sorgfalt können minimale Restwerte von Schadstoffen in keinem Lebensmittel der Welt verhindert werden. Der absolute Null-Wert ist auch trotz Bio kaum machbar. Die Werte sind allerdings so gering, dass keine Gesundheitsgefährdung vorliegt.

Die Dosis macht's ganz offenbar

In den letzten Jahren machen sogenannte Pyrrolizidin-Alkaloide (PA) in pflanzlichen Zubereitungen ihre medialen Runden, die in über 6000 Pflanzenarten weltweit nachgewiesen wurden. Diese Form an Alkaloiden (sekundäre Stoffwechselprodukte, wie weiter oben bei den Kräuterwirkstoffen bereits beschrieben) zeigen in Tierversuchen krebserregende und leberschädigende Wirkungen. Nahezu überall in der Natur kommen PA-bildende Pflanzen vor, im deutschsprachigen Raum sind dies vor allem das Jakobs-Kreuzkraut (Greiskraut), der Huflattich und der Borretsch. Spuren von PA gelangen über das versehentliche Miternten von diesen PA-bildenden Pflanzenteilen und Samen in die Nahrung wie in Getreideprodukte, in Tees, in Gewürze, in Blattgemüse oder Salate. Auch tierische Lebensmittel wie Honig, seltener auch Milch oder Eier können PA enthalten, wenn über das Futter PA-haltige Pflanzen aufgenommen werden. Seit 2019 müssen daher alle pflanzlichen Rohstoffe sowie daraus gewonnene Zubereitungen aus Pflanzen wie diesen regelmäßig auf ihren Gehalt an PA kontrolliert werden. Voraussetzung für eine schädigende Wirkung solcher Inhaltsstoffe ist jedenfalls eine höhere Dosierung über einen längeren Zeitraum. Durch Züchtung von alkaloidfreien Arten konnte die genannte Problematik bereits etwas entschärft werden, was jedoch beispielsweise beim Huflattich noch nicht gelungen ist. Wir haben uns deshalb nach Rücksprache mit unserer Apotheke des Vertrauens dafür entschieden, die traditionelle Heilpflanze Huflattich nicht als Teekraut ins vorliegende Buch aufzunehmen. Auf die Beschreibung von Borretsch hingegen möchten wir aufgrund des geringen PA-Gehalts nicht verzichten.

GENUSS.Tipp:

Die Wissenschaft ist sich einig, dass Tee nur dann gesundheitlich bedenklich sein kann, wenn man über einen langen Zeitraum regelmäßig nur Tee einer bestimmten Pflanzenart trinkt und das womöglich als alleinige Flüssigkeit. Das wird vermutlich keiner unserer Leserinnen und Leser so tun. Genießt man jedoch Tee als varianten- und abwechslungsreiches Nahrungsmittel, schadet das dem Körper selbstverständlich nicht. Zum Glück ist die Kräuterteepalette ausreichend groß!

Wie werden Kräuterteile definiert?

Die Pharmazie nennt durch Trocknung haltbar gemachte Pflanzenteile Drogen oder Arzneidrogen. Drogen werden als natürliche Rohstoffe für die Gewinnung arzneilich wirksamer Inhaltsstoffe und für die Arzneimittelherstellung genutzt. Bei der korrekten Benennung einer Pflanze unterscheidet man zwischen dem volkstümlichen Namen (Kamille) und dem lateinischen, botanischen Namen (*Matricaria chamomilla*). Zur genauen lateinischen Bezeichnung eines Pflanzenteils wird der botanische Namen des verwendeten Teils mit dem botanischen Namen der verwendeten Pflanzenart zusammengesetzt. Dabei unterscheidet man grundsätzlich folgende Pflanzenteile:

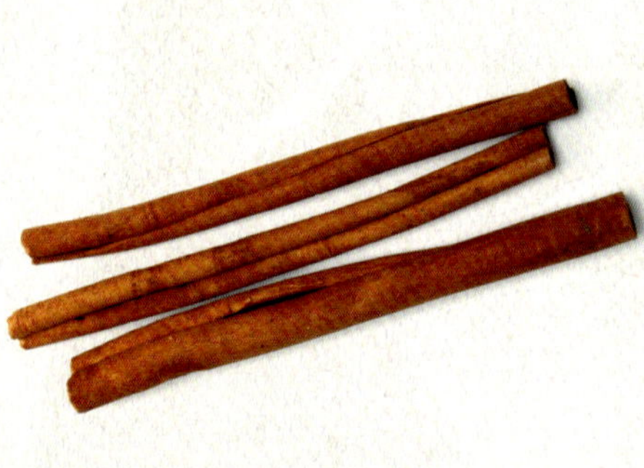

cortex

Rinde (wie bei Zimt)

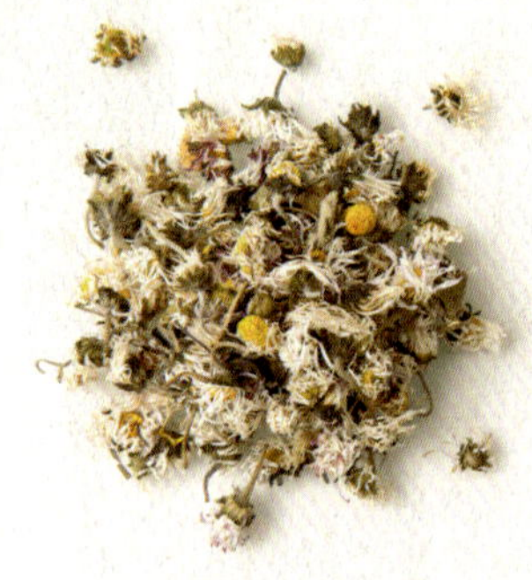

flos

Blüten (wie beim Gänseblümchen)

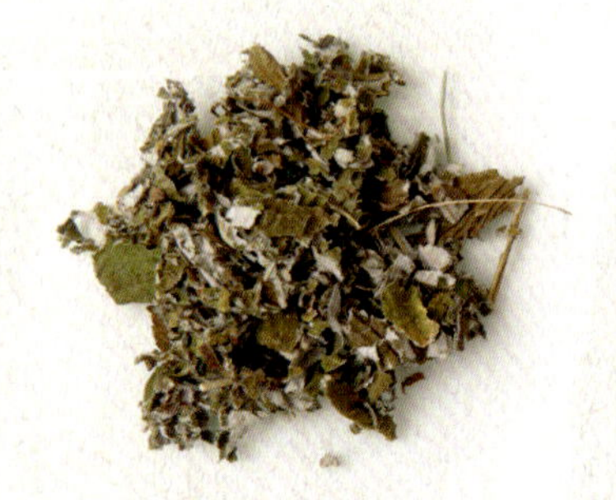

folium

Blätter (wie bei der Himbeere)

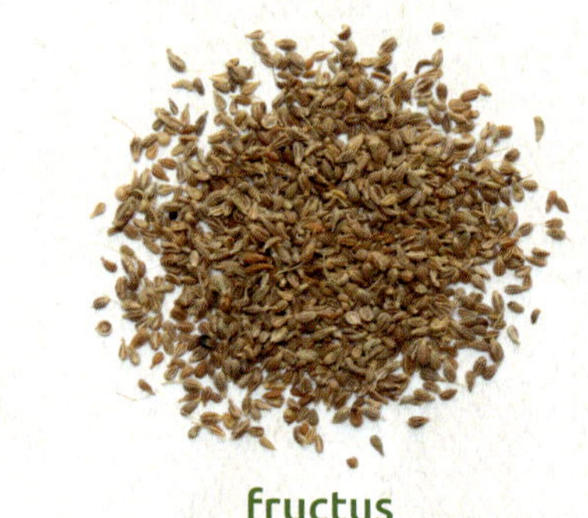

fructus

Früchte (wie bei Anis)

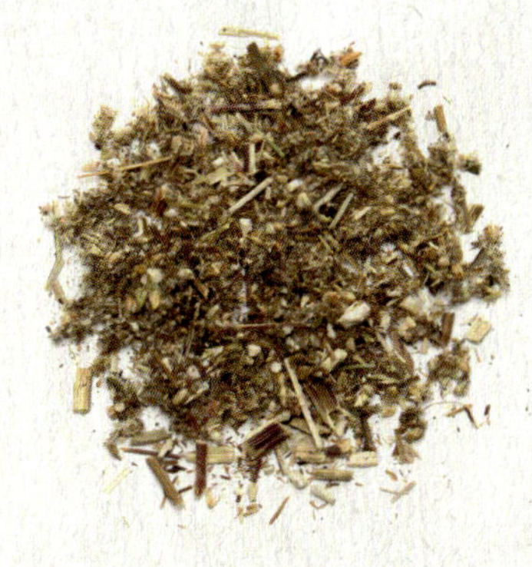

herba

Kraut (wie beim Beifuß)

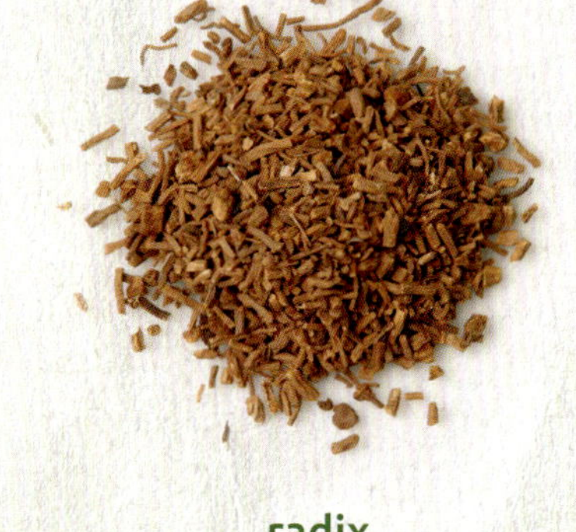

radix

Wurzel (wie bei Baldrian)

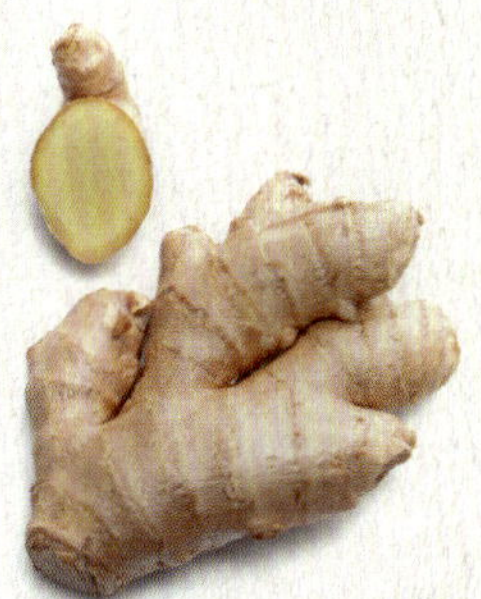

rhizoma

Wurzelstock (wie bei Ingwer)

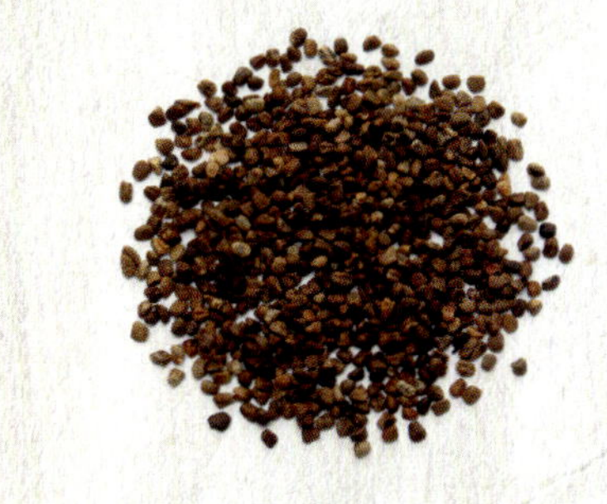

semen

Samen (wie bei Kardamom)

Da bei Teekräutern eine alphabetische Sortierung nach der Stammpflanzen wichtiger ist als die Drogenart, wird die Stammpflanze im Plural und anschließend die Drogenart (generell im Singular) genannt: bei der Lindenblüte folglich *Tiliae flos*, beim Fenchel *Foeniculi fructus*. Die internationale Sprache der Pharmazie ist nach wie vor Latein, für jeden Arzneistoff besteht ein weltweit einheitlicher lateinischer Name, der die weltweite Kommunikation unter Freunden der Heilpflanzen massiv erleichtert.

GENUSS.Tipp:

Nachdem Sie nicht zwingend Latein lernen müssen, um unser Kräuterteebuch anwenden zu können, informieren wir Sie auf Deutsch bei allen Einzelkräutern wie auch bei allen Teemischungen über die aus unserer Sicht empfehlenswerten Pflanzenteile.

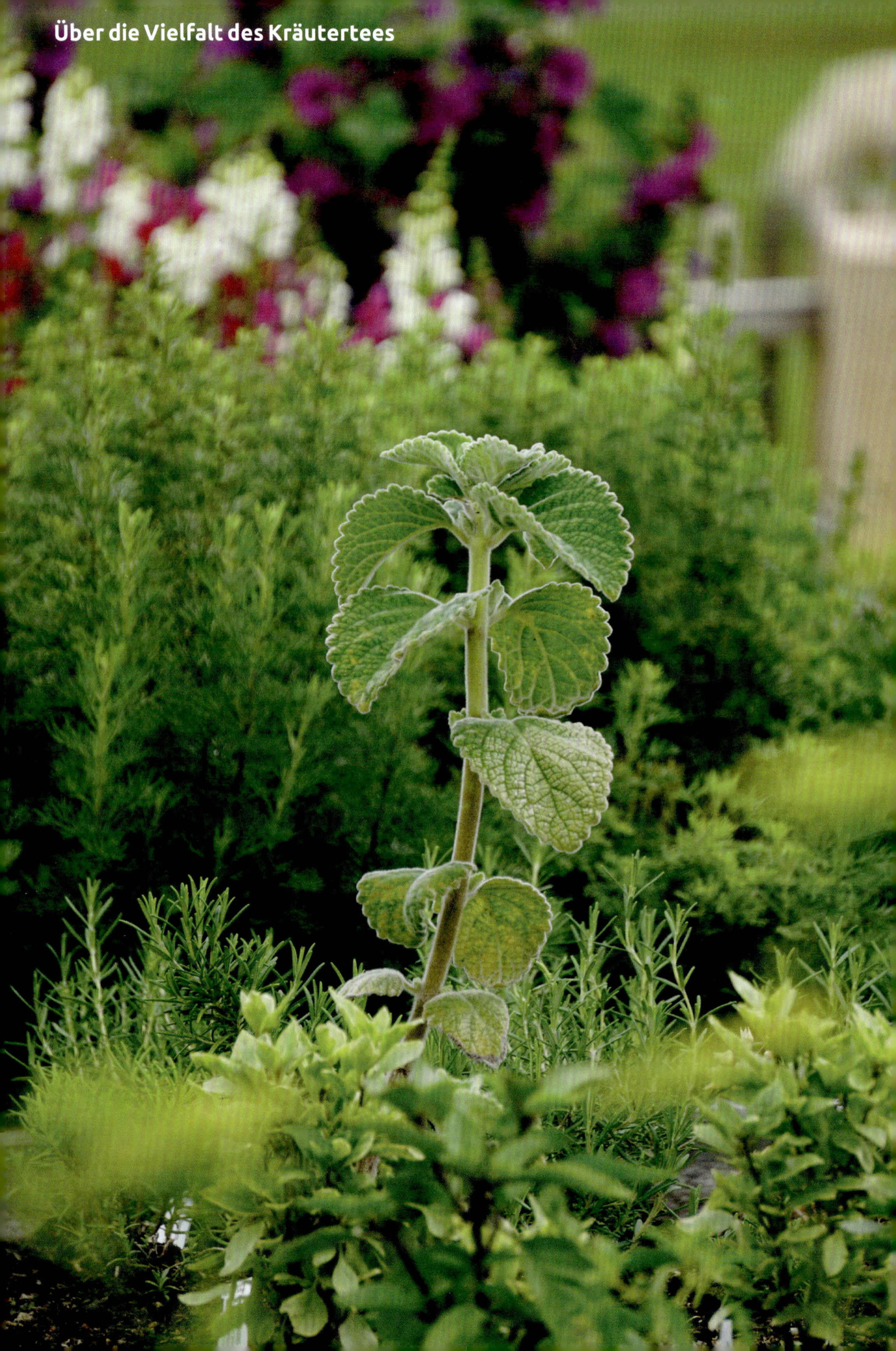

Woher stammen unsere Kräuter?

Neben der Einteilung von Kräutern nach ihren botanischen Bezeichnungen stellte sich während der Recherche zum Kräuterteebuch die Frage nach der tatsächlichen oder vermuteten Herkunft sowie der möglichen Bedeutung ihrer Abstammung auf ihre Verwendung in der Volksmedizin. Ein guter Zugang zur Einteilung von Kräutern nach ihrem Ursprung liefert ähnlich zur Definition bei Gewürzen die Erklärung des deutschen Geografen Albert Kolb aus dem Jahr 1962, der die Welt in Kulturerdteile gliederte, unabhängig von der Einteilung in bestehende Kontinente. Kolb teilt die Erdkugel in zehn Weltregionen, die historisch eine zu ihren Nachbarregionen klar abgrenzbare Identität entwickelt haben. Jeder Kulturerdteil besitzt seine eigenständige Flora, eine Pflanzenwelt mit prägenden Landschaftsformen, bestimmten geistigen und gesellschaftlichen Ordnungen sowie Wirtschaftsstrukturen mit eigenen Formen des Zusammenlebens. Diese Eigenständigkeit festigt sich zudem durch meist starke politische und religiöse Grundlagen.

Legt man nun diese Erdteile auf die Herkunft von Pflanzen um, so ergeben sich folgende acht Kräuterregionen, wie sie im vorliegenden Buch bei allen Einzelkräutern in Kapitel 2 anhand einer eigenen Weltkarte gekennzeichnet werden:

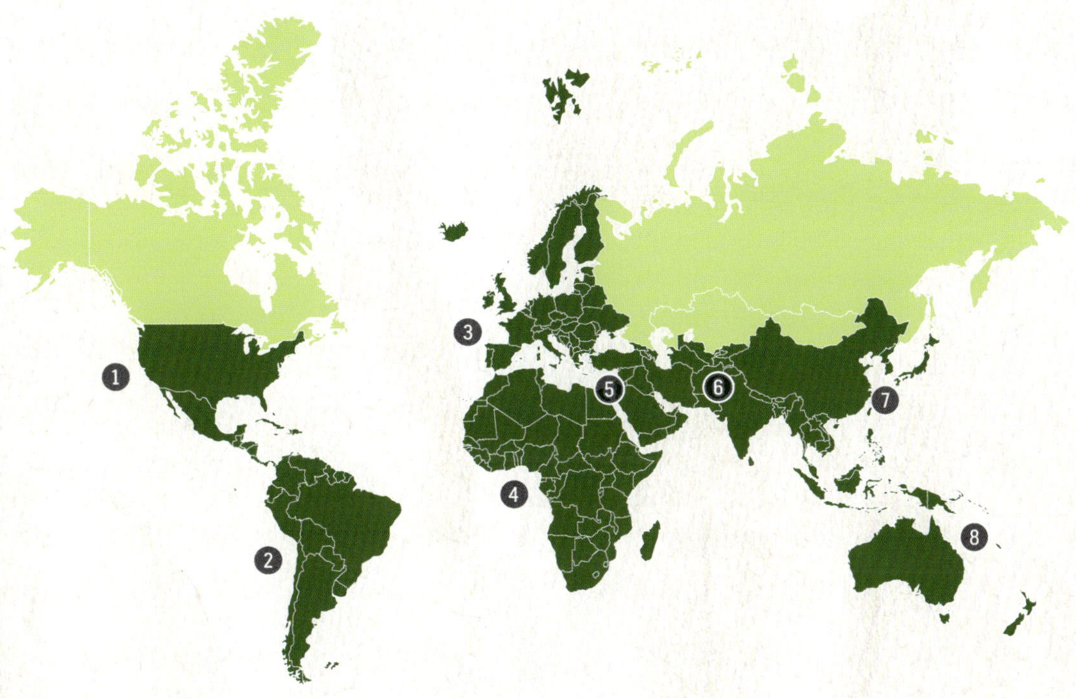

1. Nordamerika

Geprägt durch die Einwanderer aus Europa, die eine europäische Kräuterkultur mit nordamerikanischen Zutaten kombinierten und dabei um lokale Gewohnheiten der Ureinwohner Amerikas ergänzten. Eine Importpflanze aus den heutigen USA ist der Sonnenhut.

2. Lateinamerika

Umfasst alle Länder südlich der USA, von Mexiko bis Chile, und ist geprägt von der großen Vielfalt an exotischen Kräutern und Gewürzen wie Chili, Mate, Lapacho, Guaraná oder die Passionsblume, die sich zum Teil über aktuelle Teetrends rund um Gesundheit und Funktionalität immer stärker in die europäische Kräuterteekultur einbringen.

3. Europa

Bei korrekter Betrachtung teilt sich der Kontinent ins kühlere Zentral- und Nordeuropa und den warmen Mittelmeerraum mit den Balkanländern. Dank der seit den Römern bestehenden Handelsbeziehungen zwischen Nord und Süd kam es zu einer starken Vermischung vieler Kräuter der einzelnen Regionen, sodass die tatsächliche Herkunft vieler europäischer Kräuter heute nicht mehr eindeutig feststellbar ist:

- **Alpine Kräuter:** Zu den alpinen und nördlich der Alpen abstammenden Kräutern zählen unter anderem Beifuß, Brennnessel, Heidelbeere, Kümmel, Mädesüß, Minze, Quendel, Wacholder, Waldmeister, Walnuss, Wermut oder Ysop.
- **Mediterrane Kräuter:** Zu den mediterranen Mittelmeerkräutern zählen Bohnenkraut, Fenchel, Lavendel, Oregano, Rosmarin oder Thymian.

4. Schwarzafrika

Darunter versteht man Afrika südlich der Sahara, zum Großteil im tropischen Klimabereich gelegen. Dieser Teil Afrikas ist stark geprägt durch den neuzeitlichen Kolonialismus, unter anderem vom Handel mit Kaffee, Kakao oder Vanille. Aus Südafrika stammt der weltweit sehr beliebte Rooibos-Tee.

5. Orient

Nach heutigem Sprachgebrauch bezieht sich der Begriff Orient auf den Nahen Osten und die arabisch-islamische Welt einschließlich Türkei, Syrien, Irak, Iran, Afghanistan und Nordafrika von Ägypten bis Marokko – allesamt Gebiete mit starkem traditionellen und religiös-kulturellen Aspekt, geprägt durch den Einfluss des Islams. Bedingt durch den seit Jahrhunderten starken Handel mit Europa genießen orientalische Kräuter wie auch Gewürze einen hohen Stellenwert und gelten vielerorts meist schon als heimische, europäische Pflanzen: Ajowan, Anis, Dille, Koriander, Kreuzkümmel, Lorbeer, Majoran, Salbei oder Zitronenmelisse.

6. Süd-Südostasien

An den Orient grenzt Südasien mit Afghanistan, Bangladesch, Indien, Malediven, Nepal, Pakistan und Sri Lanka. Südasien gilt als eine der ärmsten Regionen der Welt, alleine in Indien leben über eine Milliarde Menschen. Trotz aller gesellschaftlichen Widrigkeiten hat sich von hier aus die *Traditionelle Indische Medizin* (auch *TIM* oder *Ayurveda* genannt) heute weltweit einen hohen Stellenwert erarbeitet. Entgegen der noch oft herrschenden Meinung, dass es sich bei Ayurveda um Stirngüsse, Ölmassagen oder teure Hautkosmetik handelt, ist Ayurveda ein komplettes Diagnose- und Therapiesystem mit einer Fülle an empirischem Heilwissen. Ayurveda ist in Südasien seit gut 3000 Jahren Volksmedizin und damit eines der ältesten naturheilkundlichen Systeme der Menschheit. Aus Südasien stammen Basilikum (Wer hätte das gedacht?), Kardamom, Kurkuma, Langer Pfeffer, Lemongrass, Echter Pfeffer mit allen Spielarten und Schwarzkümmel.

Südöstlich von Indien beginnt Südostasien, unterteilt in das südostasiatische Festland (mit Thailand, Vietnam, Myanmar oder Malaysia) und das Inselreich rund um Indonesien, Philippinen, Brunei, Osttimor und Malaysia. Von hier stammen weitere asiatische Klassiker wie Hibiskus, Galgant, Gewürznelken oder der Kubebenpfeffer.

7. Ostasien

Das mächtige Ostasien mit den Wirtschaftshochburgen China, Japan, Taiwan und Südkorea ist stark von der chinesischen Kultur mit Daoismus, Konfuzianismus, Buddhismus und natürlich von der *Traditionellen Chinesischen Medizin* (auch *TCM* genannt) geprägt. Die TCM umfasst heilkundliche Theorie und Praxis aus mehr als 2000 Jahren medizinischer Heilkunde mit einem starken Schwerpunkt in der Heilkräutertherapie, ergänzt um Akupunktur, Massagen, Bewegungsübungen und einer danach ausgerichteten Diätetik. Damit einhergehend, werden unzählige Kräuter und Gewürze verwendet. Ingwer, Kardamom, Süßholz oder Zimt stehen nur stellvertretend für eine große Schar an ausschließlich lokal bekannten Pflanzen.

8. Ozeanien

Die Jüngste aller Gewürzregionen bildet die Inselwelt Ozeaniens gemeinsam mit Australien und Tasmanien. Ozeanien ist stark geprägt von der Kolonialisierung durch europäische Mächte, die Australien ab dem 19. Jahrhundert als Gegenpol zum erstarkenden Asien besetzten und die Ländereien auf die Produktion von Kolonialwaren umstellten. Aus Ozeanien stammt der weltweit gebräuchliche Eukalyptus.

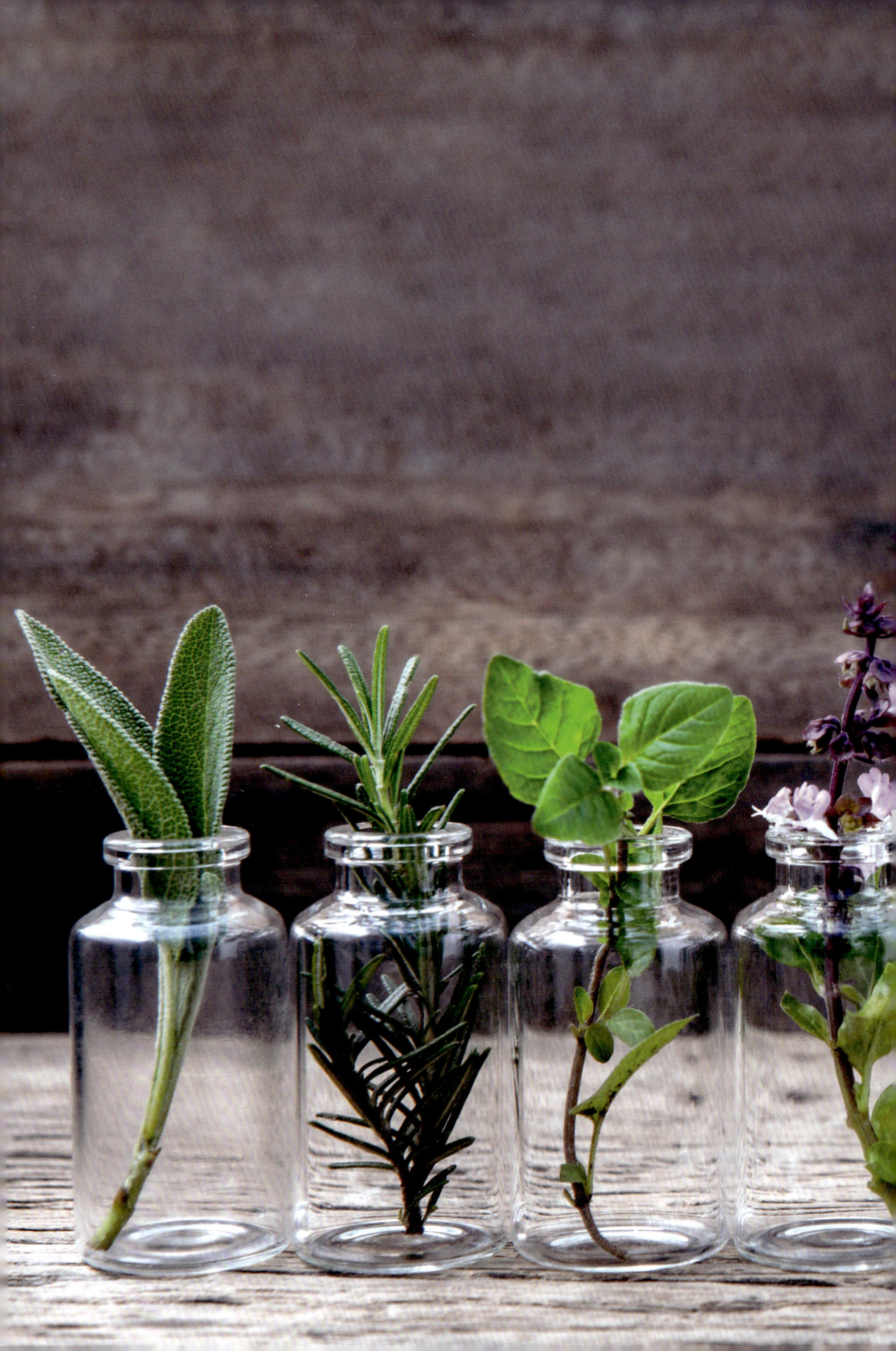

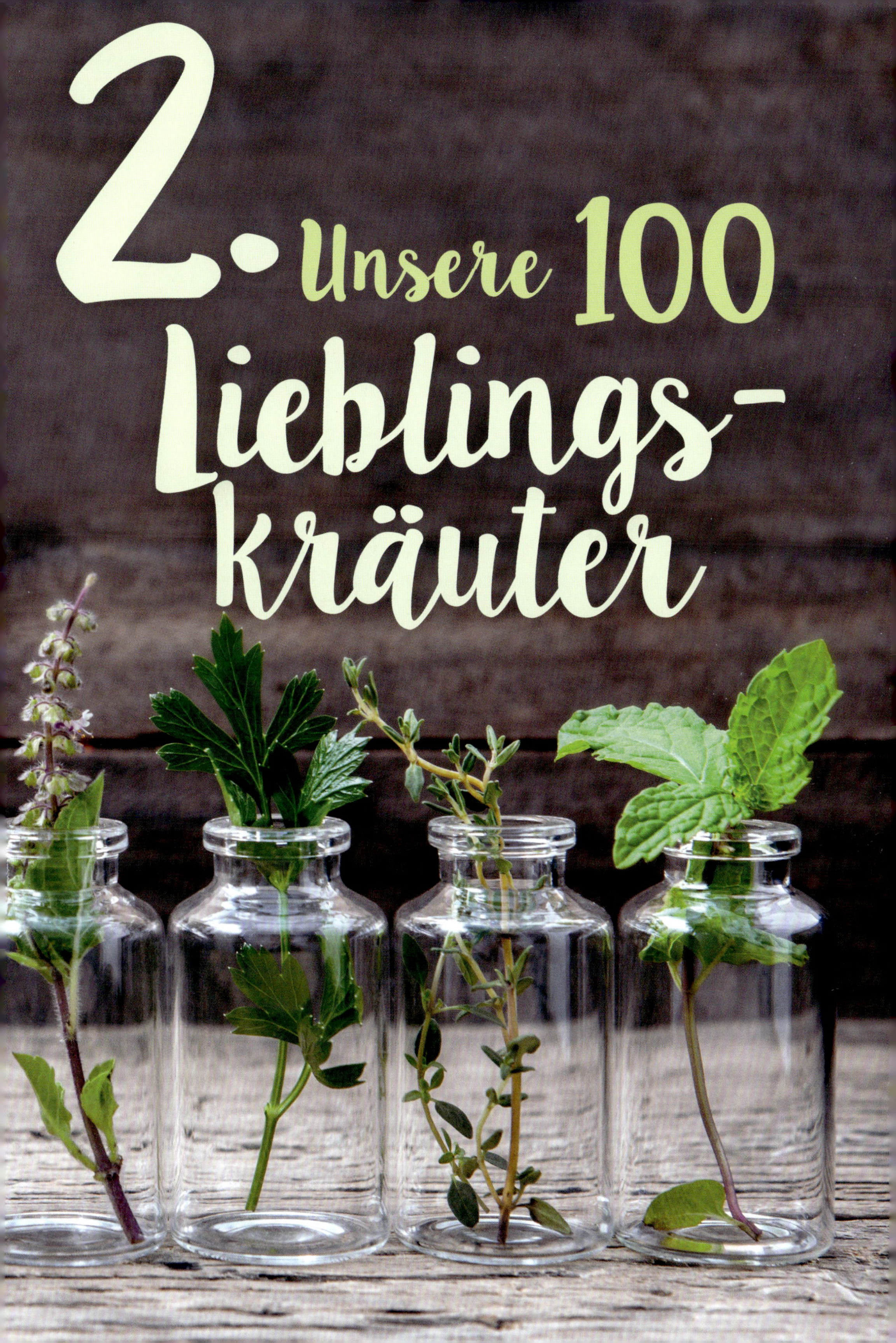

2. Unsere 100 Lieblingskräuter

Vorweg zum Inhalt

Wenn im vorliegenden Buch von Kräutern die Rede ist, sind damit auch Gewürze gemeint. Zimt oder Gewürznelken verstehen sich in der Kulinarik als Gewürze, werden aber bei Teezubereitungen wie Kräuter verwendet. Wir unterscheiden folglich nicht zwischen Kräutern und Gewürzen und verwenden für die jeweilige Teedroge der Einfachheit halber meist nur den Begriff Kräuter.

Kräuterlegende

Um bei der eigenen Recherche durch die Einzelporträts unserer 100 Lieblingskräuter nicht den Überblick zu verlieren, vergeben wir jedem Monokraut eine eigene Kräuterlegende. Diese enthält folgende Daten und Informationen – hier am Beispiel der Echten Kamille:

1. **Kamille, Echte:** Der deutsche **Pflanzenname** oder der am häufigsten verwendete Gattungsbegriff.

2. **Matricaria chamomilla:** Offizieller **wissenschaftlicher Name** der Pflanzenart in lateinischer Sprache gemäß der von Carl von Linné 1753 festgelegten binären, zweiteiligen Nomenklatur. Der Name der Gattung, der mit einem Großbuchstaben beginnt, und einem Zusatz für die jeweilige Art, der mit einem Kleinbuchstaben beginnt.

3. **Feldkamille, Mägdeblume, Mutterkraut:** Auswahl an regionaltypischen, **volkstümlichen Bezeichnungen.**

4. **Europa:** Tatsächliche oder vermutete **Herkunft** der jeweiligen Pflanze in historischer Betrachtung. Weiterführende Details dazu finden Sie im Kapitel *Woher stammen unsere Kräuter?*

5. **Blüten:** Die für Teezubereitungen empfohlenen **Pflanzenteile** im getrockneten Zustand. Weiterführende Details dazu finden Sie im Kapitel *Wie werden Kräuterteile definiert?*

6. **Blumig | Süßlich | Weich:** Auswahl an **Duft & Geschmack** anhand dreier typischer Beschreibungen zum Aroma *(sensorischer Geruch)* und zum Geschmack *(Mundgefühl)* der trinkfertigen Teezubereitung. Weiterführende Details dazu finden Sie im Kapitel *Aromen im Kräutertee.*

7. **10 Minuten:** Bei der angeführten **Ziehdauer** in Minuten gehen wir von der Zubereitung als klassischem Aufguss mit 100 Grad sprudelnd kochendem Wasser aus. Sollte diese Ziehdauer bei einer bestimmten Droge nicht zum gewünschten Ergebnis führen,

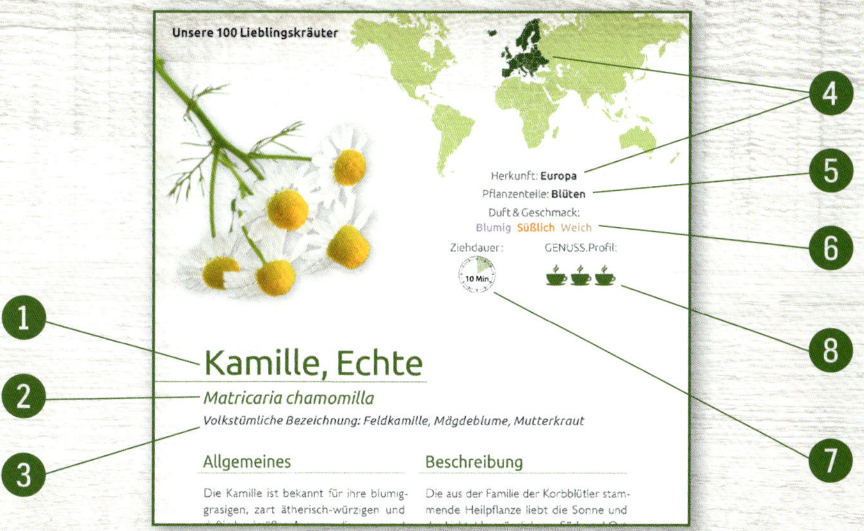

werden die entsprechenden Alternativen der Zubereitung entsprechend vermerkt. Weiterführende Details dazu finden Sie im Kapitel *Die Methoden der Teezubereitung*. Die verwendeten Drogen verstehen sich als getrocknete und geschnittene Kräuter. Bei der Verwendung frischer Drogen empfehlen sich andere Mengen und Ziehzeiten. Weitere Details dazu finden Sie in den Kapiteln *Die Bedeutung des Teewassers* und *Die richtige Kräutermenge*.

8 **GENUSS.Profil:** Bei der Beschreibung unserer 100 verschiedenen Teekräuter haben wir festgestellt, dass manche Kräuter gegen kleinere und größere Wehwehchen wirken, wir sie jedoch nicht als Teil eines Genusstees wiederfinden möchten. Andere Kräuter fügen sich als Allrounder perfekt, aber unauffällig in den Alltag ein und passen fast immer. Darüber hinaus gibt es die dritte Gruppe der Superstars, die sowohl gegen seelische und körperliche Beschwerden überzeugend helfen und auch in der Tasse geschmackliche Höhepunkte bieten. Diese drei GENUSS.Profile kennzeichnen wir bei jedem Teekraut anhand von 1 bis 3 Teetassen:

1 Teetasse: Perfektes Heilkraut, wie es im Lehrbuche steht, das jedoch, kulinarisch betrachtet, keinen wirklichen Genuss bereitet.

2 Teetassen: Idealer Allrounder, der sich sowohl gesundheitlich gut anlässt, wie auch schön in Teemischungen integriert werden kann.

3 Teetassen: Echter Superstar, der sowohl als Einzelkraut wie auch in Mischungen mit seiner Wirkung und seinem Geschmack überzeugt, das Teearoma stark prägt und zudem auch kinder- und familientauglich ist.

Herkunft: **Europa**
Pflanzenteil: **Kraut**
Duft & Geschmack:
bitter & herb **grasig** **erdig**
Ziehdauer:
5 Min
GENUSS.Profil:

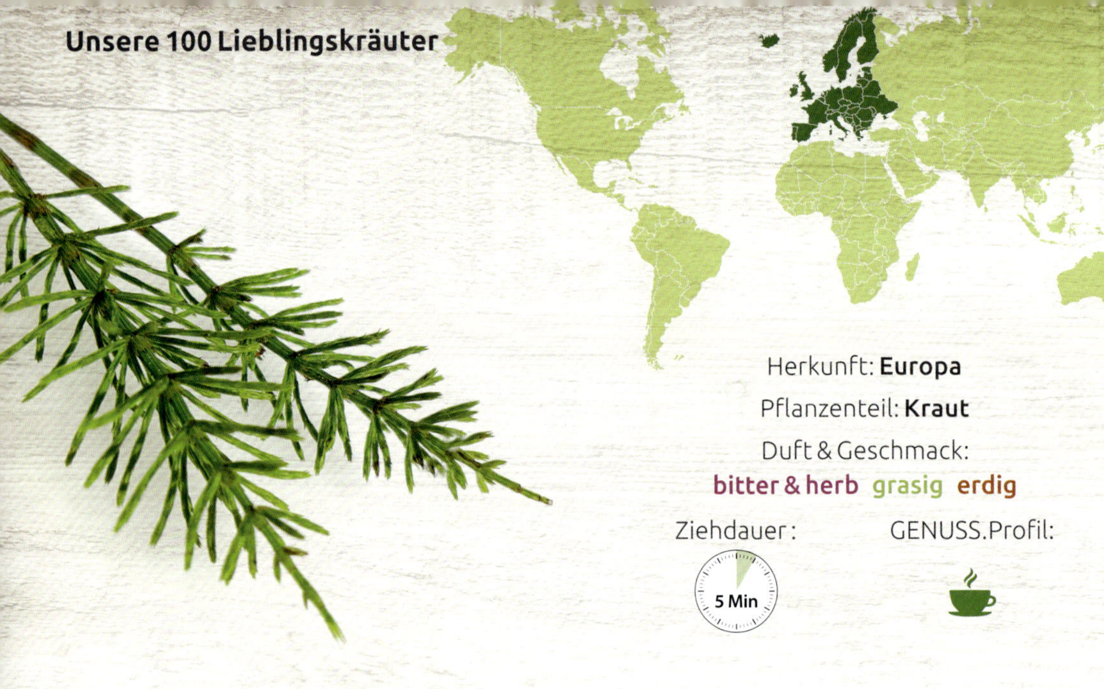

Ackerschachtelhalm

Equisetum arvense

Volkstümliche Bezeichnung: Schachtelhalm, Zinnkraut, Zinngras, Katzenwedel

Allgemeines

Im Frühling zeigt das uralte Heilkraut seine saftigen blass-rosa bis bräunlichen Sporentriebe, die nach kurzer Zeit wieder verschwinden. Diese sind weich und zeichnen sich durch ein leichtes Pilzaroma aus. Etwas später im Jahresverlauf erscheinen die grünen, gerippten und fein verzweigten Sommertriebe, die optisch an kleine Nadelbäume erinnern. Sie schmecken roh recht bitter und herb, um sie generell essen zu können, legt man sie für etwa eine Stunde in Wasser ein und wäscht die enthaltenen Bitterstoffe aus.

Beschreibung

Der Ackerschachtelhalm aus der Familie der Schachtelhalmgewächse *(Equisetaceae)* ist eines der stärksten Heilkräuter der Menschheit. Seine Vorfahren existierten bereits vor 400 Millionen Jahren als baumgroße Urpflanzen. Damals bevölkerten sie mit anderen Riesenfarnen und Moosen riesige Wälder. Wie diese hat auch der Schachtelhalm keine Blüten, sondern vermehrt sich durch Sporen. Sein Ursprung liegt in Europa, seine Heimat hat er inzwischen auf der gesamten, nördlichen Halbkugel gefunden. Er besiedelt vor allem Äcker, lehmige feuchte Wiesenränder, Gräben und Böschungen. Seine reich verzweigten, behaarten Rhizome treiben bis eineinhalb Meter tief in den Boden hinein, die an der Oberfläche sichtbaren grünen Triebe erreichen Wuchshöhen zwischen 10 und 50 Zentimetern. Eine gewisse Fachkundigkeit beim Sammeln ist notwendig, da das Zinnkraut gerade an feuchten Standorten leicht mit dem Sumpfschachtelhalm *(Equisetum palustre)* verwechselt werden kann, der aufgrund seines hohen Alkaloidgehaltes vor allem für Tiere als giftig eingestuft wird und auch beim Menschen nicht im Tee landen muss. Klassisches Unterscheidungsmerkmal für Kenner ist das erste Internodium (Sprossachse) des Seitentriebs, das beim Ackerschachtelhalm erkennbar länger ist als die dazugehörige Stängelscheide am Hauptspross.

Verwendung

Schachtelhalm kann im Frühjahr und Sommer in der freien Natur gesammelt werden. Die Sporentriebe erscheinen von März bis Anfang Mai, die Laubtriebe dann ab Mai bis Juli; danach sind die Triebe zu holzig und für den Genuss nicht mehr geeignet. Als Teekraut werden die unfruchtbaren Sommertriebe verwendet, da sie reich an Kieselsäure sind. Die klassische Zubereitung erfolgt als Heißaufguss mit einem gehäuften Teelöffel geschnittenem Kraut auf 0,25 Liter 100 Grad sprudelnd kochendem Wasser und einer Ziehzeit von maximal fünf Minuten, da das Kraut sonst recht bitter wird.

Wissenswertes

Die frühlingshaften Sporentriebe eignen sich hervorragend für die Beigabe in Suppen, Salaten, als Füllung für Teigtaschen oder kombiniert mit Eigerichten. In Japan wird das Kraut gewerbsmäßig als Gemüse angebaut. Die braunen sowie grünen Pflanzenteile finden sich dort vor allem in Salaten. In Russland, wo der Schachtelhalm sehr beliebt ist, wird er gerne zur Bevorratung eingesalzen. Und ja: Früher wurden die grünen Sommertriebe aufgrund des hohen Kieselsäuregehalts gerne zum Putzen von Zinngefäßen verwendet, woher der Name Zinnkraut kommt.

Aus der Volksmedizin

Der Schachtelhalm eignet sich als Aufguss vor allem gegen Nierenerkrankungen wie Grieß- und Steinleiden und bei Problemen mit der Blase oder der Lunge. Macht man eine Abkochung aus ihm, indem man das Kraut rund 20 Minuten in Wasser köcheln lässt, wird die biologisch verwertbare Kieselsäure gelöst. Der Sud hilft schließlich – mehrmals am Tag in kleinen Einheiten getrunken – beim Aufbau von Knochen, Haut, Haaren, Nägeln und dem Bindegewebe.

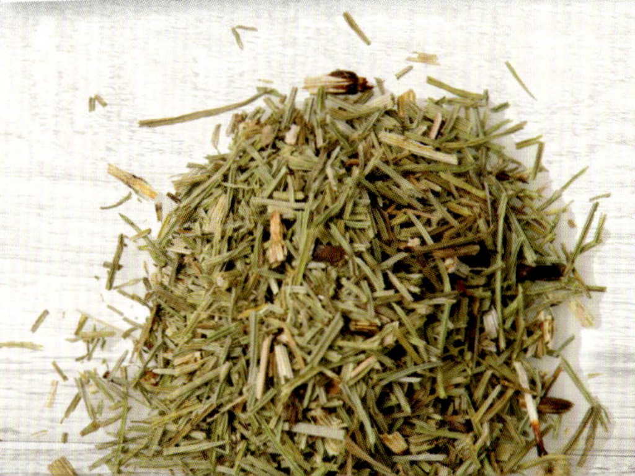

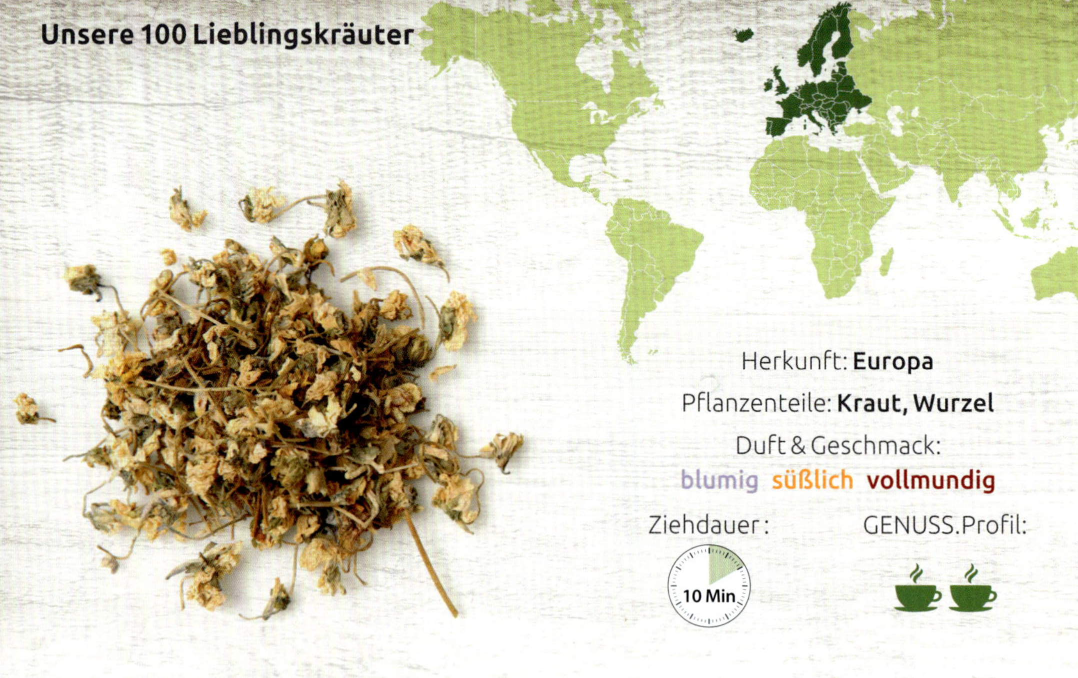

Herkunft: **Europa**

Pflanzenteile: **Kraut, Wurzel**

Duft & Geschmack:
blumig süßlich vollmundig

Ziehdauer: 10 Min

GENUSS.Profil:

Ackerveilchen

Viola tricolor

Volkstümliche Bezeichnung: (Wildes) Stiefmütterchen, Dreifaltigkeitskraut

Allgemeines

Vom Veilchen finden das gesamte Kraut inklusive Blüten und Blätter wie auch die Wurzeln Verwendung. Die Blüten, am besten geerntet unmittelbar nach dem Erblühen im Frühling, sind aromenreich und im Geschmack zart blumig, grasig und aufgrund des Gehalts an Saponinen und Schleimstoffen auch ölig. Die Blätter sind zudem mild und aromatisch frisch.

Beschreibung

Die Familie der Veilchengewächse *(Violaceae)* ist groß. Als gezüchtete Form kennt man das Veilchen vor allem als Garten-Stiefmütterchen. Die Zierpflanze im Blumenbeet ist zwar sehr beliebt, weist aber keine Heilwirkung auf. Als wilde wachsende Form kennt man das Veilchen sowohl als Wohlriechendes Veilchen *(Viola odorata,* siehe unter Veilchen) oder als das hier beschriebene Stiefmütterchen, eine äußerst vielfältige Heilpflanze. Sie wächst bevorzugt am flachen Weg- und Waldrand oder auf Wiesen, kann aber auch in gebirgigen Gegenden vorkommen. Das einjährige Ackerveilchen wird etwa zwanzig Zentimeter hoch, weist einen kantigen, hohlen Stängel auf und hat langstielige, ei- bis herzförmige Blätter. Die Blüten wachsen ebenfalls an langen Stielen und sind mehrfarbig von gelb, blau über violett und weiß, meist mit drei dieser Farben in verschiedenen Zusammenstellungen. Ein deutliches Merkmal aller Viola-Arten sind fünf ungleiche Kronblätter. Die beiden oberen Blütenblätter erinnern an zwei große Ohren, unten wachsen drei Blütenblätter, von denen das mittlere Blatt das größte ist.

Verwendung

Die Hauptblütezeit des Ackerveilchens ist von Mai bis September oder Oktober. Ein Sammeln der optisch ansprechenden Blüten ist möglich, diese können dann frisch verwendet oder getrocknet werden. Zum Trocknen am besten das gesamte Kraut bündeln und im Schatten aufhängen. Und natürlich eignen sich die bunten Blüten als essbares, schmückendes Beiwerk in Salaten oder aber kandiert auf Süßspeisen. Die Wurzeln, die im Herbst geerntet werden, dienen geröstet als eine Art Kaffeeersatz, leicht herb und minimal bitter. Die klassische Zubereitung erfolgt als Heißaufguss mit einem gehäuften Teelöffel geschnittenem Kraut auf 0,25 Liter 100 Grad sprudelnd kochendem Wasser und einer Ziehzeit von 10 Minuten.

Wissenswertes

Symbolisch hat das Stiefmütterchen im Volksglauben hohe Bedeutung. Man interpretiert je nach Region, dass es sich bei den fünf bunten Blütenkronblättern um eine Stiefmutter mit ihren zwei bunt gefärbten Töchtern sowie zwei violetten Stieftöchtern handelt. Mancherorts wird in der in der Mitte sitzenden Blüte der Vater gesehen, der sich aber erst zeigt, wenn Frau und Kinder verschwunden sind. Dann nämlich, wenn die Blume verblüht ist und die Blütenblätter abgefallen sind.

Aus der Volksmedizin

Äußerlich wird das Stiefmütterchen gerne als Tee für Waschungen und Umschläge verwendet. Dadurch werden Hautprobleme wie Akne oder Hautekzeme gelindert, bei Säuglingen behandelt man damit gerne Milchschorf oder Windeldermatitis. Die Volksheilkunde empfiehlt die zu trockenem Pulver gemahlene Wurzel außerdem zum Streuen in Wunden oder, angerührt mit Honig, als Art Salbe zur Behandlung alter Wunden. Innerlich kann man aus dem Stiefmütterchenkraut einen Tee, entweder als Kaltauszug oder als Aufguss, zubereiten oder es einer Teemischung beigeben. Es eignet sich wunderbar zur Anregung des Stoffwechsels, zur Stärkung des allgemeinen Wohlbefindens und auch im Rahmen einer Frühjahrskur. Als Kinder-Heilpflanze ist es dank seiner milden Eigenschaften seit jeher beliebt, es hilft gegen Nervosität und Schlaflosigkeit und lindert aufgrund seiner schleim- und krampflösenden Komponenten vielerlei Beschwerden.

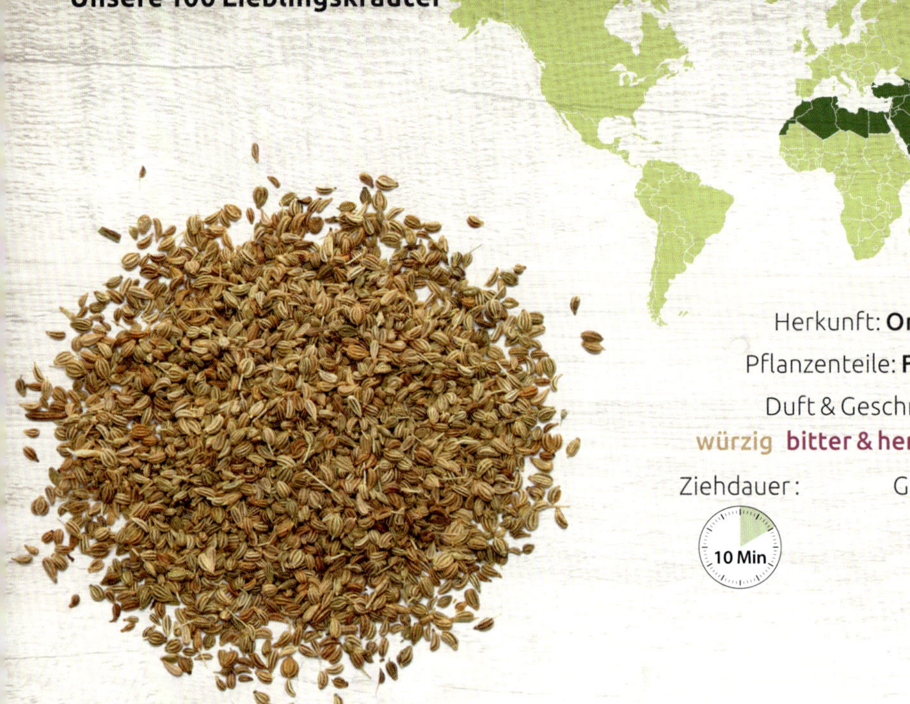

Herkunft: **Orient**

Pflanzenteile: **Früchte**

Duft & Geschmack:
würzig **bitter & herb** **exotisch**

Ziehdauer: 10 Min

GENUSS.Profil:

Ajowan

Trachyspermum ammi

Volkstümliche Bezeichnung: Königskümmel, Indischer Kümmel

Allgemeines

Die getrockneten Ajowanfrüchte, manchmal ungenau auch als Ajowansamen bezeichnet, sind für ihr typisch starkes Thymianaroma bekannt und schmecken brennend-aromatisch, ähnlich dem Kreuzkümmel. Verantwortlich für dieses Aroma ist das ätherische Öl Thymol, das sich in Thymian, Oregano und Bohnenkraut wiederfindet und für ein Taubheitsgefühl der Zunge sorgen kann.

Beschreibung

Botanisch betrachtet, zählt Ajowan zu den Doldenblütlern *(Apiaceae)* mit weißen Blüten und den familientypischen doppeldoldigen Blütenständen. Sowohl die optisch dem Kümmel ähnlichen Früchte wie auch die ganze Pflanze verströmen den typischen Thymiangeruch. Ajowan stammt aus dem östlichen Mittelmeergebiet, seine traditionellen Anbaugebiete liegen seit dem Altertum in Ägypten, im

Iran und in Äthiopien. Durch den gewaltigen Expansionsdrang Alexanders des Großen verbreitete sich Ajowan ab dem 4. Jahrhundert vor Christus im gesamten hellenistischen Großreich und drang somit bis nach Indien vor, wo das Gewürz bis heute in großen Mengen angebaut wird. Auch sein Name leitet sich von einer alten Sanskrit-Bezeichnung für Griechisch ab.

Verwendung

Ajowan kauft man ausschließlich als ganze Früchte und mörsert diese vor ihrer Verwendung als Aufguss grob an, damit sich das ätherische Öl freisetzt. Die klassische Zubereitung erfolgt als Heißaufguss mit einem gehäuften Teelöffel der gestoßenen Früchte auf 0,25 Liter 100 Grad sprudelnd kochendem Wasser und einer Ziehzeit von 10 Minuten. Da die Aromen des Ajowan wie bei allen kümmelartigen Früchten eher fett- als wasserlöslich sind, ist es sinnvoll, dem Aufguss einen halben Teelöffel geschmacksneutralem Sonnenblumenöl beizugeben. Damit werden die geschmacksgebenden Verbindungen im Tee besser gelöst, das Aroma wird spürbar stärker.

Wissenswertes

Ajowan wird heute vor allem wegen des angenehmen Geschmacks als Aromastoff in Mundwässern, Zahnpasten, Hustensäften oder Lutschbonbons sowie in alkoholischen Lösungen zur Hautdesinfektion eingesetzt. In der arabischen und indischen Küche wird Ajowan gerne in Gerichten aus Linsen oder Bohnen verwendet, um diese leichter verdaulich zu machen und um die Bewegungen des Magen-Darm-Trakts günstig zu beeinflussen. Ajowan spielt eine wichtige Rolle in der bekannten, scharfen Gewürzmischung Berbere, die vor allem in der äthiopischen Küche zu Hause ist und eine perfekte geschmackliche Verbindung zwischen indischen und arabischen Vorlieben herstellt. Die Zubereitung der Mischung unterliegt keinem fixen Rezept, wesentliche Bestandteile sind aber neben Ajowan auch Chili, Ingwer, Zimt, Knoblauch, Gewürznelke, Koriandersamen und Piment.

Aus der Volksmedizin

Aufgrund des hohen Thymol-Gehalts wurde Ajowan durch seine desinfizierende und bakterizide Wirkung in früheren Zeiten zur Bekämpfung von Atemwegserkrankungen wie Asthma verwendet. Zudem wurde Ajowan früher gerne auch als Schmerzmittel eingesetzt, hat es doch angeblich eine ähnlich schmerzlindernde Wirkung wie Morphium. Die Intensität des Gewürzes erkennt man am einfachsten, wenn man die Samen kaut. Diese verbreiten rasch einen bitteren, scharfen Geschmack, der sich im kompletten Mundraum ausbreitet und betäubend wirkt. Die ayurvedische Medizin Indiens nutzt Ajowan auch gegen Verdauungsbeschwerden. Dazu werden die Früchte eine Zeit lang gekaut und anschließend mit heißem Wasser geschluckt.

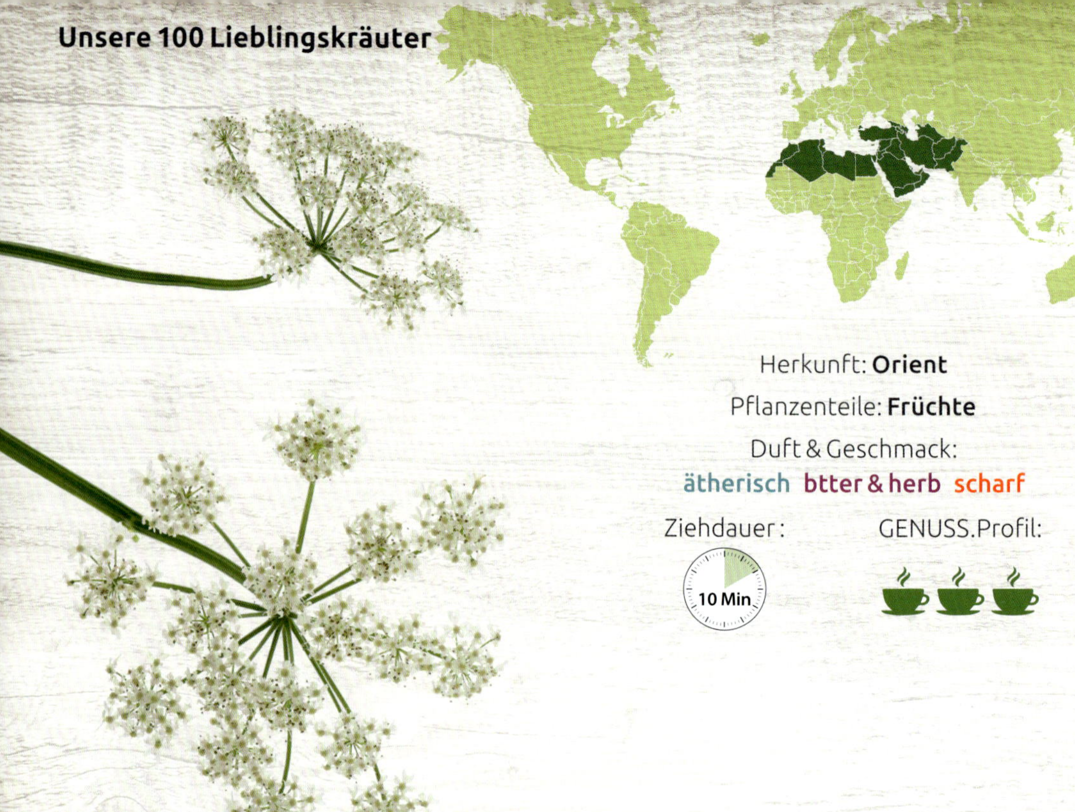

Herkunft: **Orient**

Pflanzenteile: **Früchte**

Duft & Geschmack:
ätherisch btter & herb scharf

Ziehdauer: 10 Min

GENUSS.Profil:

Anis

Pimpinella anisum

Volkstümliche Bezeichnung: Runder Fenchel, Süßer Kümmel, Brotsamen

Allgemeines

Der Geruch und Geschmack von Anis werden vom ätherischen Öl Anethol bestimmt, ähnlich zu Fenchel oder Sternanis, mit denen Anis, botanisch betrachtet, jedoch nicht verwandt ist. Typisch für Anis ist die süße, zart minzige, an Gewürznelken und Lakritze erinnernde frische Aromatik, beim schnellen Hineinriechen oft auch ein wenig beißend. Durch Erhitzen von Anis bilden sich zusätzliche likörartige Röstaromen. Rundum also ein duftender Alleskönner.

Beschreibung

Der Anis stammt aus der Familie der Doldenblütler *(Apiaceae)*, im Speziellen aus der Pflanzengattung der Bibernellen. Davon leitet sich auch der lateinische Name Pimpinella ab, nicht zu verwechseln mit dem Kleinen Wiesenknopf, der umgangssprachlich gerne Pimpernell genannt wird, jedoch ein Rosengewächs ist. Aus dem doppeldoldigen Blütenstand reifen im Herbst die trockenen, braunen, leicht haarigen und zweigeteilten Anisfrüchte (Samen). Die Herkunft von Anis wird im östlichen Mittelmeerraum vermutet, heute wird das Gewürz beinahe weltweit angebaut, liebt dabei jedoch die Trockenheit.

Verwendung

Anis kauft man als ganze Früchte. Da sich die geschmackstragenden, ätherischen Öle sehr rasch verflüchtigen, sollte man Anis immer in einer luftdichten Dose lagern. Die Samen kurz vor der Verwendung im Mörser leicht anstoßen, damit sie ihr volles, erfrischendes Aroma entfalten. Das wirksame ätherische Öl liegt im Inneren der Früchte. Die klassische Zubereitung erfolgt als Heißaufguss mit einem gehäuften Teelöffel von gestoßenen Früchten auf 0,25 Liter 100 Grad sprudelnd kochendem Wasser und einer Ziehzeit von 10 Minuten. Wenn der Tee zu intensiv wird, mit etwas Honig süßen – dabei jedoch nicht vergessen, dass die intensiven Bitterstoffe auch Teil der heilenden Wirkung sind.

Wissenswertes

Anis gilt seit jeher auch als idealer Schutz vor schlechten Träumen und bösen Geistern. In einer Mischung mit weiteren getrockneten Heilkräutern wie Lavendelblüte, Salbei- und Waldmeisterkraut ist er die ideale Wahl vor dem Zubettgehen. Ein tiefer, fester Schlaf und eine ruhige Nacht sollten gesichert sein. Er entfaltet seine Wirkung auch, füllt man ihn mit den anderen Kräutern in ein Traum- oder Duftsackerl: Dazu ein kleines Stoffsackerl zu gleichen Teilen mit gestoßenen Anisfrüchten, Lavendelblüten, Salbeikraut und Waldmeisterkraut füllen, fest verschnüren und zu den kleinen (oder großen) Kindern ins Bett legen.

Aus der Volksmedizin

Aufgrund jahrtausendealter Erfahrung gilt Anistee heute als perfekter Schleimlöser und Hustenstiller und wird dank seiner krampflösenden und stark blähungstreibenden Wirkung auch bei Magen-Darm-Beschwerden eingesetzt. Er wirkt anregend und damit Appetitlosigkeit entgegen, in Kombination mit den Partnerpflanzen Fenchel und Kümmel wird Anistee bei Verdauungsbeschwerden, Blähungen, Koliken und Krämpfen verabreicht. Besonders wirksam ist Anistee auch gegen Depressionen oder Traurigkeit. Auch gekaut wirken die Früchte stark schleimlösend im Bereich der Atemwege und zugleich als Bakterienkiller. Ideal ist das Kauen auch nach dem Essen, da verbessern sie den Atem und wirken zugleich verdauungsfördernd.

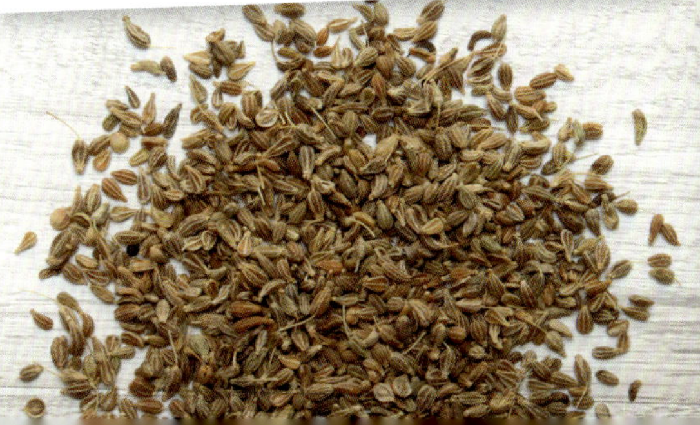

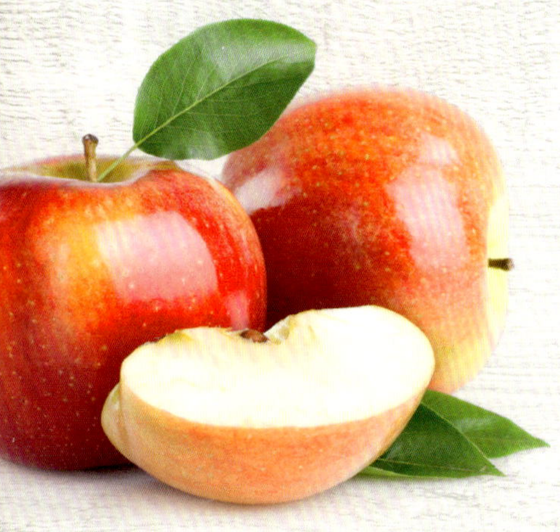

Herkunft: **Ostasien**

Pflanzenteile: **Früchte, Blätter**

Duft & Geschmack:
süßlich säuerlich fruchtig

Ziehdauer:

GENUSS.Profil:

Apfel

Pirus malus

Allgemeines

Die wohl wichtigste mitteleuropäische Frucht ist aufgrund ihrer frischen, säuerlich bis süßen Aromatik mit weichen, cremigen Nuancen allseits beliebt. Die Früchte enthalten rund zehn Prozent Zucker (Einfachzucker) in Form von Fructose und Glucose sowie einen hohen Prozentsatz an Basen und Fruchtsäuren, zudem ist die Schale reich an Pektinen, die für die darmreinigende Funktion des Apfels verantwortlich sind. Die üppig vorhandenen Fruchtsäuren sowie der Fruchtzucker dürfen bei aller Gesundheit des Apfels jedoch nicht dazu führen, zu viele Früchte an einem Tag zu essen. Maximal zwei Stück sind für einen gesunden Körper ausreichend.

Beschreibung

Der Apfel ist der Pflanzengattung der Kernobstgewächse aus der Familie der Rosengewächse *(Rosaceae)* zuzurechnen. Die Malus-Gattung umfasst über 50 verschiedene Arten, aus denen unzählige Hybriden hervorgegangen sind. Der ursprünglich aus Asien stammende Apfelbaum wurde bereits in der Antike in Europa eingeführt. Heute kennt man mehr als 2000 teils sehr unterschiedliche Apfelsorten, die sich zum Großteil von den beiden Stammformen Kulturapfel *(Malus domestica,* als Synonym auch *Pirus malus* genannt) und Holzapfel *(Malus sylvestris)* ableiten. Der heute wirtschaftlich bedeutende Kulturapfel wächst mittelhoch mit einer weitverzweigten, rundlichen

Krone. Die Blätter sind gesägt und kurzstielig, in der Form oval bis eiförmig und lederartig. Von Ende April bis Mai blühen die Apfelblüten in weißer bis zartrosa Farbe. Bei entsprechend warmem Wetter findet eine Befruchtung der Blüten durch Insekten statt, die Äpfel werden dann im Spätsommer bis in den späten Herbst hinein reif.

Verwendung

Die oft späte Sammelzeit der Früchte ermöglicht es, Vitamine mit in die kalte Jahreszeit zu nehmen; viele Sorten lassen sich sogar über den Winter lagern. Im Handel erhält man heutzutage die Früchte ganzjährig frisch, meist als Importware. Da in den Apfelschalen besonders viel Vitamin C enthalten ist, sechsmal mehr als im Fruchtfleisch selbst, wird diese gerne getrocknet in Kräutertees und Teemischungen eingesetzt. Die klassische Zubereitung erfolgt als Heißaufguss mit einem gehäuften Teelöffel geschnittener Früchte auf 0,25 Liter 100 Grad sprudelnd kochendem Wasser und einer Ziehzeit von 10 Minuten. Übrigens: Getrocknete Apfelschalen kann man ganz einfach selbst herstellen. Dazu an einem warmen Nachmittag die Schalen in der Sonne bei über 20 Grad gut antrocknen, anschließend kleinschneiden oder kleinzupfen und dann für ein bis zwei Stunden (je nach Sorte) bei 50 Grad ins Backrohr geben. Wichtig dabei ist, auf Äpfel in Bioqualität zu achten und die Früchte gründlich zu waschen, um etwaige Spritzmittelrückstände zu entfernen.

Wissenswertes

Den Kulturapfel verdankt die Menschheit wohl den alten Persern, die viele Wild- in Kulturpflanzen umwandelten. So lernten die Römer die Frucht kennen, und durch sie wurde sie auch den Völkern Nordeuropas bekannt. Seit dem Mittelalter ist der Apfel in mitteleuropäischen Gärten anzutreffen, so war der Apfel eine der Hauptfrüchte der Landgüterverordnung von Karl dem Großen um 800 nach Christus.

Aus der Volksmedizin

Der Apfel ist seit jeher ein wertvolles Heilmittel für Verdauung und Stoffwechsel. Seine heilende Wirkung war bereits im Mittelalter bekannt, Hildegard von Bingen beschrieb die den Stoffwechsel anregende und reinigende Wirkung der Blätter, Blüten und vor allem der Schalen. Apfelschalentee hilft zudem gut gegen Nervosität und geistige Erschöpfung und wird gerne am Abend nach einem anstrengenden Tag getrunken. Genauso unterstützt ein Tee aus Apfelblättern den Organismus und aktiviert den Stoffwechsel. Auf nüchternen Magen hilft gekochtes Apfelmus perfekt gegen Stuhlträgheit. Fein gerieben hingegen, hilft der Apfel auch gegen Durchfall, sogar bei ernsthaften Durchfallerkrankungen.

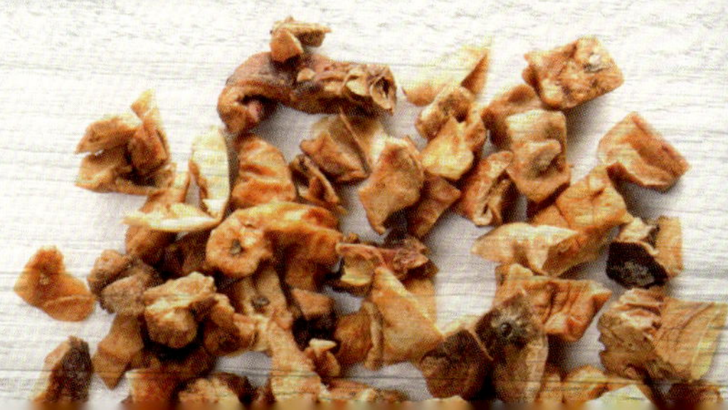

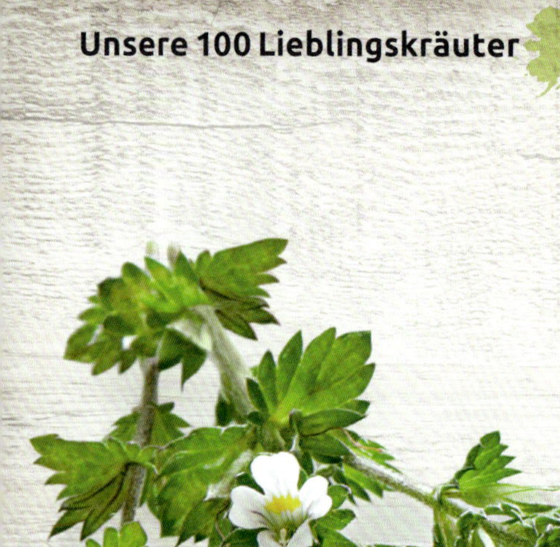

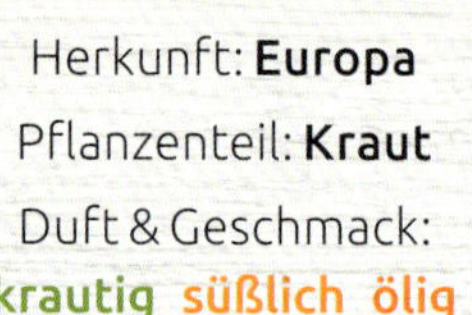

Herkunft: **Europa**

Pflanzenteil: **Kraut**

Duft & Geschmack:
krautig **süßlich** **ölig**

Ziehdauer:

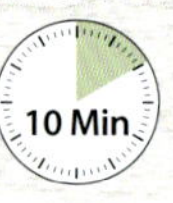

GENUSS.Profil:

Augentrost

Euphrasia officinalis

Volkstümliche Bezeichnung: Augendank, Lichtkraut, Augustinuskraut, Milchdieb, Wiesenwolf

Allgemeines

Das trockene Kraut ist im Geruch eher unauffällig und wenig charakteristisch. Der Geschmack lässt sich als leicht bitter, unter Umständen schwach balsamisch beschreiben.

Beschreibung

Die schon bei unseren Vorfahren klassische Heilpflanze für Probleme mit den Augen ist der Familie der Braun- oder Sommerwurzgewächse *(Scropholariaceae)* zuzuordnen. Es handelt sich um eine Wiesenpflanze, die in über 20 verschiedenen Ausprägungen bevorzugt in den Bergen auf bis zu 2500 Metern zu finden ist, entlang des Alpenhauptkamms findet man die Pflanze beinahe überall. Als Halbschmarotzer entzieht Augentrost, der auch als Wiesenwolf bekannt ist, mit seinen Saugwurzeln Mineralien und Nährstoffe direkt aus den Wurzeln benachbarter Gräser und hemmt so unter Umständen deren Wachstum. In weiterer Folge ist ein schlechterer Wuchs der Gräser für einen minderen Ertrag des Weideviehs verantwortlich, was den weiteren Beinamen Milchdieb erklärt.

Augentrost wächst aber nicht nur auf Wiesen, sondern auch an trockenen Ufern und in lichten Wäldern. Die Pflanze ist einjährig und wird rund 15 Zentimeter hoch. Seine weiß, violett und gelb gemusterten Blüten haben die Form eines Rachens (daher früher auch Rachenblütler genannt) und erinnern in ihrer Farbgebung stark an Augen.

Verwendung

Ein Sammeln von Augentrost in Wildvorkommen ist zwischen Juli und Oktober möglich, wobei die gesamten oberirdischen Pflanzenteile, das blühende Kraut, geerntet werden. Die Trocknung sollte an einem schattigen, luftigen Ort erfolgen. Die klassische Zubereitung erfolgt als Heißaufguss mit einem gehäuften Teelöffel geschnittenem Kraut auf 0,25 Liter 100 Grad sprudelnd kochendem Wasser und einer Ziehzeit von 10 Minuten. Für den innerlichen Gebrauch trinkt man eine Tasse vom Aufguss schluckweise über den Tag verteilt.

Wissenswertes

Der lateinische Name Euphrasia geht auf das gleichlautende griechische Wort zurück, das Frohsinn oder Wohlbefinden bedeutet. Ob der Name der Heilwirkung zugeschrieben wurde oder auf die schön gezeichneten Blüten zurückgeht, ist nicht mehr bekannt. Jedenfalls ist Augentrost neben der Tollkirsche und der echten Kamille eine der wenigen Pflanzen, die bei Augenbeschwerden eingesetzt wird. Aus den Wirkstoffen der Pflanze lässt sich die Wirkung auf Entzündungen im Bereich der Augen zwar nicht erklären, vermutlich leitet sich ihre historische Verwendung aus der Signaturenlehre von Paracelsus ab, wo man zwischen der Blüte des Augentrosts und dem echten Auge samt Wimpern eine Ähnlichkeit sah.

Aus der Volksmedizin

Fehlende Wirkungsnachweise als Medizinaldroge tun der Tatsache keinen Abbruch, dass Augentrost in der Volksheilkunde nach wie vor breite Anwendung findet. Die äußerliche Anwendung in Form von Kompressen aus einer Abkochung des Krautes gegen entzündliche Augenkrankheiten wie etwa auch Bindehautentzündungen ist weit verbreitet. Dabei ist jedoch Vorsicht geboten, da Teezubereitungen bei Behandlungen am Auge aus hygienischen Gründen (Keimfreiheit) und aufgrund der Schwebstoffe zu unerwünschten Nebenwirkungen führen können – daher nur gut filtrierten Tee am Auge verwenden. Als Tee verabreicht, findet das Kraut gegen Schnupfen, Kopfschmerzen, Völlegefühl, aber auch andere Einsatzzwecke, die nichts mit den Augen zu tun haben – wie etwa gegen Husten, trockene Schleimhäute in Nase und Hals oder bei Hauterkrankungen – Verwendung.

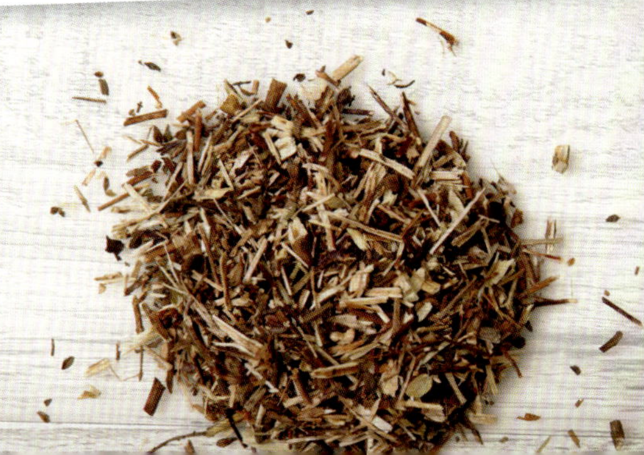

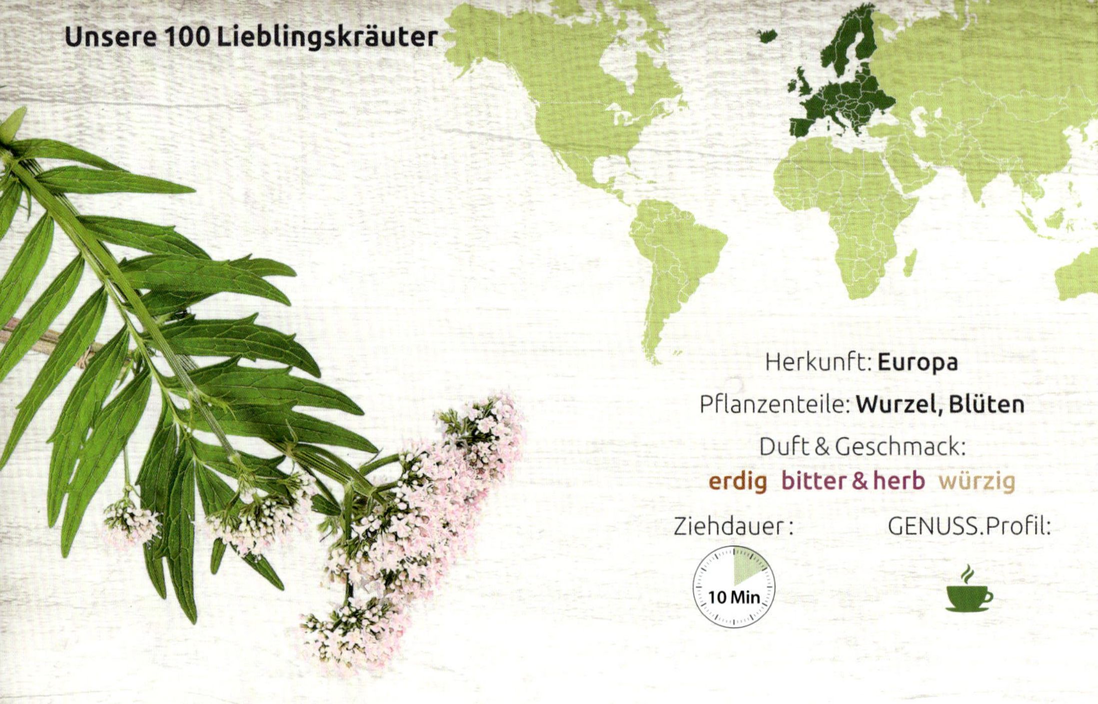

Herkunft: **Europa**

Pflanzenteile: **Wurzel, Blüten**

Duft & Geschmack:
erdig bitter & herb würzig

Ziehdauer: 10 Min

GENUSS.Profil:

Baldrian

Valeriana officinale

Volkstümliche Bezeichnung: Valerian, Hexenkraut, Katzenkraut

Allgemeines

Der Geschmack von Baldrian, konkret der Wurzel, ist einigermaßen bitter, wenn auch der sensible Gaumen einen leicht lieblichen Unterton wahrnimmt. Die ersten feinen Baldrianblätter nach dem Austreiben weisen gurkenähnliche Komponenten auf, die von einem schwach bitteren Nachhall begleitet sind.

Beschreibung

Baldrian ist eine mehrjährige Staude, die zur großen Familie der Baldriangewächse *(Valerianaceae)* zählt und jedes Jahr im Frühling erneut heranwächst. Die Wurzel weist zahlreiche Fasern auf und ist außen braun und innen weißlich. In früheren Zeiten war Baldrian in Bauerngärten ein gern gepflanztes Gewächs, da er die Eigenschaft hat, den Boden zu durchlüften und Regenwürmer anzuziehen. Damit unterstützt er das Wachstum von Gemüse und anderen benachbarten Pflanzen. In anderen Teilen dieser Erde wachsen andere Arten des Baldrians, die jedoch ähnliche Wirkungen wie der heimische aufweisen. Die rosa bis weißen Blüten bilden Dolden und können von Juni bis August, die Wurzel bis Oktober gesammelt werden.

Verwendung

Wer das Kraut nicht an Bächen oder in Waldnähe sammeln will, erhält Baldrian inzwischen auch in vielen Varianten zu kaufen. Die bevorzugt verwendete getrocknete Baldrianwurzel wird im Idealfall als Kaltauszug über zwölf Stunden angesetzt, danach gefiltert und auf Trinktemperatur erwärmt. Ein schluckweises Trinken ist wie bei allen Kräutertees ratsam, sodass sich die Wirkung optimal entfalten kann. Ist nicht ausreichend Zeit oder Baldrian Bestandteil einer Kräuterteemischung, ist die Zubereitung als Heißaufguss mit 100 Grad sprudelnd kochendem Wasser und einer Ziehzeit von 10 Minuten möglich. Auch die Baldrianblüten können als Aufguss oder Tee getrunken werden, sie sind jedoch um vieles milder als die Wurzeln. Eine längere Anwendung ist empfehlenswert, da es keinen Abhängigkeits- oder Gewöhnungseffekt gibt. So verändert Baldrian nicht den natürlichen Schlafrhythmus.

Wissenswertes

Der Duft von Baldrianblüten wird in frischer Form vielfach als zart und angenehm wahrgenommen, ist er als Wurzel erst einmal getrocknet und gut abgelegen, empfinden ihn viele zu Recht als muffig und stinkend, enthält die Wurzel doch Isovaleriansäure, eine Form der Buttersäure. Anders ergeht es Katzen, die dieses Aroma gerne mögen – daher rührt auch die Bezeichnung Katzenkraut. Aus den Blüten des Baldrians lässt sich eine gut wirksame Einschlafhilfe anfertigen, indem man diese in einen selbst genähten Stoffkissenbezug füllt. Die Wirkung lässt sich durch Lavendelblüten, Zitronenmelisse und Hopfenzapfen ergänzen. Das Einatmen des Duftes beruhigt und spendet eine angenehme Nachtruhe.

Aus der Volksmedizin

In früheren Zeiten galt Baldrian als Allheilmittel. In der Antike war er als erwärmendes Mittel bekannt, später bei Hildegard von Bingen wurde er gegen Brustfellentzündungen eingesetzt. Weiters wurden ihm positive Wirkungen bei Augenkrankheiten und Epilepsie zugeschrieben und sogar gegen die Pest wurde mit Baldrian gearbeitet. Für die Germanen war er Baldurs Pflanze und geschätztes Allheilmittel. Seine beruhigende Wirkung auf das menschliche Nervensystem kennt man erst seit rund 200 Jahren, bis heute verwendet man ihn erfolgreich bei nervösen Erregungs- und Unruhezuständen, bei Einschlafstörungen und auch bei nervös bedingten, krampfartigen Schmerzen im Magen- und Darmbereich. Es ist übrigens ein Mythos, dass Baldrian müde macht. Er setzt lediglich Prozesse im Gehirn in Gange, die den Organismus beruhigen und das bessere Einschlafen ermöglichen.

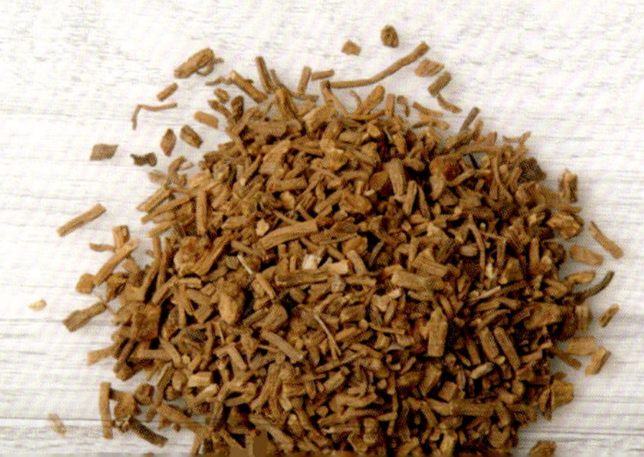

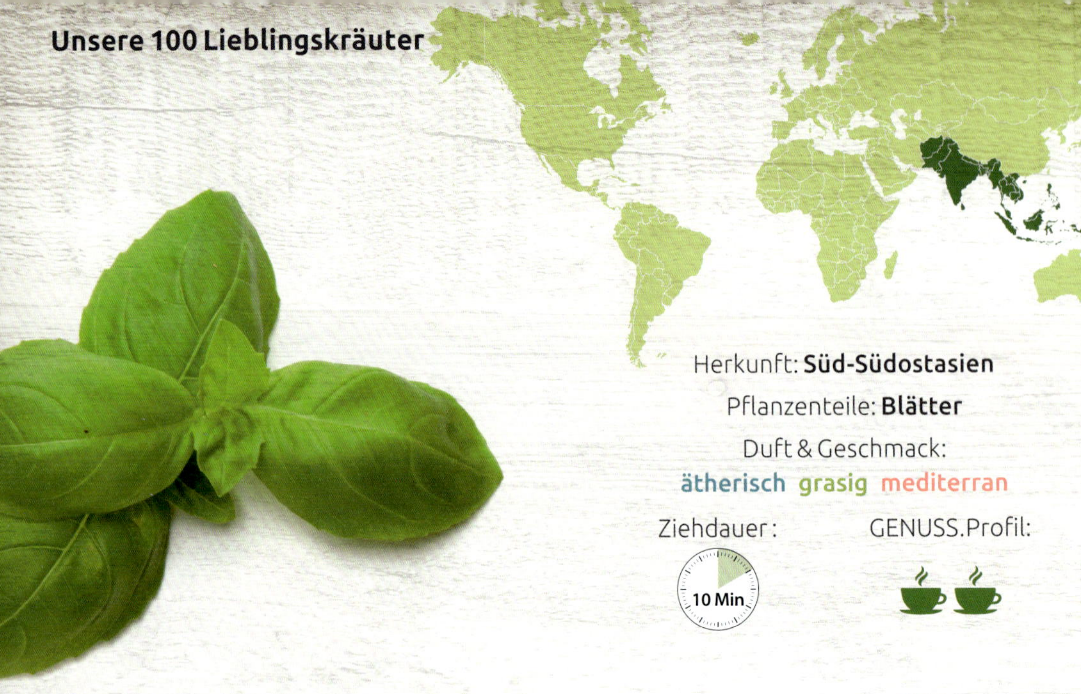

Herkunft: **Süd-Südostasien**

Pflanzenteile: **Blätter**

Duft & Geschmack:
ätherisch grasig mediterran

Ziehdauer: 10 Min

GENUSS.Profil:

Basilikum

Ocimum basilicum

Volkstümliche Bezeichnung: Basilie, Basilienkraut, Königskraut

Allgemeines

Das Basilikum ist in Europa vor allem als Gewürzpflanze bekannt, verwendet werden die spitz-ovalen, grün glänzenden und wunderbar würzig duftenden Blätter. Frisches Basilikum zeichnet sich durch seinen aromatischen, leicht süßlichen, etwas pfeffrigen Geschmack aus – bedingt durch den hohen Gehalt an ätherischem Öl, Kampfer, Cineol, Menthol oder Thymol.

Beschreibung

Basilikum zählt zur Familie der Lippenblütler *(Lamiaceae)*. Die grundsätzlich einjährige Pflanze wird bis zu einem Meter hoch und ist mit Kräutern wie Rosmarin und Salbei verwandt. Aus der mediterranen Küche ist Basilikum heute nicht wegzudenken – das ist umso erstaunlicher, weil die Basilikumpflanze im Mittelmeerraum ursprünglich nicht beheimatet war und vermutlich aus Nordwestindien stammt. Basilikum ist sehr artenreich, die Gattung umfasst mehr als 60 Kulturformen, die sich in Blattfarbe, Größe und Aroma unterscheiden. Von den in der Kulinarik vorkommenden Formen gibt es rund um den Globus wiederum zahlreiche Unterarten wie etwa

Anisbasilikum, Thai-Basilikum, Zimtbasilikum oder Zitronenbasilikum.

Verwendung

Wer hierzulande frisches Basilikum kaufen möchte, wird inzwischen ganzjährig im Handel fündig. Beim Einkauf sollte man unbedingt auf reichhaltigen Blattwuchs, den aromatischen Duft und die satte grüne Farbe achten. Da die für den Massenmarkt produzierten Pflanzen häufig künstlich hochgezüchtet sind, halten sich die Kräutertöpfe oft nur wenige Tage. Auch kann, je nach Einsatzzweck, auf getrocknetes Basilikum zurückgegriffen werden, vor allem für Salzmischungen. Im Idealfall soll Basilikum frisch verwendet werden, da seine Aromastoffe nach dem Erhitzen allmählich verloren gehen. Auch sollte man die Basilikumblättchen erst kurz vor Gebrauch von den Stielen zupfen. Basilikum kann eingefroren oder getrocknet werden, wobei die Blätter beim Trocknen das frische Aroma verlieren und herbe, an Pfeffer erinnernde Noten hervorbringen. Die klassische Zubereitung erfolgt als Heißaufguss mit einem gehäuften Teelöffel an frischem oder trockenem Kraut auf 0,25 Liter 100 Grad sprudelnd kochendem Wasser und einer Ziehzeit von 10 Minuten.

Wissenswertes

In Vorderindien wurde Basilikum bereits rund 1000 vor Christus als Heil- und Zierpflanze kultiviert und war unter dem Begriff *ocimum* bekannt, worauf sein botanischer Name verweist. In puncto Verwendung in der Küche zur damaligen Zeit schieden sich die Geister. Im römischen Kochbuch des Apicius ist Basilikum nur ein einziges Mal genannt, was aus Sicht der heutigen Popularität erstaunlich anmutet. Das lässt sich vermutlich auf den damaligen Ruf des Basilikums als schwarze, magische, teuflische und Unglück bringende Pflanze zurückführen. Seinen heutigen Namen trägt die Pflanze jedenfalls erst seit dem Mittelalter, abgeleitet vom griechischen Wort *basileus* für König – daher auch das Synonym Königskraut.

Aus der Volksmedizin

Kräuterkundige empfahlen Basilikum schon in alten Zeiten gegen Unmut und Traurigkeit. Es stärkt die Verdauung, beruhigt die Nerven, wirkt gegen Migräne und leistet gute Dienste in der Frauenheilkunde. Seinem hohen Gehalt an ätherischem Öl ist zu verdanken, dass Basilikum auch Libido steigernde Wirkungen nachgesagt werden. Als Aufguss zubereitet, werden sowohl die frischen als auch die getrockneten Blätter. Dabei die frischen Blätter nicht länger als 3 bis 4 Minuten ziehen lassen, die getrockneten Blätter bis zu 10 Minuten. Basilikumtee riecht stark aromatisch und hilft gut gegen Blähungen, bei Blasen- und Harnwegsinfekten oder gegen leichte Erkältungen.

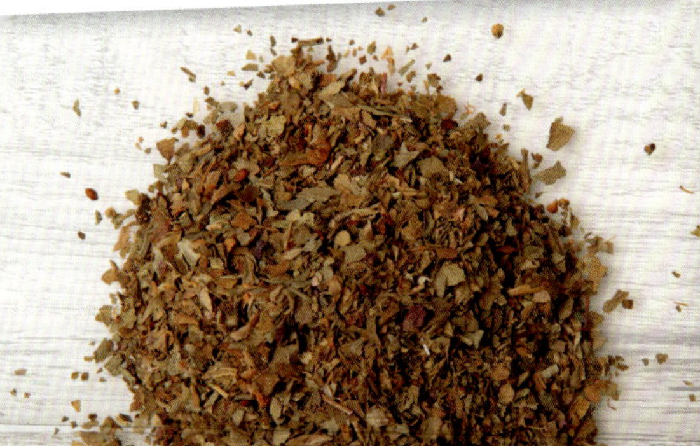

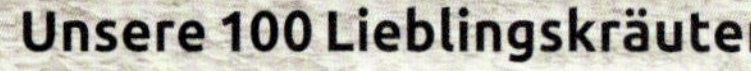

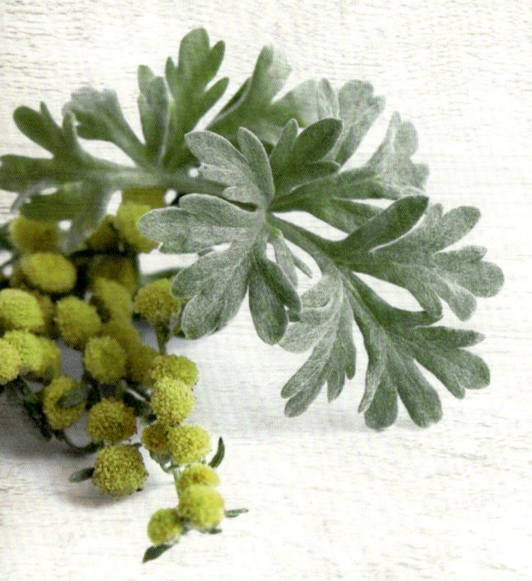

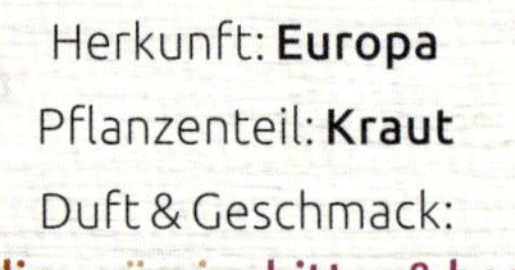

Herkunft: **Europa**

Pflanzenteil: **Kraut**

Duft & Geschmack:
erdig **würzig** **bitter & herb**

Ziehdauer:

GENUSS.Profil:

Beifuß

Artemisia vulgaris

Volkstümliche Bezeichnung: Wilder Wermut, Gewürzbeifuß, Gänsekraut, Besenkraut

Allgemeines

Beifuß hat ein herbes, nach trockenem Heu riechendes Aroma, das versteckt an Minze, Wacholder oder pfeffrigen Schnittlauch erinnert. Am Gaumen typisch sind seine intensiven Bitterstoffe mit zarter Schärfe und frischer, leicht scharfer Note.

Beschreibung

Der Beifuß stammt aus der Familie der Korbblütler *(Asteraceae)* und ist eine nördlich des Äquators stark verbreitete, wild wachsende Pflanze. Er steht botanisch in enger Verwandtschaft zum Wermut, der jedoch eher die trockenen, sandig-tonigen Böden Nordafrikas oder Südeuropas bevorzugt. Den Beifuß findet man hingegen in ganz Nordeuropa, aber auch in Nordamerika oder in Ostasien, wo seine echte Herkunft vermutet wird. Ähnlich der Brennnessel verhält sich der Beifuß wie eine anthropochore Pflanze, was bedeutet, dass sie den Menschen überallhin folgt. So bevorzugte der Beifuß bereits in der Steinzeit menschliche Siedlungen mit nährstoffreichen Böden für den Ackerbau. Heute findet man ihn auf vielen Äckern, entlang von Mauern, Böschungen oder in Steinbrüchen. Man erkennt ihn gut an seinem aufrechten, dunkelrot gefärbten und spärlich behaarten Stängel sowie an den grünen, gefiederten Blättern, die auf der Unterseite grau-weiß behaart sind.

Verwendung

Beifußkraut gibt es in beinahe allen Varianten, selten als frisches Kraut im Ganzen, meist jedoch als getrocknete und geschnittene Droge. Verwendet werden die rispenartigen Zweigspitzen mit geschlossenen Blüten, deren Erntezeit von Juli bis Oktober reicht. Wichtig bei der Zubereitung als Aufguss die tatsächlich kurze Ziehdauer von 3 Minuten, da er anderenfalls ungenießbar bitter wird. Auch benötigt man für 0,25 Liter Tee nicht mehr als einen Teelöffel an geschnittenem Kraut. Den fertigen Tee ungesüßt und in kleinen Schlucken trinken, dann entfaltet sich die Wirkung am besten.

Wissenswertes

Folgt man der Beschreibung der Brüder Grimm, so leitet sich der Name Beifuß vom althochdeutschen *bozen* (für schlagen) ab, weil das Kraut als Gewürz geschlagen (geschnitten) in die Speisen kam. Auch das mittelhochdeutsche *bivous* (von *vuoz* für Fuß) steht als Erklärung nahe. Denn nach altem Volksglauben soll ein Wanderer nicht ermüden, wenn er ein Sträußchen Beifuß am Fuße (bei Fuße) trägt. Dem Teufel jedenfalls war er ein Dorn im Auge – dieser machte einen weiten Bogen um ein Haus, an das man Beifußwurzeln genagelt hatte. Und volkstümlich wurde das Kraut zum Fest der Sonnenwende beim Tanz um das Johannisfeuer getragen. Danach warf man es in die Glut in dem Glauben, dass die Kraft der Flammen Krankheit und Unheil des kommenden Jahres tilgen kann.

Beifuß enthält das Nervengift Thujon ebenso wie die bekannten Gewürze Thymian, Rosmarin, Salbei und Wermut. Thujon wirkt krampflösend, desinfizierend, schweißhemmend und schmerzberuhigend und ist bei üblichen Teemengen von ein bis zwei Tassen pro Tag völlig unbedenklich.

Aus der Volksmedizin

Beifuß regt die Sekretion von Magensäure und Galle an und hilft so bei der Fettverdauung. Gerne wird Beifuß daher als Bestandteil von Kräuterteemischungen verwendet, um üppige Feiertagsgerichte wie die Weihnachtsgans oder den Sonntagsbraten bekömmlicher zu machen. Als Teeaufguss hilft Beifuß gut bei allen Verdauungsbeschwerden sowie bei Appetitlosigkeit und unterstützt zudem die Bauchspeicheldrüse bei ihrer Arbeit. Da er entspannend auf das Nervensystem wirkt, kann man ihn auch bei Nervosität und Schlafstörungen einsetzen, als Tee vor dem Schlafengehen oder als Füllkraut in einem Kräuterkissen mit Baldrianblüten und Lavendel.

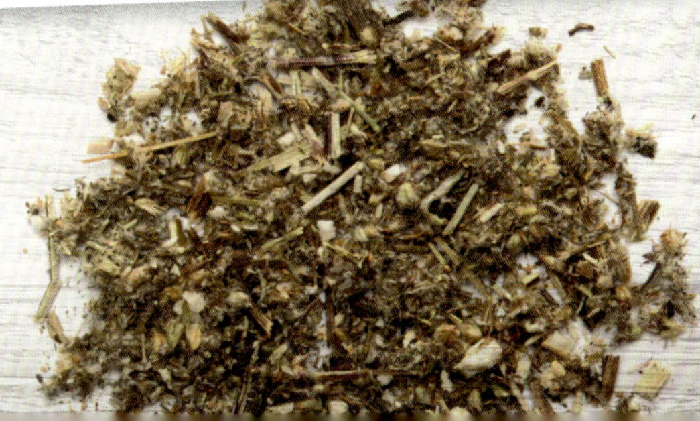

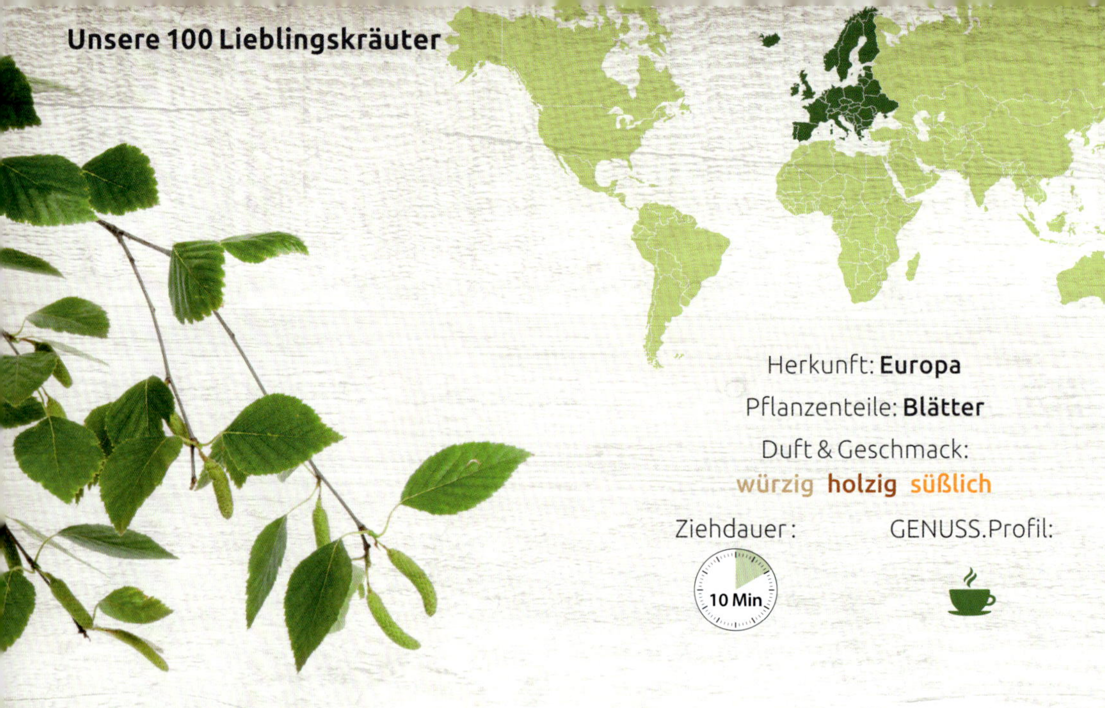

Herkunft: **Europa**

Pflanzenteile: **Blätter**

Duft & Geschmack:

würzig holzig süßlich

Ziehdauer: 10 Min

GENUSS.Profil:

Birke

Betula alba

Volkstümliche Bezeichnung: Maibaum, Frühlingsbaum, Besenbirke, Hexenbesen

Allgemeines

Die Blätter der Birke, die als Teekraut verwendet werden, weisen einen eigentümlichen, schwach aromatischen Geruch auf und entfalten als Teeanwendung einen zartbitteren Geschmack mit süßlichen Anklängen. In Kräutermischungen, etwa kombiniert mit Pfefferminz- und Brennnesselblättern oder Löwenzahn, eignen sich Birkenblätter hervorragend zum Entschlacken und als Fastenkräutertee. Sie enthalten Flavonoide, die durch zahlreiche andere Inhaltsstoffe wie ätherisches Öl, Bitter- und Gerbstoffe, Vitamin C und Saponine ergänzt werden.

Beschreibung

Die Birke wird der Familie der Birkengewächse *(Betulaceae)* zugeordnet und ist ein nordischer Baum, denn sie wächst bis in den Norden Skandinaviens. Ihre Heimat sind jedoch auch die gemäßigten Breiten. Es handelt sich dabei um laubabwerfende, sommergrüne Bäume oder Sträucher, die sich durch ein sehr schnelles Wachstum sowie enorme Wuchshöhen, bis zu 30 Meter, auszeichnen. Aufgrund ihrer weißen Rinde lässt sie sich, selbst von Kindern, sehr leicht von anderen Bäumen unterscheiden. Im Frühjahr wachsen nicht nur die dreieckig zugespitzten und gesägten Blätter, sondern auch männliche, kätzchenähnliche Blüten sowie weibliche Blüten, die am selben Baum hängen und wie grüne Zapfen aussehen. Birken stellen nur wenig Anspruch an Boden und Klima und gedeihen auch auf freien Flächen wunderbar.

Verwendung

Für Selbersammler ist die richtige Zeit zur Ernte der Blattknospen im März, Birkensaft kann von März bis Mai gewonnen werden, und für Blätter empfiehlt sich eine Exkursion in die Natur zwischen Mai und Juni. Gesammelte Blätter werden im Schatten bei Raumtemperatur getrocknet. Selbstverständlich werden getrocknete Birkenblätter, ganz oder geschnitten, auch im Fachhandel angeboten. Da die Blätter vielfach aus entfernten Ländern wie China oder Russland importiert werden, empfiehlt sich ein genauerer Blick auf deren tatsächliche Herkunft. Die klassische Zubereitung erfolgt als Heißaufguss mit einem gehäuften Teelöffel geschnittener Blätter auf 0,25 Liter 100 Grad sprudelnd kochendem Wasser und einer Ziehzeit von 10 Minuten.

Wissenswertes

Als heiliger Baum wird die Birke seit Menschengedenken gefeiert – vermutlich einer der Gründe, weshalb noch heute in vielen Dörfern am 1. Mai eine Birke als Maibaum aufgestellt wird. Mit ihrer weißen, zarten Rinde gilt die Birke als Symbol für Jungfräulichkeit und Fruchtbarkeit. Das Wort Birke geht auf das Indogermanische zurück, wo es so viel wie glänzend, schimmernd bedeutet, was wohl der hellen Rinde geschuldet ist. Aus Birken wurde seit Zeiten der Neandertaler durch Verschwelung und Trockendestillation Pech, der erste systematisch hergestellte Kunststoff in der Geschichte des Menschen, gewonnen.

Aus der Volksmedizin

Die Volksmedizin nutzt Birkenblätter seit jeher als Teekraut und in Teemischungen mit Löwenzahn, Ackerschachtelhalm, Liebstöckel oder Wacholder. Heute hat Birkentee seinen Platz als Blutreinigungstee für die Frühjahrskur gefunden, auch bringt er die Abläufe des Stoffwechsels gerne wieder ins Gleichgewicht. Weiters sind die positiven Eigenschaften bei Nieren- und Blasenbeschwerden bekannt, wo Birkentee zu einer Erhöhung der Harnmenge führt und der Bildung von Nierengrieß und Harnsteinen vorbeugen kann. Daneben kurbelt Birkenblättertee den Stoffwechsel im Bindegewebe an und wirkt gut bei Problemen mit Haut und Haaren. Als Aufguss kann er auch in Form von Waschungen und Bädern äußerlich angewendet werden, um hartnäckige Hauterkrankungen zu behandeln.

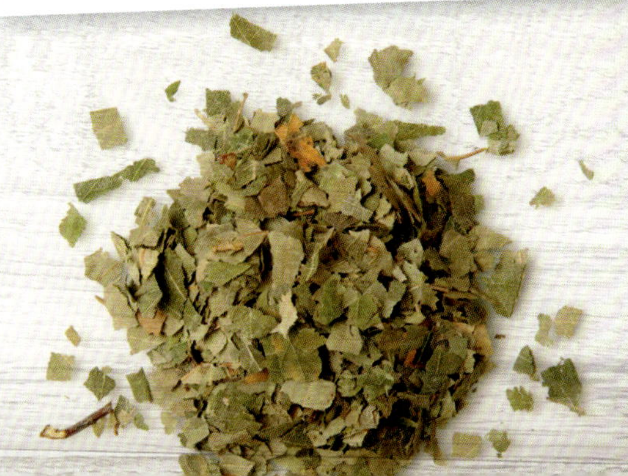

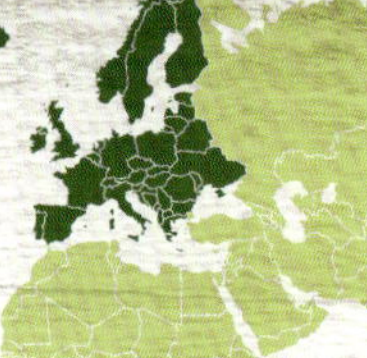

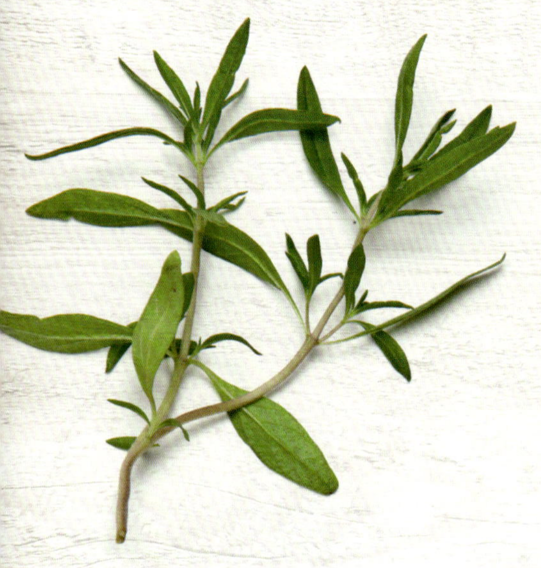

Herkunft: **Europa**

Pflanzenteile: **Blätter**

Duft & Geschmack:

ätherisch würzig salzig

Ziehdauer:

GENUSS.Profil:

Bohnenkraut

Satureja hortensis et al.

Volkstümliche Bezeichnung: Sommerbohnenkraut (Gartenbohnenkraut), Winterbohnenkraut (Bergbohnenkraut), Saturei, Pfefferkraut

Allgemeines

Bohnenkraut schmeckt würzig-pfeffrig mit einer pikanten Zitrusnote und erinnert an eine Mischung aus Rosmarin, Thymian und Pfeffer. Sein Aroma variiert je nach Erntezeitpunkt und Jahreszeit – das Winterbohnenkraut *(Satureja montana)* schmeckt zwar etwas intensiver als das Sommerbohnenkraut *(Satureja hortensis)*, Letzteres wird aber im kommerziellen Anbau bevorzugt, da es nicht verholzt.

Beschreibung

Korrekterweise dürfte man nicht von Bohnenkraut, sondern müsste von Bohnenkräutern sprechen. Es handelt sich nämlich um eine Pflanzengattung innerhalb der Familie der Lippenblütler *(Lamiaceae)*, zu der eine Vielzahl an Satureja-Arten zählt. Die zweijährige Pflanze wird bis zu 80 Zentimeter hoch und ist eng mit anderen Kräutern wie Oregano und Majoran verwandt. Die beste Erntezeit ist vor der Blüte, die von

Juli bis Oktober andauert. Blühendes Bohnenkraut ist mit seinen Farben weiß, blassrosa und lila sehr hübsch anzusehen. Die Laubblätter sind ungestielt, länglich und spitz zulaufend sowie dunkelgrün bis violett gefärbt. Sie besitzen wie der Stängelteil Öldrüsen. Angebaut wird die Pflanze vor allem als Sommerbohnenkraut in beinahe allen Mittelmeerländern, auch in Österreich und Deutschland, wo es spätestens seit der Aufnahme in die Landgüterverordnung Karls des Großen um 800 fest verankert ist.

Verwendung

Heute findet man Bohnenkraut nicht nur in getrockneter Form, sondern auch frisch oder tiefgefroren. Aber selbst das getrocknete und geschnittene Kraut verfügt über eine hohe Intensität. Plant man, frisches Bohnenkraut zu ernten, empfiehlt es sich, die Pflanze im Topf kurz vor der Blüte im Frühsommer zu erstehen. Die klassische Zubereitung erfolgt als Heißaufguss mit einem gehäuften Teelöffel geschnittenem Kraut auf 0,25 Liter 100 Grad sprudelnd kochendem Wasser und einer Ziehzeit von 10 Minuten.

Wissenswertes

Die zwei für den Einsatz als Teekräuter bevorzugten Varianten sind das holzige Winterbohnenkraut, auch Bergbohnenkraut genannt, und das nicht verholzende Sommerbohnenkraut, auch als Gartenbohnenkraut bekannt. Beide Arten können wunderbar getrocknet werden, da sie das Aroma gut behalten. Hierfür werden die Stängel zu Sträußen zusammengebunden und an einem dunklen Aufbewahrungsort kopfüber aufgehängt. Sobald der Trocknungsvorgang abgeschlossen ist, können die kleinen Blätter von den Stängeln abgestreift und in einem verschlossenen Glas gut aufbewahrt werden.

Aus der Volksmedizin

Als Teeaufguss aus getrockneten und gerebelten Blättern wird Bohnenkraut vor allem zur Förderung der Verdauung, als Appetitanreger und gegen Blähungen und Übelkeit eingesetzt. Es enthält das wertvolle ätherische Öl Carvacrol, das wirksam gegen Durchfall, Erbrechen und Koliken ist. Gleichzeitig hat es auch eine antiseptische Wirkung bei Verletzungen im Hals- und Rachenbereich und wirkt gegen Husten und bei Bronchialerkrankungen. Als Tee, gemischt mit Wein und Honig, ist er ein gutes Mittel bei schwerem Atem und Husten.

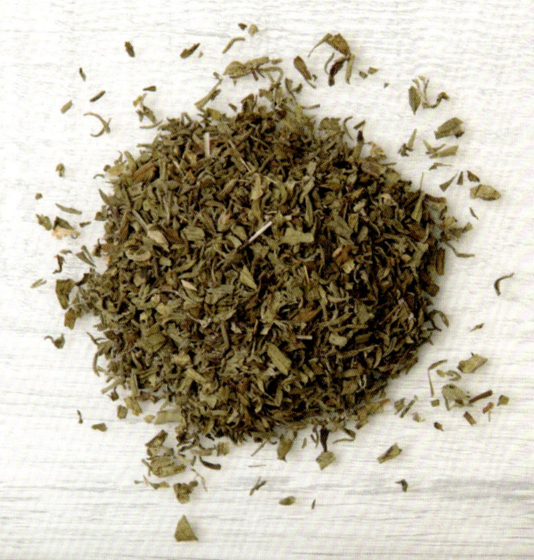

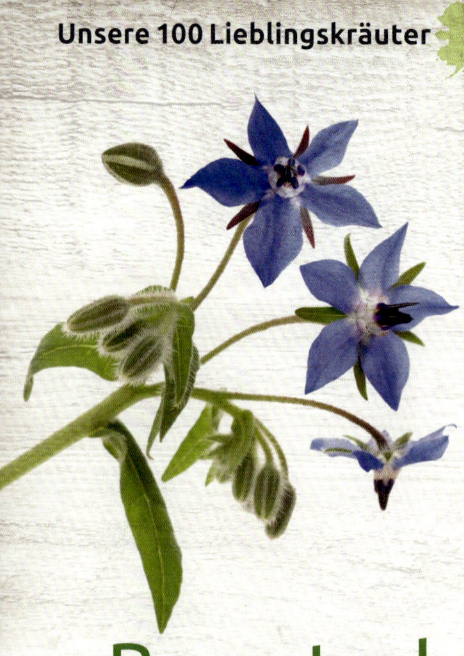

Herkunft: **Orient**

Pflanzenteile: **Blätter, Blüten**

Duft & Geschmack:
würzig erdig süßlich

Ziehdauer:

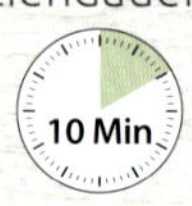

GENUSS.Profil:

Borretsch

Borago officinalis

Volkstümliche Bezeichnung: Boretsch, Gurkenkraut, Gartenkraut, Wohlgemut

Allgemeines

Der nicht nur als Heilpflanze, sondern gerne auch als Küchenkraut verwendete Borretsch erinnert im Geschmack an frische Salatgurken mit prägnantem säuerlich-süßem Unterton. Sein Beiname Gurkenkraut ist nicht nur seiner geschmacklichen Ausprägung zuzuschreiben, sondern auch dem Umstand, dass er in der Küche gerne mit grünem Gemüse kombiniert wird. Der kühlende, lösende, leicht süßliche Geschmack macht ihn zum Frühlingskraut in jeder Frühjahrskur. Borretsch symbolisiert seit der Antike Fröhlichkeit und Offenheit beim Denken, schon der römische Gelehrte Plinius schrieb: „Ich, Borretsch, bringe immer Freude."

Beschreibung

Der ursprünglich in Kleinasien heimische Borretsch kam schon in der Antike über Griechenland nach Süd- und später nach Mitteleuropa und bürgerte sich in Klostergärten ein. Heute wächst er vor allem in Gärten, manchmal auch verwildert. Die einjährige, krautige, rauhaarige Pflanze aus der Familie der Raublattgewächse *(Boraginaceae)* erreicht Wuchshöhen bis zu 90 Zentimeter. Borretsch weist fleischige, haarige Blätter, ein Charakteristikum der gesamten Familie, und im weiteren Jahresverlauf zierliche, strahlend blaue Blüten auf. Trotz der kurzen Lebensdauer prägen sich beachtliche, stark verzweigte Wurzeln aus, die von hell- bis mittelbrauner Farbe sind.

Verwendung

Hat man frischen Borretsch gesammelt, können Blätter und Blüten getrocknet werden, um daraus einen Heißaufguss mit einem gehäuften Teelöffel geschnittenem Kraut auf 0,25 Liter 100 Grad sprudelnd kochendem Wasser und einer Ziehzeit von 10 Minuten zuzubereiten. Ein regelmäßiger Genuss, ob als Heil- oder Küchenkraut, ist aufgrund des geringen Gehalts an Pyrrolizidin-Alkaloiden (ähnlich zu Huflattich) über einen längeren Zeitraum nicht ratsam, weshalb eine rein kurmäßige Anwendung über drei Wochen empfehlenswert ist. Wir folgen hier dem vielzitierten Spruch von Paracelsus: „Allein die Dosis macht, dass ein Ding kein Gift ist." Denn von den vielen alten Küchen- und Heilpflanzen, die die Menschheit seit Jahrhunderten erfolgreich begleiten, hat man bei normalem Gebrauch nichts zu befürchten.

Wissenswertes

Sein volkstümlicher Beiname Blauhimmelstern ist den anmutigen, blauen Blüten geschuldet, die sich zwischen Juni und August ausprägen. In dieser Zeit verfärben sie sich, gleich einem Chamäleon, von zartrosa zu Beginn hin zu strahlend blaulila gegen Ende. Die Blüten werden gerne in der Küche eingesetzt, lassen sie sich doch wunderbar kandieren.

Aus der Volksmedizin

Der Einsatz von Borretschtee gegen Herzschwäche, bei Melancholie, aber auch bei Problemen mit den Verdauungsorganen oder dem Stoffwechsel ist seit jeher bekannt. Man sagt ihm auch Wirkung gegen Fieber sowie Schlaflosigkeit nach. Aufgrund des hohen Gehalts an Schleimstoffen eignet er sich auch gut als Tee gegen Husten und Erkältungen. Äußerlich wird Borretsch als Kaltauszug gegen Ekzeme und Ausschlag eingesetzt. Dafür werden Umschläge, Bäder oder Waschungen angewendet. Langsam heilende Wunden sollen ebenfalls besser und rascher abheilen, sobald mit Borretsch behandelt wird. In früheren Zeiten wurde hohes Fieber mit Borretschblüten behandelt, die zusammen mit Zucker in einem Mörser zerstoßen wurde. Die Mischung wurde pur gegessen. Gleichsam verabreichte man einst die Samen, Wurzeln und Blätter als Abkochung mit Wein, um die Ausbreitung von Giftstoffen im Körper einzudämmen. Borretschkraut, vermischt mit Honig, galt als Ersatz für Mundwasser, sodass Zähne, Hals und Zahnfleisch geschützt wurden, und gegen rote Augen wurde Borretschwasser angewendet.

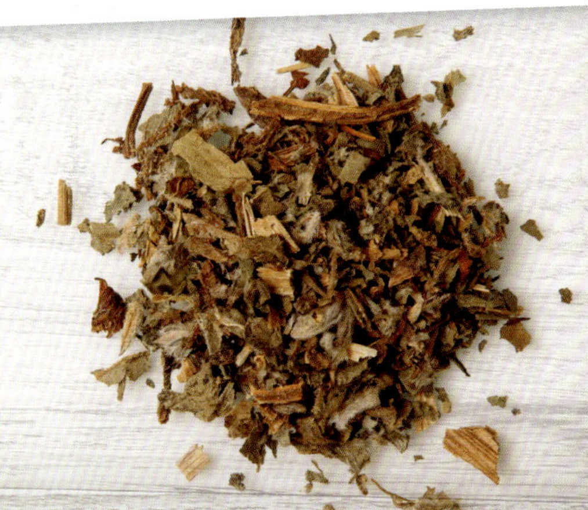

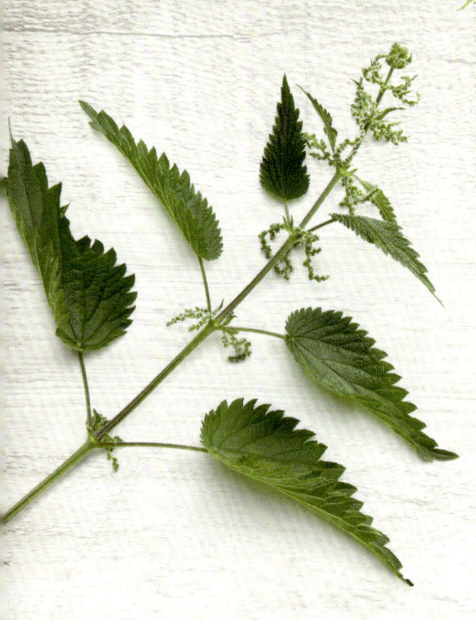

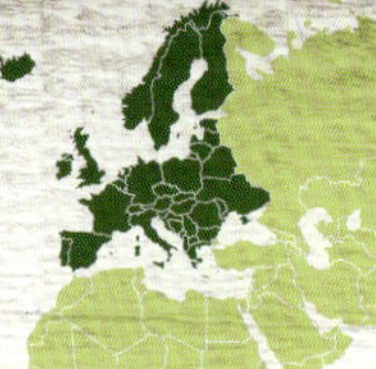

Herkunft: **Europa**

Pflanzenteile: **Blätter, Kraut, Wurzel**

Duft & Geschmack:
erdig **spinatig** **ätherisch**

Ziehdauer:

GENUSS.Profil:

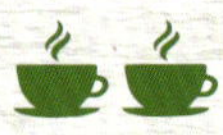

Brennnessel

Urtica dioica et urens

Volkstümliche Bezeichnung: Große Brennnessel, Kleine Brennnessel, Saunessel, Donnernessel

Allgemeines

Die Brennnessel enthält neben Gerbstoffen eine Vielzahl an Nähr- und Vitalstoffen wie Eisen, Kieselsäure, Kalium, Phosphor und fast siebenmal so viel Vitamin C wie Orangen oder fast die Hälfte der Carotin-Menge von Karotten. In früheren (Kriegs-)Zeiten verdankten breite Bevölkerungsschichten der Brennnessel das Überleben – obwohl ihr das eine unrühmliche Benennung als Arme-Leute-Pflanze eintrug. Heute ist sie sowohl in der Kulinarik wie auch bei vielen Kräuterzubereitungen (neben Tee auch bei Smoothies und Säften) ein gern gesehener Gast, wo man die cremig-krautige Konsistenz schätzt.

Beschreibung

Die Brennnessel bildet hauptsächlich mit den beiden Arten Große *(Urtica dioica)* und Kleine Brennnessel *(Urtica urens)* die Familie der Brennnesselgewächse, die in Mitteleuropa an Waldrändern, in Parks und in der Nähe von Gewässern anzutreffen sind. Die mehrjährige krautige Pflanze erreicht Wuchshöhen von bis zu drei Metern. Ihre Blütezeit liegt zwischen Juni und Oktober, für frische Teezubereitungen pflückt man am besten die jungen Blätter zwischen März und Mai, wobei man sowohl Blätter der Kleinen als auch der Großen Brennnessel verwenden kann. Junge Blätter schmecken generell frischer als ältere Brennnesseln, die dann recht viel Gerbsäure entwickeln.

Verwendung

Ist man auf der Suche nach frischer Brennnessel, ist es ratsam, entweder in die Natur zu gehen, wo sie verwildert wächst, oder sich im Fachhandel Samen zum Aussäen oder Frischpflanzen zur Selbstkultivierung im heimischen Garten zuzulegen. Getrocknete Brennnessel findet man ebenfalls im Fachhandel, kann diese aber auch selbst an einem schattigen, luftigen Ort langsam trocknen lassen und im Anschluss in fest verschließbaren Gefäßen aufbewahren. Zugegeben: Wer die Brennnessel nicht kennt, wird ihr gegenüber bei der Verwendung anfangs gewisse Vorbehalte haben. Plant man sie für den Einsatz als Teekraut, sollte man mit Handschuhen arbeiten und die Blätter immer von unten nach oben streichend ernten – die spröden Brennhaare sind überwiegend auf der Blattoberseite zu finden. Arbeitet man in entgegengesetzter Richtung, hinterlassen die Brennhaare schmerzhafte Erlebnisse. Glücklicherweise verflüchtigen sich die schmerzenden Brennhaare durch das Trocknen. Die klassische Zubereitung erfolgt als Heißaufguss mit einem gehäuften Teelöffel geschnittenem Kraut auf 0,25 Liter 100 Grad sprudelnd kochendem Wasser und einer Ziehzeit von 10 Minuten.

Wissenswertes

Schon in der Antike waren die positiven medizinischen Eigenschaften der Brennnessel bekannt. Beim römischen Dichter Titus Petronius findet man Hinweise darauf, dass Männern mit Potenzstörungen geholfen werden könne, wenn man die Stelle „unter dem Nabel, die Lenden und das Gesäß“ mit einem Brennnesselstrauß peitsche. Noch heute ist das Schlagen mit frischen Brennnesselzweigen auf rheumatische Glieder in Kuranwendungen gebräuchlich.

Aus der Volksmedizin

Die Brennnessel ist eine der wertvollsten Heilpflanzen, die der Mensch kennt. Man verwendet sie frisch oder getrocknet als Tee oder Extrakt aus ihrem Kraut oder ihren Wurzeln. Sie ist nicht nur ein wahrer Motor bei der Ankurbelung des Stoffwechsels, weshalb sie zur Beseitigung von Winterschlacken gerne als Frühjahrskur eingesetzt wird. Als Aufguss getrunken, wirkt sie blutreinigend, schleimlösend, auswurffördernd und wassertreibend, weshalb sie oft zur Behandlung rheumatischer Beschwerden, von Verschleimungen von Brust und Lunge oder von entzündlichen Erkrankungen der Harnwege eingesetzt wird.

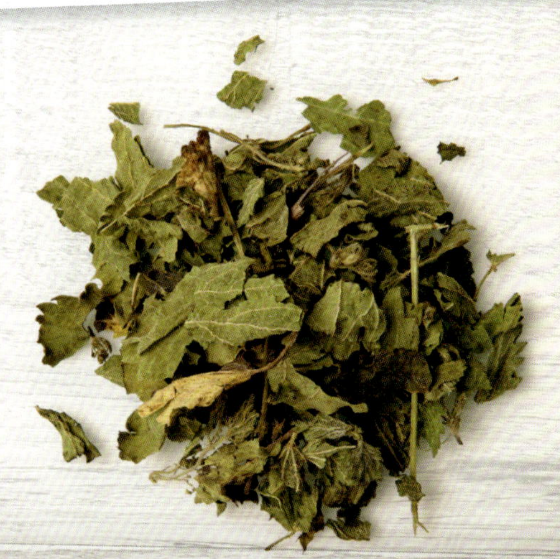

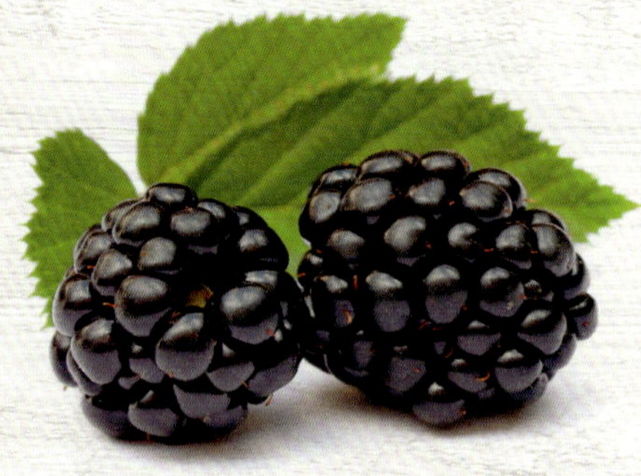

Herkunft: **Europa**

Pflanzenteile: **Blätter, Früchte**

Duft & Geschmack:

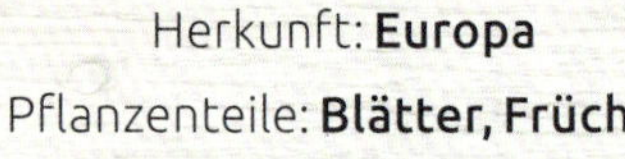

Ziehdauer:

GENUSS.Profil:

Brombeere

Rubus fructicosus

Volkstümliche Bezeichnung: Brambeere, Braunbeere, Kratzbeere, Hirschbollen, Rahmbeere

Allgemeines

Die Früchte der Brombeere schmecken leicht säuerlich, in reifem Zustand zunehmend süß und fruchtig, womit sie sich perfekt für Früchteteemischungen eignen. Die wohlschmeckenden Brombeerblätter haben eine zarte und mild-grasige Charakteristik. Fermentierte (vergorene) Blätter der Brombeere können auch als koffeinfreier Ersatz für schwarzen Tee verwendet werden.

Beschreibung

Die vitaminreiche Brombeere wächst in unzähligen Arten an stacheligen Sträuchern, häufig an Waldrändern, Lichtungen, in Gebüschen und Hecken. Als mehrjährige Kletterpflanze wird ein Brombeerstrauch oft bis zu drei Meter hoch und verbreitet sich rasch durch Ausläufer weiter. Sobald die bogig niedersinkenden Zweige Bodenkontakt haben, wurzeln sie unterirdisch weiter. Die Blätter sind gezähnt, oben glatt und dunkelgrün, unten weißfilzig. Sie wachsen an zwei verschiedenen Zweigarten: Die eine Art ist fruchtbar und trägt dreigliedrige Blätter und rosaweiße Blüten, die später zu Früchten reifen und danach absterben. Die andere Art trägt fünffach gefiederte Blätter, die im ersten Jahr unfruchtbar bleiben und erst im nächsten Frühjahr Blüten und Früchte tragen. Das vor allem bei Kindern beliebte Naschobst reift von Juli bis August und zeigt zuerst grüne, dann rote und schlussendlich reife, schwarze Früchte. Diese sind, botanisch betrachtet, jedoch keine Beeren, sondern Sammelsteinfrüchte. Anders als bei der Himbeere ist die Frucht fest an den Blütenboden gebunden.

Verwendung

Während die Blätter der Brombeere zwischen April und September gesammelt werden können, sind die vollreifen, dunklen, geschmackvollen Früchte gegen Ende des Sommers bereit. Da Brombeeren leicht verderblich sind, sollte man sie rasch verwenden oder aber im Ganzen durch Trocknung oder durch Einfrieren haltbar machen. Ein Genuss ist der Heißaufguss aus getrockneten Brombeerblättern, die mit einem gehäuften Teelöffel der angedrückten Blätter auf 0,25 Liter 100 Grad sprudelnd kochendem Wasser und einer Ziehzeit von 10 Minuten aufgegossen werden. Diesen Tee kann man ohne Weiteres über einen längeren Zeitraum trinken, auch lassen sich daraus mit Himbeer- und Erdbeerblättern schmackhafte Haustees für den täglichen Einsatz herstellen. In Kombination mit Hagebutte, Malve, Waldmeister oder Melisse ergibt sich damit ein wunderbarer Kräutertee.

Wissenswertes

Das Wort Brombeere stammt vom althochdeutschen Wort *bramberi* ab, was so viel wie Dorngebüschbeere oder Beere des Dornstrauchs bedeutet. Tatsächlich hat ein Brombeerstrauch keine Dornen, sondern Stacheln, die recht leicht von der Pflanze abgestreift werden können. Seit Jahrhunderten findet die Brombeere in Sagen Erwähnung, viele Bräuche ranken sich um sie. Von so mancher Krankheit soll man rasch geheilt werden, kriecht man unter den Zweigen eines Brombeerstrauches hindurch.

Aus der Volksmedizin

Die Früchte und Blätter der Brombeere werden vom Menschen seit Langem geschätzt. Schon die Römer nutzen ihre harntreibende Wirkung, mit Wein erstellte man einen Aufguss, der gegen Gallensteine eingesetzt wurde. Um die Wirkung der getrockneten Blätter bei Durchfall wusste man bereits im antiken Griechenland Bescheid. In der Volksheilkunde finden sich auch Rezepturen, in denen ein Absud aus Brombeerblättern, ergänzt um Alaun, Honig und etwas Weißwein, als Spülung bei wunden Stellen im Mund Abhilfe schaffen soll. Brombeerblätter haben generell schleimlösende Eigenschaften, weshalb sie gerne im Bereich der Atmungsorgane Anwendung finden. Im Rahmen der innerlichen Anwendung entfaltet sich auch die blutreinigende Wirkung, Hautprobleme werden abgemildert, Ekzeme und schlecht heilende Wunden verheilen schneller.

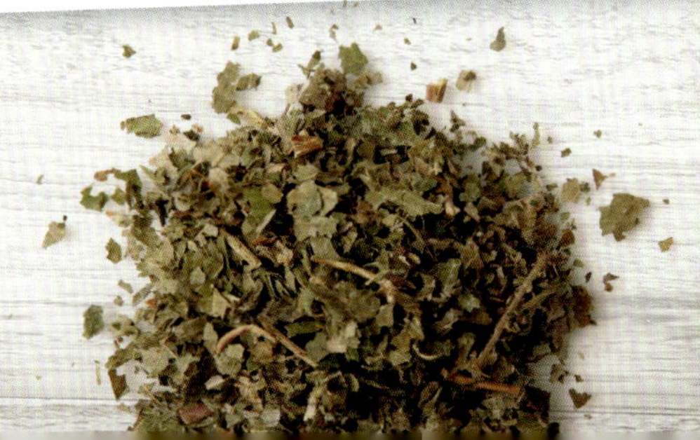

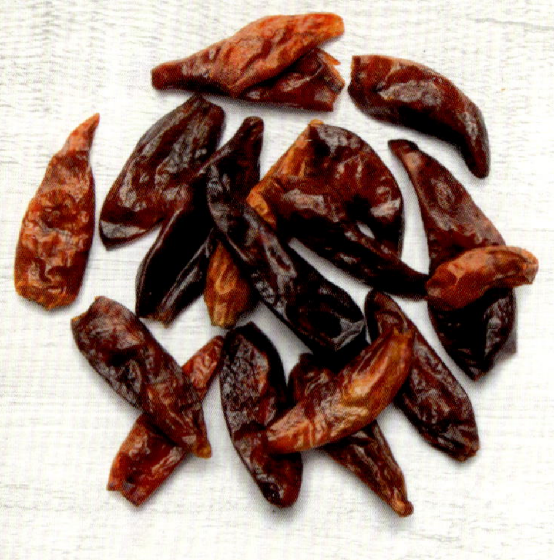

Herkunft: **Lateinamerika**

Pflanzenteile: **Früchte**

Duft & Geschmack:
fruchtig exotisch scharf

Ziehdauer:

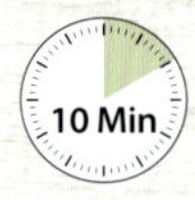

GENUSS.Profil:

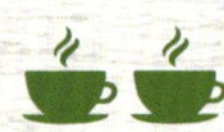

Chili

Capsicum annuum et al.

Volkstümliche Bezeichnung: Spanischer Pfeffer, Peperoni, Peperoncini, Pfefferoni, Cayennepfeffer

Allgemeines

Der Chili gilt heute als Gewürzpflanze mit dem größten Aromenspektrum der Welt. Landläufig mag das verwundern, wird er doch meist auf seine wichtigste Eigenschaft, die Schärfe, reduziert. Es stimmt, Chilis sind der Inbegriff für Schärfe, die durch das Öl Capsaicin verursacht wird. Dieses bildet sich in hoher Konzentration vor allem in der Plazenta und in den rundum liegenden Fruchtteilen, Samen und Samenscheidewänden. Im Gegensatz zu Aromen, die die Geschmacksnerven im Mund und auf der Zunge reizen und damit süß, sauer, salzig, bitter und umami ergeben, verursacht Capsaicin einen Hitze- oder Schmerzreiz, vergleichbar dem Kältereiz durch Menthol. Je mehr Capsaicin ein Chili enthält, desto schärfer ist er. Zur Bestimmung der Schärfe wird seit 1912 die nach dem US-amerikanischen Pharmakologen Wilbur L. Scoville benannte *Scoville-Skala* verwendet. Dieses Messverfahren bestimmt den Capsaicin-Gehalt auf chemisch-analytische Weise, frische Chilisorten erreichen dabei Scoville-Werte von bis zu 2 200 000 Einheiten.

Beschreibung

Der Chili gehört zur Familie der Nachtschattengewächse *(Solanaceae)* und ist wie die meisten Paprikapflanzen einjährig. Sie keimen im Frühling und wachsen langsam zu kleinen Pflänzchen heran, die viel Wärme und Licht benötigen, um zu gedeihen. Die Blätter der meisten Arten sind glänzend, spitz-oval und sitzen auf kurzen Stielen. Ab Mai entwickeln sich unscheinbare, weiß-rosa Blüten, die ab Juni zu Chili-Früchten reifen, meistens zuerst grün über gelb und rot. Es gibt jedoch auch Sorten, die zuerst violett sind und sich über gelb zu rot wandeln. Viele Sorten sind ziemlich robust und tragen bis in den Winter hinein immer wieder neue Früchte.

Verwendung

Supermärkte beschränken sich in ihrem Chiliangebot auf wenige bekannte Sorten, sowohl bei frischer wie auch getrockneter Ware. Mittlerweile gibt es aber auch gut sortierte Gewürzfachhändler, die Chilis in großer Auswahl verkaufen, von frischen Früchten bis zu getrockneten Schoten. Für die Anwendung im Teeaufguss empfiehlt sich der Einsatz getrockneter und geschroteter Früchte, die vor allem in Teemischungen ihre volle Kraft entfalten. Zunehmender Beliebtheit erfreuen sich Chilis in typischen Bauchwohlmischungen mit Thymian, Anis, Fenchel oder Kümmel, oder aber als betörende Geschmackskomponente im Rooibostee in Kombination mit getrockneten Hagebutten.

Wissenswertes

Der Ursprung des Chilis liegt in Mittel- und Südamerika. Ausgrabungen in Tehuacán in Mexiko brachten Belege, dass der Chili bereits um 7000 vor Christus als Nutzpflanze diente. Heute unterscheidet man je nach Herkunft unterschiedliche Arten, wobei historisch davon auszugehen ist, dass der Chili zeitgleich in verschiedenen Regionen kultiviert wurde. Generell gilt er in Europa und Asien als junges Gewürz; mangels Wissens wurde er lange Zeit nur als Zierpflanze genutzt. Erst im 18. Jahrhundert tauchten erste kulinarische Anwendungen auf, anfangs sehr sparsam zum Einlegen und Würzen von saurem Gemüse. Heute werden Chilis weltweit angebaut, in tropischen und gemäßigten Zonen.

Aus der Volksmedizin

Auch wenn der Chili hauptsächlich als Nahrungsmittel bekannt ist, gehört er auch zu den medizinisch genutzten Pflanzen. Bereits die lateinamerikanischen Ureinwohner nutzten den Chili als betäubendes Heilmittel, vor allem bei Zahnschmerzen oder Gelenksentzündungen. Der Chili wirkt antibakteriell, kreislaufanregend und schweißtreibend und findet bevorzugt bei Magen- und Verdauungsschwächen Anwendung. Zudem ist die in beinah allen Gewebeschichten erzeugte Wärme durchblutungsfördernd und schweißtreibend – ideal gegen Rheuma oder Muskelkater.

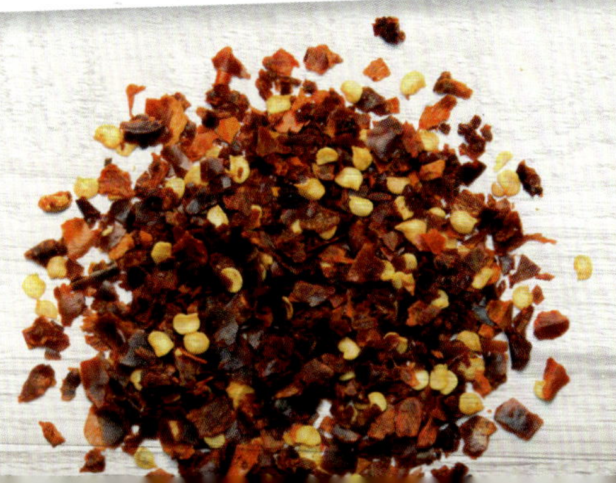

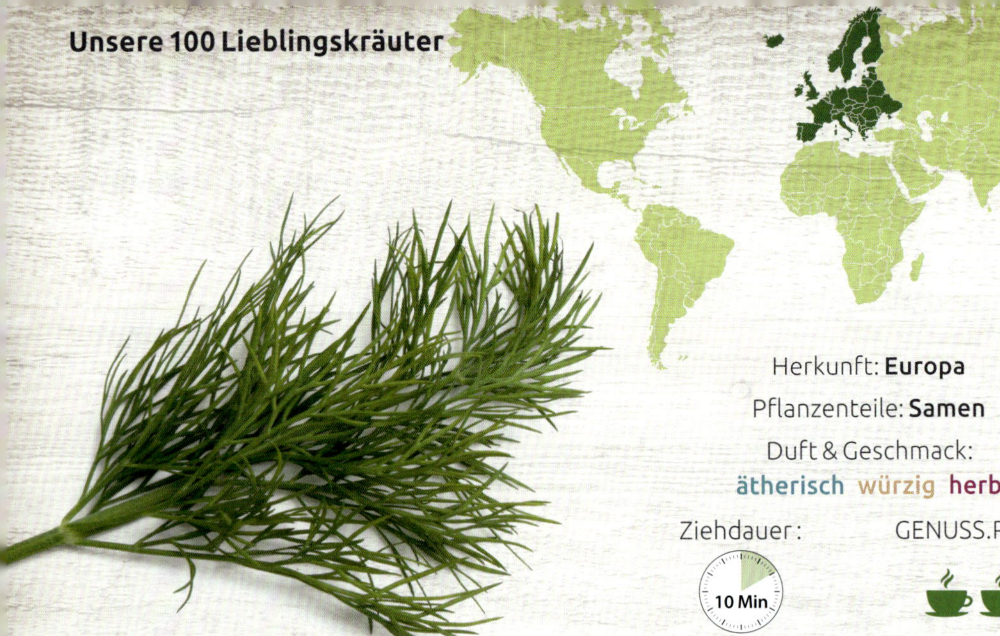

Herkunft: **Europa**

Pflanzenteile: **Samen**

Duft & Geschmack:
ätherisch würzig herb

Ziehdauer: 10 Min

GENUSS.Profil:

Dille

Anethum graveolens

Volkstümliche Bezeichnung: Dill, Dillkraut, Blähkraut, Gurkenkümmel, Kümmerlingskraut

Allgemeines

Der Geruch der Dille ist unverwechselbar, ihr Geschmack markant krautig, süßlich-würzig und exotisch anmutend, im Ansatz an Kümmel und Anis erinnernd, wie auch an der Bezeichnung Gurkenkümmel abzulesen ist.

Beschreibung

Die Dille gehört zur Familie der Doldenblütler *(Apiaceae)* und ist eine einjährige Pflanze mit dottergelben Doppeldolden und einer Wuchshöhe von über einem Meter. Sie ist mit Kräutern wie Kerbel, Schafgarbe und Petersilie verwandt. Dillkraut bevorzugt sonnige, eher windarme Standorte, benötigt regelmäßig Wasser und ist anfällig für Schädlinge. Deshalb wird Dille bevorzugt mit natürlichen Schädlingsbekämpfern wie Gurke, Tomate oder mediterranen Kräutern wie Rosmarin, Thymian und Salbei verpflanzt. Die Dolden werden geerntet, sobald die Früchte braun sind. Anschließend hängt man sie über ein großes Tuch. Sobald die Dolden abtrocknen, fallen die Früchte nach und nach heraus.

Verwendung

Frische Dille erhält man für den Hausgebrauch als Kräutertopf, frischen Kräuterbund oder als Tiefkühlprodukt. Für den Einsatz im Kräutertee viel besser geeignet, sind jedoch die getrockneten Kräuter wie auch die reifen Früchte (Samen), die sowohl das Aroma als auch den Geschmack wunderbar behalten. Die klassische Zubereitung erfolgt als Heißaufguss mit einem gehäuften Teelöffel leicht angemörserter Samen auf 0,25 Liter 100 Grad sprudelnd kochendem Wasser und einer Ziehzeit von 10 Minuten. Der Tee ist ein gesundes, gut wirksames Schlafmittel, zudem blähungstreibend und krampflösend, ähnlich wie Fenchel oder Anis.

Wissenswertes

Das Kraut stammt vermutlich aus Südostasien, von wo es vor mehr als 5000 Jahren nach Süd- und Westeuropa gebracht und dort kultiviert wurde. Es wurde bereits im Alten Ägypten als Heil- und Gewürzpflanze verwendet, der ägyptische Pharao Amenophis II. ließ sich 1400 vor Christus Dille mit ins Grab legen. Nach Mittel- und Nordeuropa kam die Dille vermutlich durch Mönche, die sie in ihren Klostergärten anpflanzten, auch in der Landgüterverordnung von Karl dem Großen wird Dille angeführt. Dille leitet sich vom altenglischen Wort *dylle* ab, was so viel bedeutet wie beruhigen oder mildern. Dahinter verbirgt sich seine ursprüngliche Bedeutung als blähungslinderndes Heilkraut. Ein amüsantes Volksbrauchtum aus früheren Zeiten war übrigens, Bräuten Dille in den Hochzeitsschuh zu legen und sie auf dem Weg zur Trauung leise folgenden Merkspruch aufsagen zu lassen: „Ich habe Senf und Dill, und mein Mann muss tun, was ich will." Ob es funktioniert hat, ist nicht überliefert.

Aus der Volksmedizin

Dille enthält ätherische Öle, allen voran das auch im Kümmel vorkommende Carvon. Schon in der Antike wurde Dille zur Schmerzlinderung und Wundheilung eingesetzt, die Ägypter verwendeten sie gegen Kopfschmerzen, ab dem Mittelalter wurden ihre verdauungsanregenden, stärkenden, blähungstreibenden und krampflösenden Eigenschaften im Magen-Darm-Bereich geschätzt. Die Schulmedizin hat sich mit der Dille noch wenig befasst, dennoch gilt sie auch heute als appetitanregend, krampflösend, teilweise antibakteriell und verdauungsfördernd. Das Kauen der Samen soll auch Mundgeruch vertreiben.

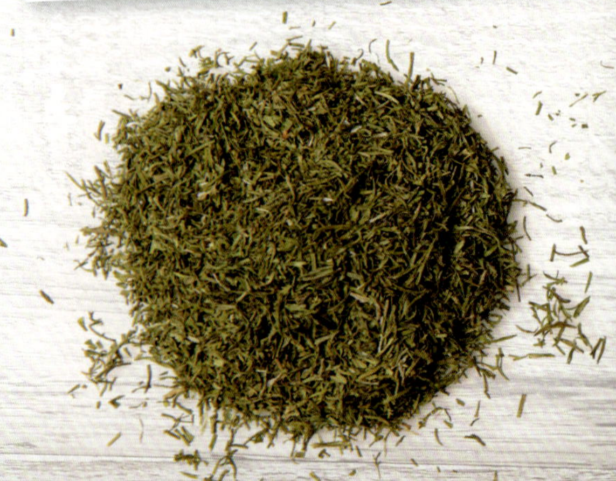

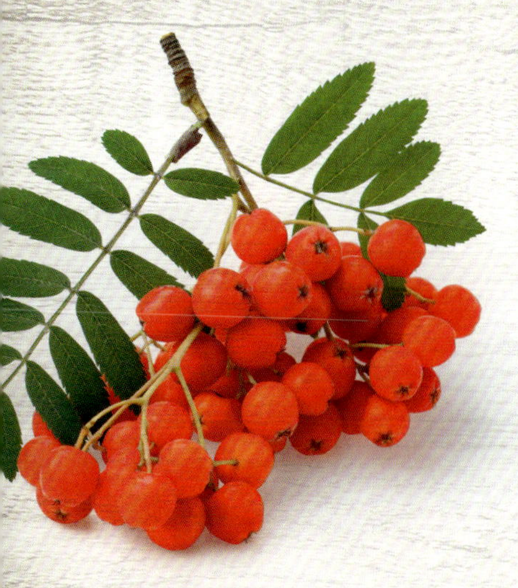

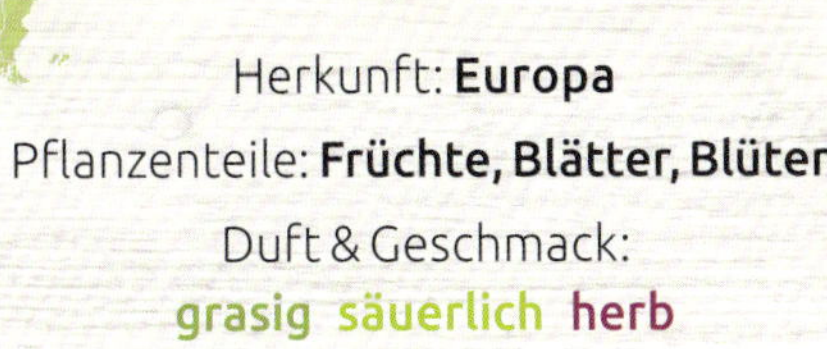

Herkunft: **Europa**

Pflanzenteile: **Früchte, Blätter, Blüten**

Duft & Geschmack:
grasig säuerlich herb

Ziehdauer:

GENUSS.Profil:

Eberesche

Sorbus aucuparia

Volkstümliche Bezeichnung: Vogelbeere, Amselbeere, Drosselbeere, Gimpelbeer

Allgemeines

Durch die Bitter- und Gerbstoffe muten die Früchte der Eberesche als herb bis stark bitter an, vielfach von einem leicht säuerlichen Unterton begleitet. Zudem enthalten sie viel Vitamin C, ausreichend Gerb- und Bitterstoffe und diverse Fruchtsäuren.

Beschreibung

Die eher verkannte und vielfach als Heilkraut unbekannte Pflanze zählt zur Familie der Rosengewächse *(Rosaceae)*. Die Eberesche ist ein zierlicher Baum, ab Mai sprießen unzählige weißen Blüten in Schirmtrauben zwischen den gefiederten Blättern hervor, die im Spätsommer zu hell- bis orangeroten, erbsengroßen Früchten reifen. Diese Beeren sehen nicht nur wie kleine Äpfel aus, sie nennen sich botanisch korrekt Miniäpfelchen. Unter den verschiedenen Sorten der Eberesche gibt es mitunter äußerst bittere Probanden; die sogenannte Mährische Vogelbeere ist die Kulturform der Eberesche und vielfach an Straßen und Plätzen in Siedlungen aufzufinden. Sie weist einen höheren Zuckergehalt auf und ist frei von Parasorbinsäure, jener Substanz, die für den bitteren Geschmack der Frucht verantwortlich ist. Durch Kochen wird Parasorbinsäure in Sorbinsäure

umgewandelt, was eindeutig für diese Art der Verarbeitung der Beere spricht.

Verwendung

Viele Menschen halten die Eberesche für giftig. Es ist zwar umstritten, ob sie roh giftig ist, da jedoch die Einnahme großer Mengen an rohen Beeren aufgrund des unangenehm bitteren Geschmacks als unwahrscheinlich erscheint, ist die Diskussion über ihre Giftigkeit eher obsolet. Sachkundige wissen jedenfalls, dass die Früchte gekocht oder tiefgefroren sowohl zum Einsatz in der Küche als auch aufgrund ihrer vorteilhaften Wirkungen als Heilpflanze taugen. Der beste Zeitpunkt, sie zu sammeln, ist zwischen August und Oktober, auch nach dem ersten Frost kann man noch ernten. Verarbeitet werden die Früchte zu Säften, Marmeladen und Gelees, das Erhitzen der Beeren mildert ihren bitter-herben Geschmack stark ab. Die klassische Zubereitung als Heißaufguss erfolgt am besten mit gefriergetrockneten und zerkleinerten Beeren, die mit 0,25 Liter 100 Grad sprudelnd kochendem Wasser und einer Ziehzeit von 10 Minuten aufgegossen werden.

Wissenswertes

Der Begriff Eberesche scheint einerseits auf die Blattform zurückzuführen zu sein, erinnern sie doch stark an die Blätter von Eschen, obwohl keineswegs eine Verwandtschaft zwischen beiden Baumarten besteht. Der erste Bestandteil des Wortes geht vermutlich auf den Eber zurück, wurden die Früchte doch früher zur Schweinemast verwendet. Der wissenschaftliche Name wiederum ist wohl eine Andeutung darauf, dass die Früchte einst als Köder beim Vogelfang eingesetzt wurden. Der Terminus Vogelbeere, der jedoch nur für die Früchte und nicht die Pflanze verwendet wird, rührt ebenfalls daher, dass die Früchte als Köder für Vögel Einsatz fanden

Aus der Volksmedizin

In der Naturheilkunde wird nicht nur den Früchten, sondern auch den Blättern und Blüten besondere Heilwirkung zugeschrieben. Die frischen Blüten werden dazu rund fünf Minuten heiß übergossen, abgeseiht, und der Aufguss mit Milch und Honig zubereitet. Dieser Tee schmeckt ausgesprochen gut und aktiviert zudem die Tätigkeit der Nieren. Die getrockneten Blüten und Blätter werden als Tee gegen Husten, Bronchitis und Magenverstimmungen eingesetzt. Verdauungsbeschwerden werden damit genauso behandelt, wie Rheuma oder Gicht entgegengewirkt werden soll. Die wissenschaftliche Wirkung ist nicht erwiesen; dies tut der Anwendung in der Kräuterwelt gegen Heiserkeit aber keinen Abbruch. Genauso schwören viele Sänger und Redner auf die Vogelbeere, die unterstützt, die Stimmbänder geschmeidig zu halten.

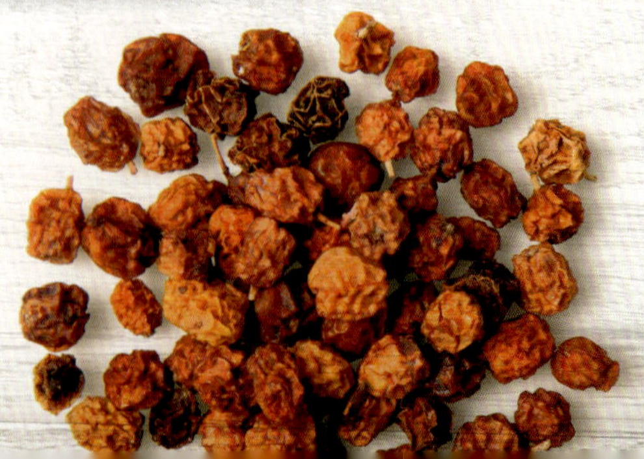

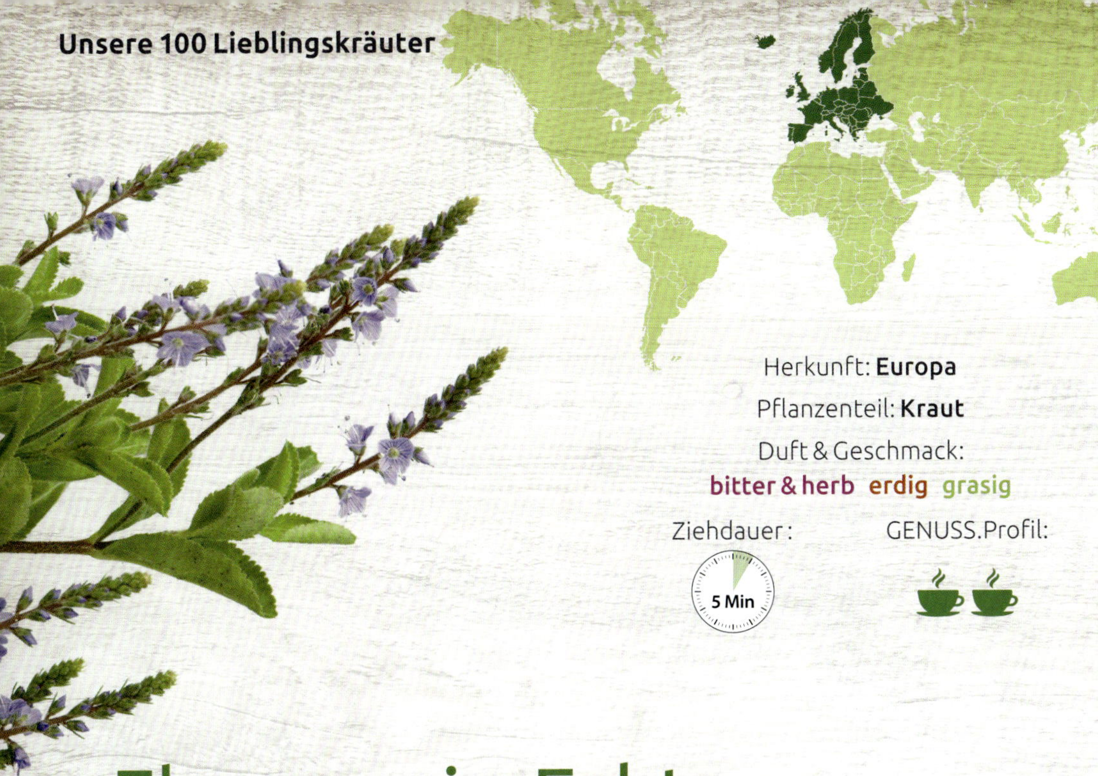

Herkunft: **Europa**

Pflanzenteil: **Kraut**

Duft & Geschmack:
bitter & herb **erdig** **grasig**

Ziehdauer: 5 Min

GENUSS.Profil:

Ehrenpreis, Echter

Veronica officinalis

Volkstümliche Bezeichnung: Wald-Ehrenpreis, Allerweltsheil, Frauenlist, Heil aller Schäden, Männertreu, Veronika, Wundheilkraut

Allgemeines

Einst eines der wichtigsten Heilkräuter des Mittelalters, wie allein schon die vielfältigen Synonyme beweisen. Ehrenpreis weist einen intensiv bitteren und oft herben Geschmack auf, ein Grund, warum das Kraut heute eher in Teemischungen denn als Einzelkraut vorzufinden ist. Sowohl aufgrund seiner vergleichsweise schwachen Wirkung als auch wegen seiner wenig aufregenden Aromatik ist die Bedeutung der einst hochgeschätzten Heilpflanze etwas in den Hintergrund getreten.

Beschreibung

Die Zuordnung der mehrjährigen Heilpflanze zur Familie der Wegerichgewächse *(Plantaginaceae)* ist jüngeren Datums, früher zählte man die Pflanze ob ihrer Blütenform zu den Rachenblütlern. Das Aussehen der Pflanze erscheint eher harmlos, bis man während der Blütezeit zwischen Juli und September auf die traubigen, liebevoll gezeichneten, leuchtend blauen, lila bis weißlichen Blüten trifft. Die krautige Pflanze erreicht lediglich Wuchshöhen von rund zehn Zentimetern und bildet vege-

tativ gerne kleine Rasenteppiche. Die lanzettlichen bis eiförmigen Blätter sind kurz gestielt und fein gesägt. Ehrenpreis wächst gern auf mäßig trockenen, modrig bis torfigen Lehmböden, wodurch man ihn oft entlang von Waldrändern entdeckt.

Verwendung

Ehrenpreis kann man in der freien Natur sammeln, sofern man in puncto Teekräuter entsprechend fachkundig ist. Schließlich ist darauf zu achten, dass man den Echten Ehrenpreis und keine andere Veronika-Art erntet. Den größtmöglichen Effekt von Ehrenpreis erzielt man als getrocknetes Kraut in Teemischungen, die einerseits den deutlich bitteren Geschmack abmildern, andererseits auch seine Wirkungsweise ergänzen.

Wissenswertes

Der Gattungsbegriff Ehrenpreis stammt von der frühen Wertschätzung als Heilpflanze ab, wie man in alten Kräuterbüchern nachlesen kann: „Ihm sei Ehr und Preis als *vera unica medicina,* das einzig wahre Heilmittel." Und ja, bis Anfang des 20. Jahrhunderts war Ehrenpreis hochgelobt, viele Rezepte und Therapieempfehlungen wurden rund um ihn abgegeben. Man wandte ihn in Form von Aufgüssen an, reichte ihn als Ehrenpreiswein oder als Essig oder setzte ihn äußerlich in Umschlägen gegen Hautbeschwerden ein. Auch Pfarrer Kneipp war großer Anhänger des Krautes.

Aus der Volksmedizin

Im Mittelalter war Ehrenpreis hochgeschätzt und galt sogar im Kampf gegen Pest und Aussatz als angeblich wirksames, reinigendes Mittel. Volkstümliche Beinamen wie Allerweltsheil unterstreichen die herausragende Bedeutung der Pflanze. Man bediente sich des Ehrenpreises, um juckende Stellen zu behandeln und Hautproblemen entgegenzuwirken. Außerdem sagte man ihm eine stoffwechselanregende Wirkung nach und erwartete sich von ihm Unterstützung beim Wunsch, Übergewicht in den Griff zu bekommen. Heute wird Ehrenpreiskraut als Teeaufguss nur noch in der Volksheilkunde verwendet, hier jedoch bei einer Vielzahl an Beschwerden, vorrangig bei Erkrankungen und Problemen der Atemwege, bei Gicht, Rheuma sowie bei Verdauungsbeschwerden. In Erkältungsteemischungen ist er vereinzelt zu finden, wo er eine leichte auswurffördernde Wirkung haben soll. Der kalte Tee zeigt auch als Gurgelmittel bei Entzündungen der Mund- und Rachenschleimhäute seine Wirkung.

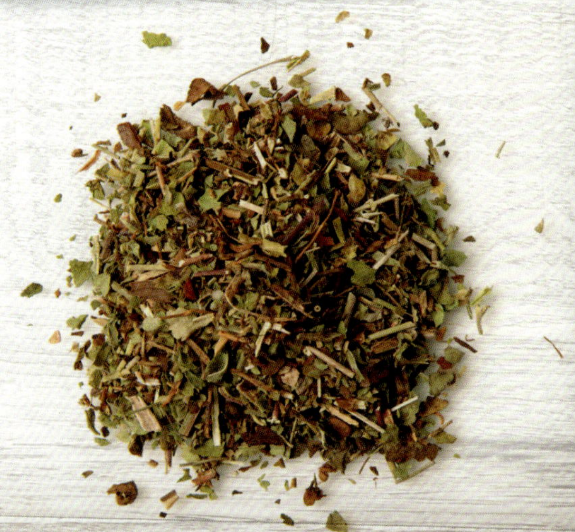

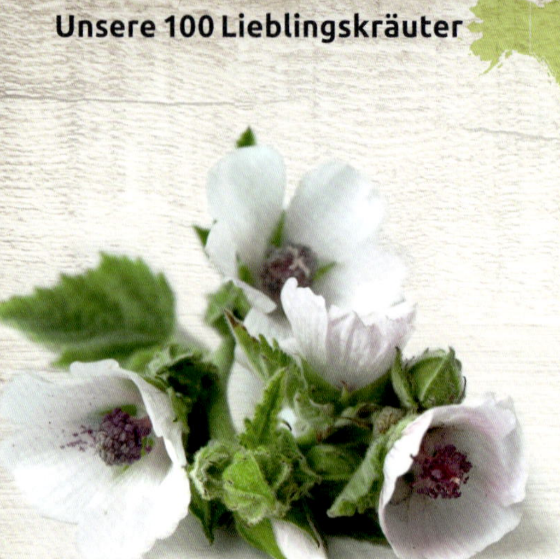

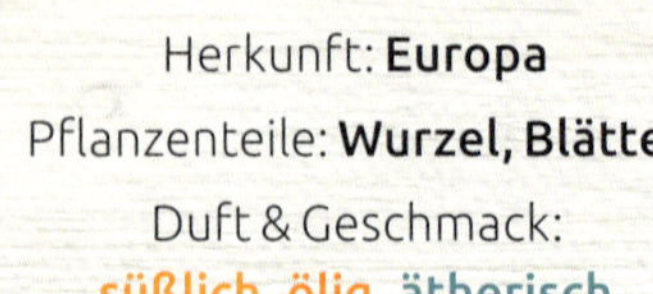

Herkunft: **Europa**

Pflanzenteile: **Wurzel, Blätter**

Duft & Geschmack:

süßlich ölig ätherisch

Ziehdauer:

GENUSS.Profil:

Eibisch, Echter

Althaea officinalis

Volkstümliche Bezeichnung: Arznei-Eibisch, Heilwurz, Samtpappel, Schleimwurzel, Sumpf-Malve

Allgemeines

Während Eibischwurzeln verhalten süßlich schmecken, weisen die strahlend weiß-rosa Blüten keinen spezifischen Geschmack auf. Dafür sind sie äußerst dekorativ für das Auge, weshalb sie gerne in der Küche, etwa für Salate oder Süßspeisen, verwendet werden. Die Blätter und Triebspitzen hingegen sind sehr vitaminreich und zeichnen sich neben ihrer milden Aromatik durch ihren spürbaren Schleim aus.

Beschreibung

Die aus der Familie der Malvengewächse *(Malvaceae)* stammende Heilpflanze wird seit Langem wegen ihres hohen Gehalts an Pflanzenschleim und fetten Ölen geschätzt. Der Echte Eibisch ist eine mehrjährige, krautige, filzig-weich behaarte Pflanze mit dicken, gezähnten, seidenflaumigen Blättern, die unter optimalen Bedingungen Wuchshöhen bis zu zwei Meter erreichen kann. Ihr Ursprung wird in Westasien vermutet, von wo aus sie über die Griechen und später die Römer ihre starke Verbreitung über ganz Europa antrat. Der Name Althaea leitet sich aus dem griechischen *álthein* ab, was so viel wie *heilen* bedeutet. Mit der Landgüterverordnung Karls des Großen erfolgte der endgültige Durchbruch als Heilpflanze in unseren Breitengraden. Eibisch wächst bevorzugt entlang küstennaher Gegenden, da er salzhaltige, feuchte Böden bevorzugt. Kleinere Bestände sind aber auch im Binnenland auf nährstoffreichen Wiesen und Wegrändern zu finden.

Verwendung

In der Medizin sowie Naturheilkunde findet vor allem die fleischige Eibischwurzel ihren Einsatz, die im zeitigen Frühjahr oder im Herbst ausgegraben wird. Im Sommer, nach der Blüte, können auch die Blätter geerntet werden, deren Schleimgehalt dann am höchsten ist. Da wildwachsender Eibisch in vielen Ländern aufgrund stark zurückgegangener Bestände jedoch unter Naturschutz steht, sollte man die getrockneten Wurzeln, Blüten oder Blätter als getrocknetes und gemischtes Kraut besser im Fachhandel beziehen. Lange Zeit galt bei Schleimdrogen aus der Gruppe der Malvengewächse die Annahme, dass der Schleim durch Erhitzung im Aufguss Schaden nehme und die Wirkung gemindert werde. Neue Erkenntnisse zeigen jedoch, dass die heiße Zubereitung nicht falsch ist und die Qualität des Schleimes nicht verändert. Folglich lässt sich Eibischtee wie gewohnt mit 100 Grad kochendem Wasser und 10 Minuten Ziehzeit zubereiten. Und natürlich kann man den Tee auch kalt herstellen, dann lässt man die geschnittenen Blätter und Wurzeln im kalten Wasser wie gewohnt für bis zu 10 Stunden stehen und rührt gelegentlich um. Damit erreicht man im Tee auf jeden Fall eine höhere Extraktausbeute und eine spürbar stärkere Viskosität.

Wissenswertes

Durch den Schleimgehalt und die dadurch schützende Wirkung auf die Verdauungsorgane können Eibischzubereitungen bei gleichzeitiger Einnahme anderen Arzneimitteln deren Aufnahme und Wirkung im Körper einschränken oder gar verzögern. Das gilt es im Ernstfall zu beachten

Aus der Volksmedizin

Schleimhaltiger Eibischtee darf in keinem Haushalt fehlen. Er reinigt die Luftwege und Atemorgane, beruhigt die Schleimhäute bei Husten und Bronchitis und hilft gut bei heiserer Stimme. Besonders die Eibischwurzel wird überall da gerne eingesetzt, wo eine einhüllende, reizlindernde und schützende Wirkung vonnöten ist. Aufgrund ihres Reichtums an Schleim zeigt die Pflanze auch bei Verdauungsstörungen und Entzündungen der Verdauungsorgane ihre Wirkung, wo sie einen Art Schutzfilm auf den Verdauungsorganen bildet. Gegen Wunden im Mund- und Rachenraum empfiehlt sich das Gurgeln und Spülen mit Eibischtee.

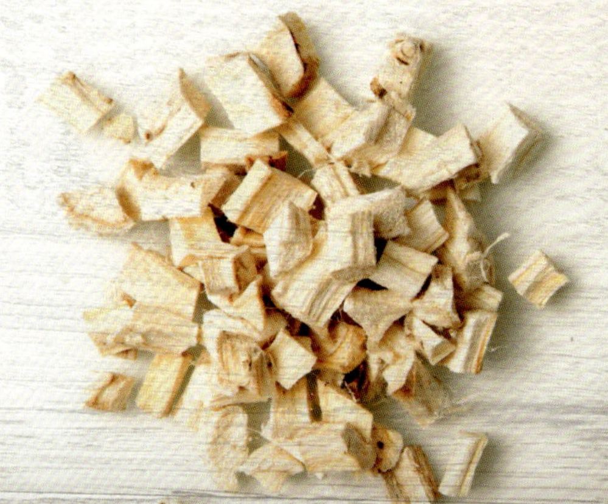

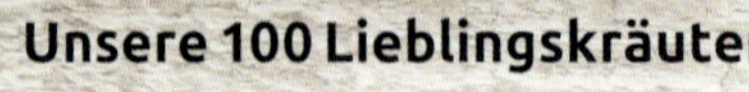

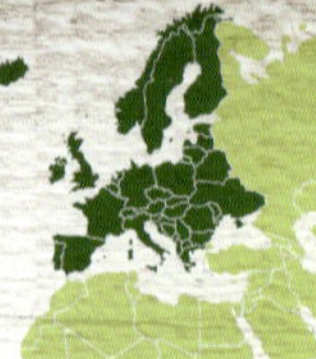

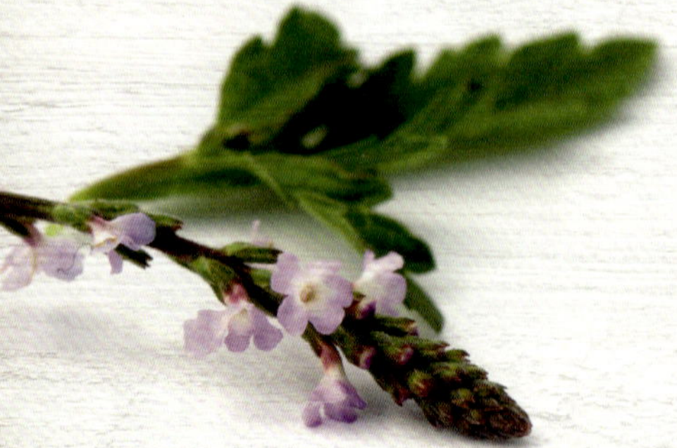

Herkunft: **Europa**

Pflanzenteil: **Kraut**

Duft & Geschmack:
bitter & herb **erdig** **grasig**

Ziehdauer:

GENUSS.Profil:

Eisenkraut, Echtes

Verbena officinalis

Volkstümliche Bezeichnung: Druidenkraut, Heiligkraut, Eisenherzkraut, Sagenkraut

Allgemeines

Die jungen Blätter des Eisenkrauts sind stark bitter, erst als Teeaufguss reduziert sich die Bitterkeit auf ein erträgliches Maß. Aufgrund dieser Eigenschaft wird Eisenkraut bevorzugt in Teemischungen eingesetzt und mit anderen Kräutern wie Brennnesseln, Süßholz oder Holunderblüten ergänzt, wo es sich aromatisch perfekt einfügt. Eisen enthält die Pflanze übrigens nicht, der Name leitet sich der Legende nach von der schützenden Wirkung gegen Verwundungen durch eiserne Waffen ab.

Beschreibung

Das Eisenkraut stammt aus der Familie der Eisenkrautgewächse *(Verbenaceae)* und zählte einst zu den wichtigsten Heilpflanzen. Sie ist eine ein- bis mehrjährige Pflanze, die ursprünglich aus dem Mittelmeerraum stammt und als Wildpflanze vereinzelt oder in Gruppen in sonnigen, geschützten Lagen, etwa an Wegrändern, auf Weiden, Mauern oder Zäunen, sowie als Beikraut in Gärten wächst. Die Blütezeit erstreckt sich von Mai bis Oktober, dabei erreicht die Pflanze Wuchshöhen von bis zu 60 Zentimeter und weist einen geraden, verzweigten Stängel auf, an dem in dünnen aufrechten Ähren kleine, blasslila gefärbte Blüten sitzen.

Verwendung

Das für seine Heilwirkungen geschätzte europäische Eisenkraut ist am Kontinent übrigens der einzige Vertreter der Familie der Eisenkrautgewächse. In den wärmeren Regionen Südamerikas kennt man es als Zitronenverbene (siehe dort), das mittlerweile auch in Europa aufgrund des intensiven Zitronenaromas geschmacklich die Nase vorne hat. Bei der Ernte schneidet man das ganze oberirdische Kraut während der Blüte direkt über dem Boden ab. Anschließend hängt man es, zu kleinen Sträußen gebunden, an einem schattigen, luftigen Ort zum Trocknen auf. Für Eisenkrauttee als Heißaufguss wird ein gehäufter Teelöffel mit geschnittenem Kraut auf 0,25 Liter 100 Grad sprudelnd kochendem Wasser und einer Ziehzeit von 10 Minuten aufgegossen.

Wissenswertes

In der Antike galt das Eisenkraut als heilig, bei den Galliern wurde das Gewächs ähnlich hoch verehrt wie die Mistel. Die alten Ägypter verwendeten das als „Träne der Isis" bekannte Kraut bei Zeremonien, im alten Rom erhielten hohe Würdenträger einen Kopfschmuck aus Eisenkraut. Den Altar des Jupiters fegte man mit Eisenkraut, und nicht wenige sagten ihm die Eigenschaft nach, als Heilmittel gegen alle Kriegswunden Unsterblichkeit zu verleihen. Später im Mittelalter kam kaum ein Zaubertrank ohne Eisenkraut aus, galt es doch als Allheilmittel gegen so gut wie jede Art von Krankheit – in der heutigen Umgangssprache könnte man es wohl als natürliches Breitbandantibiotikum früherer Zeiten beschreiben.

Aus der Volksmedizin

Obwohl schulmedizinische Wirkungen nicht eindeutig bewiesen sind, wird die Pflanze in der Volksheilkunde auch heute noch als Wundermittel eingesetzt, dank ihrer Bitter- und Gerbstoffe in erster Linie als vielseitiges Wundkraut. Insbesondere werden dem Eisenkraut harntreibende, gallenflussanregende und antirheumatische Wirkungen nachgesagt, innerlich als Tee wirkt das Kraut gegen Erkältungskrankheiten, stärkt das Zahnfleisch genauso gut wie die Verdauungsorgane und kurbelt den Stoffwechsel an. Der Tee bekämpft Steinleiden, fördert den Nierensteinabgang und kräftigt die Leber. Äußerlich werden traditionell Wunden mit Kompressen aus Eisenkraut behandelt, war es doch in früheren Zeiten das vorrangige Heilmittel gegen Kriegs- und Kampfverletzungen. Auch Ekzemen und Geschwüren kann man mit Eisenkraut den Garaus machen, indem Waschungen oder Teilbäder mit dem Tee durchgeführt werden.

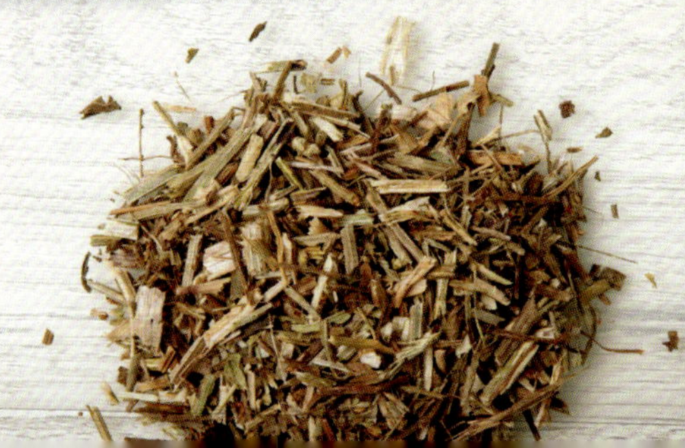

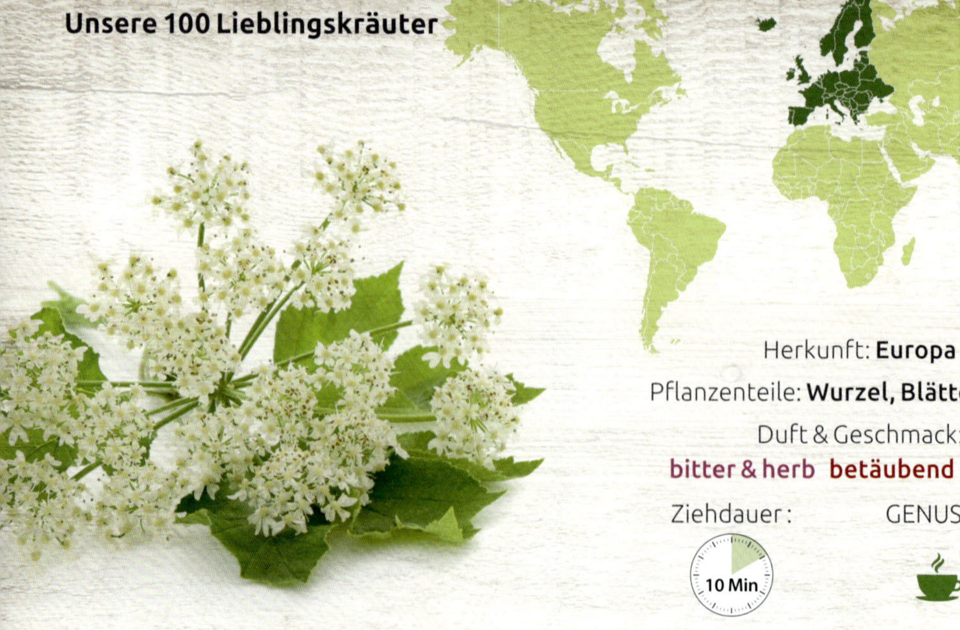

Herkunft: **Europa**

Pflanzenteile: **Wurzel, Blätter, Samen**

Duft & Geschmack:
bitter & herb **betäubend** **süßlich**

Ziehdauer: 10 Min

GENUSS.Profil:

Engelwurz

Angelica archangelica

Volkstümliche Bezeichnung: Angelika, Angelikakraut, Dreieinigkeitswurzel, Zahnwurzel

Allgemeines

Angelika riecht als gesamte Pflanze angenehm intensiv-aromatisch bis stark-würzig, die hauptsächlich verwendeten Samen entfaltet am Gaumen nach dem ersten aromatischen Eindruck einen scharfen, bitteren Geschmack, der bei größeren Mengen auch betäubend wirken kann.

Beschreibung

Das dem Kümmel oder Anis ähnelnde Gewächs stammt aus der großen Familie der Doldenblütler *(Apiaceae)*. Als zweijährige Pflanze bildet Angelika im ersten Jahr Blätter am Boden aus, im zweiten Jahr wächst sie mannshoch mit dickem, hohlem und glattem Stängel und vielen großen gefiederten Blättern. Wie bei anderen Doldenblütlern auch sind ihre gelbweißen bis grünlichen Blüten doldenförmig angeordnet. Das Kraut blüht im Juli und im August, die Blätter werden bereits im Mai oder Juni geerntet, die Samen erst im Spätherbst. Die ursprünglich im Norden Europas beheimatete Engelwurz wurde durch das Anpflanzen in Klostergärten ab dem 14. Jahrhundert in Mitteleuropa heimisch, schließlich fand man sie damals in jedem Garten. Heute ist sie meist verwildert anzutreffen, man kann sie aber auch im Garten kultivieren, sie keimt jedoch sehr langsam.

Hat sie sich einmal eingelebt, sät sie sich von selbst aus und kommt immer wieder.

Verwendung

Ein Sammeln der Pflanze ist nur ratsam, wenn man diese eindeutig erkennt, da sie vielen anderen weißblühenden Doldenblütlern ähnlich sieht und vor allem leicht mit dem tödlich giftigen Wasserschierling verwechselt werden kann. Erntet man Angelika selber, sollte man dabei Handschuhe tragen, da die frischen Pflanzensäfte hautreizend sind. Die Pflanze bildet fotosensibilisierende Substanzen *(Furocumarine)*, die in Kombination mit Sonnenlicht auf menschlicher Haut stark entzündend wirken. Um die ätherischen Öle zu erhalten, dürfen Wurzeln nicht bei Wärme und keinesfalls im Backrohr getrocknet, sondern einfach an einem trockenen, luftigen Ort aufgehängt werden. Die Blätter werden vor der Blüte gesammelt und ebenfalls ohne zusätzliche Hitze getrocknet. Im Spätherbst oder frühen Winter können die Samen geerntet und wiederum ohne starke Wärme sanft getrocknet werden. Und wer ganz auf Nummer Sicher gehen will, ersteht getrocknete Angelika im Fachhandel. Die klassische Zubereitung erfolgt als Heißaufguss mit einem gehäuften Teelöffel grob gemörserter Samen auf 0,25 Liter 100 Grad sprudelnd kochendem Wasser und einer Ziehzeit von 10 Minuten.

Wissenswertes

Die Engelwurz verdankt ihren Namen tatsächlich einem Engel, der den Menschen im Mittelalter die Wurzel dieser Pflanze als Schutz vor der wütenden Pest offenbarte. Heute wird die Engelwurz aufgrund des angenehm aromatischen Geruchs und des süßlich-scharfen Geschmacks oft in Kräuterschnäpsen, Gewürzextrakten, Likören und anderen verdauungsfördernden Zubereitungen verwendet. Sie ist eine Zutat der als Schwedenbitter bekannt gewordenen Kräutermischung, eines auf Bitterstoffen basierenden Elixiers. Nebst Angelika finden sich darin unter anderem Myrrhe, Safran, Sennesblätter, Kampfer, Rhabarberwurzel oder Aloe Vera.

Aus der Volksmedizin

Die als appetitanregend und verdauungsfördernd geltende, alte Heilpflanze findet auch heute noch in der Naturheilkunde breite Anwendung. Als Tee getrunken, wirkt die Pflanze blutreinigend und harntreibend und dabei positiv auf Blähungen, Magen- und Darmprobleme, weshalb Angelika heute weithin als pflanzliches Heilmittel bei Appetitlosigkeit, Völlegefühl und krampfartigen Magen- und Darmbeschwerden verabreicht wird. Dies vor allem in pflanzlichen Kombinationspräparaten gemeinsam mit anderen, die Verdauung unterstützenden Drogen wie Fenchel, Kümmel oder Enzian.

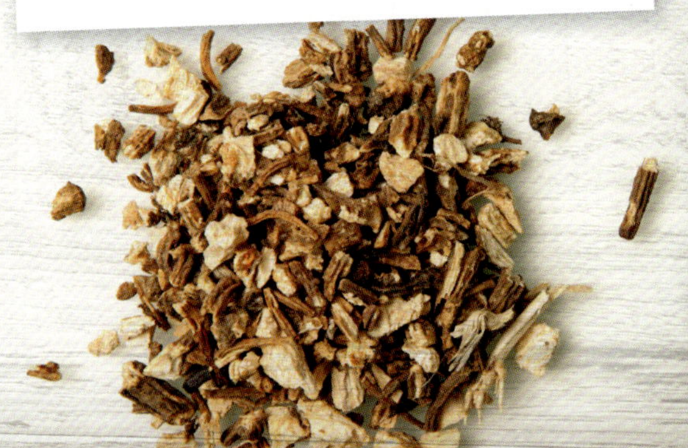

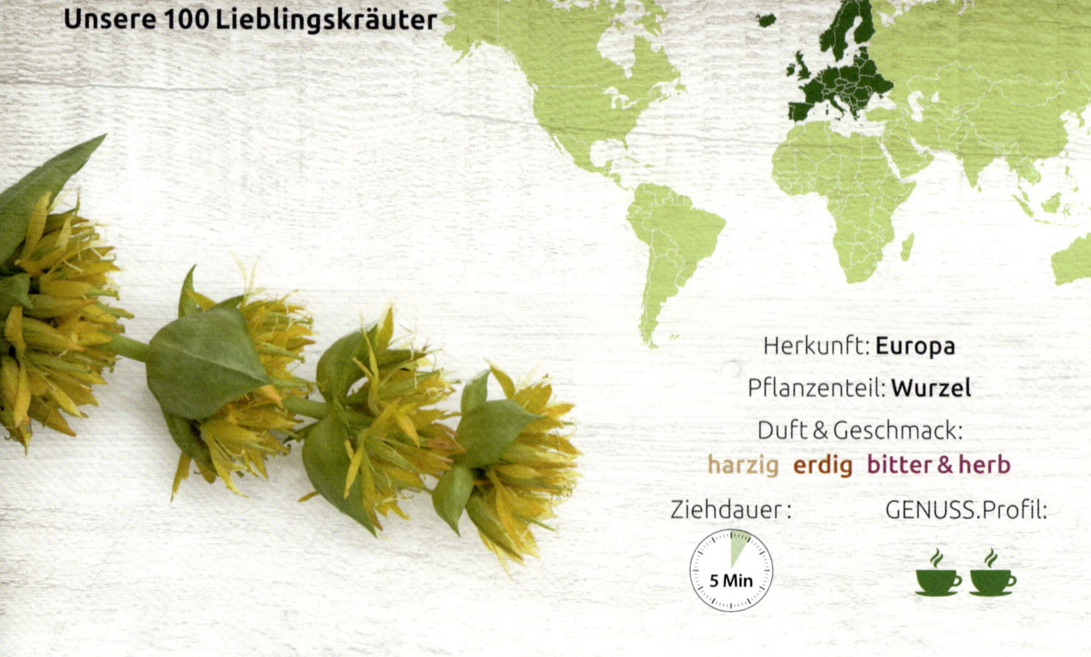

Herkunft: **Europa**

Pflanzenteil: **Wurzel**

Duft & Geschmack:
harzig erdig bitter & herb

Ziehdauer: 5 Min

GENUSS.Profil:

Enzian, Gelber

Gentiana lutea

Volkstümliche Bezeichnung: Alpenenzian, Bergfieberwurzel, Bitterwurzel, Kreuzwurz

Allgemeines

Der Geruch von Enzian ist recht einprägsam, entfernt denkt man unter Umständen an getrocknete Feigen. Daher erklärt sich eine anfangs süßliche Anmutung, die am Gaumen jedoch durch eine stark bittere Note relativiert wird, die wirklich lange anhält.

Beschreibung

Die bekannte Gebirgspflanze steht nach wie vor unter Naturschutz, die Bestände haben sich aufgrund der früheren exzessiven Verwendung in Arzneien, Kräuterlikören und Schnäpsen dezimiert. Mittlerweile erholt sich die Pflanze glücklicherweise wieder. Der Enzian ist eine mehrjährige Pflanze, die bis zu 60 Jahre alt werden kann. Sie wächst allerdings sehr langsam und blüht erst nach etwa sieben Jahren. In dieser Zeit wiederholt sich Jahr für Jahr nach der Schneeschmelze derselbe Ablauf: Aus der tiefgreifenden Wurzel sprießen eiförmige, glatte Blätter in einer oberirdischen Rosette, die die Wurzel mit Sonnenlicht versorgen. Die Wurzel ist dick, verästelt und kann bis zu einem Meter tief in die Erde gehen. Wenn sich nach vielen Jahren im Frühjahr die Fruchtstände weit nach oben aufrichten, wachsen daran auf bis zu sechs

Etagen die gekreuzt gegenständigen Blätter. Ab Juni bis Anfang August blüht der Enzian mit gelben Blüten, die oberhalb der Blätteretagen in dichten Quirlen wachsen. Enzian wächst vorwiegend in den Alpen auf bis zu 2500 Meter, inzwischen ist aber auch der konventionelle Feldanbau möglich geworden.

Verwendung

Da Sammeln in der freien Natur nicht erlaubt ist, kauft man getrocknete Stücke der Enzianwurzel am besten im Fachhandel. Im feldmäßigen Anbau erfolgt die Ernte der Wurzel entweder im Herbst nach der Blüte oder zeitig im Frühjahr vor dem Austrieb der neuen Blätter. Danach schneidet man die Wurzel der Länge nach durch, fädelt sie auf und hängt sie an einem warmen Ort zum Trocknen auf. Schließlich bereitet man aus Enzian einen Heißaufguss mit einem halben Teelöffel an grob geschnittener Wurzel auf 0,25 Liter 100 Grad sprudelnd kochendem Wasser, den man für maximal fünf Minuten ziehen lässt. Auch ein Kaltauszug ist möglich: Dafür wird die gleiche Menge der Wurzel mit kaltem Wasser übergossen, rund acht Stunden Ruhezeit eingeplant und der Auszug nach dem Abseihen vorsichtig auf Trinktemperatur erwärmt. Zum Appetitanregen wird der Tee eine halbe Stunde vor dem Essen getrunken, zur Verdauungsförderung nach dem Essen.

Wissenswertes

Der lateinische Name Gentiana hat seine Ursprünge im Altertum. Damals nämlich verwendete der heilkundige illyrische König Gentis die Wurzel im Kampf gegen die Pest. Der vielen aus Liedern bekannte Blaue Enzian ist übrigens ein naher Verwandter des Gelben Enzians, der trotz ähnlicher Inhaltsstoffe weit weniger heilkräftig ist. Beliebt ist Enzian seit Langem als Schnaps, was wohl auch daher rührt, dass einst die Klöster das Privileg zum Brennen des Enzianschnapses innehatten.

Aus der Volksmedizin

Aufgrund ihrer Bitterstoffe wird die Enzianwurzel seit jeher im Zusammenhang mit Appetitlosigkeit und zur Verdauungsförderung eingesetzt. Der Enziantee stärkt den Magen, fördert die Verdauung und gibt den angeratzten Nerven stressgeplagter Menschen neue Kraft. Auch zur allgemeinen Stärkung sowie bei Blutarmut verabreichte man ihn. Sodbrennen mildert er genauso, wie er Verstopfungen behebt und leicht abführend wirkt. Auch gegen Erkältungen trinkt man einen Enziantee. Früher wurde Enzian auch bei Ohnmachtsanfällen sowie gegen kalte Hände und Füße eingesetzt. Bei Bluthochdruck sowie in den Anfängen einer Schwangerschaft rät die Volksheilkunde jedoch, die Finger davon zu lassen.

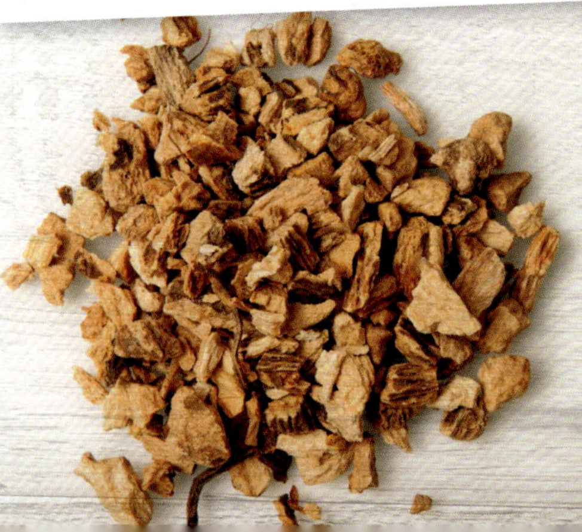

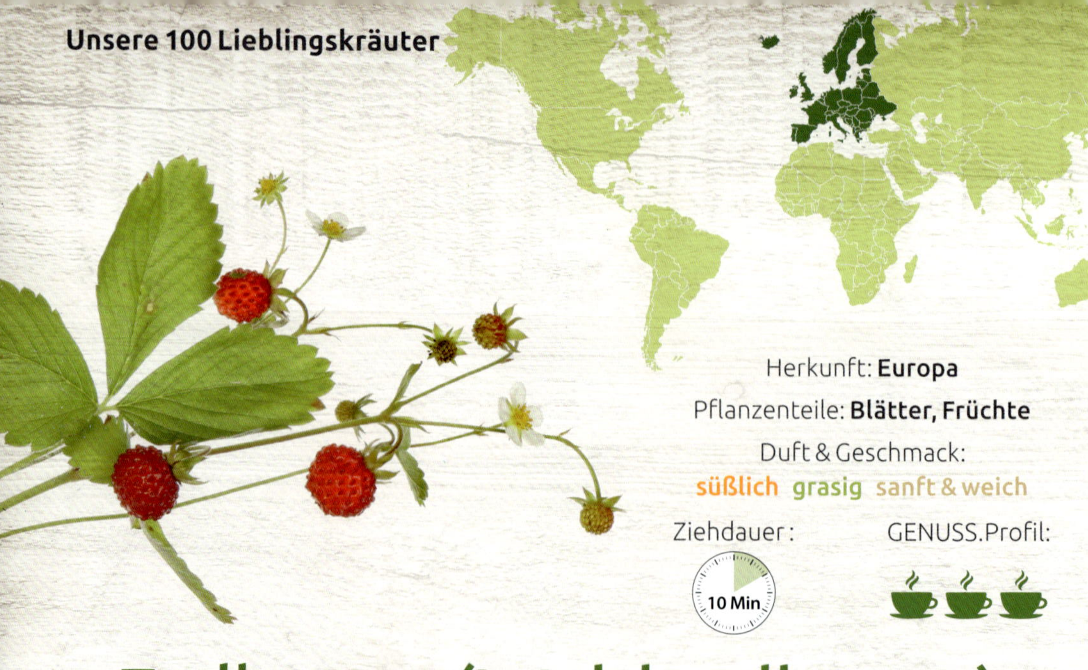

Herkunft: **Europa**

Pflanzenteile: **Blätter, Früchte**

Duft & Geschmack:
süßlich grasig sanft & weich

Ziehdauer: 10 Min

GENUSS.Profil:

Erdbeere (Walderdbeere)

Fragaria vesca et al.

Volkstümliche Bezeichnung: Monatserdbeere, Buscherdbeere, Rotbeere, Ananas

Allgemeines

Während frische oder getrocknete Früchte als saftig, vollmundig und süßlich bekannt sind, haben Erdbeerblätter einen schwachen, an Heu erinnernden Geruch. Im Geschmack wirken sie aufgrund enthaltener Gerbstoffe leicht bitter, subtil adstringierend sowie schleimig. Die Früchte sind reich an Mineralstoffen wie Eisen, Natrium, Kalzium und Phosphor, sie sind vor allem für ihren Basenüberschuss und den hohen Gehalt an Vitamin C bekannt.

Beschreibung

Die Erdbeere, die in ganz Europa und Nordasien beheimatet ist, wird der Familie der Rosengewächse *(Rosaceae)* zugeordnet. Die hier im Detail beschriebene Walderdbeere ist keine Wildform der Gartenerdbeere (Kulturerdbeere, Ananaserdbeere oder *Fragaria x ananassa)*, sondern eine wintergrüne, ausdauernde, krautige Pflanze, die Wuchshöhen bis zu zwanzig Zentimeter erreicht. Damit ist sie etwas kleiner als die Gartenerdbeere. Bevorzugte Wachstumsstandorte sind lichte Laub- und Nadelwälder oder entlang von Waldrändern. Blüten erscheinen zwischen April und Juni. Die Erdbeere dient dem Menschen schon seit der Steinzeit als wichtige Nahrung. Ihre roten, saftigen Früchte, die im Laufe des Sommers reif sind, werden nur fälschlich als Beeren bezeichnet. Korrekterweise muss man diese Scheinfrucht als Sammelfrucht oder Sammelnussfrucht ansprechen, gut erkennbar an den unzähligen feinen Nüsschen an der roten Oberfläche der Frucht.

Verwendung

Der Anbau von Erdbeeren im eigenen Garten stellt kein Problem dar. Um jedoch von Heilwirkungen der Pflanze profitieren zu können, ist darauf zu achten, die Art *Fragaria vesca* (Letzteres bedeutet so viel wie *essbar)* zu kultivieren. Da das Trocknen der Früchte und Blätter aber ohnedies mühevoll erscheinen mag, ist der Bezug über den Fachhandel sicherlich einfacher. Für einen Tee aus getrockneten Erdbeeren passt beim Heißaufguss rund zehn Minuten Ziehzeit, damit sich der Erdbeergeschmack möglichst gut entfalten kann. Bereitet man einen Tee aus Erdbeerblättern zu, genügt es, ihn etwa acht Minuten ziehen zu lassen, das Aroma wird jedoch nicht so intensiv wie von den Früchten. Dafür kann Tee aus Erdbeerblättern bedenkenlos über längere Zeit getrunken werden.

Wissenswertes

Im Mittelalter war die Walderdbeere nicht nur gerne verwendete Heilpflanze, sondern wurde in der Malerei häufig als Symbolpflanze dargestellt. Einerseits stand sie für Weltlust, Verlockung und Sinnesfreude. Im Christentum wiederum wurde die Frucht zum Sinnbild für Rechtschaffenheit und avancierte zur Begleitpflanze von Maria auf mittelalterlichen Tafelgemälden. Erblickte man also in der christlichen Kunst eine blühende Erdbeerpflanze, war man dazu angehalten, fromme und gute Gedanken walten zu lassen. Bis ins 15. Jahrhundert wurden Walderdbeeren großflächig angebaut, durch die Entdeckung der großfruchtigen Chili-Erdbeeren und die späteren Kreuzungen mit der amerikanischen Scharlach-Erdbeere ist seit dem 18. Jahrhundert keine nennenswerte Kultivierung mehr festzustellen. Aus späteren Züchtungen entstand als einzige echte Kulturform der Walderdbeere die sogenannte Monatserdbeere mit verlängerter Blütezeit und deutlich größeren Früchten.

Aus der Volksmedizin

Als pflanzliches Heilmittel sind Erdbeerblätter vor allem aufgrund ihrer Gerbstoffe von Bedeutung. Eine Verwendung als Tee bei Durchfall etwa ist in der Naturheilkunde weit verbreitet, zudem ist er blutreinigend und harntreibend. Auch als beliebte Fülldroge in Teemischungen sind Erdbeerblätter anzutreffen. Im Jahr 1753 beschrieb Carl von Linné in *Species Plantarum* die Walderdbeere und kurierte sich der Überlieferung nach durch die Verabreichung von Erdbeerblättertee und frischen Walderdbeeren von der Gicht.

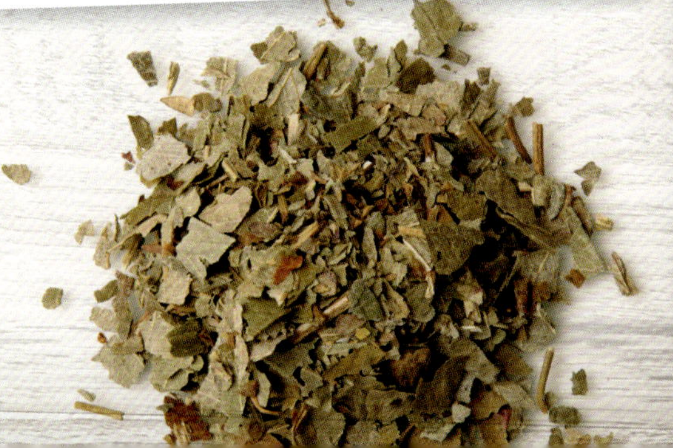

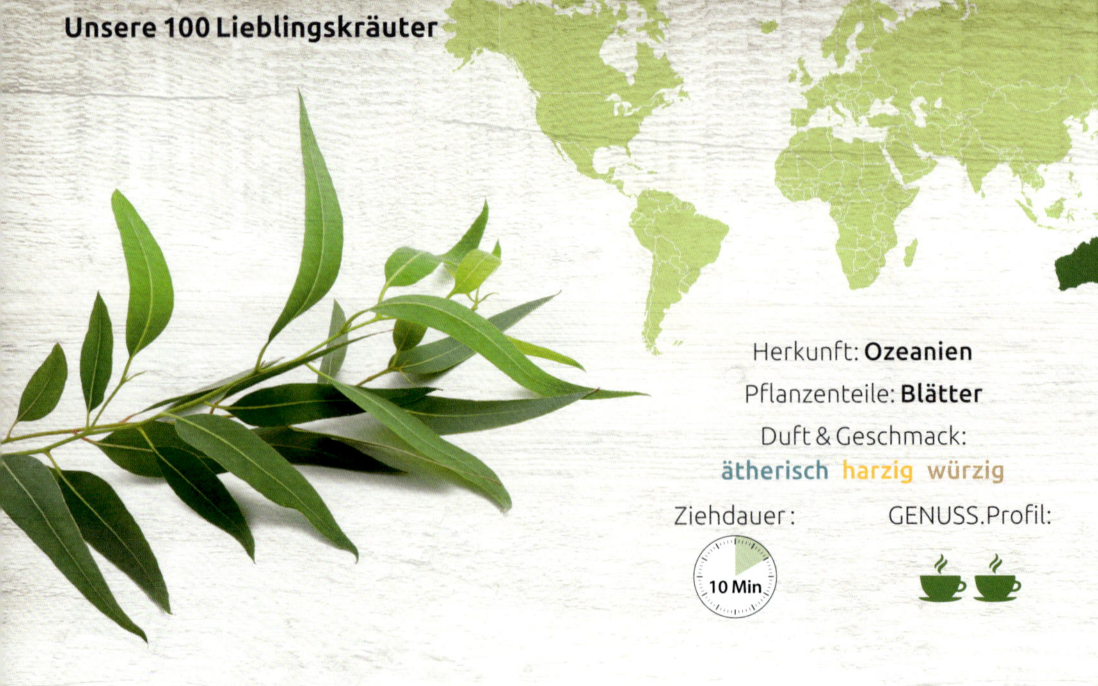

Herkunft: **Ozeanien**

Pflanzenteile: **Blätter**

Duft & Geschmack:
ätherisch harzig würzig

Ziehdauer: 10 Min

GENUSS.Profil:

Eukalyptus

Eucalyptus globulus

Volkstümliche Bezeichnung: Fieberbaum, Fieberheilbaum, Blaugummibaum

Allgemeines

Unverkennbar würzig, höchstgradig ätherisch und intensiv entfaltet sich der Duft des Eukalyptus. In geschmacklicher Hinsicht ist der erste Eindruck kräftig würzig, im weiteren Verlauf zunächst leicht zusammenziehend und schließlich schwach bitter. Besonders geschätzt wird die Pflanze für ihren hohen Gehalt an ätherischem Öl aus Cineol, Pinen, Cymen, Limonen und Geraniol.

Beschreibung

Der bis 60 Meter hoch wachsende, immergrüne Eukalyptusbaum hat seine Heimat in Australien, einschließlich Tasmanien und gehört der Familie der Myrtengewächse *(Myrtaceae)* an. Es handelt sich um eine äußerst schnell wachsende Pflanze, die dem Boden dafür große Mengen an Wasser entzieht. Der Stamm ist gedreht, die Rinde silbergrau, und die Blätter sind ledrig. Als Heilpflanze hat sich von über 600 Eukalyptusarten vorwiegend die Art *Eucalyptus globulus* durchgesetzt. Heute wächst der Baum auch in Ländern mit warmem Klima wie rund um das Mittelmeer, auf den kanarischen Inseln sowie in den Tropen und Subtropen.

Verwendung

Für einen Tee verwendet man einen Teelöffel der getrockneten, älteren Blätter des Eukalyptusbaums, keinesfalls die jüngeren Blätter. Man brüht diese mit 0,25 Liter 100 Grad sprudelnd kochendem Wasser auf, lässt den Tee 10 Minuten ziehen und genießt ihn schluckweise nach dem Abseihen. Es ist durchaus möglich, auch in unseren Breiten eine Pflanze zu kultivieren, vorausgesetzt, man hat einen durchgängig warmen Wintergarten. Dann können die älteren Blätter im Spätsommer bis Herbst geerntet und getrocknet werden. Wer gleich auf das getrocknete Kraut zugreifen möchte, kauft dieses am besten im Fachhandel. Und obwohl der Einsatz als Tee in Europa kaum verbreitet ist, sprechen mehrere Gründe gegenüber der weit verbreiteten Verwendung als Eukalyptusöl dafür. Einerseits ist der Aufguss milder und kann problemlos innerlich angewendet werden. Andererseits ist nur so die Aufnahme der Gerb- und Bitterstoffe möglich, die sich im reinen Öl nicht finden.

Wissenswertes

Das in den Eukalyptusblättern enthaltene ätherische Öl ist für Koalabären, die sich ausschließlich davon ernähren, kein Problem. Sie vertragen dieses ohne Weiteres. Für andere Säugetiere wie auch den Menschen wäre es hingegen in großen Mengen giftig. Eukalyptus kommt aus dem Griechischen und heißt so viel wie *gut bedeckt*, was wohl auf die Anordnung der Blätter zurückzuführen ist. Die deutsche Bezeichnung als Fieberbaum erklärt sich daraus, dass Eukalyptus zur Trockenlegung von Sümpfen in tropischen und subtropischen Ländern gepflanzt wurde und damit dazu beigetragen hat, Malaria übertragenden Mücken die Brutmöglichkeiten zu entziehen. Somit ist das Pflanzen von Eukalyptusbäumen eine wirksame Methode, Malaria zu bekämpfen.

Aus der Volksmedizin

Aufgrund des ätherischen Öls ist Eukalyptus in vielen volkstümlichen Anwendungen als Heilpflanze vertreten. Ähnlich einem Duftkissen werden mit Eukalyptusblättern ausgestopfte Heilpuppen zur Vorbeugung gegen Erkältungen eingesetzt. Diese kann man mit sich herumtragen, um gesund zu bleiben. Gleichermaßen sollen unter das Kopfkissen gelegte Eukalyptusfrüchte gegen Verkühlungen helfen, und über Krankenbetten aufgehängte Zweige der Pflanze bewirken eine raschere Genesung. Fädelt man die unreifen, grünen Eukalyptusfrüchte auf und trägt sie als Kette, bewahrt sie vor Halsschmerzen. In Australien sagt man, dass ein Eukalyptuszweig vor Blitzschlag schützt, trägt man ihn an den Hut angesteckt, mutiert er zum allgemeinen Glücksbringer. Und auch das Vieh bewahrt Eukalyptus vor Krankheiten und bösem Zauber.

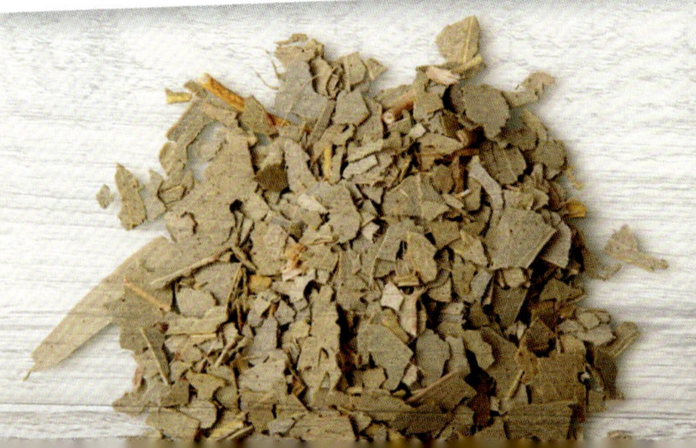

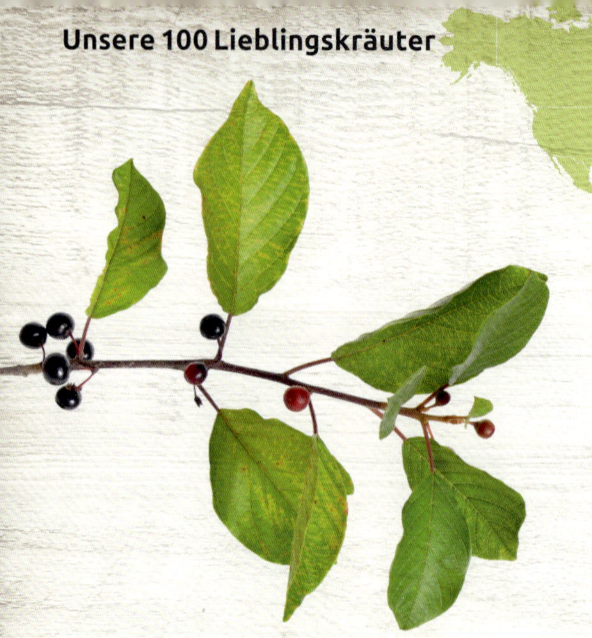

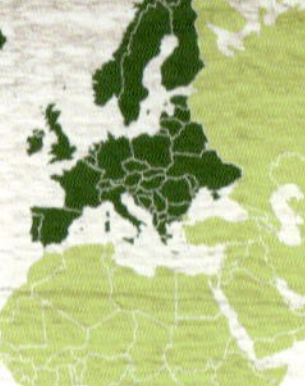

Herkunft: **Europa**

Pflanzenteil: **Rinde**

Duft & Geschmack:
bitter & herb **erdig** **pelzig**

Ziehdauer:

GENUSS.Profil:

Faulbaum

Rhamnus frangula

Volkstümliche Bezeichnung: Stinkbaum, Schießbeere, Faulkirsche, Pulverholz

Allgemeines

Das natürlich wirkende Abführmittel verströmt einen eigenartigen, unangenehmen Geruch. Der Geschmack ist gewöhnungsbedürftig und kann als leicht zusammenziehend, schleimig-süßlich beschrieben werden, wobei ein schwacher Bitterton durchkommt.

Beschreibung

Der aus der Familie der Kreuzdorngewächse *(Rhamnaceae)* stammende Faulbaum ist in Europa und Asien verbreitet. Er wächst als mehrjähriger, sommergrüner Strauch mit Höhen bis zu vier Metern oder als kleiner Baum mit einer Wuchshöhe von bis zu acht Metern. Hat er einen nassen, halbschattigen Standort, kann der Faulbaum sogar vielstämmig wachsen. Sein außergewöhnlicher Name ist auf den leichten Fäulnisgeruch der Rinde zurückzuführen, vor allem im frischen Zustand. Junge Pflanzen weisen eine grüne Rinde auf, je älter sie werden, desto eher verfärbt sich diese braun-grau. Zwischen Mai und Juni zeigen sich weiß-grünliche Blüten, zwischen Juli und September reifen daraus violett-schwarze, beerige Steinfrüchte. Diese sind vor allem für Kinder giftig, schon der Verzehr weniger Beeren führt zu Übelkeit und starkem Erbrechen.

Verwendung

Selbstverständlich kann man selbst die wirkungsvolle Rinde des Faulbaumes ernten, und zwar von zwei bis drei Jahre alten Seitenzweigen zwischen Mai und Juli vor der Blüte. In diesem Alter ist der Gehalt der gewünschten Wirkstoffe am größten, danach nimmt er rasch ab. Die Ernte setzt einiges an Fachwissen voraus, da die Rinde danach an einem warmen, sonnigen und luftigen Ort zuerst gut getrocknet und daran anschließend noch mindestens ein Jahr gelagert werden muss, bevor man sie einsetzen kann, um unerwünschte Verbindungen abzubauen. Damit erscheint der Bezug der fertig getrockneten Rinde über den Fachhandel als unkompliziertere Art und Weise, zumal die Anwendung von Faulbaumrinde zeitlich stark eingeschränkt sein sollte. Von der geschnittenen Rinde wird ein Teelöffel mit 0,25 Liter 100 Grad sprudelnd kochendem Wasser aufgekocht, anschließend lässt man den Tee rund 15 Minuten ziehen, bevor man die Rinde abseiht. Es empfiehlt sich, den Tee vor dem Schlafengehen zu trinken, denn eine erwünschte, abführende Wirkung setzt dann erst am nächsten Morgen nach rund acht bis zehn Stunden ein. Man kann Faulbaumrinde als Abführtee des besseren Geschmacks wegen auch mit anderen Kräutern wie Fenchel oder Kamille kombinieren.

Wissenswertes

Die Alternativbezeichnung Pulverholz rührt daher, dass die aschearme Holzkohle des Faulbaums ab dem 14. Jahrhundert dazu verwendet wurde, um aus Salpeter, Schwefel und Holzkohle das Schießpulver herzustellen.

Aus der Volksmedizin

Der Faulbaum galt bis ins 19. Jahrhundert als *die* Heilpflanze gegen Verstopfungen. Die Droge schont als mildes, aber sehr wirksames Abführmittel die Dickdarmschleimhaut und beansprucht den menschlichen Körper kaum, da die Pflanze nur sehr langsam zu Gewöhnungseffekten führt. Dennoch sollte Faulbaumrinde nicht länger als zwei Wochen gegen Stuhlverstopfung verwendet werden. Neben der Verabreichung als Tee oder Tinktur zu abführenden Zwecken kann Faulbaumrinde auch als Mundspülung gegen Entzündungen im Mund- und Rachenraum verwendet werden. Als Apfelweinabkochung wirkt sie Arterienverkalkung entgegen und soll Schlaganfällen vorbeugen. Äußerlich können Hautkrankheiten durch Waschungen mit und Umschläge aus dem Tee behandelt werden. Verarbeitet man das Holz und die Rinde zu Räucherpulver, lässt sich im Rahmen einer Aromatherapie eine entspannende, beruhigende Atmosphäre in Räumen erzeugen.

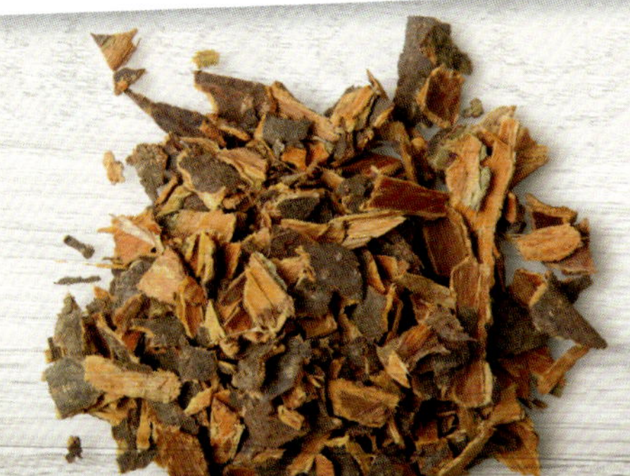

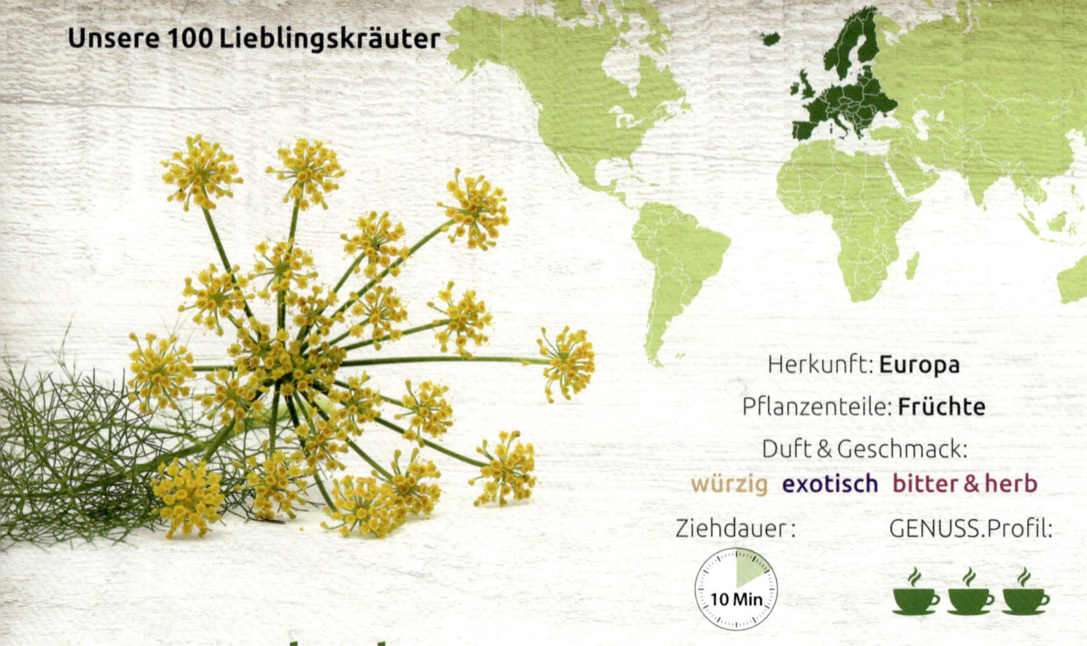

Herkunft: **Europa**

Pflanzenteile: **Früchte**

Duft & Geschmack:
würzig **exotisch** **bitter & herb**

Ziehdauer: 10 Min

GENUSS.Profil:

Fenchel

Foeniculum vulgare

Volkstümliche Bezeichnung: Brotanis, Fenikel, Langer Anis

Allgemeines

Fenchel duftet sowohl als Pflanze als auch als Gewürz zart süßlich mit lakritzeähnlichen Noten, milder jedoch als Anis. Die frisch zerstoßenen Früchte (Samen) verstärken den Anisduft, sind ätherisch frisch und betont süßlich, begleitet von einer herben, kampferähnlichen Aromatik. Durch schnelles Anrösten der Samen verstärken diese den ätherischen, leicht bitteren Geschmack und eignen sich damit besser zum Zerstoßen im Mörser.

Beschreibung

Der Fenchel stammt aus der Familie der Doldenblütler *(Apiaceae)* und ist einer der wenigen gelb blühenden Doldenblütler. Der Fenchel ist eine zweijährige Pflanze, die bis zu zwei Meter hoch wachsen kann und sehr dünne, stark gefiederte und bläuliche gefärbte Blätter bildet. Die Dolde blüht ab Juli, aus den Blüten wachsen Samen, die ab September reif sind. Vom Fenchel gibt es drei Sorten, die sich vor allem in der kulinarischen Anwendung unterscheiden: *Gemüsefenchel* (Knollenfenchel mit verdickter Gemüseknolle), *Süßfenchel* (auch Gewürzfenchel genannt) und *Bitterfenchel* (Wilder Fenchel). Für Teeanwendungen genutzt werden sowohl die Früchte des Süßfenchels als auch des Bitterfenchels, die gut mit dem Anis vergleichbar sind und oft als Mischung mit Anis und Kümmel angeboten werden. Bitterer und Süßer Fenchel unterscheiden sich im Duft als auch im Geschmack des ätherischen Öls. Bitterer Fenchel duftet stark würzig und schmeckt etwas scharf, würzig, aromatisch, aber auch etwas bitter-süß. Süßer Fenchel ist im Geschmack süßer und leicht würzig, sein Duft angenehm würzig. Aufgrund des süßlich-würzigen Aromas ist Fenchel im alpinen Raum vor allem im Schwarzbrot und in pikantem Gebäck sehr beliebt. Auch in eingelegtem Gemüse sollte der Fenchelsamen nicht fehlen.

Verwendung

Für Teeaufgüsse verwendet man nur die Früchte, die aufgrund ihrer ätherischen Öle immer dunkel in gut verschließbaren Blechdosen gelagert werden sollen. Die klassische Zubereitung erfolgt als Heißaufguss mit einem gehäuften Teelöffel grob gemörserter Früchte auf 0,25 Liter 100 Grad sprudelnd kochendem Wasser und einer Ziehzeit von 10 Minuten. Ideale Ergänzung finden die Früchte auch in klassischen Antibläh-Teemischungen aus Anis, Kamille und Fenchel. Seine schmerzlindernden und entkrampfenden Eigenschaften machen ihn auch in Form von Fenchelhonig sehr beliebt, dabei wird ein Teelöffel Fenchelöl in einen Liter Honig eingearbeitet. Als Honig besitzt er zudem auch schleimlösende Wirkung bei Husten und hartnäckiger Bronchitis.

Wissenswertes

Seinen Ursprung hat der Fenchel als Kulturpflanze in den warmen und sonnigen mediterranen Regionen Mitteleuropas, bereits den alten Ägyptern und Griechen war diese Gemüse-, Gewürz- und Heilpflanze bekannt. Als eines der ersten schriftlichen Fenchelrezepte gilt das *Polli Infinocchiati,* das Huhn in Fenchel, von Ludovico Frati aus seinem *Libro di cucina del secolo XIV,* dem Buch der Küche des 14. Jahrhunderts.

Aus der Volksmedizin

Fenchel enthält viel ätherisches Öl, Mineralsalze und die Vitamine A, B und C. Die Hauptanwendung von Fenchel liegt – vor allem als Tee oder Sirup – im Bereich von Atemwegserkrankungen und leichter, krampfartiger Beschwerden in Magen und Darm. Fenchel wird gerne Verdauungstees beigemischt, um krampfartige Zustände zu mildern. Auch in Kindertees findet man Fenchelfrüchte, sie beruhigen und lösen Krämpfe, Husten oder Erkältungen. Ein wirksames Rezept gegen eine drohende Verkühlung ist Fenchelmilch, wobei ein Teelöffel grob gemörserter Fenchelsamen rund 10 Minuten lang mit 0,25 Liter Milch aufgekocht und die Zubereitung anschließend möglichst heiß getrunken wird.

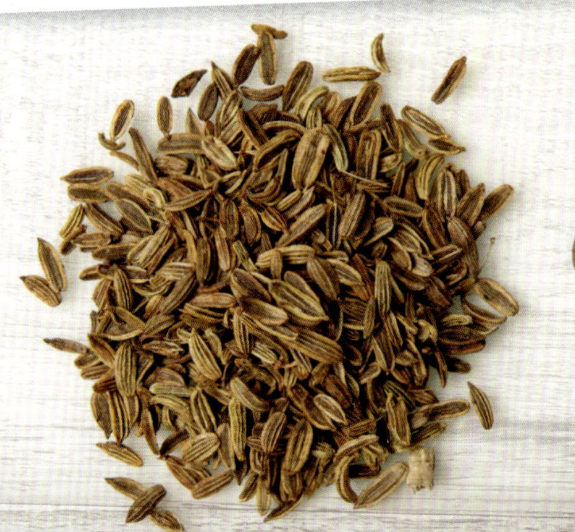

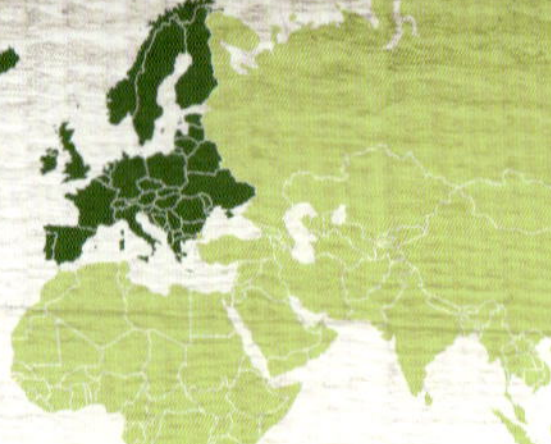

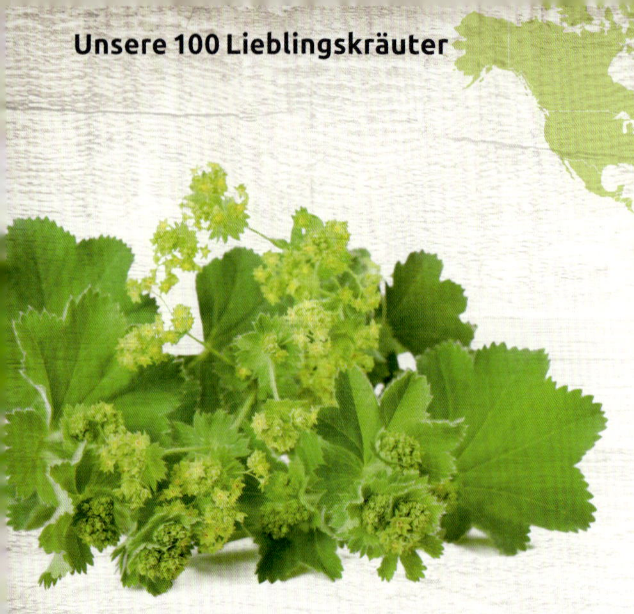

Herkunft: **Europa**

Pflanzenteile: **Kraut, Blätter**

Duft & Geschmack:

herb zitronig krautig

Ziehdauer:

GENUSS.Profil:

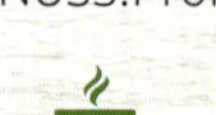

Frauenmantel

Alchemilla vulgaris

Volkstümliche Bezeichnung: Liebfrauenmantel, Marienkraut, Milchkraut, Taubecher, Alchemistenkraut

Allgemeines

Frauenmantel bietet als trockenes Kraut mehr in der Nase als man beim ersten Anblick der dunkelgrünen Pflanzenteile erwarten möchte. Neben dem an frisches Heu erinnernden Grundton sammeln sich duftige, dem Olivenöl ähnliche Aromen, sanft säuerlich, hellpfeffrig, frisch zitronig. Im Geschmack setzt sich der ölig-säuerliche Anklang fort, grasig-zitronige Noten ergänzen, bittere Grapefruit schließt nach hinten hin ab.

Beschreibung

Bei Frauenmantel handelt es sich um eine Pflanzengattung in der Familie der Rosengewächse *(Rosaceae)*. Ausgehend von seiner ursprünglichen Heimat Europa ist das Kraut inzwischen fast über die ganze Welt verbreitet. Es findet sich bevorzugt auf Wiesen, in Gebüschen und an lichten Waldesrändern. Hat es einen optimalen Standort erst mal gefunden, bildet die Pflanze ganze Teppiche. Der krautige bis strauchförmige Frauenmantel hat eine ausdauernde Wurzel, die im Frühjahr mehrere Stiele austreibt, an denen sich anfangs wie vom Sturm umgeknickte Regenschirme, zunächst noch zusammengefaltet, doch dann rundflächig ausbreitende Blattschalen bilden. Die Ränder der Blätter sind gezähnt, häufig bilden sich daran Wassertropfen (Guttationstropfen oder Tautropfen) – ein Grund, weshalb der Beiname Taubecherl aufkam. Die Pflanze gibt dabei über Nacht eigenes Wasser ab, welches durch den Wurzeldruck nach oben gepresst wird. In der Mitte der Blattrosetten entstehen schließlich im Sommer kleine, gelbe, einem Stängel entspringende Blüten, die jedoch nicht als Teekraut verwendet werden.

Verwendung

Wer Frauenmantel nicht in der freien Natur aufsuchen möchte, kann es meist als getrocknetes und geschnittenes Kraut reinsortig oder als fertige Teemischung im Fachhandel erstehen. Die klassische Zubereitung erfolgt als Heißaufguss mit einem gehäuften Teelöffel geschnittenem Kraut auf 0,25 Liter 100 Grad sprudelnd kochendem Wasser und einer Ziehzeit von maximal fünf Minuten – aufgrund der intensiven Gerbstoffe reicht diese kurze Ziehdauer.

Wissenswertes

Es ist eine Besonderheit der Pflanze, am Rande der gezähnten Blätter frühmorgens die Tautropfen zu sammeln, das sogenannte *himmlische Wasser*. Dies schien in früheren Zeiten Alchemisten dazu bewogen zu haben, das Kraut für die Suche nach dem Stein der Weisen einzusetzen. Aufgrund dessen scheint auch eine Erklärung vorzuliegen, warum der lateinische Name *Alchemilla*, was so viel wie *kleine Alchimistin* bedeutet, für den Frauenmantel gewählt wurde. Der deutsche Begriff lässt sich auf die Ähnlichkeit der Blätter mit dem Mantel in alten Mariendarstellungen zurückführen.

Aus der Volksmedizin

Frauenmantel tauchte erst ab dem Mittelalter als wirkungsvolles Kraut in zahlreichen Kräuterbüchern auf, unter anderem auch bei Hildegard von Bingen. Wie der Name sagt, ist es ein pflanzlicher Alleskönner in der Frauenheilkunde, es wird seit Langem gegen Mangelzustände eingesetzt, es entkrampft und lindert Beschwerden während der Wechseljahre. Da Frauenmanteltee positiv auf die Gebärmutter wirkt, schwört die Volksmedizin auf seinen Einsatz während und nach der Geburt. Ist ein Baby dann einmal geboren, soll der Tee des Frauenmantels die Milchbildung bei der frischgebackenen Mutter anregen. Daneben wird die Pflanze als wirkungsvoll bei Husten, Erkältungen und Schnupfen betrachtet, sie soll ein schwaches Herz genauso stärken, wie es Kopfschmerzen und Schlaflosigkeit bekämpft. Äußerlich hilft es als Bad, Waschung oder Umschlag bei mancherlei Hautbeschwerden. Auffällig ist, dass die Schulmedizin bisher kaum Heilkräfte bei Frauenmantel entdecken konnte, lediglich eine Wirkung gegen Magen- und Darmbeschwerden gilt als erwiesen.

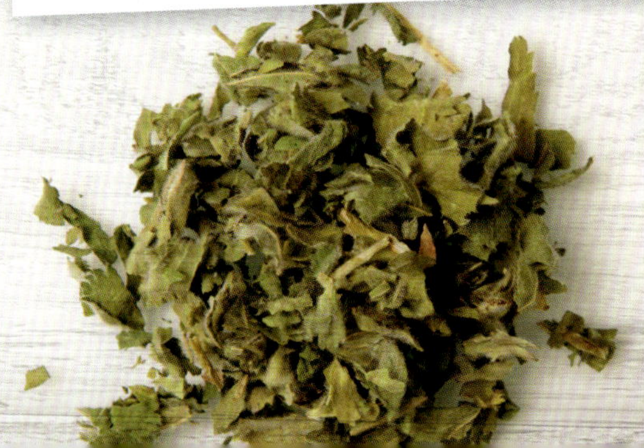

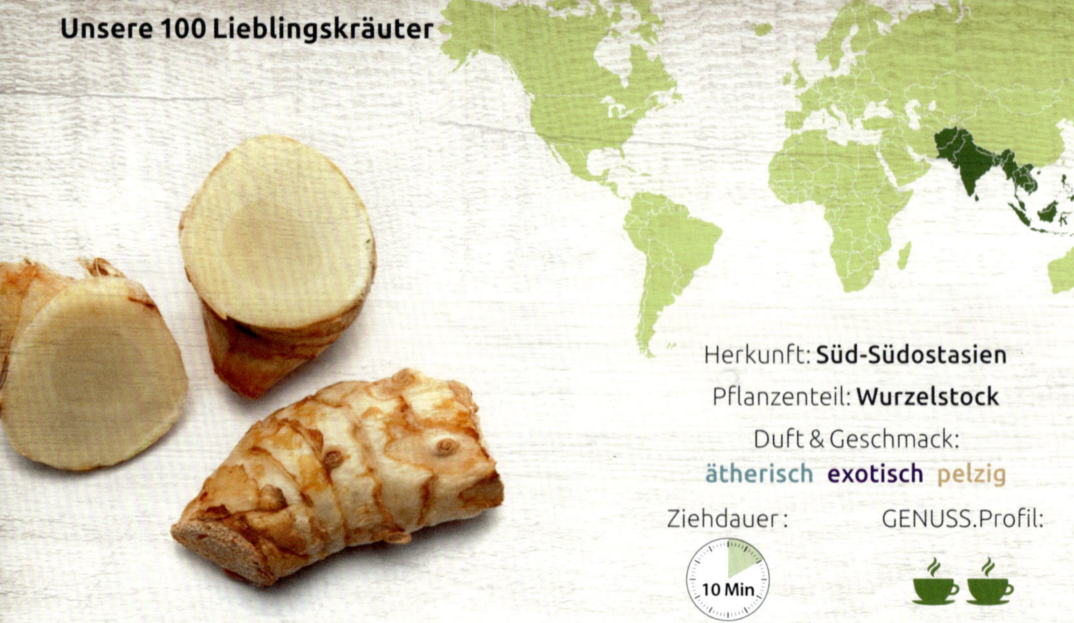

Herkunft: **Süd-Südostasien**

Pflanzenteil: **Wurzelstock**

Duft & Geschmack:
ätherisch **exotisch** **pelzig**

Ziehdauer: 10 Min

GENUSS.Profil:

Galgant

Alpinia galanga et officinarum

Volkstümliche Bezeichnung: Chinesischer Ingwer, Fieberwurzel, Galanga

Allgemeines

Der Galgant hat ein einzigartig erdiges, würzig- harziges Aroma mit einer ausgewogenen Schärfe und kann gut als Pfeffer- oder Chiliersatz eingesetzt werden. Frisch geschnitten, riecht der Galgant süßlich-apfelig mit kampferähnlichen Aromen. Am Gaumen zeigt er sich saftig, jedoch mit holzigem und fasrigem Fruchtfleisch. Getrocknet als Pulver riecht er holzig-bitter und aromatisch-herb, die schwach brennende Note erinnert an Ingwer. Geschmacklich erinnert getrockneter Galgant an ein süß-herbes Zimtpulver, jedoch mit deutlich mehr Schärfe.

Beschreibung

Wie die nahen Verwandten Ingwer und Kurkuma gehört der Galgant ebenfalls zur Familie der Ingwergewächse *(Zingiberaceae)*, im Speziellen zur großen Gattung Alpinia, die mit über 230 Arten zur vielfältigsten in der Familie der Ingwergewächse zählt. Generell ist der Galgant eine krautige Pflanze mit einer Wuchshöhe von bis zu zwei Meter, auch er bildet das gelbliche, holzige Rhizom, einen Erdspross ähnlich einem Wurzelstock; allerdings fehlen die typischen Merkmale eines Wurzelsystems mit rosafarbenen Seitensprossen. Die Botanik unterscheidet zwei Arten von Galgant, wobei beide als Gewürz-

und Heilpflanze verwendet werden und vor allem der Große Galgant für Heilkräuter in Arzneibuchqualität genutzt wird: Echter Galgant *(Alpinia officinarum)*, auch Galgantwurzel oder Siam Galgant genannt. Er stammt zum Großteil aus der südchinesischen Provinz Hainan. Großer Galgant *(Alpinia galanga)*, auch Thai-Ingwer oder Blue Ginger genannt. Er stammt aus Indien, Myanmar, Thailand, Malaysia, Indonesien oder Vietnam.

Verwendung

Der Dominanz von Ingwer ist es geschuldet, dass frischer Galgant in Westeuropa heute eher selten vorkommt, und wenn, dann lediglich in Asialäden als frisches Rhizom oder als Pulver. Der frische Wurzelstock hält im Kühlschrank über mehrere Wochen, man muss ihn nur in einem feuchten Tuch vor dem Austrocknen schützen. Galgant trocknet man, indem man das Rhizom schält, in dünne Scheiben schneidet und im Backrohr bei rund 40 Grad dörrt. Die Scheiben schneidet man anschließend in feine Stücke oder zermahlt sie zu Pulver. Getrockneter Galgant sollte jedenfalls gut verschlossen und dunkel aufbewahrt werden, dann kann er bis zu einem Jahr gelagert werden. Die klassische Zubereitung erfolgt als Heißaufguss mit einem gehäuften Teelöffel vom fein geschnittenen Rhizom auf 0,25 Liter 100 Grad sprudelnd kochendem Wasser und einer Ziehzeit von 10 Minuten.

Wissenswertes

Der Galgant gilt als die bedeutendste Pflanze Hildegard von Bingens. Eine richtige Galgantmischung nach Bingen enthält folgende Zutaten: Galgant, Fenchelsamen, Muskatnuss und Bertramwurzel. Fein gestoßen und vermischt, soll man davon täglich vier Gramm auf nüchternen Magen zu sich nehmen. Es hilft bei starker Verschleimung der Atemwege und rauer Stimme, begleitet von schlechtem Geschmack im Mund.

Aus der Volksmedizin

Beim Galgant gelten die im Rhizom in hohen Mengen vorhandenen ätherischen Öle Gingerol und Galangol als wichtigste Komponente. Neben der Anregung der Verdauung wirken die Inhaltsstoffe krampflösend sowie bakterien- und entzündungshemmend. Damit bietet sich eine optimale Anwendung bei Appetitlosigkeit, Verdauungsbeschwerden, Blähungen, Magenverstimmungen oder krampfartigen Beschwerden im Magen-Darm-Bereich. Auch gegen Seekrankheiten hilft der Galgant, ähnlich wie Ingwer. Die traditionelle asiatische Medizin empfiehlt Galgant besonders wegen der stark wärmenden Wirkung zur Behandlung von „kühlen" Magen-Darm-Erkrankungen (thermische Gastroenteritis) durch zu viel kaltes Essen und Trinken.

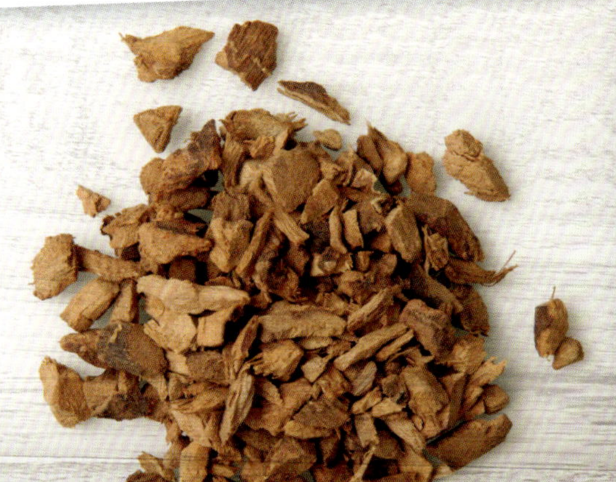

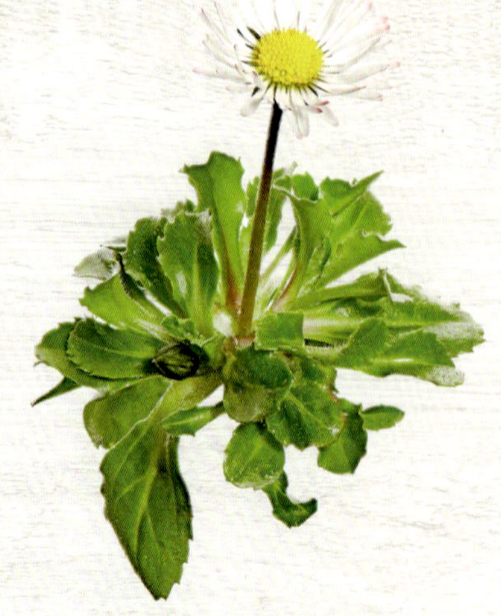

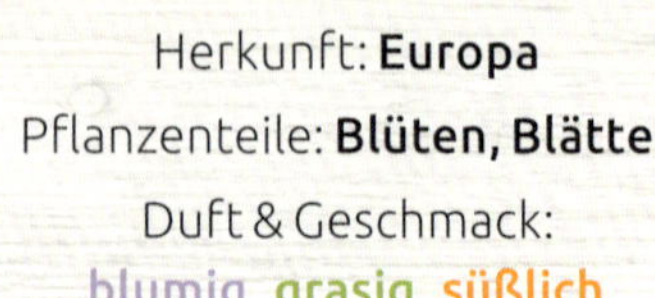

Herkunft: **Europa**

Pflanzenteile: **Blüten, Blätter**

Duft & Geschmack:
blumig grasig süßlich

Ziehdauer:

GENUSS.Profil:

Gänseblümchen

Bellis perennis

Volkstümliche Bezeichnung: Maßliebchen, Angerblümchen, Morgenblume, Tausendschönchen

Allgemeines

Beim Gänseblümchen handelt es sich zwar um kein besonders aromatisches oder duftendes Kraut, sein Geschmack darf aber ruhig als eigenständig grasig-nussähnlich beschrieben werden. Die Blätter des Gänseblümchens wiederum haben eine grüne, leicht säuerliche Note und erinnern an eine milde Variante des Sauerampfers. Die Blüten enthalten viel Saponin, Schleim sowie Bitter- und Gerbstoffe.

Beschreibung

Aus seiner ursprünglichen Heimat in Südeuropa ist das aus der Familie der Korbblütler *(Asteraceae)* stammende Maßliebchen bereits im Altertum nach Mitteleuropa gekommen, wo es sich einst immer mehr als typische Wiesenblume ausbreitete. Es handelt sich um eine mehrjährige Pflanze, die bis zu 15 Zentimeter hoch werden kann. Die Wurzel treibt im Frühjahr recht zeitig zunächst verkehrt eiförmige Blätter aus, in Bodennähe wachsen sie als Blattrosette. Zwischen März und August erscheinen dann die kleinen, runden goldgelben Röhrenblüten mit den weißen Strahlenblüten, die einzeln auf dünnen Stängeln sitze. Was den Standort betrifft, ist das Gänseblümchen wenig anspruchsvoll. Es gedeiht auf unterschiedlichsten Böden, in verschiedensten Regionen, und selbst ohne Pflege oder Eingreifen des Menschen zeigt es ein prächtiges Wachstum. Da das Gänseblümchen selbstaussäend ist, ist eine künstliche Aussaat de facto nicht notwendig.

Verwendung

Aufgrund der großen Bekanntheit und Beliebtheit scheint eine Verwechslung des Gänseblümchens mit anderen (Heil-)Pflanzen als wenig wahrscheinlich. Höchstens die Ähnlichkeit zu Kamille oder Margerite sollte beachtet werden, von denen es sich jedoch durch seine vergleichsweise niedrige Wuchshöhe deutlich unterscheidet. Daher steht der Sammlung des Gewächses in der freien Natur, jedoch an unberührten, geschützten Plätzen, nichts im Wege. Getrocknete Blüten und Blätter bezieht man im Fachhandel. Zur äußerlichen Anwendung eignet sich auch die Zubereitung als Kaltansatz über acht bis zehn Stunden, ideal auch als Mischung mit dem Ackerveilchen. Die klassische Zubereitung erfolgt als Heißaufguss mit einem gehäuften Teelöffel geschnittener Blüten auf 0,25 Liter 100 Grad sprudelnd kochendem Wasser und einer Ziehzeit von 10 Minuten.

Wissenswertes

Die deutsche Bezeichnung scheint sich tatsächlich von jenen Plätzen abzuleiten, an denen sich einst Weideplätze für Gänse fanden. Der lateinische Begriff wiederum setzt sich aus den Worten *schön* (für *bellus*) und *über den Großteil eines Jahres blühend* (für *perennis*) zusammen. Das rechtzeitige Essen von Gänseblümchen, einem der Ersten Frühlingsboten nach dem Winter, galt im Aberglauben als ganzjähriger Schutz vor Zahnschmerzen, Augenbeschwerden und Fieber. Und die Blüten sind verlässlicher Wetteranzeiger, wenn sie am Morgen geschlossen bleiben, wird es tagsüber wenig Sonne und sicher Regen geben.

Aus der Volksmedizin

Auch wenn die Schulmedizin die Wirkungen des Gänseblümchens nicht anerkennt, findet es in der Naturheilkunde breite Anwendung. Ja, es wird sogar großen Heilpflanzen in der Wundbehandlung wie Kamille, Arnika, Ringelblume oder Schafgarbe gleichgestellt. So kommt es bei Hauterkrankungen, Verletzungen, Wunden, Verrenkungen, Verstauchungen oder Quetschungen zum Einsatz. Es wird aufgrund seiner entzündungshemmenden sowie auswurffördernden Eigenschaften bei Brust- und Halsbeschwerden verabreicht, gilt als Blutreinigungsmittel und regt Appetit und Stoffwechsel an. Hildegard von Bingen regte das Verspeisen der Gänseblümchen an, da sie das gute Blut im Körper vermehren und einen klaren Verstand bereiten.

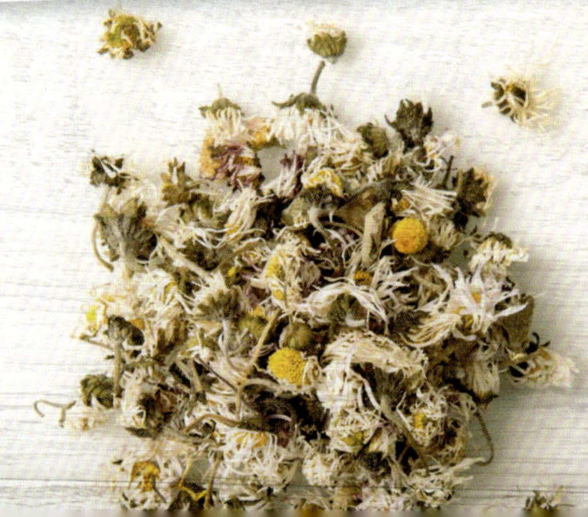

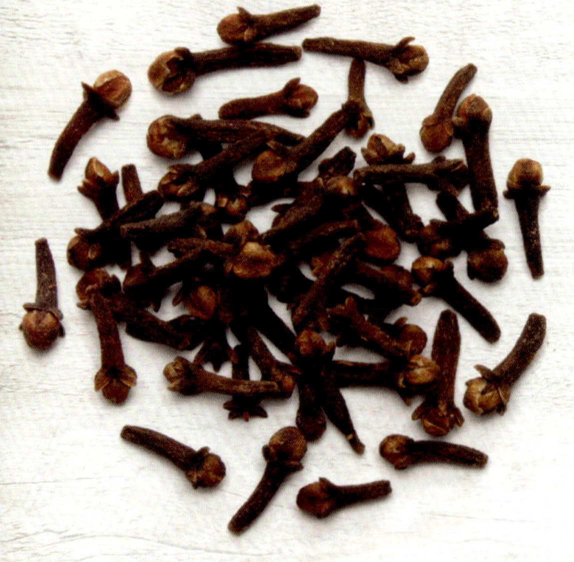

Herkunft: **Süd-Südostasien**

Pflanzenteile: **Blüten**

Duft & Geschmack:
würzig **weihnachtlich** **süßlich**

Ziehdauer:

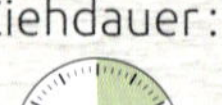

GENUSS.Profil:

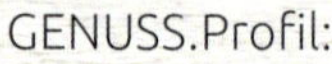

Gewürznelke

Syzygium aromaticum

Volkstümliche Bezeichnung: Nelke, Nägel, Nägelin, Würznelken

Allgemeines

Die kleinen, braunen Köpfchen riechen und schmecken intensiv süß, warm, rund und leicht pfeffrig, der Stängel selbst wirkt dagegen fast ein wenig bitter. Im Teeaufguss verbreitet sich zusätzlich ein würziger, scharf-brennender Geschmack, der ein leichtes Taubheitsgefühl hinterlässt. Besonders intensiv wird das Aroma bei leicht angemörserten Nelken, die geschmacklich stark in die zimtige Richtung gehen.

Beschreibung

Die Gewürznelken sind getrocknete Blütenknospen des ursprünglich auf den indonesischen Molukken (Gewürzinseln) beheimateten Gewürznelkenbaums, einer Pflanzenart der Myrtengewächse *(Myrtaceae)*. Die Bezeichnung Nelke stammt von der an Nägel erinnernden Form der Knospen, vom mittelniederdeutschen *negelken* für Nägelchen. Vereinzelt ist im deutschen Sprachraum auch noch die Bezeichnung *Nägeli* geläufig. Im südostasiatischen Raum kannte man Nelken als Gewürz schon lange vor Christi Geburt, ebenso wird von Nelkenketten als Beigabe alter ägyptischer Grabstätten berichtet. Die sonst über Gewürze sehr gut informierten Römer wussten mit den Nelken offenbar wenig anzufangen, lediglich Plinius beschreibt sie als pfefferähnliches Korn. Nach Nordeuropa fanden die Nelken erst über den Weg der späten Römer aus dem Byzantinischen Reich, zumal sie bereits unter Karl dem Großen bekannt waren und aufgrund ihrer von der Heilkunst hochgeschätzten Wirkung sogar mit Gold aufgewogen wurden. Der Nelkenhandel lag durch das gesamte Mittelalter in den Händen der Araber, bis sich im 16. Jahrhundert die Portugiesen und später die holländischen Kolonialherren, die die Knospen hauptsächlich aus Indonesien verschifften, der Nelken bemächtigten.

Verwendung

Nelken sollte man für Teeanwendungen immer als ganze Knospen verwenden. Gute, frische Nelken erkennt man daran, dass sie sich leicht fettig anfühlen und etwas Öl absondern, wenn man den Stiel leicht eindrückt. Hochwertige, frische Nelken sinken in Wasser ein oder stellen sich zumindest senkrecht mit dem Köpfchen nach oben auf. Schlechte, entölte und ausgetrocknete Nelken schwimmen waagerecht auf der Wasseroberfläche. Aufgrund des fulminanten Aromas braucht man für Tee und Teemischungen nur wenige Nägelchen, die klassische Zubereitung erfolgt als Heißaufguss mit einem Teelöffel Nelken auf 0,25 Liter 100 Grad sprudelnd kochendem Wasser und einer Ziehzeit von 10 Minuten. Neben dem klassischen Teeeinsatz passen sie auch perfekt in Glühwein und indischen Masala Chai.

Wissenswertes

Das Nelkenöl ist bestimmendes Element der Nelkenzigaretten, der indonesischen Kreteks. Sie enthalten neben Tabak geschrotete Gewürznelken und sind mit Kräuter- und Fruchtextrakten aromatisiert. Zur Zeit ihrer Erfindung um 1880 sollte das Nelkenöl tatsächlich Asthma lindern, was zum weltweiten Siegeszug der Nelkenzigaretten führte. Heute ist jedoch allgemeinhin bekannt, dass Nelkenzigaretten genauso gesundheitsschädlich sind wie herkömmliche Tabakprodukte.

Aus der Volksmedizin

Bestimmend für das intensive Nelkenaroma sind die enthaltenen ätherischen Öle mit einem Anteil von bis zu 25 Prozent. Das Hauptöl, Eugenol oder Nelkenöl genannt, wirkt keimtötend, schmerzstillend und betäubend, weshalb das Kauen von Gewürznelken als altes Hausmittel gegen Zahnschmerzen und Mundgeruch bekannt ist. In der in Kräuterteemischungen üblichen Menge sind Nelken dem Magen zuträglich und wirken gegen Völlegefühl, indem sie schwer Verdauliches bekömmlicher machen und den Stoffwechsel anregen. Auch wirken Gewürznelken beruhigend und antidepressiv – ein Grund, warum sie gerade im Winter gerne eingesetzt werden.

Herkunft: **Europa**
Pflanzenteil: **Kraut**
Duft & Geschmack:
grasig harzig saftig
Ziehdauer:
10 Min
GENUSS.Profil:

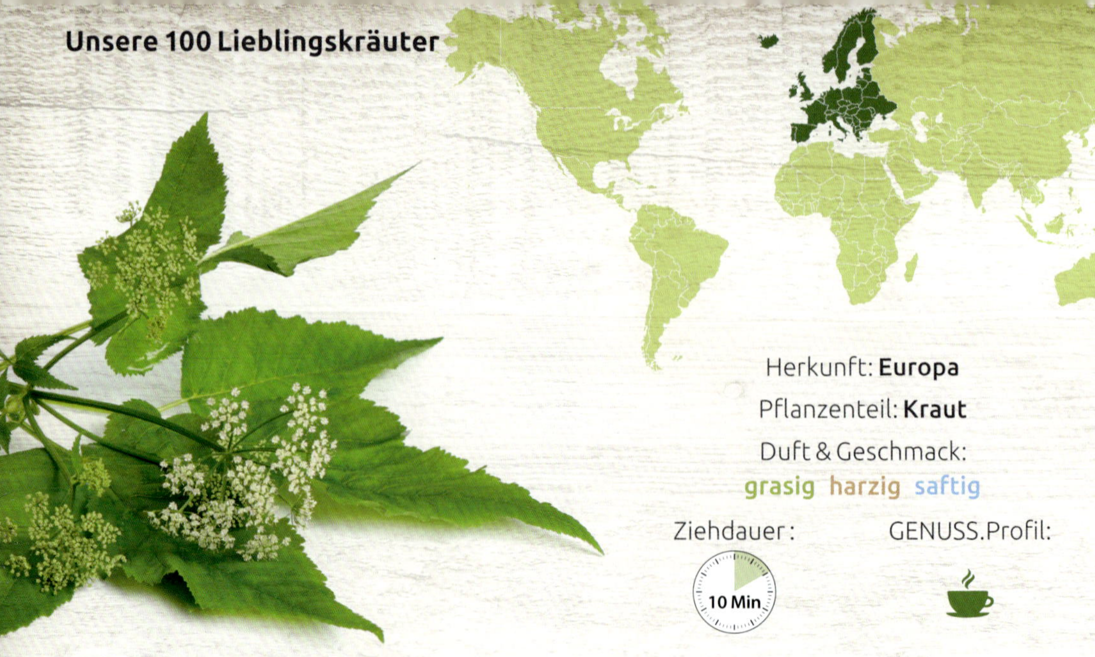

Giersch

Aegopodium podagraria

Volkstümliche Bezeichnung: Dreiblatt, Erdholler, Geißfuß, Zipperleinskraut

Allgemeines

Das früher viel gelobte Heilkraut gegen Rheuma und Gicht, das heute oft als Unkraut abgetan wird, ist, aromatisch betrachtet, recht spannend. Frischer Giersch riecht und schmeckt ähnlich wie Petersilie, hat zudem ein leicht harziges Aroma, einige bittere Töne sowie dezente Noten von Mango. Und er ist gesund, seine jungen, grünen Blätter enthalten viel Vitamin C, Carotin, Calcium, Magnesium, Eisen und Kupfer.

Beschreibung

Die ausdauernde Staude, die in ganz Europa heimisch ist, gehört der Familie der Doldenblütler *(Apiaceae)* an. Giersch wächst vor allem in Auwäldern, Hecken und Gärten; hat er seine idealen Bedingungen gefunden, treibt er durch unterirdische Rhizome viele Ausläufer weitverzweigt weiter. Die Wuchshöhen liegen zwischen 30 und 90 Zentimetern. Sein Stängel ist hohl und dreikantig gefurcht, die doppelt dreizählig gefiederten Blätter (drei Blätter wachsen ineinander) sind recht gut erkennbar. Zwischen Juni und August erscheinen die typischen Dolden mit weißen Blüten, aus denen sich bis in den Herbst die Samen entwickeln. Die Früchte sind eiförmig, glatt und etwa drei bis vier Millimeter lang.

Verwendung

Giersch kann vor allem zwischen April und Juli geerntet werden. Ein Anbau im eigentlichen Sinne ist aufgrund der ungezügelten Selbstausbreitung des Giersches kaum notwendig. Beim Sammeln in der freien Natur gilt jedoch, auf Verwechslungen zu achten, als Doldenblütler ähnelt er dem Gefleckten Schierling oder auch ein wenig der Hundspetersilie, beides extrem giftige Gewächse. Giersch lässt sich jedoch sehr gut am dreikantigen gefurchten Stiel erkennen, mit einer abgerundeten Kante und einer konkav eingezogenen Seite. Getrocknet und geschnitten erhält man Giersch im Fachhandel, der Tee lässt sich dann sowohl mit dem frischen als auch dem getrockneten Kraut zubereiten. Die klassische Zubereitung erfolgt als Heißaufguss mit einem gehäuften Teelöffel geschnittenem Kraut auf 0,25 Liter 100 Grad sprudelnd kochendem Wasser und einer Ziehzeit von 10 Minuten.

Wissenswertes

Schon die Steinzeitmenschen dürften Giersch als Wildgemüse gegessen haben. In alten Zeiten wurde er als Salat oder Spinat im Rahmen einer Frühlingskur geschätzt. Einige Königshäuser brachten ihn sogar als Delikatesse auf ihre Tische. Im Laufe der Jahrhunderte rückte seine Bedeutung in den Hintergrund. Unter vielen Gärtnern wird Giersch heute als Unkraut eingestuft oder, maximal etwas charmanter ausgedrückt, als Beikraut belächelt. Dies gründet wohl auf der Tatsache, dass Giersch unterirdisch stark austreibt, was sich nur schwer bekämpfen lässt. Der botanische Gattungsname leitet sich aus dem Griechischen ab, wo *aigopódes* so viel wie *ziegenfüßig* bedeutet – eine Anspielung auf die einem Ziegenfuß ähnelnde Blattform der Pflanze. Dennoch ist Giersch kein lästiges Gewächs, sondern zweifelsfrei ein wohlschmeckendes Wildkraut, das heutzutage verkannt wird.

Aus der Volksmedizin

In der Volksheilkunde weiß man seit Langem um die vorteilhaften Eigenschaften des Giersches Bescheid. Kein Wunder, kann er doch zur Behandlung von Gicht und Rheuma herangezogen werden. Dazu wird das frische, zerquetschte Kraut äußerlich als Umschlag aufgetragen. Plagen bei Spaziergängen oder Wanderungen Insektenstiche, schafft ebenfalls das zerquetschte Kraut Abhilfe. Daneben soll die Heilpflanze bei Blasenentzündung, Durchfall, Hämorrhoiden, Übergewicht, Verdauungsschwäche sowie bei schlecht heilenden Wunden Linderung bringen. Weiters wurden krampflösende, entgiftende und blutreinigende Wirkungsweisen festgestellt, für die es jedoch heute keine Belege mehr gibt. Deshalb wird Giersch in vielen Arzneibüchern nicht mehr genannt.

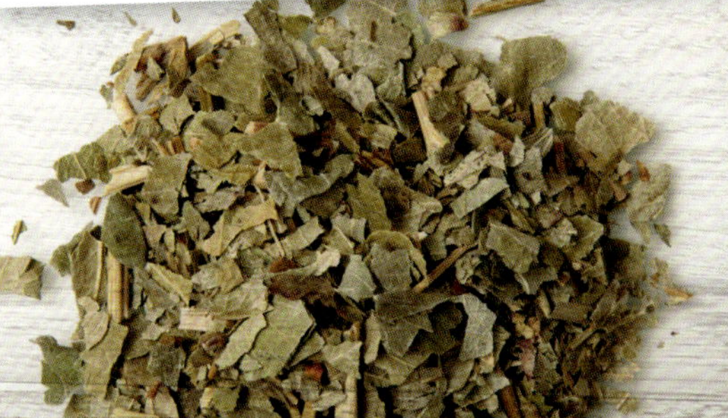

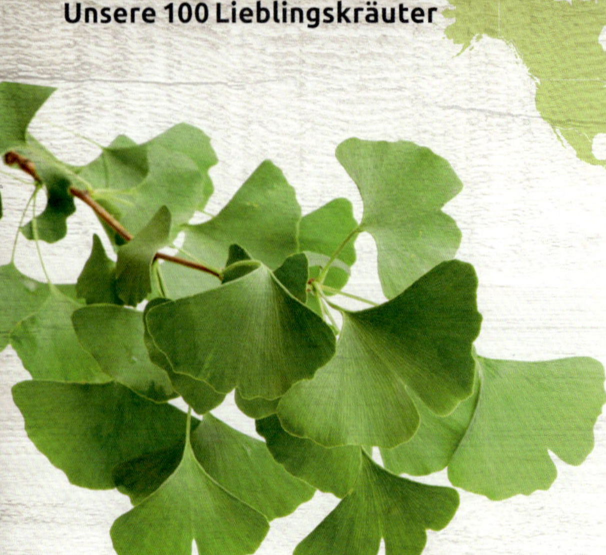

Herkunft: **Ostasien**

Pflanzenteile: **Blätter, Samen**

Duft & Geschmack:

bitter & herb **adstringierend** **säuerlich**

Ziehdauer: 10 Min

GENUSS.Profil:

Ginkgo

Ginkgo biloba

Volkstümliche Bezeichnung: Entenfußbaum, Fächerblattbaum, Silberaprikose, Tempelbaum

Allgemeines

In Geruch und Geschmack ist die botanische Rarität namens Ginkgo sicherlich eigentümlich und unvergleichlich. Während die Außenschicht der weiblichen Samen unangenehm nach Buttersäure riecht, ist der in China als Delikatesse geltende Samenkern essbar. Ginkgoblätter hingegen schmecken bitter bis säuerlich und als Aufguss eher neutral bis adstringierend (austrocknend).

Beschreibung

Der Ginkgobaum ist de facto ein Fossil, das sich als einziger und letzter Vertreter aus der Ur- in die Neuzeit hinübergerettet hat. Der stattliche Baum mit Wuchshöhen bis zu 40 Meters erreicht oft ein Alter von mehreren 100 Jahren und weist typischerweise fächerförmige, hellgrün gefärbte Blätter auf. Daher rühren auch die Beinamen Fächerblatt- beziehungsweise Entenfußbaum. Im Südosten Chinas soll es bis Anfang des 20. Jahrhunderts noch Ginkgobäume in Wildwuchs gegeben haben. Inzwischen ist er eher Kulturpflanze in Parks und Gärten und als Straßenbaum in vielen Gegenden der Erde weit verbreitet. Er zeichnet sich durch eine ungemeine Widerstandsfähigkeit gegenüber Luftverschmutzung, Insektizide und Pilze aus – ein großer Vorteil in der heutigen Zeit.

Verwendung

Der Genuss von Ginkgo als Tee mag unüblich erscheinen, dennoch ist er traditionell. Dazu werden ein bis zwei Teelöffel getrocknete und geschnittene Ginkgoblätter mit 100 Grad sprudelnd kochendem Wasser übergossen und nach 10 Minuten Ziehzeit leicht abgekühlt in kleinen Schlucken getrunken. Beim Kauf der Blätter bitte auf seriöse Quellen achten, da Ginkgoblätter vereinzelt hohe Konzentrationen an schädlichen Ginkgolsäuren und Ginkgotoxinen enthalten und die im freien Handel befindlichen Tees meist nicht kontrolliert werden. Sucht man Ginkgo mit hoher und verlässlicher Wirksamkeit, so empfiehlt sich die Verwendung eines hochwertigen Extraktes.

Wissenswertes

Als eine von wenigen Arzneipflanzen ist Ginkgo sowohl in der fernöstlichen wie auch westlichen Medizin von immanenter Bedeutung. Außerhalb der Medizin bestand ebenso seit jeher großes Interesse an dem beeindruckenden Gewächs, etwa in den bildenden Künsten oder in der Dichtkunst. Auch werden Ginkgosamen, ähnlich Pistazien, in gerösteter Form in der chinesischen Küche eingesetzt. Sein Name Ginkgo wie auch der Beiname Silberaprikose leitet sich von den japanischen Schriftzeichen *gin* für Silber und *kyō* für Aprikose ab. Die ist als Hinweis auf die silbrig schimmernden Samenanlagen der Pflanze zu verstehen und tauchte als Begriff erstmals im 17. Jahrhundert auf.

Aus der Volksmedizin

Ginkgo fördert die Durchblutung, vorrangig im Gehirn, aber auch in anderen Körpergeweben. Dadurch verbessert er die Gedächtnisleistung sowie das Lernvermögen und unterstützt bei anstrengender geistiger Arbeit. Ginkgo wirkt als Antioxidant und macht freie Radikale unschädlich. Er dient der allgemeinen Verjüngung und soll bei regelmäßiger Verabreichung sogar Schlaganfällen und Herzinfarkten vorbeugen. Aber auch äußerlich kann Ginkgotee angewendet werden. In Form von Umschlägen, Bädern und Waschungen ist er bei schlecht heilenden Wunden dienlich, da er die Durchblutung anregt. Besonders in der Traditionellen Chinesischen Medizin wird Ginkgo seit Jahrtausenden als ausgleichende Pflanze herangezogen, da er aufgrund seiner Blattform ein Gleichgewicht zwischen Yin und Yang herstellt. In China werden jedoch nicht die Blätter, sondern vor allem die Samen der Pflanze verwendet und gegen Asthma, Husten, Bronchitis, Magenerkrankungen und Hautentzündungen verabreicht.

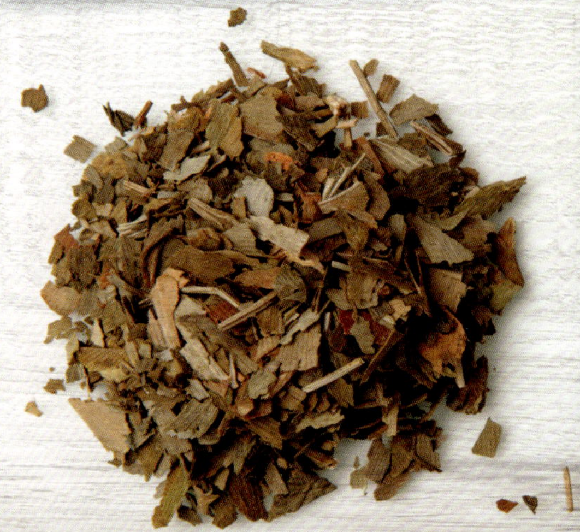

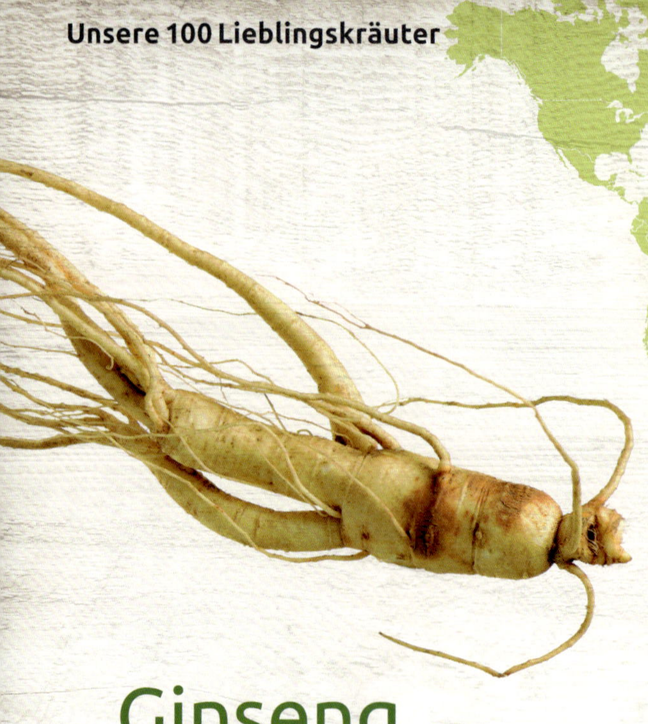

Herkunft: **Ostasien**

Pflanzenteil: **Wurzel**

Duft & Geschmack:

bitter & herb **erdig** **pelzig**

Ziehdauer:

GENUSS.Profil:

Ginseng

Panax ginseng

Volkstümliche Bezeichnung: Gilgen, Kraftwurzel, Lebenswurzel

Allgemeines

Der Geruch der Ginsengwurzel ist unauffällig und eher eigenwillig, am Gaumen breitet sich ein erdiger, schwach würziger Ton aus. Eine leichte Bitterkeit schließt an, um sich dann süßlich zu entwickeln. Im Abgang bleibt ein schwach schleimiges Mundgefühl.

Beschreibung

Der Ginseng ist eine Pflanze mit kahlem Stängel und langstieligen, gefingerten Blättern, die Wuchshöhen bis zu 80 Zentimeter erreicht. Ihre rosenartigen, weißlich-grünlichen Blüten wachsen auf Dolden und bilden schließlich glänzende, leuchtend rote Steinfrüchte aus. Als Heilmittel Asiens ist vor allem die pfahlförmige, verzweigte Wurzel interessant. Heilkräftige Wirkungen werden der getrockneten Wurzel von sechs bis acht Jahre alten Pflanzen zugeschrieben. Ginseng ist der Familie der Araliengewächse *(Araliaceae)* zugehörig, abhängig vom Herkunftsland unterscheidet man den Chinesischen Ginseng, der aus Wildvorkommen oder Kulturanbau stammt, den Koreanischen und den Japanischen Ginseng. Die ursprüngliche Heimat des Ginsengs sind die Urwälder Nordkoreas, weshalb die größte Bedeutung dem Koreanischen zukommt. Man unterscheidet Weißen und Roten Ginseng. Beim

Weißen Ginseng, wie er in Korea üblich ist, werden die Wurzeln direkt nach dem Ernten und Waschen getrocknet. Für den Roten Ginseng, in Japan anzutreffen, wird nach dem Waschen eine bis zu vierstündige Behandlung mit Wasserdampf durchgeführt, die der Wurzeln ein hornartiges, rötliches Aussehen verleiht.

Verwendung

In freier Natur trifft man in Europa keine Ginsengpflanzen, in Kulturen lässt er sich jedoch gut ziehen, sofern man einen grünen Daumen hat. Für die Teeherstellung benötigt man getrocknete und geschnittene oder pulverisierte Ginsengwurzeln, die man heute problemlos im Fachhandel erstehen kann. Die Qualität der Wurzeldroge wird dabei über den Gehalt an Ginsenosiden, einer Form von Saponinen, bestimmt. In Nordkorea wächst die wilde Ginsengwurzel noch heute bis zu 200 Jahre lang, bevor sie geerntet wird. Nach dieser langen Zeit ist sie prall gefüllt mit einer Vielzahl an Wirkstoffen und quasi unbezahlbar teuer. Kultivierter Ginseng wird bereits nach sieben Jahren geerntet, sein Gehalt an Wirkstoffen ist dementsprechend geringer. Die klassische Zubereitung erfolgt als Heißaufguss mit einem gehäuften Teelöffel grob geschnittener Wurzel auf 0,25 Liter 100 Grad sprudelnd kochendem Wasser und einer Ziehzeit von 10 Minuten.

Wissenswertes

Der botanische Name sagt über Ginseng viel aus, steht das aus dem Griechischen stammende *Panax* doch für *Ich heile alles*, während der chinesische Begriff *Ginseng* für *Menschenwurzel* steht. Zu Recht, hat die Wurzel doch eine menschenähnliche Form und gilt folglich als lebensspendend und lebensverlängernd. Einst wie jetzt ist die Wurzel im asiatischen Raum Sinnbild für Gesundheit und ein langes Leben. In früheren Zeiten war Ginseng nur Kaisern, Königen und höher gestellten Persönlichkeiten vorbehalten, sodass er wertvoller als Gold eingeschätzt wurde.

Aus der Volksmedizin

In Ostasien wird Ginseng einst wie heute als allumfassendes Heilmittel verwendet. Neben der Hauptanwendung zur Hebung des allgemeinen Wohlbefindens, der Leistungssteigerung und der Verbesserung von Konzentration und Merkfähigkeit schwört die Volksmedizin auf Ginseng auch für viele weitere Einsatzzwecke, etwa bei Appetitlosigkeit, zur Abwehr eines drohenden Kollaps, gegen Schlaflosigkeit und Angstzustände, gegen Impotenz und Unfruchtbarkeit. Weiters unterstützt Ginseng den Organismus nach langer Krankheit, hilft bei der Gewichtszunahme und stärkt Körper und Abwehrkräfte.

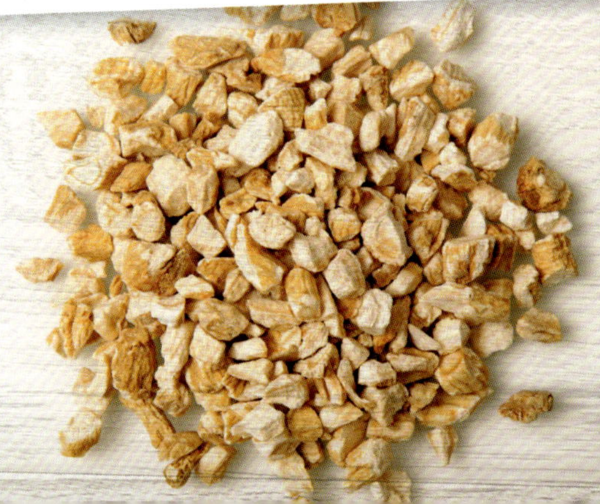

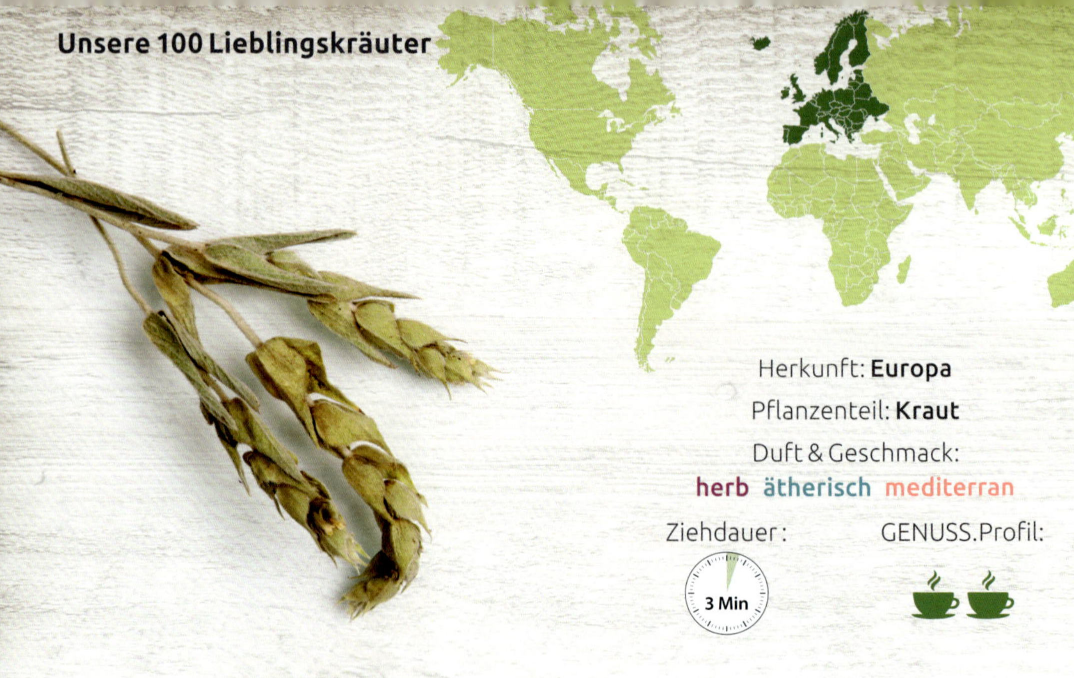

Herkunft: **Europa**

Pflanzenteil: **Kraut**

Duft & Geschmack:

herb **ätherisch** **mediterran**

Ziehdauer: 3 Min

GENUSS.Profil:

Griechischer Bergtee

Sideritis syriaca et al.

Volkstümliche Bezeichnung: Hirtentee

Allgemeines

Griechischer Bergtee duftet in der Nase kräftig würzig, grasig-minzig und verströmt deutliche mediterrane Noten, etwas an Salbei und Melisse erinnernd. Am Gaumen offenbart er herbe und leicht bittere Töne, die von einer intensiv-krautigen Aromatik abgelöst werden. Er schmeckt weich und vollmundig.

Beschreibung

Wie der Name vermuten lässt, handelt es sich bei diesem Teekraut um Gewächse, die vorwiegend im Raum Griechenlands und in den umliegenden Balkanländern beheimatet sind. Der deutsche Name *Griechischer Bergtee* ist eigentlich eine Sammelbezeichnung für verschiedene Sideritis-Arten aus der Gattung der Gliedkräuter *(Sideritis)* aus der Familie der Lippenblütler *(Lamiaceae)*. Bergtee umfasst regional verschiedene Arten, die alle ab einer Höhe von 1000 Metern auf trockenem Untergrund wachsen. Damit erklärt sich die Bezeichnung als Bergtee. Je nach lokalem Vorkommen unterscheidet man neben dem *Sideritis syriaca,* dem Kretischen Bergtee, den Epirischen, den Evischen, den Olympischen, den Taygetischen und den Parnassischen Bergtee. Einige Sideritis-Arten werden inzwischen kultiviert, hauptsächlich wird aber auch heute noch von Wildwuchs geerntet. In heißen Sommern um sich greifende Waldbrände auf dem griechischen Festland oder manchen Inseln reduzieren daher immer wieder die natürlichen Bestände, sodass mancherorts das freie Pflücken einer Sideritis-Art verboten ist.

Verwendung

In ganz Griechenland erhält man den Bergtee als getrocknetes, verholztes Kraut traditionell in kleineren Geschäften, in Supermärkten, auf Märkten oder direkt bei lokalen Bauern. Im restlichen Mittelmeerraum trifft man die Pflanze unter dem Namen Bergtee ebenso oft an, auch in unseren Breiten findet man den Griechischen Bergtee immer öfter im Fachhandel. Für die Zubereitung werden die Stängel, ganz oder in grobe Stücke gebrochen, samt Blättern und Blüten mit kochendem Wasser übergossen. Den klassischen Teeaufguss mit 100 Grad sprudelnd kochendem Wasser lässt man relativ kurz, empfohlen sind rund drei Minuten, ziehen und entfernt dann das Kraut. Auch eine Abkochung ist möglich. Dafür wird das ganze oder zerkleinerte Kraut in einem Topf gegeben, mit kaltem Wasser übergossen und für mindestens 30 Minuten stehen gelassen – dies soll den getrocknete Tee aktivieren. Danach lässt man alles aufkochen und für fünf Minuten köcheln, bevor man den Topf abdeckt und komplett auskühlen lässt. Erst dann seiht man den Tee ab und genießt ihn kalt. Auch ein erneutes Erwärmen vor dem Genuss ist möglich.

Wissenswertes

Entlang des Balkans und in Griechenland wird Bergtee sehr gerne als Haustee getrunken, vielfach findet man typische Mischungen des Bergtees mit Diktamnos, dem Kretischen Diptam-Dost, der als Aufguss noch kräftiger, intensiver und auch schärfer schmeckt. Viele Griechen schwören darauf, ihn mit Honig und Zitronensaft zu ergänzen, um seinen positiven Wirkungen zu unterstützen.

Aus der Volksmedizin

Jüngere Studien beschäftigen sich mit der Wirkung von Griechischem Bergtee in Zusammenhang mit Alzheimer, im Volksglauben wird der Bergtee auch im 21. Jahrhundert weiterhin hoch geschätzt. Er wird vor allem gegen Erkältungen eingesetzt und wirkt Verdauungsproblemen mit Gastritis entgegen. Auch bei Osteoporose und Rheuma soll der Tee lindernde, entzündungshemmende Wirkung haben. Da er koffeinfrei ist, wird er auch gerne als Heißgetränk vor dem Schlafengehen getrunken. Ähnlich wie Johanniskraut hat er stimmungsaufhellende Wirkungen und wirkt anregend wie Grüner Tee.

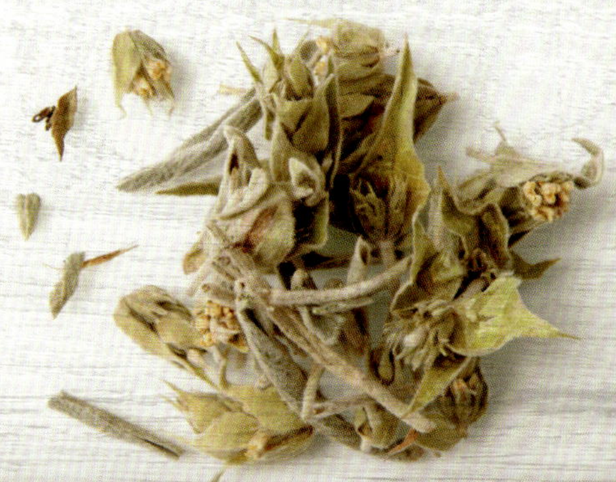

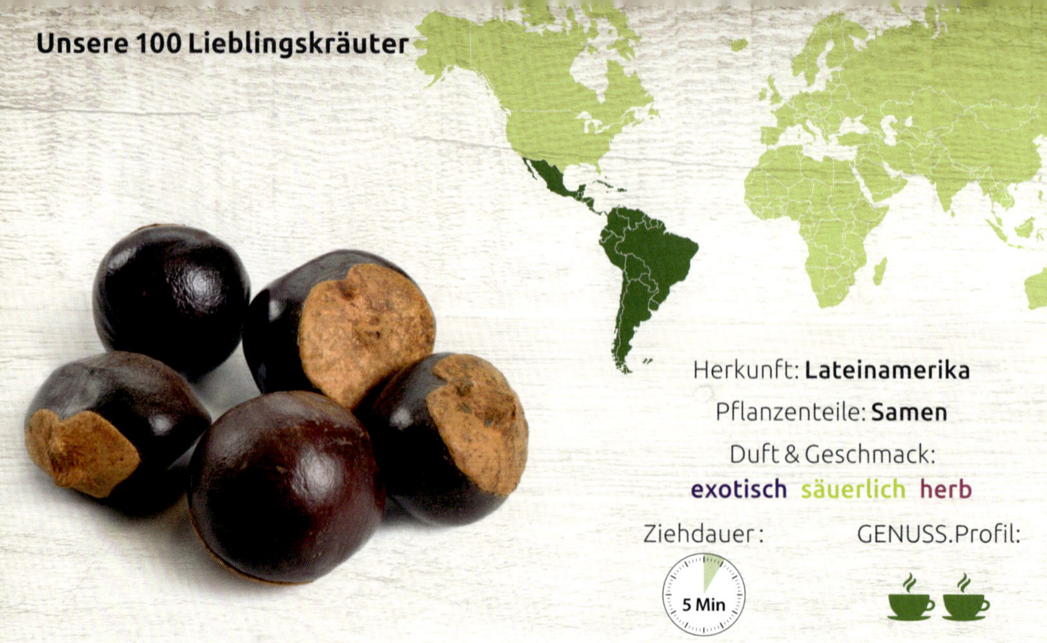

Herkunft: **Lateinamerika**

Pflanzenteile: **Samen**

Duft & Geschmack:
exotisch säuerlich herb

Ziehdauer: 5 Min

GENUSS.Profil:

Guaraná

Paullinia cupana

Volkstümliche Bezeichnung: Warana, Frucht der Jugend

Allgemeines

Pur konsumiert, schmeckt Guaraná sehr herb und äußerst bitter, vermutlich der Hauptgrund, weshalb es meist mit anderen Zutaten gemischt wird und vor allem in limonadeähnlichen, zuckerhaltigen Erfrischungsgetränken zu finden ist.

Beschreibung

Guaraná ist eine immergrüne, mehrjährige, verholzende Rankpflanze aus der Familie der Seifenbaumgewächse *(Sapindaceae)*, die vor allem im Amazonasgebiet heimisch ist. Sie wird bis zu zwölf Meter hoch und weist eine bräunliche Rinde mit weicher Behaarung auf. Sie trägt weißliche, in Trauben hängende Blüten, aus denen sich rote Kapselfrüchte bilden. In den zwei bis drei Zentimeter großen Kapseln sind bis zu drei schwarz-grüne Samen versteckt, deren Ansatz weiß ist. Ist die Frucht reif, öffnet sie sich und offenbart darin die dunklen Samen, die wie ein Auge aussehen und den Namen *Augapfelfrüchte* erklären. Die Früchte enthalten bis zu sechs Prozent Koffein und sind damit bis zu sechsmal stärker als Kaffee. Auch ähnelt Guaraná in seinem Antioxidationsprofil Grünem Tee, es ist reich an Catechinen, Saponinen, Theobromin (verwandt mit Coffein) und Tanninen. Daher nimmt die Beliebtheit in Alternativ- und Fitnesskreisen, um die Leistungsfähigkeit zu steigern und munter zu werden, stetig zu. Guaraná zählt heute zu den erfolgreichen, energiegeladenen Superfoods der Welt.

Verwendung

Um Guaraná als Aufgussgetränk zubereiten zu können, benötigt man die geschälten und getrockneten Samen, die zu einem hellbraunen Pulver zermahlen werden. Dieses gibt es als reines Pulver oder als conveniente Variante in Teebeuteln im Fachhandel zu kaufen. Die Teebeutel werden wie bei jedem Kräutertee mit 100 Grad sprudelnd kochendem Wasser für rund 10 Minuten aufgegossen. Für individualisierten Guaranátee wird das Pulver in diverse Heißgetränke eingerührt, wo es nach rund fünf Minuten Ziehzeit trinkfertig ist. Oft werden die Getränke für besseren Geschmack mit Honig gesüßt. Ähnlich wie Kaffee wirkt Guaraná anregend und dämpft das Hungergefühl. In Südamerika wird Guaranápulver häufig mit Cassavamehl, einem Maniokmehl, zu einer Paste vermischt, die wiederum in heißem oder kaltem Wasser gelöst wird. Das entstandene Getränk ist adstringierend und wird vielfach gesüßt getrunken.

Wissenswertes

Der Name Guaraná deutet auf das indigene, südamerikanische Volk der Guaraní hin. Dieses siedelte bereits in präkolumbianischer Zeit als Ackerbauern in Südamerika und war eines der ersten Völker, das einst mit Europäern in Kontakt kam. Heute leben die Guaraní in Paraguay und machen rund ein Prozent der Bevölkerung des Landes aus. Guaraní ist aber auch der Spitzname der paraguayischen Fußballnationalmannschaft sowie der Name der Währung Paraguays. Um Guaraná ranken sich bei den Amazonasvölkern jedenfalls viele Legenden.

Aus der Volksmedizin

In der Naturheilkunde Südamerikas wird die Wurzel für verschiedene Anwendungsgebiete herangezogen. So soll Guaraná leicht fiebersenkend wirken und bei körperlicher Schwäche das Durchhaltevermögen stärken. Da es Hunger- und Durstgefühle dämpft, kann es bei der Gewichtsabnahme unterstützen. In unseren Breiten greift zu Guaraná, wer Lernstress oder Prüfungssituationen meistern will, oder aber auch bei starker sportlicher Belastung. Wichtig ist, sich aufgrund der Wirkung trotzdem nicht zu überfordern und eine anschließende Erschöpfung zu riskieren. Es gelten die gleichen Nebenwirkungen wie bei überhöhtem Kaffeekonsum wie erhöhte Reizbarkeit, Schlafstörungen, Kopfschmerzen oder Muskelzittern.

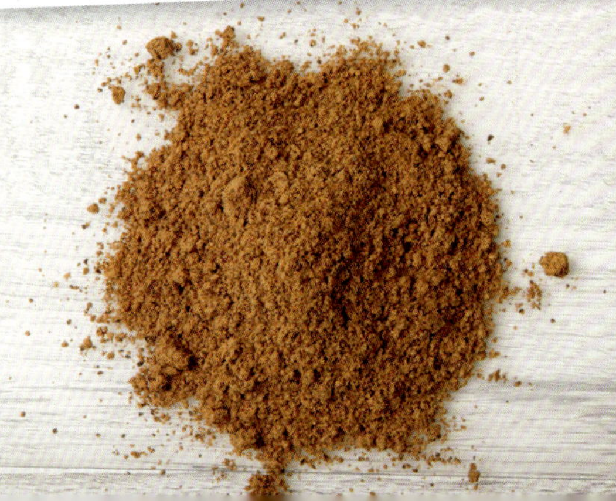

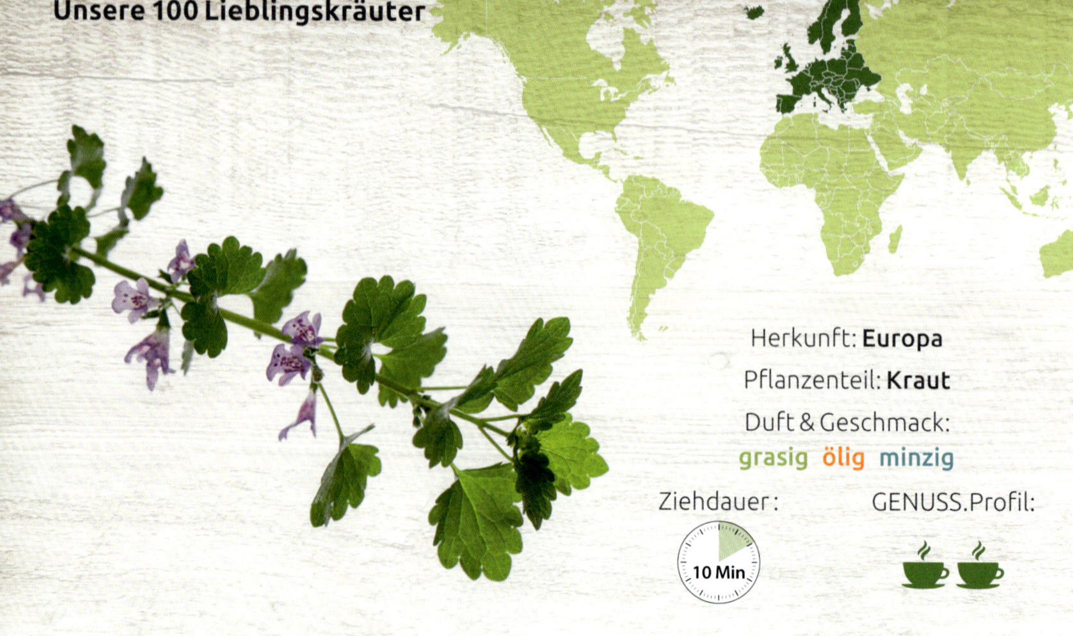

Herkunft: **Europa**

Pflanzenteil: **Kraut**

Duft & Geschmack:
grasig ölig minzig

Ziehdauer: 10 Min

GENUSS.Profil:

Gundelrebe

Glechoma hederacea

Volkstümliche Bezeichnung: Gundermann, Donnerrebe, Erdefeu, Silberkraut, Soldatenpetersilie

Allgemeines

Die bittere und intensiv-grasige Gundelrebe weist eine harzig-ölige Konsistenz auf, im Geschmack ist sie angenehm bitter, grün, minzeähnlich, leicht scharf und lakritzeartig. Vor der Kultivierung des Hopfens wurde die Gundelrebe aufgrund der intensiven Bitterstoffe zur Konservierung von Bier genutzt. Ihr volkstümlicher Beiname Soldatenpetersilie dürfte wohl einer ähnlichen Aromatik zur bekannten Petersilie geschuldet sein. Und sie ist ein entfernter Verwandter der Katzenminze *(Nepeta cataria)*, was sich vor allem optisch bemerkbar macht.

Beschreibung

Kaum jemand kennt heute Gundelrebe oder Gundermann, obwohl die Pflanze in freier Natur weitverbreitet ist und eine wertvolle Bereicherung für Hausapotheke und Küche bietet. Das Kraut aus der Familie der Lippenblütler *(Lamiaceae)* wächst bodenständig und unauffällig in naturbelassenen Gärten und entlang von Waldrändern und rankt sich mit langen Trieben an Zäunen und Hecken hoch. Die Blätter der Gundelrebe sind herz- bis nierenförmig, weisen einen eingekerbten Rand auf und erinnern an kleine Versionen von Pfefferminzblättern. Die wintergrüne, ausdauernd krautige Pflanze hat blau-violette Blüten, aus denen sich zur Fruchtreife kleine Nussfrüchte entwickeln, die als Klausen bezeichnet werden. Gundermannblätter findet man fast das gesamte Jahr über, selbst unter Schneedecken gibt es welche zu finden.

Verwendung

Als getrocknetes, geschnittenes Kraut findet man Gundelrebe nur im gut sortierten Fachhandel. Will man einen Gundelrebentee aus frischen Blättern zubereiten, muss man wohl auf Bestände im eigenen Garten zurückgreifen oder die Pflanze im Frühjahr in der freien Natur sammeln. Selbstverständlich ist grundlegende Fachkundigkeit vorausgesetzt, um Gundermann zu erkennen; eine Hilfe kann sein, nach Brennnesseln Ausschau zu halten, denn wo diese wachsen, findet sich auch häufig Gundelrebe. Als klassischer Heißaufguss zubereitet, übergießt man einen Teelöffel vom getrockneten Kraut mit 0,25 Liter 100 Grad sprudelnd kochendem Wasser und lässt 10 Minuten ziehen.

Wissenswertes

Die Gundelrebe ist eine alte germanische Zauberpflanze, beide Trivialnamen Gundelrebe wie auch Gundermann enthalten das althochdeutsche Wort *Gund* für Beule oder Eiter. Tatsächlich ist dies ein guter Hinweis darauf, dass die Pflanze wegen ihrer stark regenerierenden Wirkung bei eiternden Wunden und bei geschädigter Haut nach Brandverletzungen eingesetzt wurde. In den mittelalterlichen Walpurgisnächten setzte man sich Gundermannkränze auf den Kopf, um den Träger oder die Trägerin zu befähigen, Hexen zu erkennen. Ihre genaue Herkunft wird in Europa vermutet, immerhin fand sie schon in römischen Niederschriften erste Erwähnungen. Heute findet man sie in ganz Europa, im gesamten Mittelmeerraum wie auch durch menschliche Übertragung in West- und Nordasien oder in Nordamerika.

Aus der Volksmedizin

Die Gundelrebe wird in der Volksmedizin seit Langem für verschiedene Einsatzzwecke herangezogen. Schon die alten Germanen nutzten das Kraut als Arzneipflanze, bei Hildegard von Bingen genauso wie bei Pfarrer Kneipp findet Gundermann Berücksichtigung. Als Gurgellösung gegen Bronchialerkrankungen sowie bei Husten wird sie seit jeher gerne verabreicht. Sie dient als reinsortiger Tee zur Anregung des Stoffwechsels bei Milz-Leber-Leiden, bei Entzündungen im Magen-Darm-Trakt, bei Nieren- und Blasen-Leiden, aber auch bei Hautproblemen oder Rheuma. In Teemischungen wird sie mit Schafgarbe und Lindenblüten als Erkältungstee kombiniert.

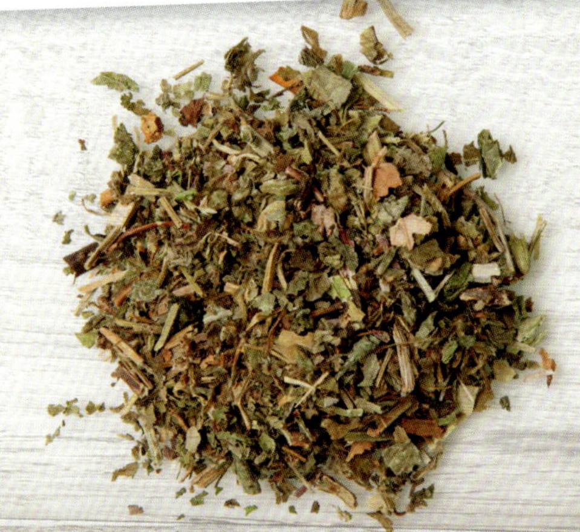

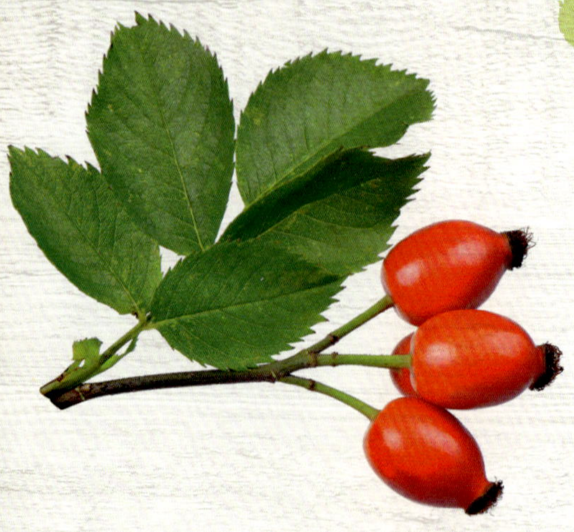

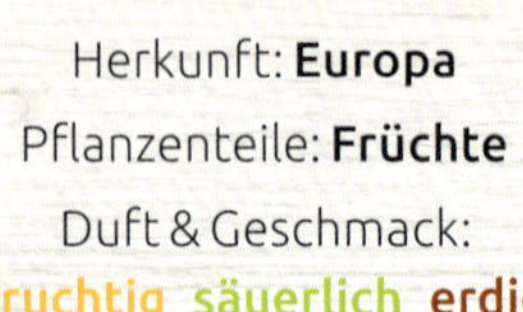

Herkunft: **Europa**

Pflanzenteile: **Früchte**

Duft & Geschmack:

fruchtig säuerlich erdig

Ziehdauer:

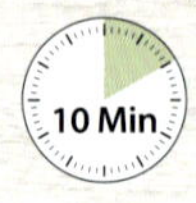

GENUSS.Profil:

Hagebutte

Rosa canina

Volkstümliche Bezeichnung: Heckenrose, Hetschipetsch, Hetscherl

Allgemeines

Die Früchte der Heckenrose schmecken angenehm mild, säuerlich und belebend, man erkennt Noten von getrockneten Mangos, Pfirsichen und Marillen, auch vereinzelte erdige Anklänge nach Karotten oder Sellerie sind zu finden. Die Hagebutte selbst ist eine Sammelfrucht mit vielen kleinen Nüssen (Samen), bekannt für ihre vielseitigen Inhaltsstoffe wie ätherisches Öl, diverse Zuckerarten, Apfel- und Zitronensäure, Gerbstoffe und natürlich Vitamin C.

Beschreibung

Die Hagebutte oder Heckenrose aus der Familie der Rosengewächse *(Rosaceae)* stammt aus Europa und ist ein heckenbildender Strauch, der unter optimalen Bedingungen bis zu fünf Meter hoch werden kann. Die Pflanze liebt klare Luft, ein wenig Feuchtigkeit und etwas Eisengehalt im Boden. Der Strauch trägt verästelte Zweige, die aus einer kraftvollen Wurzel sprießen. An den Spitzen der Zweige bilden sich zu einem Sträußchen zusammengedrängte weiße und rosa Blüten, die wunderbar nach Rosen duften. Im Sommer bilden sich aus deren Achsen sich die bekannten roten Scheinfrüchte, die Hagebutten, die bis in den Winter hinein korallenrot leuchten, oftmals können die Früchte bis in das Frühjahr des Folgejahres geerntet werden. Unter Kennern weiß man, dass sie umso süßer sind, je später der Erntezeitpunkt liegt.

Verwendung

Hagebutten erntet man am besten selbst in freier Natur. Nach dem Sammeln befreit man sie von ihren Früchten, schneidet das Fruchtfleisch klein und trocknet dieses schonend an einem warmen, trockenen Platz. Da sie relativ wasserhaltig sind, kann man die Trocknung auch im Backrohr bei geringer Hitze vornehmen. Für Teezubereitungen verwendet man die Schalen der Hagebutte, es ist vor allem der hohe Gehalt an Vitamin C, den sich der Mensch dabei zunutze macht. Dieser geht bei der beschriebenen Trocknung bei niedriger Hitze auch kaum verloren. Nachteilig erweist sich lediglich eine Lagerung an der Luft über einen langen Zeitraum. Im Handel erhält man reinen Hagebuttentee, der eher farblos gerät, sowie Teemischungen rund um die Hagebutte, die zur intensiveren Rotfärbung meist Hibiskus enthalten. In früheren Zeiten wurde der Tee in größeren Mengen zubereitet, gut 100 Gramm der Früchte, lediglich grob geschnitten, wurde in einem halben Liter Wasser für eine halbe Stunde gut durchgekocht, mit Honig gesüßt und den ganzen Tag über getrunken. Die klassische Zubereitung erfolgt als Heißaufguss mit einem gehäuften Teelöffel grob geschnittener Früchte auf 0,25 Liter 100 Grad sprudelnd kochendem Wasser und einer Ziehzeit von 10 Minuten.

Wissenswertes

Der Begriff Hagebutte setzt sich aus zweierlei Teilen zusammen. Aus dem Althochdeutschen kommt *Hage*, was so viel wie Dornstrauch bedeutet. Der Bestandteil *Butte* ist vermutlich ein Ausdruck für Butzen, für das Kerngehäuse von Äpfeln und Birnen. Dies könnte auch die alternative Bezeichnung Hagebutz, die heute noch in manchen Gegenden verwendet wird, erklären. Der Name hängt auch mit Hagedorn zusammen, einer alten Benennung des Weißdorns. Die vitaminreiche Sammelfrucht ist selbst kleinen Kindern bereits gut bekannt, wird sie doch, gut getarnt, im Kinderlied *Ein Männlein steht im Walde* von Hoffmann von Fallersleben besungen, in dessen Rätsellied es nicht um den Fliegenpilz, sondern um die Hagebutte geht.

Aus der Volksmedizin

Die Hagebutte wir nur innerlich gebraucht. Da sie nur so vor Vitamin C strotzt, ist sie zur Stärkung des Immunsystems sehr beliebt. Im Kampf gegen Infekte und Infektionskrankheiten leistet sie gute Dienste, genauso wie zum Aufbau von Abwehrkräften. Sie regt den Stoffwechsel an, hilft gegen Durchfälle, wirkt harntreibend und kann im Bereich von Magen- oder Darmerkrankungen sowie bei Gicht und Rheuma Abhilfe schaffen.

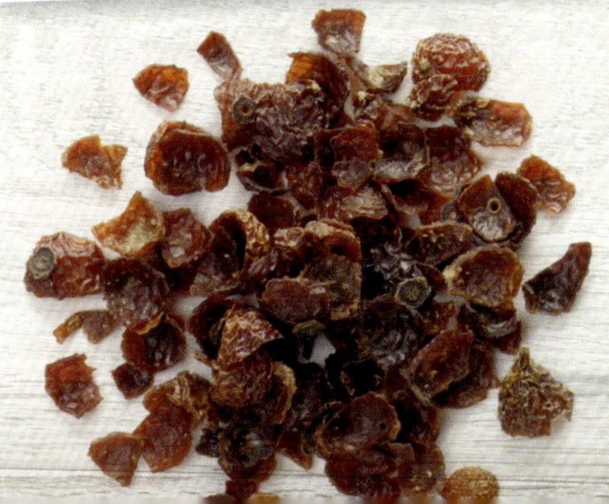

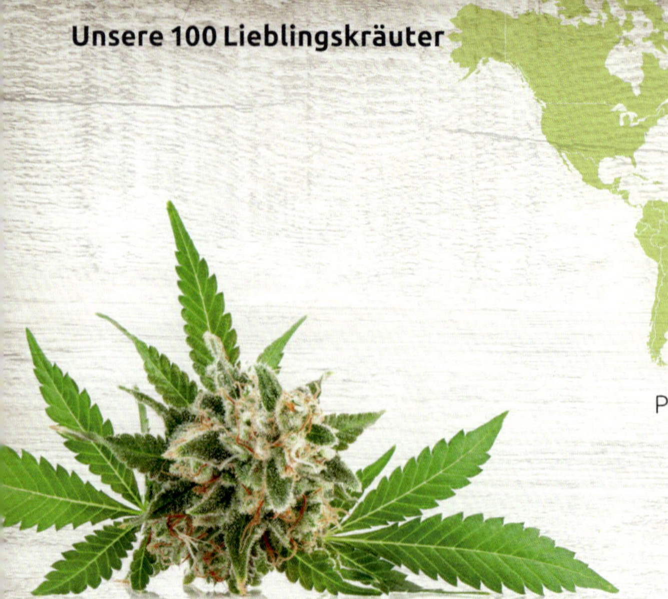

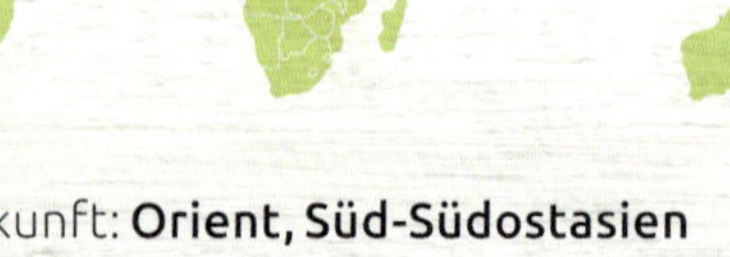

Herkunft: **Orient, Süd-Südostasien**

Pflanzenteile: **Blätter, Blüten, Früchte**

Duft & Geschmack:
blumig süßlich harzig

Ziehdauer: 15 Min

GENUSS.Profil:

Hanf

Cannabis sativa

Volkstümliche Bezeichnung: Haschisch, Rauschhanf, Gras, Marihuana

Allgemeines

Hanf als Teekraut schmeckt ungemein kräftig, aromatisch und würzig-harzig. Die grasigen, süßlich-dumpfen Noten runden das Geschmacksbild ab, selbst das bloße Hineinriechen ins getrocknete Kraut lässt die beruhigende und entspannende Wirkung vermuten.

Beschreibung

Als eine der ältesten Nutzpflanzen des Menschen zählt Hanf zur Familie der Hanfgewächse *(Cannabacea)*. Das Gewächs besteht aus Fasern, Samen, Blättern und Blüten, aus denen unterschiedliche Produkte hergestellt werden können. Einerseits ist Hanf ein wichtiger nachwachsender Rohstoff für die Textilindustrie und die Bauwirtschaft, andererseits ist er sowohl als Rauschmittel als auch als Arzneimittel bekannt. Die ein- bis zweijährige krautige Pflanze kann je nach Standortbedingungen Höhen bis zu fünf Meter erreichen, wobei sie auch bei kleinen Wuchshöhen erfolgreich blühen kann. Erste hanfkultivierende Ackerbaugesellschaften entstanden im Orient, im Zweistromland zwischen Euphrat und Tigris und im Nildelta Ägyptens und reichten bis China und Indien. Heute ist er als Kulturpflanze weltweit verbreitet, existiert aber auch verwildert.

Verwendung

Für Teezubereitungen verwendet man das getrocknete (CBD-lose) Kraut aus dem Fachhandel. So ist gesichert, dass man eine zuverlässige Hanfsorte mit geprüftem THC-Gehalt erhält, die außerdem die typischen Inhaltsstoffe, Flavonoide sowie ätherisches Öl, enthält. Für eine Tasse Aufguss nimmt man bis zu zwei Teelöffel getrocknetes und geschnittenes Kraut, das man mit 0,25 Liter 100 Grad sprudelnd kochendem Wasser rund 15 Minuten ziehen lässt. Um die Extraktion seiner Inhaltsstoffe zu intensivieren, gibt man in den Aufguss einige Tropfen hochwertiges Pflanzenöl (wie Sonnenblumenöl) oder ein wenig Milch. Da Hanftee koffeinfrei ist, eignet er sich ideal zum Abschalten am Abend.

Wissenswertes

Es ist der Gehalt an THC *(Tetrahydrocannabinol)* der Cannabis-Pflanze, der stets die Gefahr der missbräuchlichen Verwendung als Suchtmittel in sich birgt. Dieser zur Gruppe der Cannabinoide *(CBD)* gehörende Inhaltsstoff tritt in verschiedenen Anteilen in Hanfpflanzen auf und ist Hauptträger der psychoaktiven, berauschenden Wirkung. Dies erklärt das teilweise Verbot innerhalb der EU, Hanfpflanzen mit THC-Anteil anzubauen. Die meist verwendeten Begriffe Haschisch und Marihuana kommen aus dem Arabischen und bedeutet so viel wie Gras oder Kraut. Sie bezeichnet das Harz der weiblichen Triebspitzen, die Hauptquelle für CBD, wobei Marihuana die getrockneten, harzhaltigen Blüten und die blütennahen, kleinen Blätter der weiblichen Hanfpflanze bezeichnet. Haschisch hingegen wird aus dem gepressten Harz der weiterverarbeiteten Pflanzenteile hergestellt. Das von den Behörden beschlagnahmte Kraut enthält im Durchschnitt rund zehn Prozent THC. Saatgut, Pflanzen und Pflanzenbestandteile im freien Verkauf dürfen in der EU nicht mehr als 0,2 Prozent THC enthalten, wobei junge Blätter, Stängel und Wurzeln diesen THC-Gehalt nicht erreichen.

Aus der Volksmedizin

Das Wirkungspotenzial dieser uralten Heilpflanze ist seit gut 5000 Jahren bekannt und hat in alten asiatischen Medizinrichtungen genauso hohes Ansehen wie in der modernen wissenschaftlichen Forschung. In hohen Dosen ist THC gefährlich, da es schwere psychodelische Wirkungen hat. In niedrigen Mengen hingegen ist es ein medizinischer Segen, darüber ist man sich in der Fachwelt einig. Hanf wirkt entzündungshemmend und gegen Schmerzen aller Art. Er hilft bei Schlaflosigkeit oder bei Störungen von Magen und Darm. Außerdem dient er der Appetitsteigerung, wirkt nachgewiesen beruhigend, angstlösend, muskelentspannend, schmerzhemmend und brechreizhemmend, was vor allem in der Krebsbehandlung mittels Chemotherapie genutzt wird.

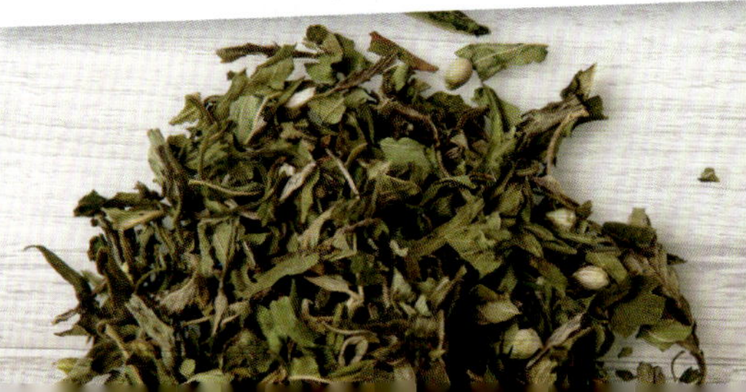

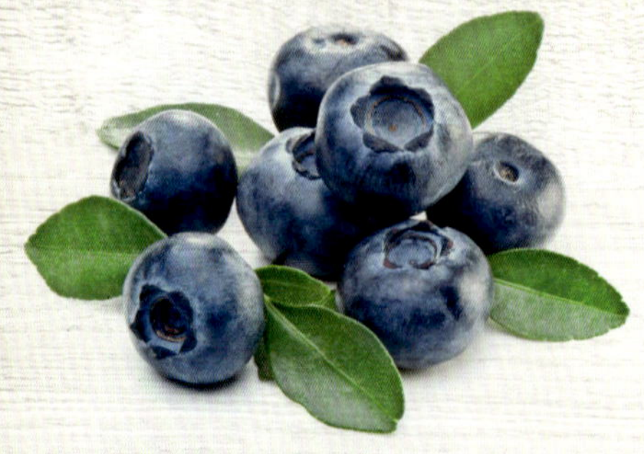

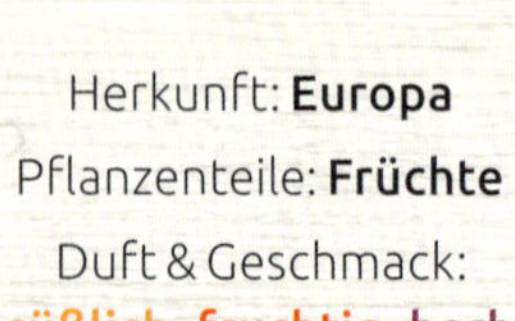

Herkunft: **Europa**

Pflanzenteile: **Früchte**

Duft & Geschmack:
süßlich fruchtig herb

Ziehdauer:

GENUSS.Profil:

Heidelbeere

Vaccinium myrtillus

Volkstümliche Bezeichnung: Blaubeere, Schwarzbeere, Waldbeere, Wildbeere

Allgemeines

Während Kulturheidelbeeren geschmacklich eher unspezifisch sind, verströmen Heidelbeeren aus dem eigenen Garten oder wild Gewachsene in der freien Natur sofort einen sämig-süßlichen und fruchtigen Geruch. Ihr Geschmack ist süß-säuerlich und adstringierend, da die enthaltenen Gerbstoffe ein besonderes Mundgefühl erzeugen, das durch das Zusammenziehen des weichen organischen Gewebes entsteht. Früchte und Blätter enthalten viel Gerbstoff, die Beeren zudem Zucker sowie Apfel- und Zitronensäure. Während die Verwendung der Beeren in der Medizin anerkannt ist, ist vom Gebrauch der Blätter als Heilmittel jedoch abzuraten, da bei längerem Gebrauch Vergiftungserscheinungen auftreten können. Am besten passen getrocknete Heidelbeeren als fruchtig-säuerliche Ergänzung in Teemischungen.

Beschreibung

Die zur Familie der Heidekrautgewächse *(Ericaceae)* zählende Heidelbeere gedeiht als blauschwarz gefärbte Beere auf sommergrünen, bodendeckenden Zwergsträuchern, die im Winterhalbjahr ihre Blätter abwerfen. Es gibt in dieser Gattung mehrere Arten, wobei die in Europa wild wachsende die Eurasische Heidelbeere ist – eng verwandt mit der Preiselbeere *(Vaccinium vitis-idaea)*. Sie wächst auf humusreichen Böden im Halbschatten im Wald, an Wald- und Wiesenrändern und trägt über den Sommer, meist von Juli bis September, ihre schwarzblauen Beeren. Wild wachsende Beeren sind zwar viel kleiner, aber geschmacksintensiver als gezüchtete Heidelbeeren. Die im Handel erhältlichen Kulturheidelbeeren stammen nicht von der in Europa heimischen Heidelbeere ab, sondern von nordamerikanischen Arten wie der Amerikanischen Heidelbeere *(Vaccinium corymbosum)*. Die großen und süßen Zuchtbeeren haben im Gegensatz zu den Wildfrüchten viel weniger Aroma und Gerbstoff.

Verwendung

Frische Heidelbeeren erhält man als Importware fast das ganze Jahr über, dabei handelt es sich aber stets um gezüchtete Beeren. Selbst innerhalb der hiesigen Frischesaison, von Juli bis September, gibt es kaum mehr wildwachsende Heidelbeeren auf dem Markt zu kaufen. Für Teeanwendungen findet man getrocknete, rosinierte Heidelbeeren im Fachhandel. Dazu wird eine Abkochung zubereitet, indem man einen gehäuften Esslöffel getrockneter Beeren mit einer Tasse kaltem Wasser übergießt, zum Sieden bringt und nach 10 Minuten Kochzeit abseiht. Dieser Tee wird ungezuckert über den Tag verteilt getrunken.

Wissenswertes

Im Sommer in freier Natur Heidelbeeren zu pflücken, ist ein Freizeitspaß für die ganze Familie. Aufgrund der immer wieder auftretenden Warnungen von einer möglichen Anhaftung von Eiern des Fuchsbandwurms sollte man selbst gepflückte Beeren jedoch nicht roh essen und sie vor dem Genuss zumindest waschen, besser noch kochen.

Aus der Volksmedizin

Heidelbeeren sind wahre Vitaminbomben, besonders reich an Vitamin C sowie an den Vitaminen A, B6, B9 und E, und echte Gesundmacher. Für frische Heidelbeeren gilt dank der Gerbstoffe eine positive Wirkung bei venösen Durchblutungsstörungen und Schweregefühl in den Beinen, neueste Untersuchungen zeigen bei erhöhtem Blutdruck sogar eine geringe Senkung der Werte. Hauptanwendung der frischen Früchte sind Verstopfungen, da die reichlich vorhandenen Fruchtsäuren und die kleinen Samen die Darmschleimhäute anregen und dabei abführend wirken. In getrockneter Form hingegen bewirken Heidelbeeren genau das Gegenteil und sind stopfend, womit sie ein gutes Heilmittel gegen Durchfallerkrankungen von Kindern und Erwachsenen darstellen. Für Letztere wirkt auch ein mit Rotwein angesetzter Heidelbeerwein als Mittel gegen Durchfall.

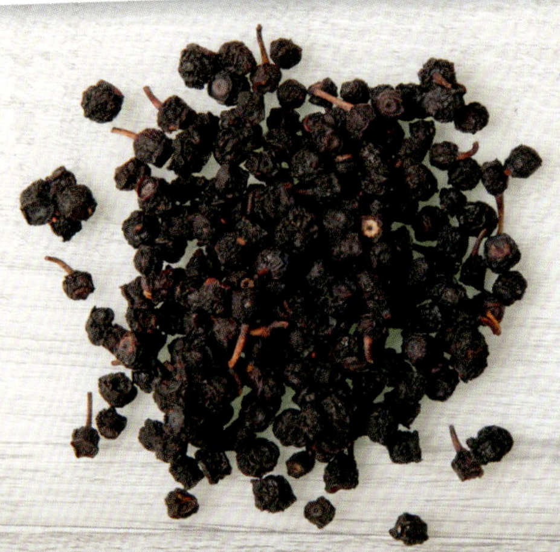

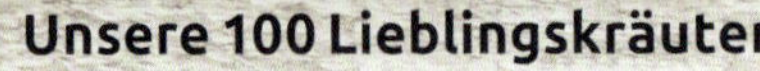

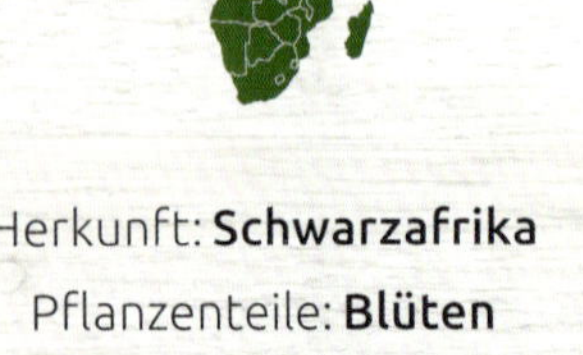

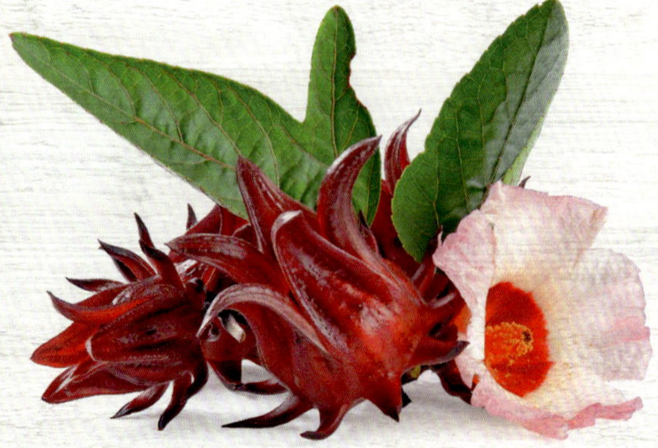

Herkunft: **Schwarzafrika**

Pflanzenteile: **Blüten**

Duft & Geschmack:
honigsüß fruchtig säuerlich

Ziehdauer: 10 Min

GENUSS.Profil:

Hibiskus

Hibiscus sabdariffa

Volkstümliche Bezeichnung: Eibisch, Afrikanische Malve, Rote Malve, Karkade

Allgemeines

Der spritzig anmutende, leicht säuerliche Geschmack von Hibiskus hat eine sommerlich erfrischende Wirkung. Noten von getrockneten Ribiseln und Preiselbeeren umspielen zusätzlich den Gaumen, zarter Blütenhonig schmeichelt im Hintergrund. Geschmacklich somit die ideale Teezutat für Mischungen zur warmen Jahreszeit.

Beschreibung

Der in unseren Breiten vielfach eher nur als Zierpflanze bekannte Hibiskus dürfte ursprünglich aus Afrika stammen, wo er innerhalb der Volksmedizin auch heute noch große Bedeutung hat. Ansonsten wird die Pflanze inzwischen weltweit in den Tropen kultiviert. Die einjährige Pflanze kann bis zu fünf Meter hoch wachsen und sticht im Spätsommer mit ihren großen Blüten, die ein Farbspiel von weiß bis rot zeigen, ins Auge. Es sind mehrere 100 Hibiskusarten bekannt. Hibiskus ist der Familie der Malvengewächse *(Malvaceae)* zugeordnet, daraus erklärt sich auch manch volkstümlicher Beiname sowie die familiäre Verwandtschaft zum Echten Eibisch *(Althaea officinalis)*. Während Echter Eibisch für seine Schleimstoffe geschätzt und verwendet wird, nutzt man die zur Fruchtzeit geernteten und getrockneten Hibiskusblüten aufgrund der darin enthaltenen Säuren wie Zitronensäure, Apfelsäure, Weinsäure und Hibiskussäure, die auch für den säuerlichen Geschmack verantwortlich sind. Zudem färben die enthaltenen Anthocyane den Teeaufguss dunkelrot – eine gute Erklärung dafür, dass Hibiskus meist als Geschmacks- und Farbgeber in Teemischungen eingesetzt wird.

Verwendung

Aufgrund der intensiv roten Farbe werden die getrockneten und zerkleinerten Hibiskusblüten gerne in Mischungen mit Hagebutte kombiniert, wo sie neben der schönen farbgebenden Eigenschaft auch einen wohlschmeckenden, angenehm säuerlichen Tee ergeben, der wunderbar den Durst löscht. Daher passt Hibiskustee sehr gut in die warme Jahreszeit. Die klassische Zubereitung erfolgt als Heißaufguss mit einem gehäuften Teelöffel zerkleinerter Blüten auf 0,25 Liter 100 Grad sprudelnd kochendem Wasser und einer Ziehzeit von 10 Minuten. Als ideale Zubereitung empfiehlt sich wie bei vielen Früchteteearten die Abkochung. Dazu die Pflanzenteile mit kaltem, frischem Leitungswasser für einige Minuten ansetzen, danach zugedeckt aufkochen und 10 Minuten ziehen lassen.

Wissenswertes

Etwas irreführend ist der in der deutschen Sprache oft verwendete Name Eibisch, der sich aus dem althochdeutschen *ibisca* und dem altgriechischen *ibiskos* ableitet. Und obwohl Hibiskus aus der Familie der Malvengewächse stammt, darf er nicht mit dem Echten Eibisch verwechselt werden, liegt er geschmacklich doch in einer völlig anderen Ecke.

Aus der Volksmedizin

Die Rote Malve, wie Hibiskus auch genannt wird, ist in der Volksheilkunde zur Behandlung von Erkältungen und bei Kreislaufbeschwerden beliebt. Außerdem sagt man der Heilpflanze nach, zum milden Abführmittel zu taugen, schleim- und krampflösend zu wirken und der Appetitanregung zu dienen. Des Weiteren wird ihm eine blutdrucksenkende Wirkung zugeschrieben. Äußerlich wird Hibiskustee in der afrikanischen Volksheilkunde als hilfreich bei nässenden Ekzemen empfohlen. Werdenden Müttern rät man jedoch vom Genuss von Hibiskustee ab, sollen doch abtreibende Wirkungen möglich sein.

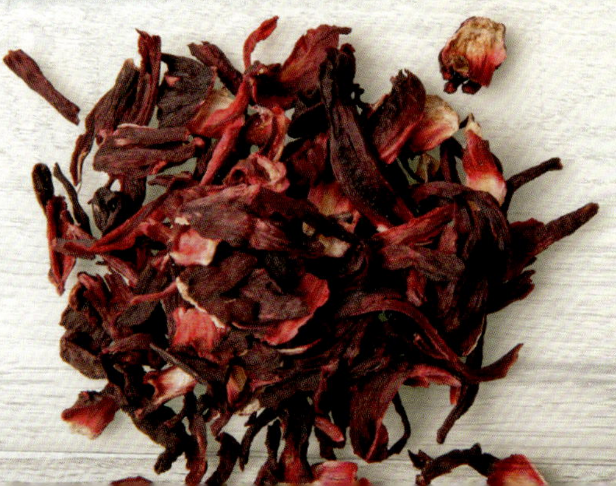

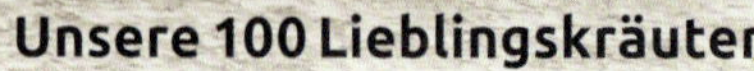

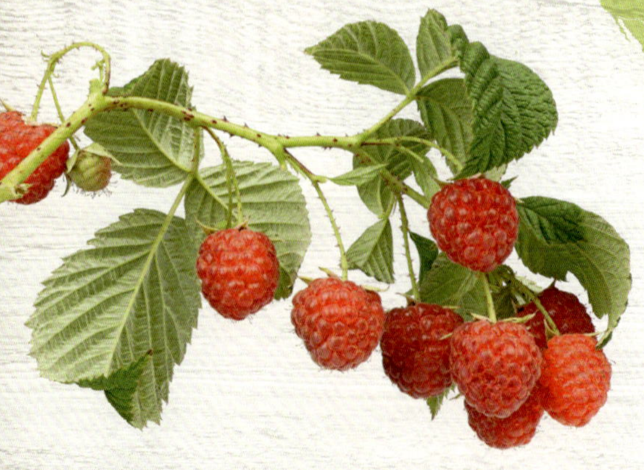

Herkunft: **Europa**

Pflanzenteile: **Blätter, Früchte**

Duft & Geschmack:
säuerlich würzig fruchtig

Ziehdauer:

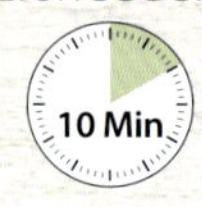

GENUSS.Profil:

Himbeere

Rubus idaeus

Volkstümliche Bezeichnung: Rotbeere, Samtbeere, Waldbeere, Runzelbeere

Allgemeines

Während die köstlichen Früchte süß schmecken, manchmal auch einen säuerlichen und leicht herben Abgang haben, erinnern Himbeerblätter im Geschmack an duftigen Blütenhonig. Eine grasige Frische und ein apfeliger Unterton gesellen sich ebenfalls dazu. Die Früchte sind reicht an Vitamin C, an ätherischem Öl, an aromatischen Fruchtsäuren sowie an Zucker und etwas Schleim. Himbeerblätter erinnern durch ihren Gerbstoffgehalt an sanften Schwarztee mit Rosenduft, werden sie zusätzlich fermentiert, verstärkt sich dieses schöne Aroma deutlich.

Beschreibung

Die Himbeere gehört zur Familie der Rosengewächse *(Rosaceae)* und ist ein sommergrüner Scheinstrauch mit Wuchshöhen bis zu zwei Metern, dessen Ruten mit feinen Stacheln besetzt sind – weniger stachelig als die Brombeere. Im Wildwuchs findet man die Himbeere von Europa bis Westsibirien, im Gebirge gibt es Vorkommen bis in eine Höhe von etwa 2000 Meter. Sie gedeiht hervorragend auf Waldlichtungen oder auf Kahlschlägen. Was in der Umgangssprache als Beere bezeichnet wird, ist botanisch richtigerweise eine Sammelsteinfrucht, die sich aus den einzelnen Fruchtblättern bildet. Die weichen Früchte sind bei Reife von Natur aus purpurrot, bei Zuchtformen auch weißlich-gelb oder auch schwarz. Nach dem Ernten verbleibt der Innenraum der Frucht hohl, da der Fruchtboden am Stängel hängen bleibt. Die gefiederten, leicht gezahnten Himbeerblätter sind auf der Unterseite silbrig, was sie von Brombeerblättern unterscheidet.

Verwendung

Himbeeren lassen sich leicht selbst im Garten kultivieren oder an unberührten Plätzen in der Natur ernten. Die beste Sammelzeit für die Früchte ist von Mai bis August, für das Sammeln der Blätter wählt man eher den April, wenn sie jung und frisch sind. Im Fachhandel findet man die Blätter oder Früchte der Himbeere in getrockneter Form für Teezubereitungen. Die klassische Zubereitung erfolgt als Heißaufguss mit einem gehäuften Teelöffel geschnittener Blätter auf 0,25 Liter 100 Grad sprudelnd kochendem Wasser und einer Ziehzeit von 10 Minuten. Himbeerblätter sind in Kombination mit Erdbeer- oder Brombeerblättern eine tolle Grundlage für zahlreiche Hausteemischungen. Spannt man sie etwa mit Hibiskusblüten, Hagebutten oder Melisse zusammen, ergeben sich wunderbare Teemischungen für den regelmäßigen Genuss auch über längere Zeiträume.

Wissenswertes

Als Heilpflanze war die Himbeere schon den Griechen und Römern vor 2000 Jahren bekannt. Ihr wissenschaftlicher Name *Rubus idaeus* geht vermutlich auf den griechischen Arzt Krateuas um 100 vor Christus zurück. Im Mittelalter wurde die Himbeere vor allem über die Klöstern kultiviert und verbreitet, Hildegard von Bingen meinte, dass sie „dem Menschen mehr nützt als schadet". Heute gibt es unzählige Sorten, wobei man zwischen Sommerhimbeeren und Herbsthimbeeren unterscheidet. Die Herbstarten fruchten grundsätzlich mehrmals jährlich, bei Sommerhimbeeren hingegen fruchten lediglich die Neutriebe einmal im Jahr zwischen Juni und August.

Aus der Volksmedizin

Generell gilt die Himbeere als entzündungshemmend, adstringierend und schweißtreibend. Sie wirkt positiv auf das Immunsystem, mildert Halsentzündungen und wirkt gegen Durchfall. Als Gurgellösung wirkt eine Himbeerteezubereitung aufgrund der enthaltenen Gerbstoffe gegen Entzündungen in Mund und Rachen, äußerlich kann sie zur Waschung bei Hautkrankheiten eingesetzt werden. Man sagt der Himbeere auch nach, dass sie kühlend, stärkend und lösend auf die Gebärmutter wirke. Wohl ein Grund, warum man schwangeren Frauen über Jahrhunderte in den letzten Wochen vor der Geburt und unter Umständen auch während des Gebärens Tee aus Himbeerblättern verabreichte, damit sie die Geburtswehen leichter ertragen.

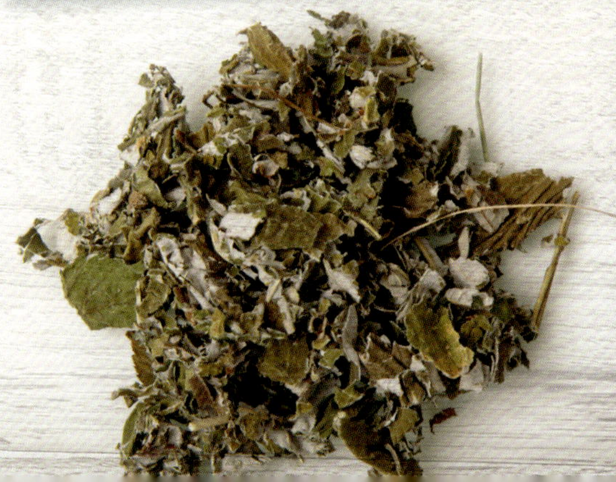

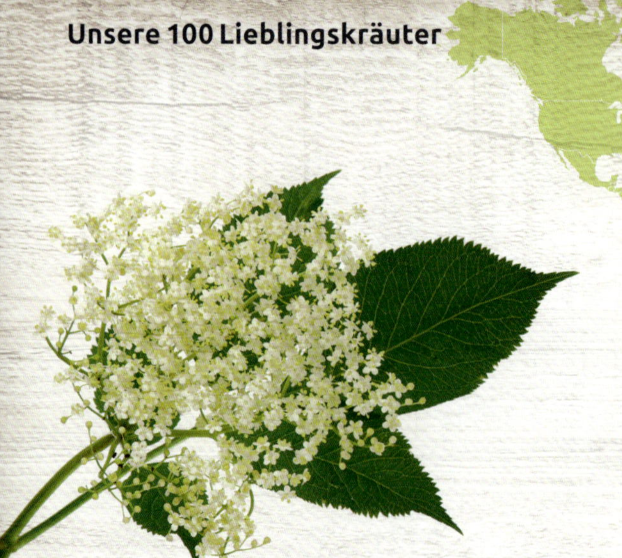

Herkunft: **Europa**

Pflanzenteile: **Blüten**

Duft & Geschmack:
duftig **vollmundig** **blumig**

Ziehdauer:

GENUSS.Profil:

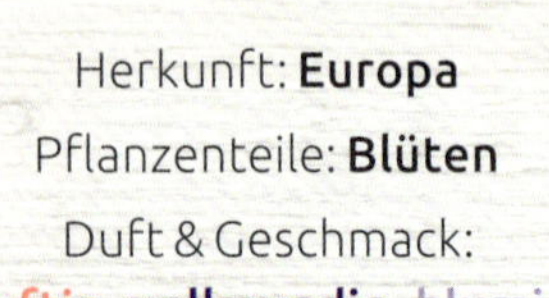

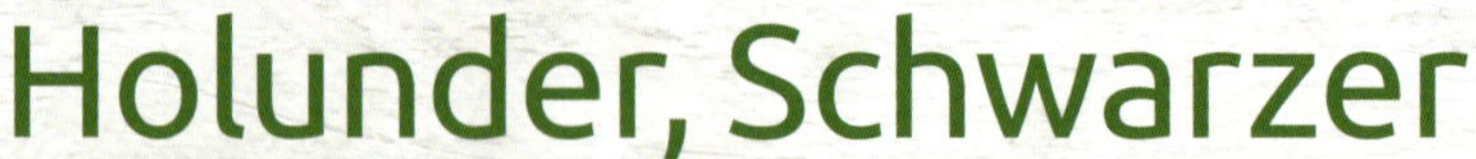

Holunder, Schwarzer

Sambucus nigra

Volkstümliche Bezeichnung: Holler(busch), Holderbusch, Schwarzholder, Flieder

Allgemeines

Die Blüten des Holunders duften bereits am Strauch intensiv aromatisch, es gibt kaum ein vergleichbares Aromenerlebnis. Als Teeaufguss erzeugt Holunder ein typisch schleimiges Mundgefühl mit üppig-blumigem und süßlichem Geschmack. Holunder ist reich an ätherischem Öl, an Bitter- und Schleimstoffen, an Flavonoiden und an diversen Vitaminen.

Beschreibung

Als Strauch oder Baum wächst der Holunder, der einige Meter hoch werden kann, sehr buschig und breit. Die Pflanze aus der Familie der Moschuskrautgewächse *(Adoxaceae)* gedeiht im Wildwuchs in der Nähe von Häusern und hat in ganz Mitteleuropa hohe Verbreitung. Die großen weiß-gelblichen Blüten blühen von Mai bis Juli in Trugdolden und verströmen einen unverwechselbaren fruchtig-würzigen Ton. Aus den Blüten entwickeln sich im Hochsommer schwarzviolette, kugelige Beerenfrüchte mit meist drei Steinkernen und blutrotem Saft. Vorsicht ist angesagt bei unreifen Beeren, da diese schwach giftig sind und Übelkeit, Durchfall oder Erbrechen auslösen. Auch die Rinde und die Blätter des Holunders können zu Magen– und Darmreizungen führen. Dafür verantwortlich ist das Glykosid Sambunigrin, das sich jedoch ab einer Temperatur von exakt 76,3 Grad zersetzt. Kocht man die Beeren für gut 20 Minuten bei mehr als 80 Grad ab, lassen sie sich wunderbar zu wohlschmeckenden Säften verarbeiten.

Verwendung

Für Teezubereitungen sind die hocharomatischen Blüten in getrockneter Form interessant. Sammelt man sie selbst, muss dies im Spätfrühling bis Frühsommer passieren. Man erhält getrocknete Holunderblüten aber auch lose im Fachhandel. Die klassische Zubereitung erfolgt als Heißaufguss mit einem gehäuften Teelöffel geschnittener Blüten auf 0,25 Liter 100 Grad sprudelnd kochendem Wasser und einer Ziehzeit von 10 Minuten. Bei Erkältungen können bis zu drei Tassen Holunderblütentee pro Tag genossen werden – dazu mit etwas Blütenhonig anreichern, was gerade in Zeiten körperlichen Unwohlseins eine besondere Wohltat für Körper und Seele bietet.

Wissenswertes

Alter Volksglaube besagt, dass ein Holunderstrauch Sitz der beschützenden Hausgötter ist. Sein Platz in der Nähe von Gebäuden ist gut verständlich; daher scheuen sich Grundbesitzer auch, einen Holunderstrauch zu fällen. In freier Natur trifft man neben dem Schwarzen Holunder häufig auf den Roten Holunder *(Sambucus racemosa)* und den Zwergholunder oder Attich *(Sambucus ebulus)*. Blüten und Beeren des Roten Holunders können ident zum schwarzen Bruder verwendet werden. Vorsicht gilt jedoch bei den roten Beeren, die ihre schwache Giftigkeit behalten, wenn sie gekocht werden – hier sind nämlich auch die Kerne giftig, sie müssen vor der Verarbeitung entfernt werden. Noch genauer Acht geben muss man beim Attich, dem niedrig wachsenden, sehr giftigen Bruder des Schwarzen Holunders, der auch schwarze Beeren trägt. Attich hat einen Vorteil, er verströmt als Strauch einen widerlichen Geruch, was ihn vom wohlduftenden Schwarzen Holunder stark unterscheidet.

Aus der Volksmedizin

Holunderblüten sind als schweißtreibend, fiebersenkend und stärkend für die Abwehrkräfte bekannt, weshalb sie vor allem zur Bekämpfung von Atemwegserkrankungen wie Husten, Schnupfen oder Grippe eingesetzt werden – sowohl als heißer Schwitztee (Grippetee) bei fieberhaften Erkältungen oder mäßig warm als vorbeugende Maßnahme bei grippalen Infekten. Die körpereigene Abwehr wird angeregt und kann mit Krankheitserregern leichter fertigwerden. Auch äußerlich ist seine Wirksamkeit bei Schwellungen und Entzündungen gefragt. Die gekochten Beeren helfen gegen Verstopfung, der Saft der Beeren ist als Abführmittel bekannt.

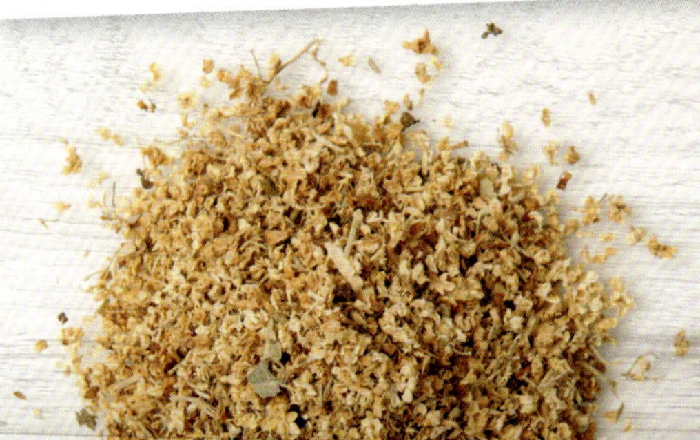

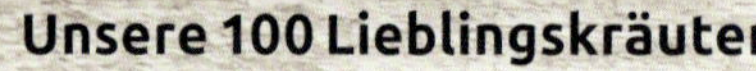

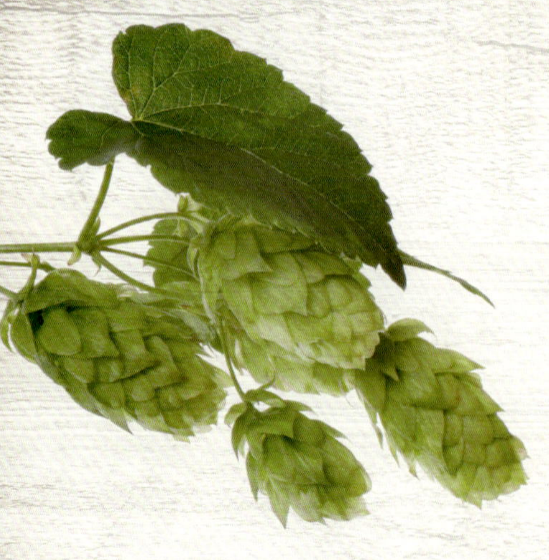

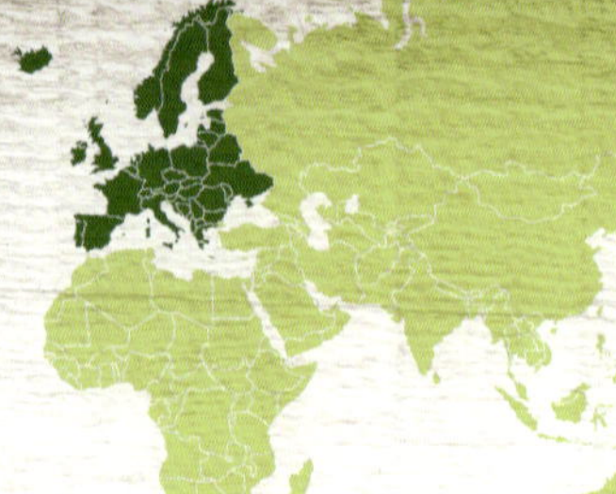

Herkunft: **Europa**

Pflanzenteile: **Früchte (Zapfen)**

Duft & Geschmack:

ätherisch ölig würzig

Ziehdauer:

GENUSS.Profil:

Hopfen, Echter

Humulus lupulus

Volkstümliche Bezeichnung: Kulturhopfen, Bier-Hopfen, Hoppen, Hopf, Hecken-Hopfen

Allgemeines

In der Nase lässt sich ein etwas dumpfer, muffig-würziger, grasiger Ton wahrnehmen. Der geschmacklich vordergründige Eindruck beim Genuss von Hopfen ist seine Bitterkeit. Leicht herbe Anklänge begleiten, ein kurzer, bitterer Nachgeschmack verbleibt. Hopfen enthält viel Harz, Gerbstoff, ätherisches Öl sowie Lupulin, kleine Harzkügelchen, die als Geschmacksstoff und Konservierungsmittel dienen. Man unterscheidet dabei grundsätzlich zwischen Bitterhopfen und Aromahopfen, abhängig vom Gehalt an Lupulin und geschmacksgebenden Bitterstoffen und ätherischen Ölen.

Beschreibung

Hopfen ist vor allem Bierfreunden bestens bekannt. Dass die bis zu zwölf Meter hochwachsende, ausdauernde Kletterpflanze auch eine wunderbare Heilpflanze ist, wissen vermutlich nur wenige Menschen. Er gehört zur Familie der Hanfgewächse *(Cannabaceae)* und ist in Europa heimisch. In Wildwuchs ist er nur mehr selten zu finden, er wird zumeist kultiviert und an Rankgestellen in die Höhe gezogen. Während die Wurzeln überwintern, prägen sich Blattwerk und Stängel jedes Jahr aufs Neue aus. Letzterer erreicht die erwähnten enormen Wuchshöhen, die Blätter erinnern an gezackte Weinblätter. Blütezeit ist im Juli und August, es sind die Ähren oder Dolden, auch Zapfen genannt, der weiblichen Pflanzen, die in der Heilkunde und beim Bierbrauen von Interesse sind. Die Zapfen werden zwei bis vier Zentimeter lang, sind von grünlich-gelber Farbe und eiförmig. Die Kulturpflanze ist seit dem 8. Jahrhundert in Europa für medizinische Zwecke bekannt, zum Bierbrauen durchgesetzt hat sich Hopfen jedoch erst im 16. Jahrhundert.

Verwendung

Da der Wildwuchs zu vernachlässigen ist, muss man Hopfenzapfen käuflich im Fachhandel oder über eine Brauerei des Vertrauens beziehen. Die klassische Zubereitung erfolgt als Heißaufguss mit einem gehäuften Teelöffel geschnittener Zapfen auf 0,25 Liter 100 Grad sprudelnd kochendem Wasser und einer Ziehzeit von 10 Minuten. Über den Tag verteilt, können bis zu drei Tassen Hopfentee getrunken werden, idealerweise vor allem vor dem Schlafengehen. Hopfenzapfen verlieren bei der Lagerung über längere Zeit die Drüsenhaare, die das gelbe bis rötliche hopfenbittere Harz Lupulin beinhalten. Diese Hopfendrüsen sammeln sich am Boden des Lagergefäßes und sollten vor Verwendung als Teeaufguss aufgeschüttelt werden.

Wissenswertes

Seit einiger Zeit gewinnt Hopfenspargel an Bedeutung, die weißen, frisch ausgetriebenen Sprösslinge des Hopfens, die in einem kurzen Zeitraum von wenigen Wochen in den Monaten März und April aus der Erde gegraben und als regionale Spezialität angeboten werden. Die doch recht kurze Saison und die zeitaufwändige Ernte machen Hopfenspargel zu einer der teuersten Gemüsearten der Welt.

Aus der Volksmedizin

Hopfen wird aufgrund seiner sedierenden Wirkungen seit Langem geschätzt, weshalb er gerne als Bestandteil von Beruhigungstees in Kombination mit Baldrian eingesetzt wird. Er beruhigt, entspannt und fördert den Schlaf. Daher wird er bei Unruhe und Angstzuständen sowie Schlafstörungen empfohlen. Gleichzeitig wirkt er antibakteriell, wird zur Appetitanregung, als Bittermittel bei Magenbeschwerden sowie bei Gallenproblemen verabreicht. Die Volksmedizin stuft ihn als Anaphrodisiakum ein, da er auf sexuelle Erregungszustände dämpfend wirkt. Gegen Wechseljahresbeschwerden wird er gerne herangezogen, gleicht er doch das schwindende Östrogen aus. Äußerlich verwendet man ihn als beruhigenden Badezusatz oder behandelt Geschwüre sowie Hautverletzungen mit wässrigen Hopfenextrakten.

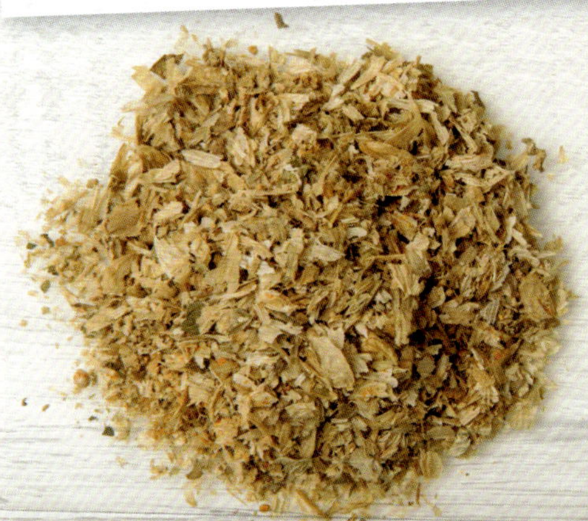

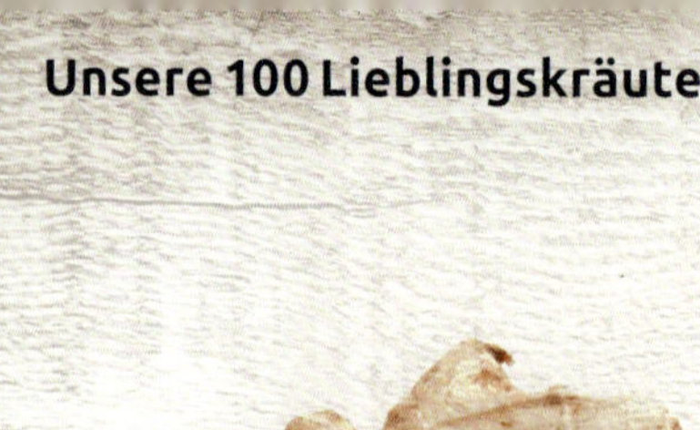

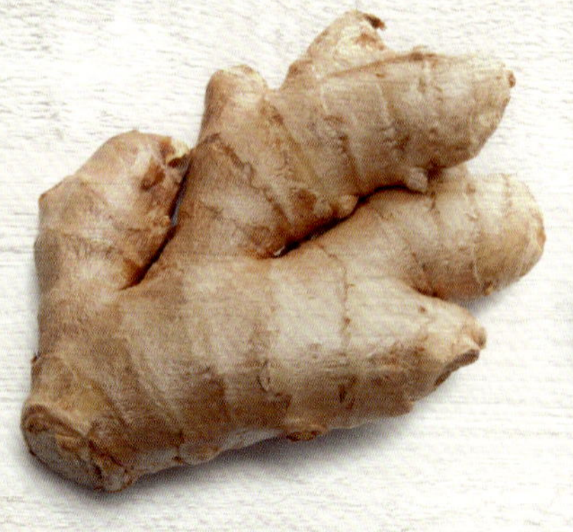

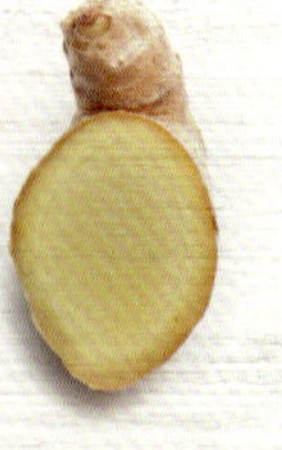

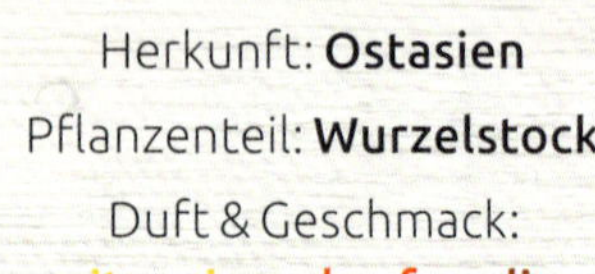

Herkunft: **Ostasien**

Pflanzenteil: **Wurzelstock**

Duft & Geschmack:
zitronig scharf erdig

Ziehdauer: 5 Min

GENUSS.Profil:

Ingwer

Zingiber officinale

Volkstümliche Bezeichnung: Ginger

Allgemeines

So wenig Aromatik der Ingwer im ungeschälten Zustand unter seiner silbrig glänzenden Schale vermuten lässt, so viel erlebt man, wenn man ihn frisch aufschneidet: in der Nase zitronig mit typischen Eukalyptusnoten, am Gaumen betont apfelig, brennend scharf und würzig. Dazu trägt vor allem das Gingerol bei, eine aromatische Substanz, die sich ähnlich verhält wie Capsaicin bei Chilis. Es ist nicht flüchtig und reizt direkt Zunge und Gaumen, was als scharf und heiß wahrgenommen wird.

Beschreibung

Ingwer ist eine ausdauernde krautige Pflanze aus der Familie der Ingwergewächse *(Zingiberaceae)* mit Wuchshöhen von bis zu einem Meter. Der dicke Scheinstängel und die langen Laubblätter geben ihr eine schilfartige Optik, am Ende des Stängels wächst eine zapfenartige Blütenähre mit grüngelben Deckblättern und einer orchideenähnlichen Blüte. Für Teeaufgüsse wird der verzweigte Wurzelstock *(Rhizom)* verwendet, der horizontal in der Erde wächst und innen gelblich und sehr aromatisch ist. Ein Rhizom ist ein Erdspross, der zwar fälschlicherweise oft auch Wurzelstock genannt wird, jedoch nicht die typischen Merkmale eines Wurzelsystems aufweist.

Verwendung

Wie so oft bei Gewürzen gilt auch beim Ingwer: je frischer verarbeitet, desto besser.

Idealerweise verwendet man für eine Tasse Ingwertee ein nussgroßes, geschältes Ingwerstück und schneidet es in feine, kleine Stücke. Anschließend übergießt man es mit 100 Grad sprudelnd kochendem Wasser und lässt für fünf Minuten ziehen. Idealerweise trinkt man diesen Tee in der Früh, angereichert mit dem Saft einer halben Zitrone, dann ist die Magen und Darm anregende Wirkung am stärksten. Für praktisch orientierte Menschen gibt es Ingwer auch getrocknet als Chips oder in Stückchen und natürlich als Pulver zu kaufen. Und man kann Ingwer auch selbst recht einfach trocknen, dünn aufgeschnitten im Backrohr bei rund 40 Grad.

Wissenswertes

Als Heilpflanze wird Ingwer vor allem in Asien schon seit Jahrhunderten verwendet, vermutlich stammt er aus dem südchinesischen Raum. Bis zur Einführung der südamerikanischen Chilis nach ihrer Entdeckung durch Christoph Kolumbus war Ingwer neben Pfeffer das einzige verfügbare scharfe Gewürz Asiens und zählt bis heute zu den wichtigsten Gewürzen typischer Masalas, den Gewürzzubereitungen der indischen Küche. Auch bei den alten Römern war Ingwer beliebt, galt jedoch aufgrund der schwierigen Beschaffungsmöglichkeiten als eines der teuersten Gewürze. Probleme mit dem Ingwer hatte Hildegard von Bingen: Während sie den nahe verwandten Galgant als Gewürz des Lebens einstufte, empfahl sie Ingwer nur für kranke Menschen. Ingwer soll in die Psyche des Menschen eingreifen und schade demnach einem gesunden und beleibten Menschen, weil er diesen unkonzentriert, vergesslich und lasziv macht.

Aus der Volksmedizin

Ingwer enthält verdauungsfördernde, magenstärkende, appetit- und kreislaufanregende Stoffe sowie Vitamin C und eine Vielzahl an Mineralstoffen. Generell werden dem Ingwer antioxidative, entzündungshemmende und anregende Effekte auf die Magen- und Darmfunktionen zugesprochen, er wirkt vor allem Wunder bei Übelkeit und Erbrechen. Vielen Überlieferungen zufolge gibt es kein besseres Mittel gegen Seekrankheit als das Kauen einer Ingwerwurzel. Die asiatische Medizin verwendet Ingwer auch zur Behandlung von Rheuma, Muskelschmerzen und Erkältungen, so findet sich Ingwer aufgrund seiner wärmenden Wirkung in fast allen Erkältungstees. Bei jedem Anflug von Halsschmerzen oder Husten regelmäßig ein kleines Stück frischen Ingwer zu kauen, beruhigt den Rachen und unterstützt das Bemühen, die Symptome verschwinden zu lassen.

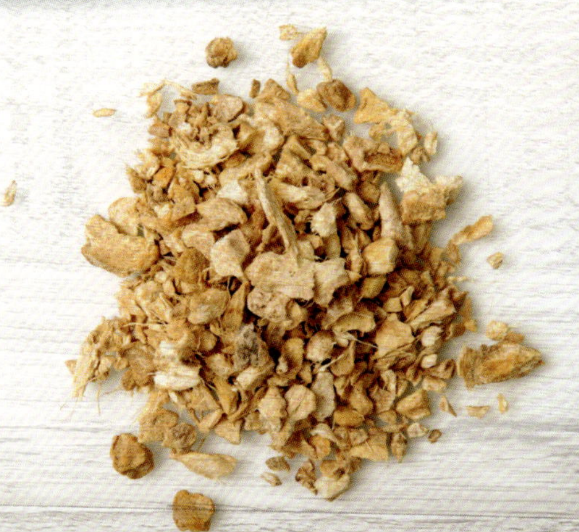

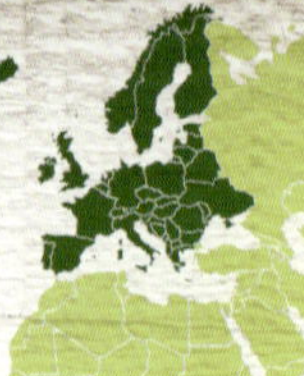

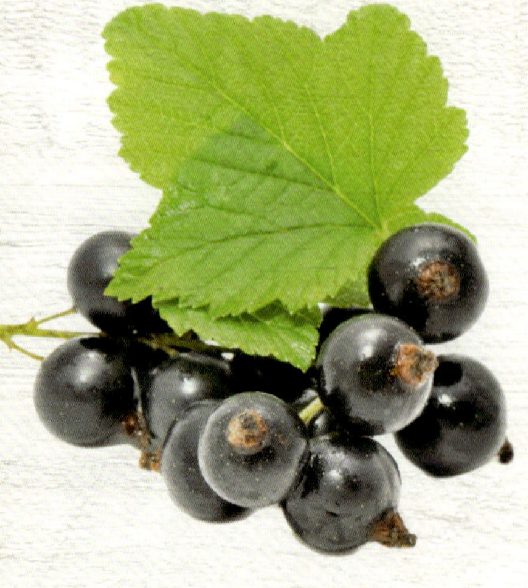

Herkunft: **Europa**

Pflanzenteile: **Blüten**

Duft & Geschmack:
säuerlich süßlich vollmundig

Ziehdauer:

GENUSS.Profil:

Johannisbeere, Schwarze

Ribes nigrum

Volkstümliche Bezeichnung: Schwarze Ribisel, Cassis, Black Current

Allgemeines

Der Geschmack der Schwarzen Johannisbeere kann als fruchtig-frisch mit zart herben und bitteren Anklängen beschrieben werden. Leider genießen die Beeren – zu Unrecht – aufgrund dieser eher bodenständigen Aromatik heute wenig Attraktivität. Die Aromatik der Blätter hingegen ist deutlich reduzierter und erinnert an Brombeerblätter mit ihrer mild-grasigen Charakteristik.

Beschreibung

Die Schwarze Johannisbeere ist eine Pflanzenart aus der großen Familie der Stachelbeergewächse *(Grossulariaceae)*, zu der auch die säuerliche Rote Johannisbeere *(Ribes rubrum)*, besser bekannt als Ribisel, oder die aromenreiche Stachelbeere *(Ribes uva-crispa)* gehören. Als sommergrüner Strauch erreicht die Pflanze Wuchshöhen bis zu zwei Meter. Die herzförmigen Blätter sind an der Oberseite kahl, an der Unterseite behaart. Im April und Mai geerntete, frische Blätter eignen sich sehr gut für Kräuter- und Gemüsesuppen. Zur Herstellung in Teezubereitungen empfehlen sich die zwischen April bis Juli gepflückten Blätter in getrockneter Form. An dem stachellosen Strauch sind die Blüten in hängenden Trauben angeordnet, aus denen im frühen Sommer unzählige schwarze

Beeren wachsen. Als Beerenobst wird die Schwarze Ribisel seit dem 16. Jahrhundert in Gärten angebaut, heute wächst sie aber in den gemäßigten Zonen Eurasiens bis nach Asien hin auch wild in feuchten Gebüschen und Auwäldern vor. Sie bevorzugt feuchte bis nasse Standorte.

Verwendung

In erster Linie ist die Pflanze vielen Menschen aufgrund ihrer reifen, schwarzen Beeren bekannt. Diese schätzt man wegen ihres extrem hohen Gehalts an Vitamin C, sodass sie gerne in der Küche verwendet werden, jedoch auch für heilende Zwecke, etwa bei grippalen Infekten, infrage kommen. Hildegard von Bingen nannte die Frucht als „Übles austreibend und Säfte reinigend". Der noch weniger bekannten Verwendung der Blätter steht aber sicherlich eine glänzende Zukunft bevor, da ihre positiven Wirkungen immer mehr Wertschätzung erhalten. Dies gilt vor allem beim Einsatz bei Gliederschmerzen oder bei rheumatischen Erkrankungen durch die entzündungshemmenden Wirkungen der Proanthocyanidine aus der großen Gruppe der Flavonoide. Die klassische Zubereitung erfolgt als Heißaufguss mit einem gehäuften Teelöffel geschnittener Blätter auf 0,25 Liter 100 Grad sprudelnd kochendem Wasser und einer Ziehzeit von 10 Minuten.

Wissenswertes

Der lateinische Name der Schwarzen Johannisbeere stammt aus der Ära von Carl von Linné, als alle sauer schmeckenden Beeren als *Ribes* benannt wurden. Heute werden aus den Knospen der Schwarzen Johannisbeere sogenannte Gemmoextrakte gewonnen, die als Nahrungsergänzungsmittel angeboten werden und als Tropfen, mit Wasser verdünnt, eingenommen werden. Eingesetzt werden sie wegen ihrer entzündungshemmenden und antiallergischen Eigenschaften gerne bei Beschwerden wie Migräne, Allergien, allergisches Asthma, Heuschnupfen, Ekzemen sowie grippalen Infekten.

Aus der Volksmedizin

Innerlich angewendet, wirkt die Schwarze Johannisbeere gegen Nieren- und Blasenerkrankungen, da sie zu einer Vermehrung der Harnmenge zur besseren Durchspülung der Harnwege führt. Leichte Hautverletzungen lassen sich genauso damit behandeln, wie die Wundheilung verbessert und äußerlich eine Linderung von Insektenstichen erreicht wird. Auch bei Gliederschmerzen oder rheumatischen Erkrankungen lohnt ihre Verabreichung. Die getrockneten Früchte eignen sich besonders gut in Teemischungen während der Wintermonate zur unterstützenden Behandlung bei Erkältungen und grippalen Infekten. Bei leichten Durchfallerkrankungen kann man dank der Gerbstoffe und Pektine Linderung der Beschwerden erreichen.

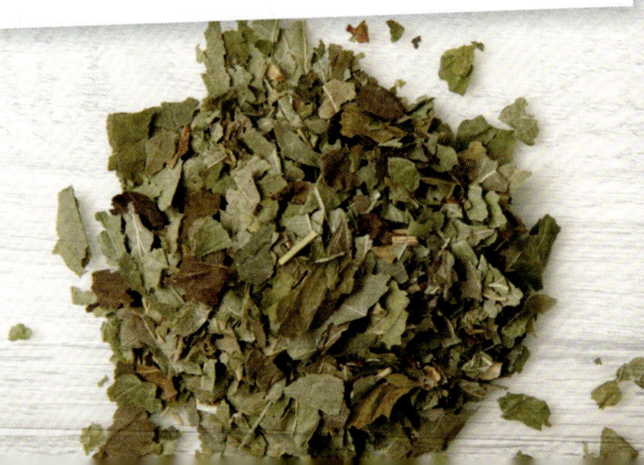

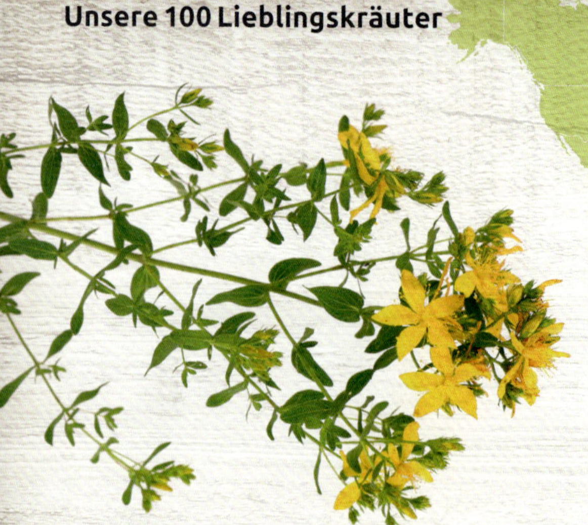

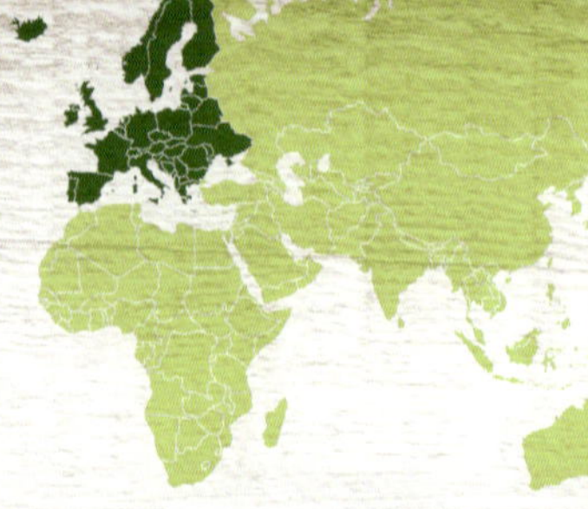

Herkunft: **Europa**

Pflanzenteile: **Kraut, Blüten**

Duft & Geschmack:
bitter & herb **würzig** **ölig**

Ziehdauer:

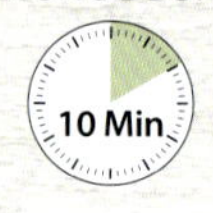

GENUSS.Profil:

Johanniskraut

Hypericum perforatum

Volkstümliche Bezeichnung: Blutkraut, Tüpfel-Johanniskraut, Tausendlöcherlkraut, Sonnwendkraut

Allgemeines

Das getrocknete Kraut schmeckt frisch und grasig, leicht duftig-blumig, aber auch etwas bitter und erdig. Für die Blüten gilt das Gesagte, jedoch in stärkerer, süßlicher Intensität. Der Teeaufguss ist saftig, ölig und pelzig-weich, mit sanft ätherisch-herben Anklängen.

Beschreibung

Das stimmungsaufhellende Johanniskraut entstammt der Familie der Hartheugewächse *(Hypericaceae)* und ist heute in Europa, Nordafrika und Nordasien heimisch. An sonnigen, trockenen Weg- und Waldrändern, Böschungen sowie in Steinbrüchen hat es seinen bevorzugen Standort. Die mehrjährige Pflanze wird bis zu einem Meter hoch und weist rund um ihren Stängel kleine, ovale Blätter auf. Auf den Blättern sitzen gut sichtbare rötlich-braune Punkte, die sogenannten Ölzellen, die rotes Öl enthalten. Rund um die Sonnwende betört Johanniskraut mit seinen goldgelben Blüten, die eine rötliche Farbe abgeben, sobald man sie mit den Fingern zerdrückt.

Verwendung

Sämtliche Pflanzenteile für Teeanwendungen erhält man in getrockneter Form im Fachhandel. Oder aber man sammelt zur

Zeit der Sommersonnwende das obere Drittel des blühenden Krauts sowie die frisch aufgeblühten Blüten. Der Vormittag, sobald der Tau getrocknet ist, ist der perfekte Zeitpunkt. Zu Büscheln gebunden, hängt man es kopfüber für einige Tage an einem luftigen, schattigen Ort zum Trocknen auf. Das getrocknete Kraut verwendet man für die Teeherstellung als Kaltwasserauszug oder als Heißaufguss mit einem gehäuften Teelöffel geschnittenem Kraut auf 0,25 Liter 100 Grad sprudelnd kochendem Wasser und einer Ziehzeit von 10 Minuten. Als Tagesdosis empfehlen sich davon zwei Tassen, eine in der Früh und eine am Abend. Die gewünschte aufhellende Stimmung durch den Wirkstoff Hyperforin tritt jedoch erst nach rund zehn Tagen ein. Um diese zu erhalten, setzt man die Kur für einige Wochen fort. Man sollte sich dennoch im Klaren sein, dass durch den stark schwankenden Gehalt von Hyperforin in Teezubereitungen eine Teekur nicht dieselbe Wirkung erzielen kann wie standardisierte Johanniskrautpräparate.

Wissenswertes

Die volkstümlichen Bezeichnungen von Johanniskraut machen klar deutlich, welche besonderen Eigenschaften die Heilpflanze hat. Der Name selbst, der auf Johannes den Täufer zurückgeht, verweist insbesondere auf den Johannistag, den 24. Juni, der unter Kennern als passender Zeitpunkt für die jährliche Ernte betrachtet wird. Rund um die Sonnenwende, so der Glaube, wird das Kraut in vollem Umfang mit Kraft gegen Böses und Dämonisches aufgeladen. Wohl ein Grund, weshalb man auch vom Sonnwend- oder Lichtkraut spricht. Der regional gebräuchliche Name Tausendlöcherlkraut stammt aus dem Aberglauben, dass einst der Teufel die Blätter vor Wut mit einer Nadel durchbohrt hat, da die Menschen durch das Kraut vor Hexen und teuflische Dämonen geschützt waren.

Aus der Volksmedizin

Schon in der Antike nutzte man die Mittsommerpflanze, zu Zeiten von Paracelsus war sie bereits für die positive Wirkung gegen Melancholie bekannt. Da sie die wärmende Sonne in sich gespeichert hat, taugt sie hervorragend dazu, diese Kräfte an dunklen Wintertagen an den Menschen abzugeben. So findet es breiten Einsatz gegen ein angegriffenes Nervenkostüm, bei Angstzuständen, bei nervöser Unruhe, bei Schlafstörungen und gegen Depressionen. Volksmedizinische Relevanz hat das Kraut auch bei Durchfall, als harntreibendes Mittel, gegen Bettnässe, ferner ist es schmerz- und entzündungshemmend bei Gicht und Rheuma.

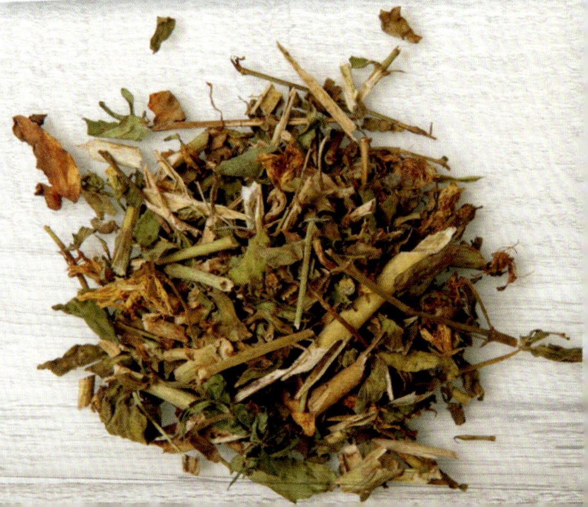

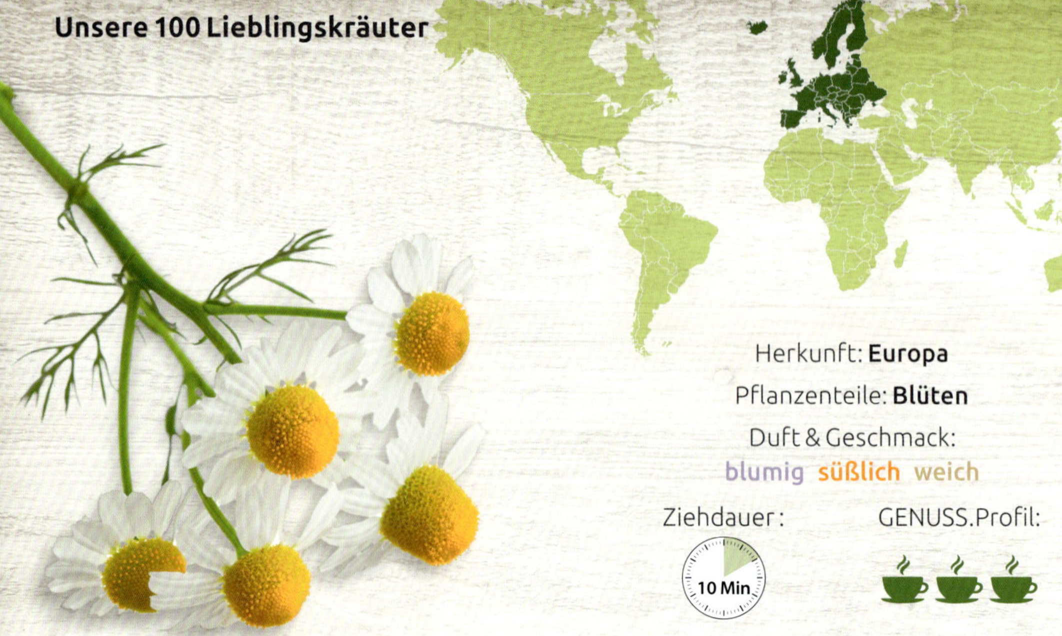

Herkunft: **Europa**

Pflanzenteile: **Blüten**

Duft & Geschmack:
blumig **süßlich** **weich**

Ziehdauer: 10 Min

GENUSS.Profil:

Kamille, Echte

Matricaria chamomilla

Volkstümliche Bezeichnung: Feldkamille, Mägdeblume, Mutterkraut

Allgemeines

Die Kamille ist bekannt für ihre blumig-grasigen, zart ätherisch-würzigen und duftig-honigsüßen Aromen, die warm und schmeichelnd in die Nase steigen und auch als Tee am Gaumen ihre tonisierende Wirkung zeigen. Der für die Aromatik wesentliche Bestandteil ist eine Komponente des ätherischen Öls der Kamillenblüte, Camazulen (auch als Azulen oder blaues Kamillenöl bekannt), das bis zu 1,5 Prozent der Pflanze ausmacht. Zudem sind Bitterstoffe, Flavonoide, Gerbstoff und Cumarin für den Duft und die Heilkraft der Kamille verantwortlich.

Beschreibung

Die aus der Familie der Korbblütler (*Asteraceae*) stammende Heilpflanze liebt die Sonne und das Licht. Ursprünglich aus Süd- und Osteuropa stammend, hat sie sich inzwischen über gesamt Europa und auch in Nord- und Südamerika sowie Australien ausgebreitet. Sie wächst grundsätzlich anspruchslos auf Feldern, im Brachland und an Feldrändern, kommt in freier Natur jedoch nur noch selten vor. Die meisten Drogen stammen aus industriellem Anbau im mediterranen Raum und in Südamerika. Aus den Samen bildet sich eine Blattrosette, die nach dem Überwintern ab Mai austreibt und einen bis zu 30 Zentimeter langen, runden, leicht gefurchten Stängel bildet, der sich nach oben hin stark verzweigt. Die einjährige Pflanze bildet dabei ein dicht gefiedertes, grüngelbes Blattwerk, an dessen Ende sich wiederum eine Vielzahl der goldgelben, stark duftenden Blütenköpfe mit den hellweißen Zungenblüten finden. Das Aussehen der Blüten erinnert stark an Gänseblümchen, obwohl diese viel kleiner sind.

Verwendung

Die Blüten der echten Kamille müssen umgehend nach der Ernte getrocknet und anschließend lichtgeschützt und möglichst luftdicht gelagert werden. Die klassische Zubereitung erfolgt als Heißaufguss mit einem gehäuften Teelöffel geschnittener Blüten auf 0,25 Liter 100 Grad sprudelnd kochendem Wasser und einer Ziehzeit von 10 Minuten. Bei empfindlichem Magen empfiehlt es sich, die Aufgusszeit auf 5 Minuten zu beschränken, da die Pflanze aufgrund ihrer austrocknenden Wirkung zu Magenzwicken führen kann. Auch behält der Tee durch die kürzere Ziehzeit deutlich mehr von den duftigen, eleganten Aromen.

Wissenswertes

Typisch für die echte Kamille ist der Hohlraum im Blütenboden, wodurch sie sich deutlich von der in freier Natur häufig vorkommenden Hundskamille *(Anthemis arvensis)*, der etwas größeren Wiesen-Margerite *(Leucanthemum vulgare)* oder der Strahlenlosen Kamille *(Matricaria discoidea)* unterscheidet. Deren Körbchenböden sind im Gegensatz zur echten Kamille innen markig gefüllt und verströmen beim Verreiben keinen charakteristischen ätherischen Duft, der Strahlenlosen Kamille fehlen zudem auch die weißen Lippenblüten. Medizinische Relevanz hat jedoch ausschließlich die echte Kamille.

Aus der Volksmedizin

Seit Langem zählt die echte Kamille zu den weltweit beliebtesten Heilpflanzen. Dank der ätherischen Öle und der Flavonoide wirkt sie antibakteriell, austrocknend, beruhigend und entzündungshemmend, womit sie innerlich für verschiedene Magen- und Darmbeschwerden angewendet wird. Der klassische Kamillentee lindert Bauchschmerzen kleiner und großer Kinder, auch bei verdorbenem Magen kann Kamillentee seine Wunder wirken. Äußerlich angewendet, verspricht die Kamille durch ihre schmerzlindernde und tonisierende Wirkung Linderung, etwa bei Augenentzündungen. Sie unterstützt die Wundheilung oder eignet sich in Form von Kamillendampfbädern bei Schnupfen und Erkältungen.

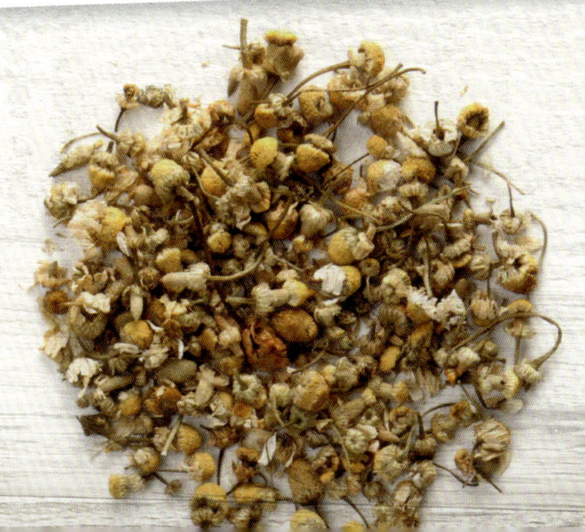

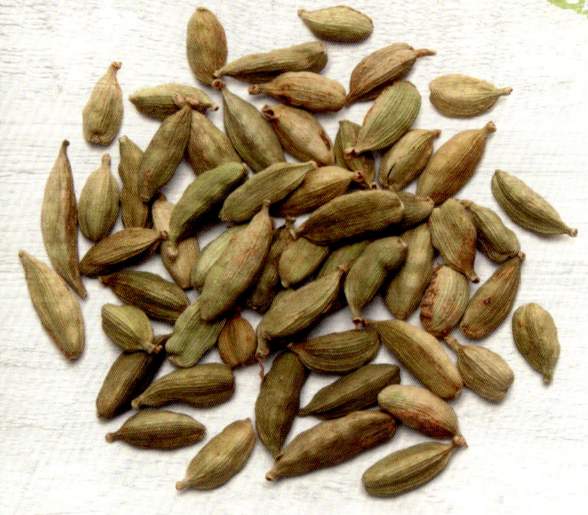

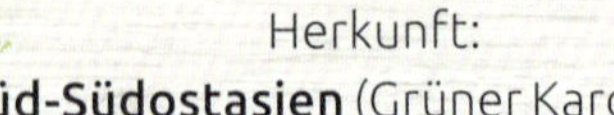

Herkunft:
Süd-Südostasien (Grüner Kardamom)
Ostasien (Schwarzer Kardamom)

Pflanzenteile: **Samen**

Duft & Geschmack:
würzig **erdig** **ätherisch**

Ziehdauer:

GENUSS.Profil:

Kardamom

Grüner Kardamom *(Elettaria cardamomum)*
Schwarzer Kardamom *(Amomum subulatum)*

Allgemeines

Aufgrund seines ätherischen Öls ist Kardamom einzigartig würzig und im Aroma süßlich-scharf. Auch wenn er an Kampfer und Bitterorange, manchmal auch an Eukalyptus erinnert, ist er dank seiner zitrusartigen, harzigen Geschmackskombination mit keinem anderen Teegewürz vergleichbar.

Beschreibung

Beim Kardamom unterscheidet man zwei Pflanzengattungen: den Schwarzen Kardamom und den Grünen Kardamom. Ersterer stammt aus den Bergregionen Nepals und aus dem Südwesten Chinas und spielt im internationalen Gewürzbusiness keine große Rolle. In den Welthandel gelangt vorrangig der Grüne Kardamom, der seine Wurzeln in Südindien hat, wo er in großen Mengen angebaut wird, aufgrund des hohen Inlandsverbrauchs jedoch kaum in den Export gelangt. Der heute mengenmäßig bedeutendste Produzent ist Zentralamerika, vor allem Guatemala, wo der Grüne Kardamom ausschließlich für den Export angebaut wird. Kardamom gehört generell zu den Ingwergewächsen *(Zingiberaceae)* und ist eine ausdauernde krautige Pflanze mit einer Wuchshöhe von bis zu fünf Metern. Er bildet wie alle Ingwergewächse ein bewurzeltes Rhizom als Überdauerungsorgan, das jedoch kulinarisch nicht verwendet wird. Aus den rispigen Blütenständen entwickeln sich dreifächerige, strohige Kapselfrüchte von grünlich-gelblicher Farbe, in jedem Fruchtfach sitzen vier bis acht unregelmäßig geformte Samen. Damit die Samen nicht verloren gehen, werden die Kapselfrüchte ungeöffnet knapp vor ihrer Reife von Hand gepflückt. Die Kapseln werden dann gereinigt und bei künstlicher Hitze gedörrt – erst dabei entfalten sie ihr typisches Aroma. Guter Grüner Kardamom zeichnet sich durch die lebhaft grüne Farbe seiner Kapselfrucht und die ölig-schwarze Farbe der Samenkörner aus.

Verwendung

Kardamom findet man heute im gut sortierten Fachhandel, entweder als ganze Kapselfrucht, als Samen oder gemahlen. Da für das Pulver meist die geschmacksneutrale Fruchtschale mit vermahlen ist, sollte man die ganzen Kapseln vorziehen. Auch verliert das Pulver rasch an Aroma. Die klassische Zubereitung erfolgt als Heißaufguss mit einem gehäuften Teelöffel grob gestoßener Samen auf 0,25 Liter 100 Grad sprudelnd kochendem Wasser und einer Ziehzeit von 10 Minuten. Noch mehr Genuss bringt die Beigabe von etwas Zitronensaft oder von Milch und Honig in den trinkfertigen Tee.

Wissenswertes

Auch der Schwarze Kardamom ist ein Ingwergewächs, dem Grünen Kardamom optisch ähnlich, kann ihm geschmacklich aber nicht das Wasser reichen. Er hat ein herbes, erdiges Aroma, oft mit einer starken Rauchnote und erinnert an Nadelhölzer und Kampfer. In Indien hat sowohl der Schwarze wie auch der Grüne Kardamom seinen eigenen Anwendungsbereich; den Schwarzen bevorzugt man für würzig-deftige Speisen, besonders bei Gemüse, den Grünen in der hohen Kochkunst mit raffinierten und subtilen Mischungen von Düften und Aromen.

Aus der Volksmedizin

In der Antike wurde Kardamom als Abtreibungsmittel verwendet, im arabischen Raum setzte man auch auf die aphrodisierende Wirkung des Gewürzes. Grundsätzlich hat Kardamom aufgrund seines hohen Gehalts an ätherischem Öl wichtige Funktionen bei Verdauungsbeschwerden und Darmträgheit, Atemwegserkrankungen und Erkältungsbeschwerden sowie bei Appetitlosigkeit. So enthält das Öl Borneol und Cineol, beide Stoffe gelten als schleimlösend und antibakteriell, sowie das durchblutungsfördernde Kampfer. Kardamom wirkt auch entkrampfend und stimmungsaufhellend und reduziert Mundgeruch. In Indien schwört man darauf, dass regelmäßige Verwendung die Leistung des Gedächtnisses verbessert.

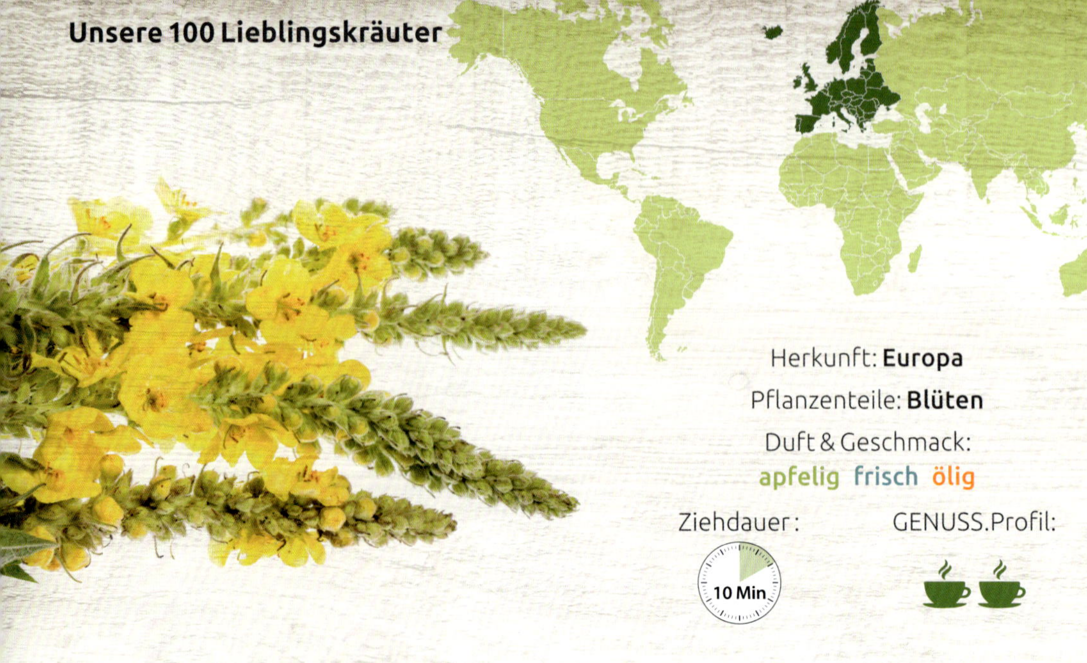

Herkunft: **Europa**

Pflanzenteile: **Blüten**

Duft & Geschmack:
apfelig frisch ölig

Ziehdauer: 10 Min

GENUSS.Profil:

Königskerze, Großblütige

Verbascum densiflorum

Volkstümliche Bezeichnung: Donnerkerze, Blitzkerze, Wollblume, Wollkraut, Wetterkerze, Fackelkraut

Allgemeines

Auf wunderbare Art ähneln die Blüten der Königskerze geschmacklich getrockneten Apfelringen. Eine fruchtig-frische Note mit etwas schleimigem Geschmack rundet nach hinten hin ab. Und das ist hier in keinster Weise negativ gemeint, gilt die Königkerze doch als eine der stärksten Schleimdrogen.

Beschreibung

Die Königskerze stammt aus der Familie der Braunwurzgewächse *(Scropholariaceae)* und ist über ganz Europa verbreitet. Mehrere Arten sind dabei als Heilpflanzen in Verwendung, gefragt sind vor allem jene mit großen Blütenblättern, da die von Hand gepflückten Blüten bei dieser mühsamen Arbeit schneller geerntet werden können. So gibt es neben der hier vorgestellten Großblütigen Königskerze auch die Gemeine Königskerze *(Verbascum phlomoides)* und die Kleinblütige Königskerze *(Verbascum thapsus)*. Generell sind Königskerzen zweijährige Pflanzen, die trockene, sonnige Plätze bevorzugen. Im ersten Jahr prägt sich eine große Blattrosette mit weichen Blättern aus, die gut einen halben Meter hoch geraten kann. Im zweiten Jahr schießt der Stängel rasch in die Höhe, aus den

Knospen, die von unten nach oben aufgehen, bilden sich Blüten aus. Zwischen Ende Juni und August zeigt sich die Königskerze dann in ihrer majestätischen Schönheit mit einer stattlichen Höhe von bis zu zwei Metern und leuchtend gelben, runden Blüten.

Verwendung

Es sind vorwiegend die Blüten der Königskerze, die für Kräutertees herangezogen werden, aber auch die Blätter können Anwendung finden. Sie kann pur als Teeaufguss getrunken oder mit anderen Hustenkräutern kombiniert werden. Die Blüten sollte man nur an sonnigen und trockenen Tagen und schnell trocknen. Sobald sie sich am Stängel dunkel verfärben, sind sie nicht mehr zur Teebereitung geeignet. Die Blüten selber zu trocknen, ist jedoch ein heikles Unterfangen, da diese zusammen mit Luftfeuchtigkeit rasch eine unschöne Braunfärbung annehmen. Wesentlich einfacher ist es, man kauft das reinsortige Kraut im Fachhandel und bereitet daraus einen klassischen Teeaufguss zu. Dazu einen gehäuften Teelöffel vom geschnittenen Kraut mit 0,25 Liter 100 Grad sprudelnd kochendem Wasser und einer Ziehzeit von 10 Minuten aufgießen. Um die Schleimstoffe der Blüten besonders schonend zu extrahieren, kann man Königskerzentee auch im Kaltauszug zubereiten und nach zwei Stunden Ziehzeit leicht angewärmt trinken.

Wissenswertes

Der wissenschaftliche Begriff der Königskerze trägt das lateinische Wort *barbascum* für Bart in sich, was mit dem dichten Filz an bäumchenförmigen Haaren zusammenhängt, der über die gesamte Pflanze wächst. Nach dem Volksglauben war die Königskerze seit jeher dazu geeignet, das Wetter für den kommenden Winter vorherzusagen. Locker besetzte sowie kleine Blütenstände deuteten auf Schneearmut hin, dicht besetzte sowie besonders lange Blütenstände waren Zeichen für einen schneereichen, langen Winter.

Aus der Volksmedizin

Das volksmedizinische Einsatzgebiet ist aufgrund der Pflanzenschleime, Bitterstoffe und Saponine der große Bereich der Hustenteemischungen, mildert die Königskerze doch den Hustenreiz und wirkt auswurffördernd. Anders als andere Hustenkräuter hat sie aber zweierlei Wirkung: Einerseits beruhigt sie die Schleimhaut, andererseits beschleunigt sie den Abtransport von Schleim, der sich im Zuge entzündlicher Prozesse gebildet hat. Die Königskerze wird auch als harntreibendes Mittel eingesetzt und findet sich in antirheumatischen Tees. Des Weiteren wirkt es Heiserkeit entgegen, wird als Gurgelmittel gereicht und kann, äußerlich angewendet, die Wundheilung unterstützen. Auch krampfhaften Zuständen im Verdauungstrakt wirkt sie entkrampfend und erschlaffend entgegen.

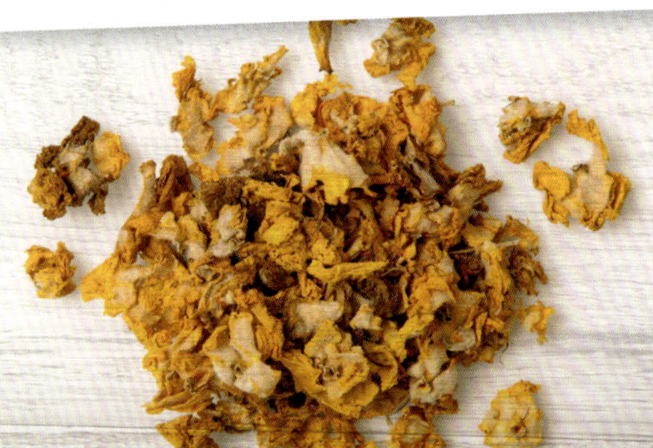

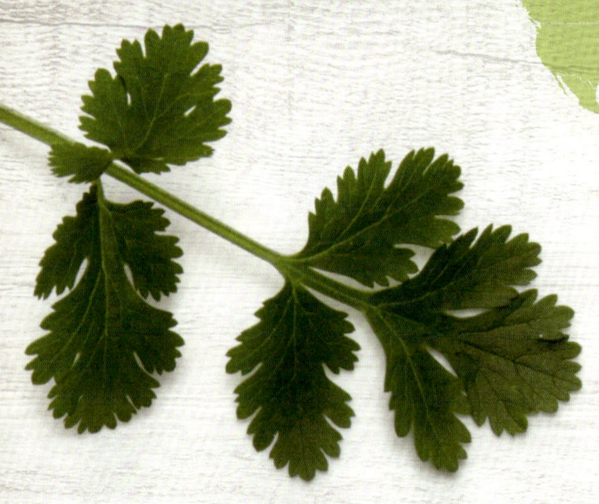

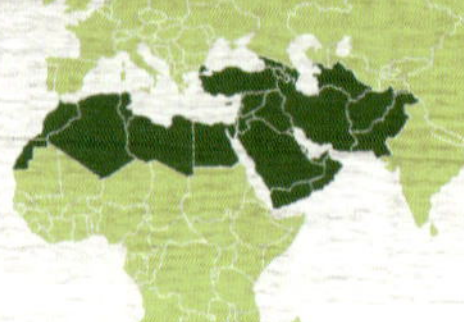

Herkunft: **Orient**

Pflanzenteile: **Früchte, Blätter**

Duft & Geschmack:
krautig **bitter** **ätherisch**

Ziehdauer:

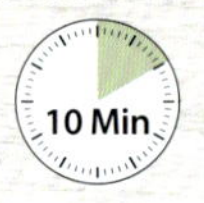

GENUSS.Profil:

Koriander

Coriandrum sativum

Volkstümliche Bezeichnung: Wanzenkraut, Arabische Petersilie, Schwindelkraut

Allgemeines

Aromatisch betrachtet, haben Korianderblätter und Koriandersamen wenige Gemeinsamkeiten. Während das grüne Kraut kräftig, scharfbitter, moschusartig und salbeiähnlich riecht und schmeckt, sind die Samen angenehm mild-würzig, süßlich-blumig und zitrusähnlich. In ihren Einsatzzwecken sind die beiden daher auch kaum austauschbar.

Beschreibung

Der Koriander, zur Familie der Doldengewächse *(Apiaceae)* gehörend, ist eine einjährige, bis zu 90 Zentimeter hohe Pflanze mit weißlichen bis zartrosafarbenen Blütendolden und kugelförmigen, zweigeteilten Früchten (Koriandersamen), die im Sommer geerntet werden. Die Samen sind an der Außenseite gelb bis braun, außen vertikal gefurcht und innen hohl. Den über der Erde wachsenden Teilen des Korianders sagt man einen etwas eigenartig anmutenden, wanzenartigen Geruch nach, der nicht jedermanns Sache ist. Sein Name leitet sich vom griechischen Wort für Wanze *koris* ab, womit auch die für Korianderblätter alternative Bezeichnung Wanzenkraut nachvollziehbar wird. Dieser Geruch von Pflanze und Samen verliert sich allerdings, sobald im Sommer die Samenreife eintritt. Seine jungen Blätter sind eher rundlich, breit und dreigeteilt eingeschnitten und erinnern stark an Petersilie, während die älteren Blätter doppelt gefiedert und fein zerteilt sind, ähnlich der Dille.

Verwendung

Für Teeaufgüsse eignen sich ausschließlich Koriandersamen, die man wie bei den Früchten aller Doldenblütler am besten vor der Anwendung im Mörser grob anstößt. Die klassische Zubereitung erfolgt als Heißaufguss mit einem gehäuften Teelöffel grob gemörserter Samen auf 0,25 Liter 100 Grad sprudelnd kochendem Wasser und einer Ziehzeit von 10 Minuten. Wenn man die frisch zerstoßenen Körner mit Honig vermengt, erhält man einen wirksamen Hustensirup.

Wissenswertes

Der aus dem östlichen Mittelmeerraum und Kleinasien stammende Koriander gilt als eine der ältesten Gewürzpflanzen, deren Verwendung bereits im Ägypten der Pharaonen belegt ist. Seine erste schriftliche Erwähnung findet sich schon in der Zeit des babylonischen Königs Marduk-apla-iddina II. (biblisch Merodach-Baladan genannt) im späten 8. und frühen 7. Jahrhundert vor Christus, der die Pflanzen seines königlichen Heilkräutergartens auf Tontafeln aufzählen ließ. Nach Mitteleuropa kam er über die Griechen und Römer, die ihn sowohl als Heilpflanze als auch kulinarisch einsetzten. Zudem ist Koriander in der Landgüterverordnung von Karl dem Großen aufgelistet, ein Garant für die Verbreitung in Nordeuropa ab dem frühen Mittelalter.

Aus der Volksmedizin

Koriandersamen enthalten viel ätherisches Öl, vor allem Linalool und Geraniol, die für den angenehmen Geruch der getrockneten Samen sorgen. Das Öl wirkt gegen viele Magen-Darmstörungen, es ist appetitanregend, verdauungsfördernd, krampflösend und entzündungshemmend, ideal auch in Kombination mit Rosmarin, Fenchel und Anis. Weitere Anwendungsgebiete sind Konzentrationsschwächen, Schwindel, Husten, Heiserkeit, leichtes Fieber oder auch Augenentzündungen. Um diese umfassenden Heilwirkungen wusste im Mittelalter auch der französische Ordenszweig der Karmeliten Bescheid, der um 1622 im Pariser Kloster Eau de Carmes unter größter Geheimhaltung mit der Herstellung des berühmten Elixiers aus Heilpflanzen und Gewürzen, dem als *Karmeliterwasser* bekannten Kräutergeist, begann. Das Karmeliterwasser ist kräftigend, belebend, entkrampfend und wirkt gegen Verdauungsstörungen, Müdigkeit und Reiseübelkeit. Es vereint eine Vielzahl an Heilpflanzen und Gewürzen, darunter als eines der wichtigsten Kräuter den Koriander in Kombination mit Melisse, Kresse, Zimt, Beifuß und Bohnenkraut.

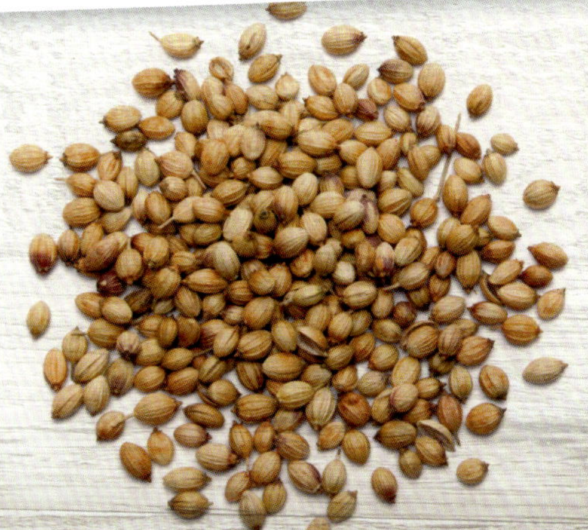

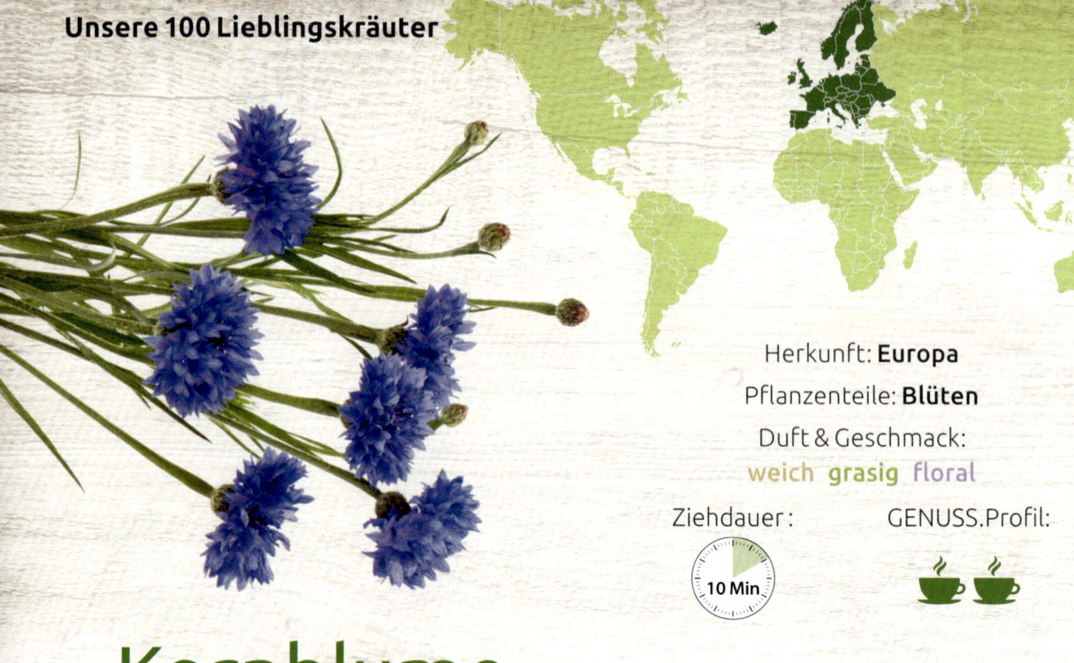

Herkunft: **Europa**

Pflanzenteile: **Blüten**

Duft & Geschmack:

weich grasig floral

Ziehdauer: 10 Min

GENUSS.Profil:

Kornblume

Centaurea cyanus

Volkstümliche Bezeichnung: Cyane, Hungerblume, Kaiserblume, Kornnelke

Allgemeines

Die Blüten der Kornblume schmecken leicht würzig, grasig und erinnern entfernt an Heu. Eine sonstige geschmackliche Charakteristik fehlt, zumal die Pflanze heutzutage vorwiegend aufgrund ihrer optischen Reize als blaue Färbedroge herangezogen wird.

Beschreibung

Die Kornblume galt in Europa früher als ungeliebtes Ackerunkraut, das aufgrund der üppigen Düngung mit Unkrautvernichtungsmitteln stark zurückgedrängt wurde und deshalb für längere Zeit unter Naturschutz stand. Vor allem der biologische Ackerbau mit dem zunehmenden Rückgang an Pestiziden brachte die Pflanze wieder nach vorne, heute wird sie als nicht gefährdet angesehen und ist wieder häufiger auf Wiesen und in Gärten anzutreffen. Die Kornblume ist mit ihren wunderschön leuchtenden, blauen Blüten ein Augenschmaus. Korrekt nennt sich die Kornblume eigentlich Korn-Flockenblume aus der großen Familie der Korbblütler *(Asteraceae)* und stammt ursprünglich aus dem östlichen Mittelmeerraum, hat sich aber inzwischen weltweit verbreitet. Verwandt ist sie mit dem Löwenzahn, der Ringelblume und der in unseren Wiesen oft vorkommenden Gewöhnlichen Flockenblume. Ihr Lebensraum sind Unkrautfluren, Schuttplätze und Getreidefelder mit halbschattiger bis sonniger Ausrichtung. Die ein- bis zweijährige Pflanze erreicht Wuchshöhen von 80 Zentimetern und bildet zwischen Juni und Oktober die allseits bekannten Röhre- oder Körbchenblüten aus. Aus den Blüten entwickeln sich im Herbst die Samen. Sie lässt sich auch gut im eigenen Garten anbauen, ist pflegeleicht, mag aber keine Staunässe.

Verwendung

Es sind die leuchtend blauen Blüten, die als Teekraut von Bedeutung sind. Geerntet werden müssen Blüten, die sich gerade erst geöffnet haben. Die Trocknung ist umgehend und schonend durchzuführen, um die intensive Farbe zu erhalten. Der Einfachheit halber kann auch das Kraut samt Blüten geerntet und als Büschel kopfüber an einem schattigen, luftigen Ort getrocknet werden. Nach dem Trocknen müssen die Blüten gezupft werden. Eine dunkle Lagerung ist verpflichtend, will man nicht das rasche Ausbleichen der getrockneten Blüten riskieren. Im Heißaufguss genügt ein Teelöffel mit Blüten auf 0,25 Liter 100 Grad sprudelnd kochendem Wasser und einer Ziehzeit von 10 Minuten. Da die Kornblume auch als Schmuckdroge verwendet wird, findet man sie aus optischen Gründen in vielen Teemischungen.

Wissenswertes

Die Verbreitung der Kornblume von ihrer ureigenen Heimat im östlichen Mittelmeer über die ganze Welt dürfte eng mit der Verteilung von Getreidesaatgut zusammenhängen. Da sie nämlich die gleichen Bedingungen wie Getreide bevorzugt, breitete sie sich in früheren Jahrtausenden auch Hand in Hand mit dem Ackerbau in viele Teile dieser Welt aus. Die im 20. Jahrhundert massiv einsetzende Verwendung von Pestiziden im Getreideanbau führte dann auch zum Verschwinden.

Aus der Volksmedizin

Bereits die alten Griechen setzten die Kornblume zur Wundheilung ein. Später im Mittelalter wurde sie zur universellen Heilpflanze und sogar im Kampf gegen die Pest eingesetzt, ohne dass ihre tatsächliche Wirksamkeit dafür belegt ist. Zur Heilung von Augenerkrankungen war sie beliebt, des Weiteren zum Spülen eines entzündeten Mund- und Rachenraumes, bei schlecht heilenden Wunden, Fieber und giftigen Insektenbissen. Sie wirkte Verdauungsbeschwerden entgegen, war gegen nervöse Unruhezustände sowie chronischen Husten bei der Hand und wurde auch äußerlich in Form von Breiumschlägen, wässrigen Extrakten sowie Salben vorwiegend bei Augenbeschwerden angewendet. Kornblumentee ist auch ein mildes, harntreibendes Magenmittel und kann bei leichtem Durchfall getrunken werden.

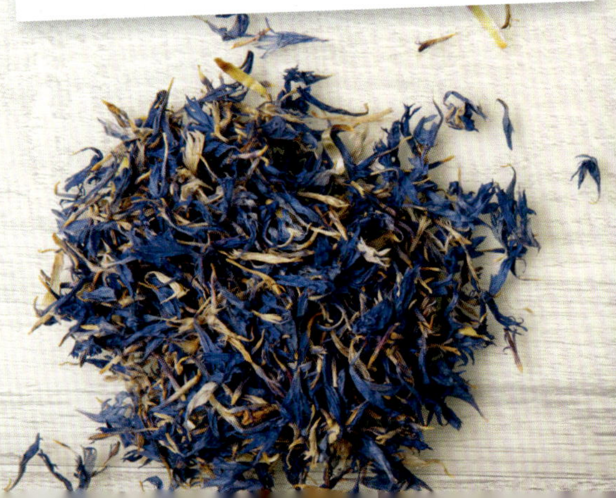

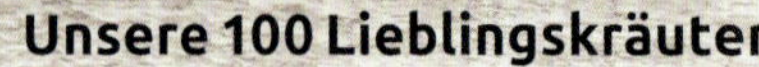

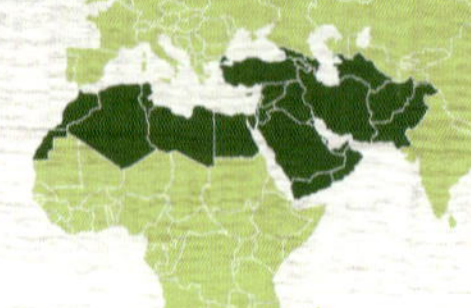

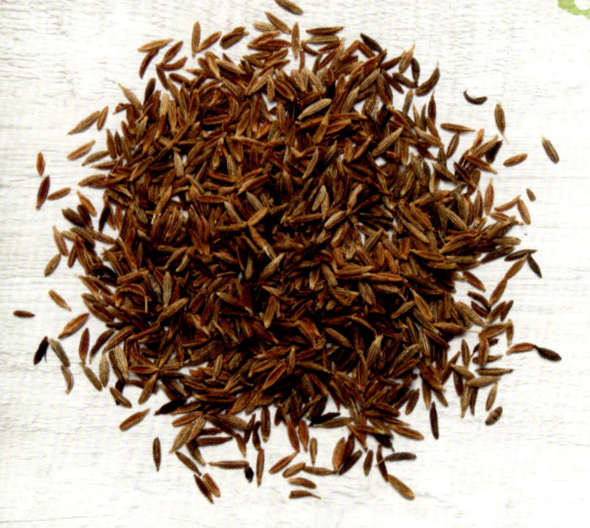

Herkunft: **Orient**

Pflanzenteile: **Früchte**

Duft & Geschmack:
erdig **süßlich** **exotisch**

Ziehdauer:

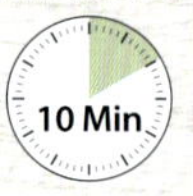

GENUSS.Profil:

Kreuzkümmel

Cuminum cyminum

Volkstümliche Bezeichnung: Kumin, Cumin, Mutterkümmel, Weißer Kümmel

Allgemeines

Kreuzkümmel liebt man für sein deftiges, erdiges, bitter-scharfes und leicht süßes Aroma – oder man liebt es nicht, hier scheiden sich die Geister. Er ist jedenfalls dank des starken Eigengeschmacks dominanter als der europäische, herb-würzige Wiesenkümmel und muss folglich anders als Kümmel mit anderen Gewürzen gemischt werden. Der unverwechselbare Geschmack wird vom im ätherischen Öl enthaltenen Cuminaldehyd verursacht, das auch intensiv riechender Bestandteil in Eukalyptus, Myrrhe oder Cassiazimt ist.

Beschreibung

Der Kreuzkümmel ist eine alte asiatische Pflanze aus der Familie der Doldenblütler *(Apiaceae)*; die Bezeichnung leitet sich von der gekreuzten Blattstellung und vom kümmelähnlichen Aussehen der getrockneten Früchte ab. Der Kreuzkümmel ist mit dem Wiesenkümmel nur entfernt verwandt und wächst im Gegensatz zu diesem nur in warmen Ländern wie Indien, Indonesien, dem südlichen Mittelmeergebiet und vor allem in der Türkei, wo sich die weltweit größten Anbaugebiete befinden. Ursprünglich stammt der Kreuzkümmel aus dem östlichen Mittelmeergebiet, erst in der Zeit des Indienfeldzuges Alexander des Großen um 300 vor Christus gelangte er in jene asiatischen Regionen, wo er heute als eines der typischen Curry-Gewürze verwendet wird. Allein die indische Produktion an Kreuzkümmel beträgt aktuell rund 150 000 Tonnen, wovon nur wenig exportiert wird. Kreuzkümmel bildet im Gegensatz zu den reinweißen Blüten des Wiesenkümmels rosafarbene bis rötliche Blüten in kleinen, locker stehenden Doppeldolden. Sobald diese im Hochsommer verblühen, bilden sich die ellipsenförmigen und gelblich-braunen Spaltfrüchte (Samen) mit den feinborstigen Rippen.

Verwendung

Am besten kauft man ganze Kreuzkümmelsamen, fertig gemahlener Kreuzkümmel empfiehlt sich nur für sofortige Anwendungen. Kreuzkümmel ist wie alle Früchte der Doldenblütler ein ideales Gewürz für den Mörser, ob grob oder fein gestoßen, entfaltet er so sein Aroma perfekt. Die klassische Zubereitung erfolgt als Heißaufguss mit einem gehäuften Teelöffel grob gemörserter Früchte auf 0,25 Liter 100 Grad sprudelnd kochendem Wasser und einer Ziehzeit von 10 Minuten.

Wissenswertes

Eine der weltweit bekanntesten indischen Gewürzmischungen, Garam Masala, baut auf Kreuzkümmel auf. Ergänzt mit Koriandersamen, Pfeffer und süßen Gewürzen wie Zimt, Kardamom, Gewürznelken und Indischen Lorbeerblättern kombiniert die Mischung persische und indische Geschmacksvorlieben und ist unentbehrlich für die feine Küche Nordindiens. Ein Masala versteht sich als Pfeffer und Salz der indischen Küche und sollte sparsam als Grundkomponente verwendet werden.

Aus der Volksmedizin

Kreuzkümmel ist wie Kümmel Balsam für gestresste Bäuche, schon das Kauen von Kreuzkümmelsamen regt er die Tätigkeit der Verdauungsdrüsen an und hat beachtlich blähungswidrige und krampflösende Eigenschaften, vor allem bei Völlegefühl nach schweren Mahlzeiten. Als Teezubereitung hilft zudem die wärmende und entspannende Eigenschaft des heißen Teewassers. Gibt man ihn in schwer verdauliche Speisen, dann beugt er den oft anschließend eintretenden Verdauungsproblemen vor. Auch beim Abnehmen soll der Kreuzkümmel gute Dienste leisten, zumal er die Darmperistaltik stimuliert und dadurch Verstopfungen beheben kann. Nach ayurvedischer Auffassung soll er auch das Blut reinigen, Bluthochdruck reduzieren und Leber- und Nierenfunktion unterstützen. Perfekt kombinieren lässt sich Kreuzkümmel in Teemischungen mit Fenchel, Anis und Koriander, womit die krampflösende Wirkung deutlich verstärkt werden kann. Für das Kümmelöl wurden auch antimikrobielle Eigenschaften nachgewiesen, womit es auch in Mundwässern und Zahnpasten Sinn macht.

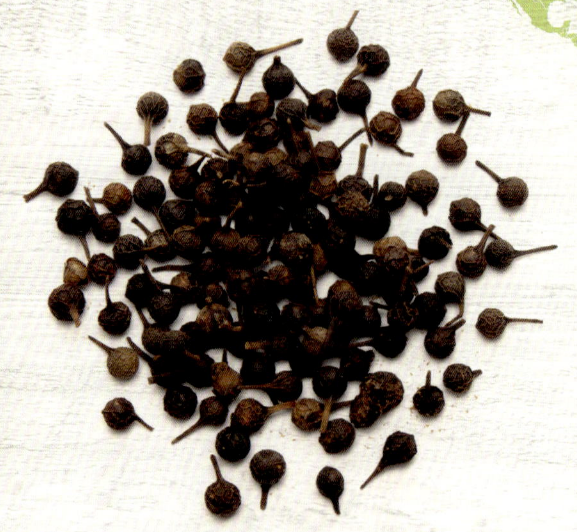

Herkunft: **Süd-Südostasien**

Pflanzenteile: **Früchte**

Duft & Geschmack:

frisch ätherisch zitronig

Ziehdauer:

10 Min

GENUSS.Profil:

Kubebenpfeffer

Piper cubeba

Volkstümliche Bezeichnung: Kubeben, Schwanzpfeffer, Stiefpfeffer, Schwindelkörner

Allgemeines

Kubebenpfeffer überzeugt durch sein holzig-frisches, an Eukalyptus und Minze erinnerndes Aroma und dem dezent scharfen, leicht bitteren, mentholigen, zitronigen Geschmack, der sich in Richtung des nelkenartigen Piments verändert.

Beschreibung

Der Kubebenpfeffer stammt aus der Familie der Pfeffergewächse *(Piperaceae)* und ist auf den südostasiatischen Inseln der Republik Indonesien beheimatet, hier vor allem auf Java. Ähnlich dem Schwarzen Pfeffer *(Piper nigrum)* ist auch er eine bis zu zehn Meter hohe Kletterpflanze mit einem langen, ährigen Blütenstand mit bis zu 50 kleinen, weißen Blüten. Aus diesen entwickeln sich gestielte Beerenfrüchte mit rund fünf Millimeter kleinen Pfefferbeeren. Die Oberfläche ist rau und furchig, am Scheitel leicht zugespitzt. Typisch ist das stielartige *Stängelschwänzchen*, weshalb man ihn auch als Stielpfeffer bezeichnet. Die Beeren werden noch grün geerntet und an der Sonne schwarzbraun getrocknet. Kubeben ist bekannt für seinen hohen Anteil an ätherischem Öl wie dem würzig-holzigen Nerolidol, dem zitronig-frischen Sabinen oder dem süßlich-fruchtigen Myrcen sowie dem nur sehr geringen Gehalt an dem für Schärfe verantwortlichen Piperin.

Verwendung

Kubebenpfeffer kauft man im Fachhandel als ganze Körner, in der Gewürzdose halten sie, gut verschlossen, über mehrere Jahre. Als Teeaufguss wird er immer mit frisch im Mörser angestoßenen Früchten zubereitet. Davon einen Teelöffel mit 0,25 Liter 100 Grad sprudelnd kochendem Wasser übergießen und maximal zehn Minuten ziehen lassen. Anschließend gibt man einen Teelöffel Blütenhonig hinzu und trinkt den Tee schluckweise über den ganzen Tag verteilt.

Wissenswertes

Kubeben tauchte im Mittelalter in vielen europäischen Regionen auf, vermutlich wurde er von arabischen Ärzten in die europäische Heilkunde eingeführt. So fand er auch den Weg in das Kloster Rupertsberg und zu Hildegard von Bingen, die ihn gerne als „erhellendes und klares" Mittel für einen fröhlichen Geist, einen scharfsinnigen Verstand und ein reines Wissen einsetzte. Ab dem frühen 17. Jahrhundert verschwand der Kubeben zunehmend aus den heimischen Küchen. Der englische Botaniker John Parkinson berichtete in seinem 1640 erschienenen Buch über Heilpflanzen *Theatrum Botanicum*, dass König Johann IV. von Portugal den Verkauf von Kubeben verboten hatte, um denjenigen des Schwarzen Pfeffers zu fördern, der deutlich mehr Gewinn einbrachte. In der Folge kam er dem europäischen Gewürzmarkt völlig abhanden, erst seit gut einem Jahrzehnt erlebt er weltweit seine Renaissance als tolle Alternative zu Schwarzem Pfeffer.

Aus der Volksmedizin

Eine der ersten schriftlichen Erwähnungen von Kubeben als wichtiges arabisches Heilmittel stammt aus *Tausendundeine Nacht*, der berühmten Sammlung morgenländischer Erzählungen aus der Zeit um 500 nach Christus. Darin wird Kubeben vor allem wegen seiner schleimlösenden und auswurffördernden Wirkung bei Atembeschwerden, Husten und Verkühlungen geschätzt, auch als Mittel gegen Kopfschmerzen und Gedächtnisschwäche, woher der in der Volksheilkunde gebräuchliche Name *Schwindelkörner* stammt. Ebenso wurde Kubeben früher bei entzündlichen und bakteriellen Erkrankungen der Harnwege eingesetzt, die Volksmedizin kannte ihn auch als Anwendung zur Stärkung des Magen-Darm-Trakts und zur Verdauungsförderung. In Indien wird er heute noch aufgrund seiner aphrodisierenden Wirkungen hoch geschätzt.

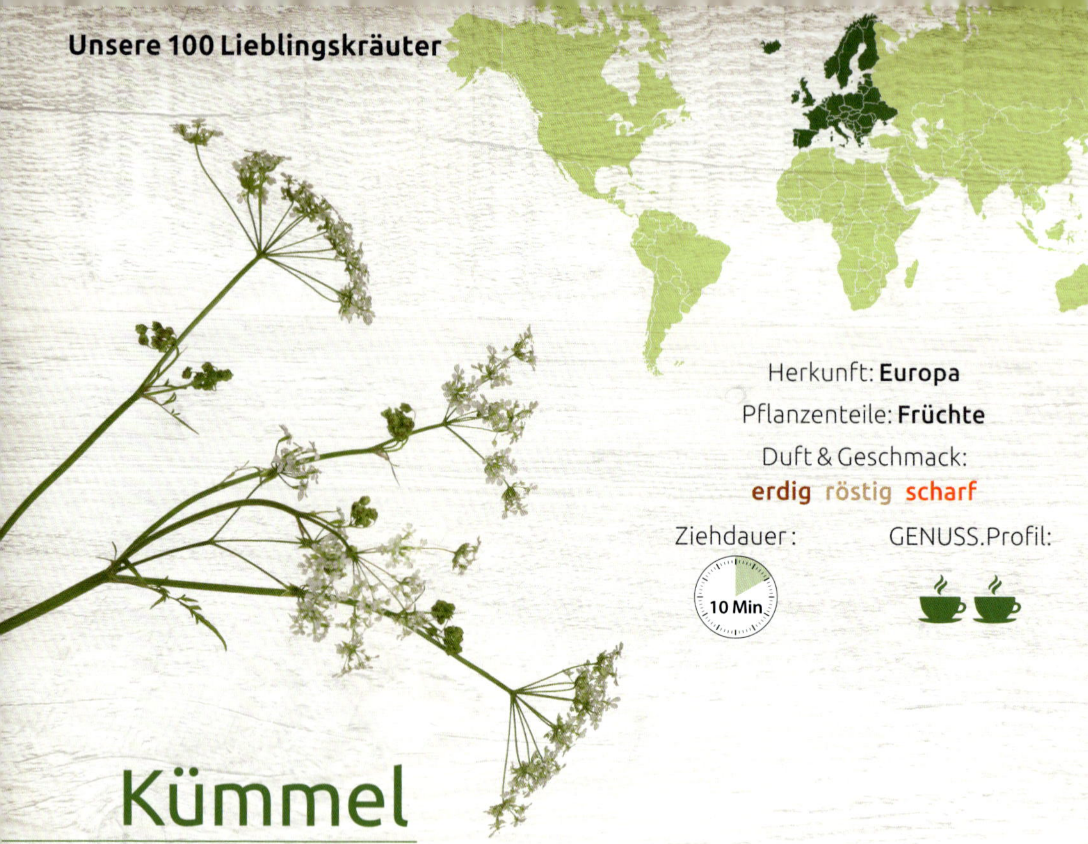

Herkunft: **Europa**

Pflanzenteile: **Früchte**

Duft & Geschmack:
erdig röstig scharf

Ziehdauer: 10 Min

GENUSS.Profil:

Kümmel

Carum carvi

Volkstümliche Bezeichnung: Echter Kümmel, Wiesenkümmel

Allgemeines

Im Geruch frisch ätherisch, betont zitronig-nussig mit dumpfer Pfeffernote, im Geschmack holzig-nussig mit kräftigem Zitrusaroma. Die ruhige, ausgewogene Schärfe unterstützt den schönen, langen Aromenbogen, vor allem bei ganz frischen Kümmelfrüchten. Für diese betonte Aromatik sind vor allem die ätherischen Öle der Kümmelsamen verantwortlich, die wichtigen Geschmacksträger sind dabei Carvon (verantwortlich für den scharfen Geschmack) und Limonen (verantwortlich für den frischen, minzig-zitronigen Geschmack).

Beschreibung

Trotz der ähnlichen Bezeichnung ist Wiesenkümmel nur entfernt mit dem Kreuzkümmel verwandt. Die Pflanzen gehören verschiedenen Gattungen an und unterscheiden sich stark im Geschmack. Gemein ist beiden jedoch, dass sie zu den ältesten Gewürzen der Welt zählen und aus der großen Familie der Doldenblütler *(Apiaceae)* stammen. Wiesenkümmel wird als Kultursorte vor allem in Europa seit Jahrhunderten feldmäßig angebaut und findet sich dadurch auch in verwilderter Form an Wegrändern und auf Wiesen. Als Gewürzpflanze im gewerblichen Sinne wird Kümmel heute in weiten Teilen Mittel- und Nordeuropas (auch in Österreich), am Balkan, in Nordafrika und in Nordamerika kultiviert. In diesem Zusammenhang sollte auch der Kümmeltürke erklärt werden. Der heute umstrittene Ausdruck stammt aus der Studentensprache des 18. Jahrhunderts aus der Gegend um die deutsche Stadt Halle an der Saale, die zu dieser Zeit aufgrund des starken Kümmelanbaus als Kümmeltürkei bezeichnet wurde. Als „Türkei" wurden in Deutschland damals generell Landstriche genannt, die trostlos und wenig erbaulich waren.

Verwendung

Kulinarisch verwendet werden die leicht sichelförmig gebogenen, gerippten und an den Enden spitzen Einzelfrüchte, die volkstümlich Kümmelsamen genannt werden und beim Zerreiben den einzigartigen Duft verbreiten. Kümmelsamen kauft man im Ganzen oder gemahlen, wobei wie so oft das Pulver rasch an Aroma verliert. Die klassische Zubereitung erfolgt als Heißaufguss mit einem gehäuften Teelöffel grob gemörserter Früchte auf 0,25 Liter 100 Grad sprudelnd kochendem Wasser und einer Ziehzeit von 10 Minuten.

Wissenswertes

Die kulinarische Verwendung von Wiesenkümmel lässt sich bis ins 3. Jahrhundert nach Christus zurückverfolgen. Im römischen Apicius wird Wiesenkümmel oft in Ergänzung zum Namensvetter Kreuzkümmel eingesetzt, bevorzugt in äußerst aromatischen Saucen in Kombination mit damals meist sehr teuren Gewürzen wie Pfeffer, Minze oder Lorbeer – offenbar für Genießer mit entsprechend dickem Geldbeutel. Auch in der Landgüterverordnung Karls des Großen fehlte der Kümmel nicht, womit sich dieses aromatische Gewürz bis in die heutige Zeit erhalten konnte.

Aus der Volksmedizin

Kümmel ist ein Klassiker in schwer verdaulichen Gerichten. Er regt die Verdauung an, der Stoffwechsel wird belebt, es hat beachtlich entblähende und krampflösende Wirkungen und eignet sich wunderbar bei Krämpfen im Bereich Magen, Darm und Galle sowie bei nervösen Herz-Magenbeschwerden. Bevorzugt verwendet man die Kümmelsamen als Tee in Kombination mit Fenchel, Anis oder Koriander. Im Vierwindtee, einem alten bäuerlichen Hausmittel, ist Kümmel mit Fenchel, Pfefferminze und Kamille enthalten. Früher wurde Kümmel gerne auch in Milch ausgekocht und der Sud als wirksames Hustengetränk für Kinder verwendet, bis heute gehalten hat er sich als Krampflöser von nervösen Magen- und Darmstörungen bei Säuglingen und Kleinkindern in Form von Wohlfühlteegranulat aus Fenchel, Kamille und Kümmel.

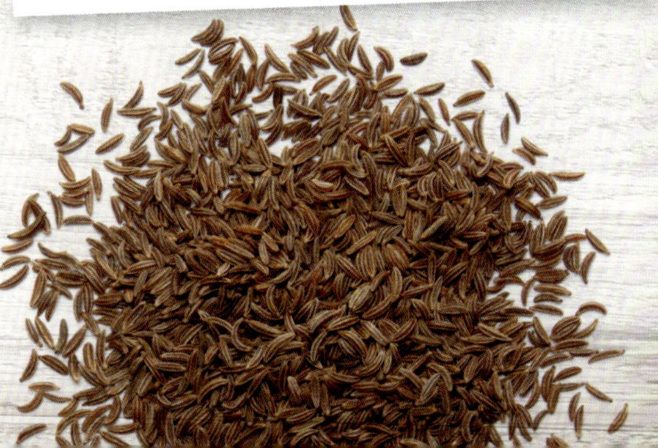

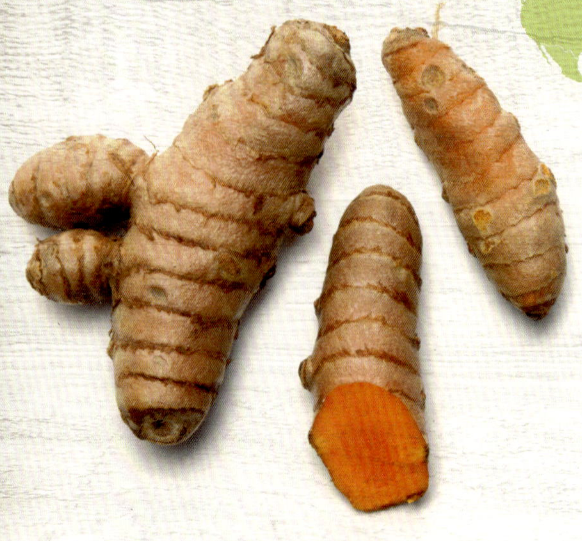

Herkunft: **Süd-Südostasien**

Pflanzenteil: **Wurzelstock**

Duft & Geschmack:
würzig harzig exotisch

Ziehdauer:

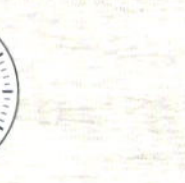

GENUSS.Profil:

Kurkuma

Curcuma longa

Volkstümliche Bezeichnung: Gelber Ingwer, Gelbwurzel, Safranwurzel, Turmeric

Allgemeines

Frisch gegessen, hat Kurkuma einen harzigen, leicht brennenden, zitronigen Geschmack, in der Beschaffenheit ähnlich der Karotte, der Pastinake oder dem Ingwer. Getrocknet schmeckt sie hingegen mildwürzig, blumig-floral mit betörender Orange und ruhiger Exotik. Begleitend dazu baut sich eine angenehme Schärfe auf, mit fülliger Muskatnuss und pfeffrigem Abgang.

Beschreibung

Die Kurkuma stammt aus der Familie der Ingwergewächse *(Zingiberaceae)*, das verwendete Rhizom ähnelt jenem des Ingwers, ist jedoch stark gelb-orange eingefärbt. Rhizome sind Erdsprossen, die fälschlicherweise gerne auch Wurzelstock genannt werden, jedoch keine typischen Wurzelmerkmale aufweisen. Neben der Kurkuma zählen Ingwer und Galgant zu den bekannten essbaren Rhizomen. In der Teeanwendung entscheidend am Kurkumarhizom sind die ätherischen Öle, die zu einem Großteil aus den für Geruch und Geschmack verantwortlichen Sesquiterpenen bestehen, sowie der für die gelbe Färbung verantwortliche Farbstoff Curcumin. Sesquiterpene sind chemische Verbindungen und vor allem als Riech- und Aromastoffe von tragender Bedeutung. In ihrer Heimat Indien ist die Verwendung von Kurkuma als Gewürz seit über 4000 Jahren belegt, ab wann Kurkuma in Europa im Einsatz war, ist historisch unklar. Der Römer Plinius erwähnte in seiner *Naturalis Historia* um 50 nach Christus eine aus Indien stammende Pflanze namens *Cypira,* deren Wurzeln der des Ingwers ähneln, die wie Safran gelb färbt und im Geschmack bitter ist. In der mittelalterlichen Medizin spielte Kurkuma kaum eine Rolle, Hildegard von Bingen schätzte vielmehr den nahen Verwandten der Kurkuma, die Weiße Kurkuma oder Zitwer *(Curcuma zedoaria).* Zitwer wurde als Magen-, Galle- und Lebermittel verwendet und diente zudem gegen zitternde und nervöse Gliedmaßen.

Verwendung

Kurkuma wird bevorzugt als geschältes, frisches Rhizom angeboten, wobei auch die getrocknete Pulvervariante als Gewürz und Teezusatz einsetzbar ist. Sobald er getrocknet ist, muss Kurkuma dunkel gelagert und recht rasch aufgebraucht werden, da die Farbe bei Licht schnell verblasst und das Gewürz stark an Aroma verliert. In Teeaufgüssen kann man sowohl geschnittene Kurkumawurzeln wie auch grobes Pulver verwenden. Scheiben oder Pulver in 100 Grad sprudelnd kochendem Wasser einrühren, nach fünf Minuten Ziehzeit abseihen und den Tee genießen.

Wissenswertes

Der Gattungsname *Curcuma,* der ins Deutsche als Kurkuma übernommen wurde, geht auf das altindische *kunkuman* für Safran zurück, womit die charakteristische safrangelbe Farbe des Wurzelstocks gemeint ist. Dieser Farbstoff Curcumin findet bis heute weitreichende Anwendungsgebiete, bevorzugt als Lebensmittelzusatzstoff E 100 zur Einfärbung von Nahrungsmitteln. Zudem zählt Kurkuma mit Koriander und Kreuzkümmel zu den berühmten drei Ks jeder Curry-Gewürzmischung Indiens.

Aus der Volksmedizin

Kurkuma wird im Ayurveda zu den heißen Gewürzen gerechnet, denen eine reinigende und energiespendende Wirkung zugesprochen wird. Zu Recht, denn das Rhizom wirkt anregend auf die Magensaftproduktion und hilft so bei der Fettverbrennung, um nach einem üppigen Essen Blähungen, Völlegefühl und Magenbeschwerden zu bekämpfen. Zudem verbessert es die Blutfettwerte und soll sogar gegen Diabetes wirken. Kurkuma kann auch einen erstaunlichen Einfluss auf den Blutdruck haben und hohen Blutdruck leicht senken. Darüber hinaus kann, wie aktuelle Studien zeigen, der Farbstoff Curcumin krebshemmende, antioxidative und entzündungshemmende Wirkungen aufweisen.

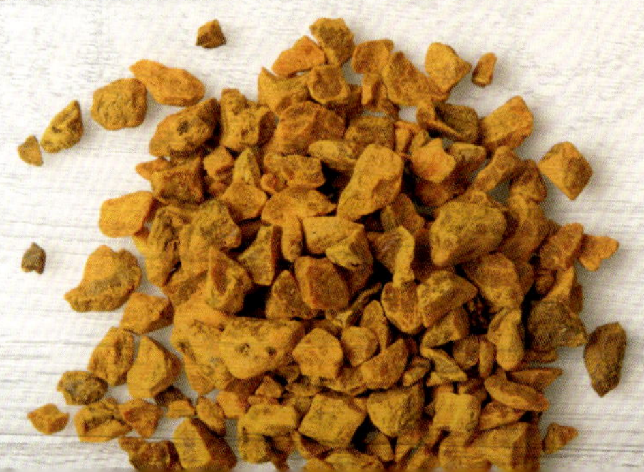

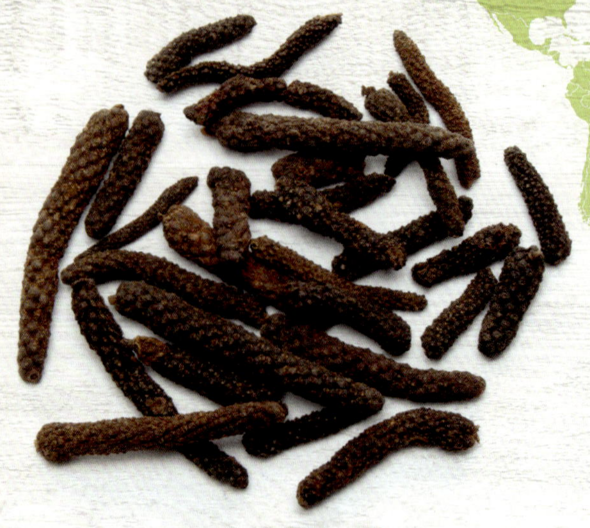

Herkunft: **Süd-Südostasien**

Pflanzenteile: **Früchte**

Duft & Geschmack:
ätherisch erdig scharf

Ziehdauer:

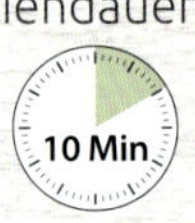

GENUSS.Profil:

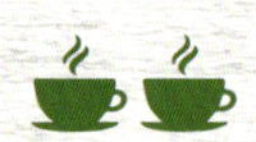

Langer Pfeffer

Piper longum

Volkstümliche Bezeichnung: Stangenpfeffer, Langschotenpfeffer

Allgemeines

Langer Pfeffer ist etwas schärfer als Schwarzer Pfeffer, seine süßlich-erdige und wärmende, dumpfe Aromatik übertrifft diesen geschmacklich aber deutlich.

Beschreibung

Wie der Schwarze Pfeffer *(Piper nigrum)* ist auch der Lange Pfeffer eine Kletterpflanze, die ährenförmige Fruchtstände bildet, wo die winzigen Pfefferbeeren im Gegensatz zum Echten Pfeffer zu einer grau-schwarzen Stange (auch Kätzchen genannt) zusammenwachsen, die in verschiedenen Reifestadien geerntet und zu Langem Pfeffer getrocknet werden. Der Lange Pfeffer stammt aus der Familie der Pfeffergewächse *(Piperaceae)* und gilt aufgrund seines indischen Namens Pippali als Namensgeber der gesamten Gattung Piper.

Verwendung

Langer Pfeffer stammt heute fast ausschließlich aus kleinen indonesischen Wildbeständen. Man bekommt ihn jedoch wieder vermehrt in gut sortierten Gewürzläden zu kaufen, ausschließlich in ganzen Stangen. Zunehmend auch verfügbar ist Langer Pfeffer aus dem im Nordosten Indiens liegenden Bundesstaat Assam, bekannt für den kräftig-herben Assam-Tee. Der Assam-Langpfeffer ist geschmacklich feingliedrig und warm-süßlich, ein wenig an Kardamom erinnernd. Bricht man die vier bis fünf Zentimeter langen Pfefferstangen auseinander, zerfallen diese in einzelne, rotbraune Pfefferbeeren, die man ausschließlich per Hand im Mörser zerstoßen kann, in klassischen Pfeffermühlen rieseln sie meist im Ganzen durch das Mahlrad. Für einen Teeaufguss werden ein bis zwei Pfefferstangen aufgebrochen und gemörsert und mit 0,25 Liter 100 Grad sprudelnd kochendem Wasser übergossen. Nach 10 Minuten Ziehzeit lässt man den Tee etwas abkühlen, gibt einen Teelöffel Blütenhonig hinzu und trinkt schluckweise über den ganzen Tag verteilt.

Wissenswertes

Langer Pfeffer gilt als die erste Pfefferart, die das Mittelmeer erreichte und damit in Europa noch vor dem Echten Pfeffer bekannt war. Alexander der Große soll ihn um 325 vor Christus von seinem Indienfeldzug mitgebracht und in Europa eingeführt haben, wo er über die Griechen und Römer bis weit ins Mittelalter als Gewürz und Heilmittel oft mehr geschätzt war als der Echte Pfeffer. Da vor allem die Römer gerne süß-scharf kochten, passte der Lange Pfeffer mit seinem warmen Aroma perfekt zum damaligen Kochstil, trotz des meist doppelt so hohen Marktpreises. Mit der Gründung der Handelsmonopole ab dem 16. Jahrhundert wurde der Lange Pfeffer vom Schwarzen Pfeffer als begehrtes Handelsgut abgelöst; bis heute gilt er als eher unbekanntes exotisches Gewürz.

Aus der Volksmedizin

Langer Pfeffer wirkt wie alle Pfefferarten in erster Linie als Verstärker für andere Heilpflanzen, da er die Darmwände durchlässig macht für vielerlei Wirkstoffe, weshalb er in Kombination mit anderen Gewürzen besonders gut unterstützt. Gemäß der Traditionellen Chinesischen Medizin hat Langer Pfeffer auch thermische Wirkungen, die vor allem Magen und Darm betrifft. Traditionellen ayurvedischen Schriften zufolge regt der Lange Pfeffer die Verdauung an, reinigt den Körper und wirkt somit verjüngend. Zudem hat er eine nervenstimulierende, herzstärkende, krampflösende, entzündungshemmende und aufbauende Wirkung. Zusammen mit Schwarzem Pfeffer und getrocknetem Ingwer (jeweils zu gleichen Teilen) ergibt der Lange Pfeffer die ayurvedische Gewürzmischung *Trikatu*, hervorragend geeignet zur Unterstützung der Verdauungskräfte und den Aufschluss von Nahrung. Trikatu soll Stoffwechselschlacken verbrennen, weshalb die Mischung besonders gut zu schweren Speisen passt. Als Tee getrunken, hat sie auch eine schleimreduzierende und die Atmung erleichternde Wirkung, weshalb sie gut gegen Erkältungen eingesetzt werden kann.

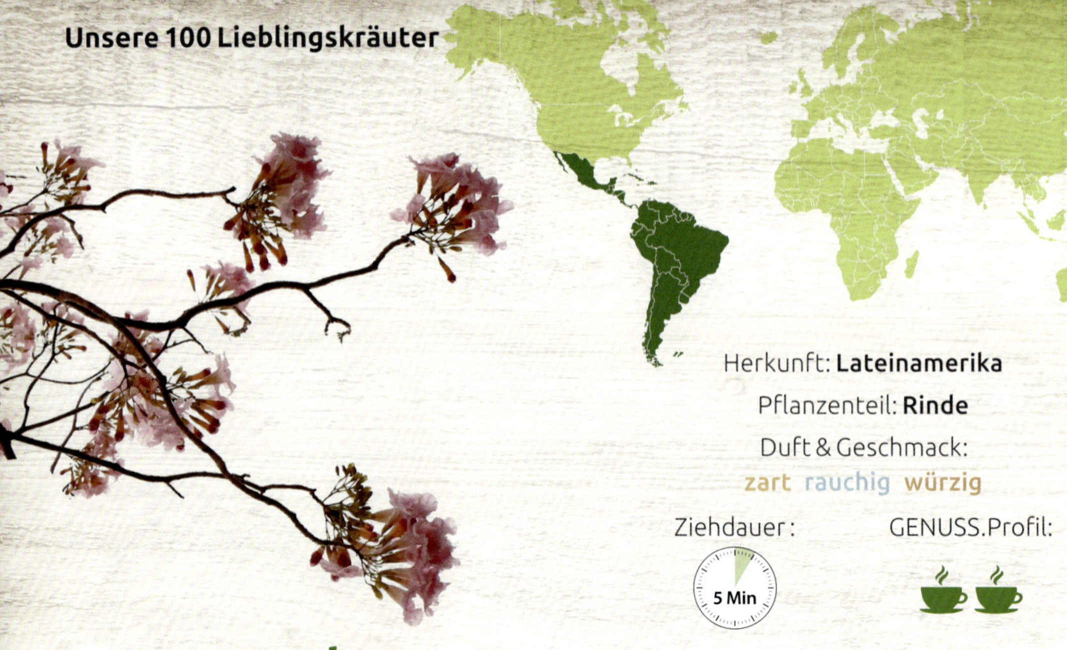

Herkunft: **Lateinamerika**

Pflanzenteil: **Rinde**

Duft & Geschmack:
zart rauchig würzig

Ziehdauer: 5 Min

GENUSS.Profil:

Lapacho

Handroanthus impetiginosus

Volkstümliche Bezeichnung: Roter Lapacho, Baum des Lebens, Inka-Tee

Allgemeines

Als Teeaufguss genossen, schmeckt die Rinde des Lapachobaumes erdig, angenehm rauchig, zart herb und ausgesprochen Säurearm, da Lapacho kaum Gerbsäure enthält. Süße Noten von Vanille umspielen den Gaumen, im Nachhall bleibt ein adstringierendes Gefühl am Gaumen hängen. Neben Magnesium, Kalium, Kalzium und Eisen enthält Lapachotee auch *Lapachon,* das für die geschätzte anregende und tonisierende Wirkung verantwortlich ist, jedoch kein Coffein.

Beschreibung

Was dem Chinesen sein Ginseng, ist dem Südamerikaner sein Lapacho. Die schon den Inkas bekannten, immergrünen Lapachobäume stammen aus der Familie der Trompetenbaumgewächse *(Bignoniaceae),* sind laubabwerfend und stechen in ihrer Blütezeit zwischen Mai bis August mit ihrer Vielzahl an rosaroten, gelben oder weißen glocken- bis trompetenförmigen Blüten ins Auge. Lapacho ist in südamerikanischen Ländern wie Argentinien, Paraguay und Brasilien beheimatet. Die Bäume können bis zu 700 Jahre alt und an die 35 Meter hoch werden. Bei der Ernte, die ein- bis zweimal pro Jahr stattfindet, wird nur der innere, rötliche Teil verwendet. Ähnlich wie bei der Korkgewinnung wird die Rinde herausgeschält und klein geschnitten. Der

Rest, der wenig wertvolle Wirkstoffe enthält, steht nicht im Fokus und der Baum wird dadurch auch nicht verletzt. Da die Rinde nach der Ernte einigermaßen schnell wieder nachwächst, tragen die Bäume auch keine bleibenden Schäden davon.

Verwendung

Der für Teeaufgüsse relevante Pflanzenteil ist die Innenrinde, also die Bastschicht, des Baumes. Da es ausschließlich Vorkommen in Südamerika gibt, erhält man getrocknete Lapachorinde in unseren Breiten nicht in jedem Supermarkt, bei der Suche über den spezialisierten Fachhandel wird man meist fündig. Als Teeaufguss kocht man einen Liter Wasser mit zwei bis drei Teelöffeln Rinde auf, lässt es fünf Minuten köcheln und im Anschluss für eine Viertelstunde ziehen. Pro Tag dürfte bei Notwendigkeit ein Liter getrunken werden, jedoch nicht länger als maximal sechs Wochen in Folge. Danach sollte für rund vier Wochen pausiert werden. Eine äußerliche Anwendung kann zeitlich unbegrenzt stattfinden.

Wissenswertes

Außerhalb Südamerikas, wo er noch heute gegen vielerlei Krankheiten eingesetzt wird, ist Lapacho noch wenig bekannt. Erst seit der zweiten Hälfte des letzten Jahrhunderts wurden Forscher und Mediziner anderer Länder darauf aufmerksam. Durch die Aktivierung des Immunsystems nimmt man immer wieder eine Wirkung gegen krebserzeugende Stoffe an. Studien in puncto Wirksamkeit bestätigten diese Thesen jedoch nicht, manche sprechen von einem reinen Placeboeffekt. Andere verweisen darauf, dass man eine enorm hohe Lapachodosis einnehmen müsse, um von den Wirkstoffen zu profitieren, was wiederum die Gefahr starker Nebenwirkungen in sich birgt.

Aus der Volksmedizin

Bereits bei den Inkas wurden Extrakte der Rinde genutzt. Indigene Völker in Peru, Bolivien und Paraguay setzen den Lapachoaufguss als Heil- und Genusstee ein. Da er für viele Indigene als Baum des Lebens gilt, erwartet man sich auch große Stücke von ihm. Aufgrund seiner keimtötenden und antibiotischen Inhaltsstoffe soll er pilz- und entzündungshemmend sein sowie antibakteriell wirken. Damit ist er als Allheilmittel gegen Pilzinfektionen, Hauterkrankungen, Asthma und Bronchitis, Allergien und Heuschnupfen genauso wie bei Kniegelenksproblemen im Einsatz. Äußerlich angewendet, beschleunigt er wegen seiner adstringierenden Wirkung die Wundheilung. Seine erdigen Noten sind des Weiteren ein Grund, weshalb er Menschen verabreicht wird, die Beruhigung und Erdung benötigen.

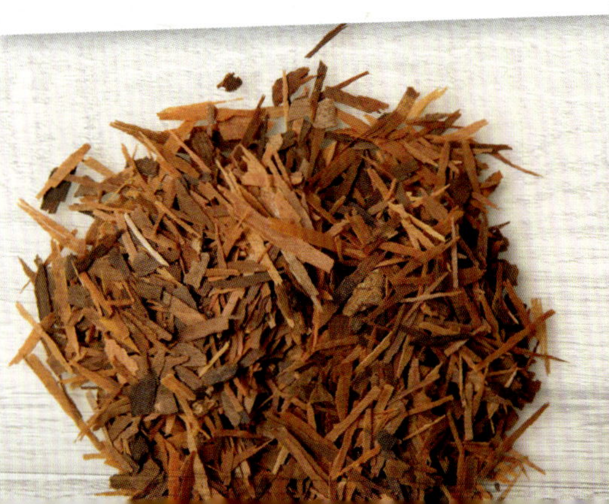

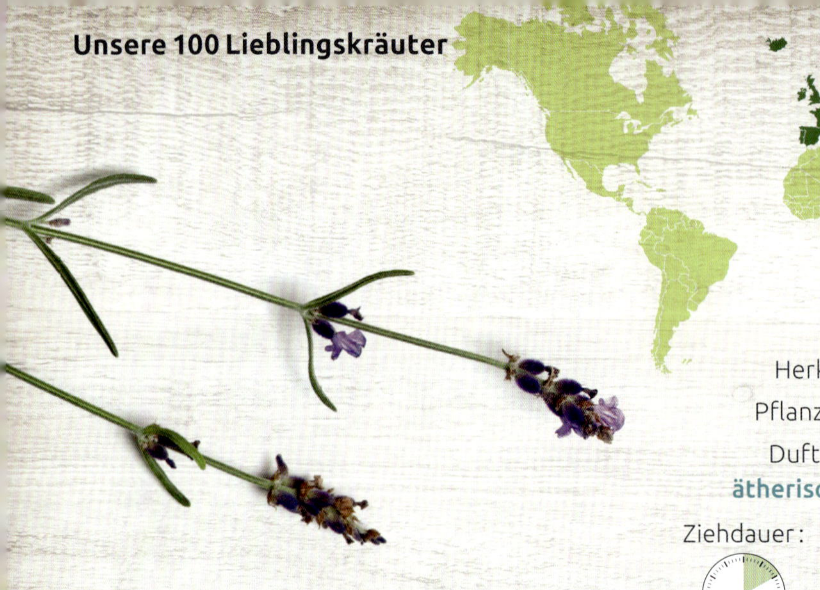

Herkunft: **Europa**

Pflanzenteile: **Blüten**

Duft & Geschmack:
ätherisch blumig frisch

Ziehdauer:

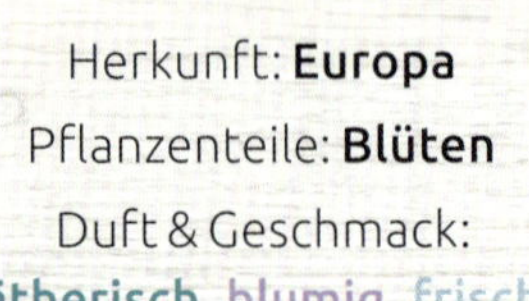

GENUSS.Profil:

Lavendel, Echter

Lavandula angustifolia

Volkstümliche Bezeichnung: Berglavendel, Schmalblättriger Lavendel

Allgemeines

Echter Lavendel duftet dank des hohen Gehalts an ätherischem Öl *(Lavendelöl)* nach frisch gepflückten Wiesenblumen, intensiv würzig, zart bitter bis herb, oft auch parfümiert-aromatisch bis seifig. Schon beim bloßen Hineinriechen werden in Gedanken viele Urlaubserinnerungen mit schönen Bildern von blau-violetten Lavendelfeldern in der Provence wach.

Beschreibung

Lavendel stammt aus der Familie der Lippenblütler *(Lamiaceae)* und ist ein graufilzig behaarter, aromatisch duftender Strauch mit aufrecht stehenden Zweigen und ährenförmigem Blütenstand. An jedem Stängel wächst jeweils nur eine blau-violett gefärbte, flaumige Blütenrispe. Die wahre Heimat des Lavendels sind die Küstenregionen des Mittelmeers, wo er an den trockenen, felsigen Meereshängen zwischen Griechenland, Italien und Frankreich wächst. Im alpinen Raum sowie nördlich der Alpen wurde er von den Benediktinermönchen eingeführt, zumal er winterhart ist und die kalten Wintermonate gut übersteht. Noch heute erinnern die Lavendelfelder der französischen Provence an die Bedeutung der Pflanze im Mittelalter, wobei in der Lavendelindustrie zunehmend *Lavandin* verwendet wird, ein natürlicher Klon aus Echtem und Speik-Lavendel *(Lavandula latifolia)*. Lavandin ist deutlich frostresistenter, jeder Stängel trägt mehrere kleine Blütenrispen. Er duftet zwar deutlich stärker als Echter Lavendel, der Geruch ist jedoch chemisch-kampferartig, weniger zart und nicht geeignet als Heil- und Gewürzmittel. Lavandin dient meist als Basis preiswerter, industrieller Essenzen, Waschpulver und Öle – so benötigt man für die Herstellung von einem Liter Öl aus Echtem Lavendel rund 130 Kilogramm Rispen, vom billigeren Lavandin hingegen nur rund 40 Kilogramm.

Verwendung

Lavendelblüten bekommt man als getrocknete Ware im Fachhandel, lichtgeschützt halten sie über längere Zeit, verlieren aber an Aroma. Spezialisten achten auf die Herkunft: Nur Echter Lavendel ist für den feinen Duft und das ätherische Aroma bestimmt. Man kann Lavendel auch im Garten oder am Balkon ziehen, die frischen Blüten erntet man mittags bei Sonnenschein, hängt sie in Büscheln zum Trocknen in den lichten Schatten und reibt anschließend die trockenen Blüten in ein dunkles Gefäß. Die klassische Zubereitung erfolgt als Heißaufguss mit einem gehäuften Teelöffel trockener Blüten auf 0,25 Liter 100 Grad sprudelnd kochendem Wasser und einer Ziehzeit von 10 Minuten.

Wissenswertes

Lavendel ist seit der Antike als Duftzusatz in Seifen und Badeessenzen bekannt, was sich an seinem Namen ablesen lässt: Lavendel kommt vom lateinischen Wort *lavandula*, das wiederum vom lateinischen Verb *lavare* für *waschen* abgeleitet ist. Es waren die alten Römer, die Lavendel nutzten, um ihre Bäder zu parfümieren und um schlechte Düfte zu vertreiben.

Aus der Volksmedizin

Seinen Durchbruch als Heilpflanze erfuhr Lavendel durch Hildegard von Bingen, die ihn in verschiedenen Indikationen verwendete. Sie vertrat zwar die Meinung, er nütze dem Menschen nicht zum Essen, seine Wärme und sein Duft seien aber gesund: „Es bereitet dem Menschen einen reinen Verstand und löst die Kurzatmigkeit in der Brust." So erfreut man sich seither an den beruhigenden und blähungswidrigen Eigenschaften und an der Milderung innerer Unruhe, Überreizung, nervöser Erschöpfung, Einschlafstörungen und Migräne. Daher darf er auch in keinem Duftsackerl fehlen. Lavendel hilft zudem gut bei nervösen Magen-Darmbeschwerden, die sanfte Wirkung wird gerne in der Aromatherapie genutzt. Einreibungen mit Lavendelöl dienen zur Bekämpfung rheumatischer Beschwerden, als Badezusatz wird Lavendel gegen Kreislaufstörungen und gegen niedrigen Blutdruck angewendet. In der Tat ist Lavendel, ob als Tee oder als Badezusatz genossen, das perfekte Nervenberuhigungsmittel, das entspannt, ohne dabei müde zu machen.

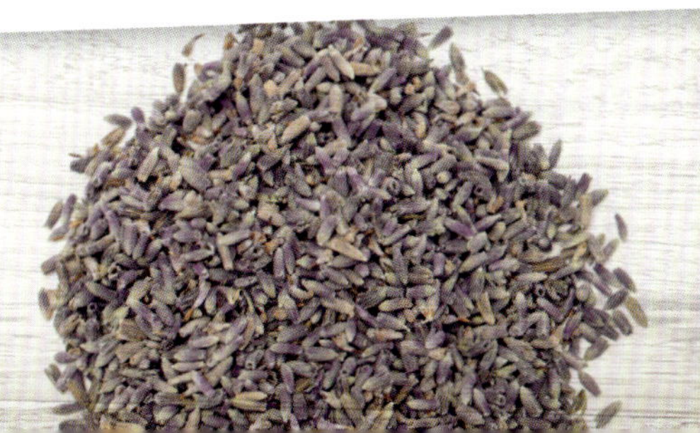

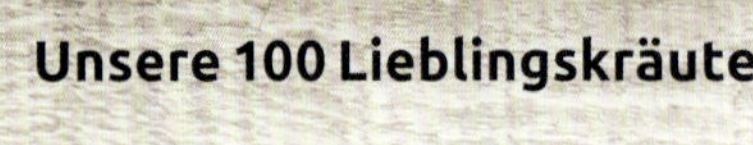

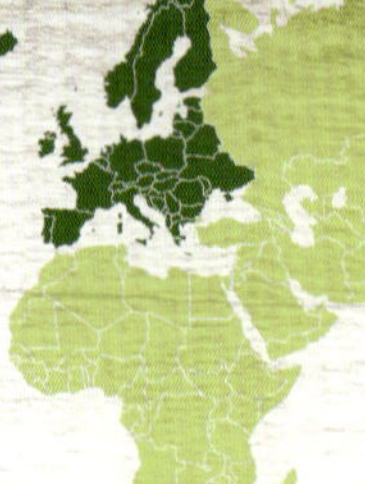

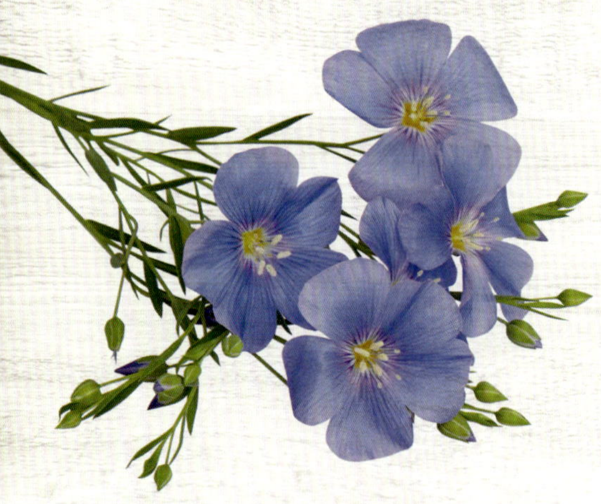

Herkunft: **Europa**

Pflanzenteile: **Samen**

Duft & Geschmack:

nussig würzig ölig

Quellzeit (kalt): 30 Min

GENUSS.Profil:

Lein

Linum usitatissimum

Volkstümliche Bezeichnung: Flachs, Flachsbeere, Leinbleaml, Öl-Lein, Saat-Lein

Allgemeines

Leinsamen ist in der Nase recht unauffällig, nach dem leichten Anmörsern offenbaren sich nussig-würzige Honigtöne, das enthaltene Öl wird sofort sichtbar. Am Gaumen schmeckt die angemörserte Leinsaat nussig, brotig, minimal säuerlich und herb sowie frisch würzig. Die Samen enthalten in der Schale Schleimstoffe und fette Öle mit hohem Anteil an mehrfach ungesättigten Fettsäuren.

Beschreibung

Als eine der ältesten Kulturpflanzen der Menschheit ist Lein ein vielseitiger Rohstoff, ein Nahrungsmittel und eine Heilpflanze. Ihr Ursprung liegt vermutlich im Mittelmeerraum, wo sie heute noch heimisch ist und sich bis Vorderasien ausgebreitet hat. In gemäßigtem Klima wächst Lein, der Familie der Leingewächse *(Linaceae)* zugeordnet, bis zu einer Höhe von eineinhalb Metern und zeigt zwischen Juni und August blaue Blüten mit himmelblauem Blütengriffel. Aus den Blüten entwickeln sich in rundlichen Kapseln bis zu zehn hellbraune bis rötlichbraune Leinsamen, die von August bis Oktober geerntet werden können. Um die optimale Wirksamkeit der Schleimstoffe zu generieren, ist es essentiell, den Leinsamen voll ausgereift zu ernten. Wird die Kaltpressung zur Gewinnung von Leinöl angestrebt, kann auch mit nicht völlig ausgereiften Samen gearbeitet werden. Die anspruchslose, ein- oder zweijährige, ausdauernd krautige Pflanze mag es sonnig, braucht nährstoffreichen Boden und ein gutes Mittelmaß an Feuchtigkeit.

Verwendung

Leinsamen kauft man am besten in Bioqualität im Fachhandel oder bei Direktvermarktern auf dem Land. Die Verwendung von Lein als Tee im Kaltauszug hat vor allem als Hausmittel bei Verdauungsproblemen seine Bedeutung. Dazu werden zwei Esslöffel Leinsamen im Mörser grob aufgebrochen und mit 0,25 Liter warmem (nicht heißem) Wasser angesetzt und umgerührt. Nach rund 30 Minuten Ziehzeit (Quellzeit) gießt man den Lein ab und trinkt den Tee kalt oder leicht gewärmt. Gegen Husten oder Heiserkeit wird ein Aufguss aus einem Teelöffel gemörserter Samen mit 0,25 Liter 100 Grad sprudelnd kochendem Wasser zubereitet und nach 10 Minuten Ziehzeit lauwarm getrunken. Zur optimalen Durchspülung empfiehlt es sich bei Leinanwendungen immer, begleitend viel Wasser zu trinken.

Wissenswertes

Bereits vor Tausenden Jahren in der Steinzeit war Lein als Flachs im Einsatz, damals zur Herstellung von Stoffen und Seilen. Die alten Ägypter fertigten daraus Leintücher, um wohlhabende Tote einzuhüllen. Der Gattungsname *usitatissimum* stammt vom lateinischen *usitatus* für *gewöhnlich* oder *gebräuchlich*, abgeleitet von *usus* für *Gebrauch* oder *Nutzen*, und macht die Wichtigkeit der Pflanze im täglichen Gebrauch deutlich.

Aus der Volksmedizin

In der Heilkunde früherer Jahrhunderte wurde die Pflanze für innerliche wie äußerliche medizinische Zwecke angewendet. Es sind die wertvollen Schleimstoffe, die sich der Mensch bei unterschiedlichsten Beschwerden seit Langem zunutze macht. Einsatz finden der reif geerntete Samen oder das aus diesen gewonnene Öl. Leinsamen zeigt dabei gute Wirksamkeit bei funktionellen Oberbauchbeschwerden wie Reizmagen, nervösem Magen, chronischer Gastritis, Entzündungen im Mund und Rachen oder bei Reizhusten. Seine Quellungsfähigkeit macht ihn zu einem wunderbar milden Abführmittel. Um bei Verstopfung Abhilfe zu schaffen, werden ein bis zwei Esslöffel der Samen mit Flüssigkeit vermischt und können nach kurzer Einwirkzeit pur oder vermischt in Joghurt oder Müsli genossen werden. Anschließend unbedingt ausreichend Wasser nachtrinken, um den Leinsamen bis in den Magen-Darm-Trakt zu befördern, wo er vollständig aufquellen kann.

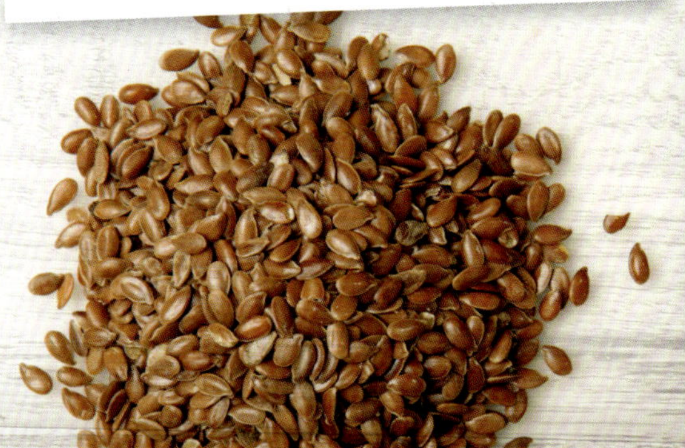

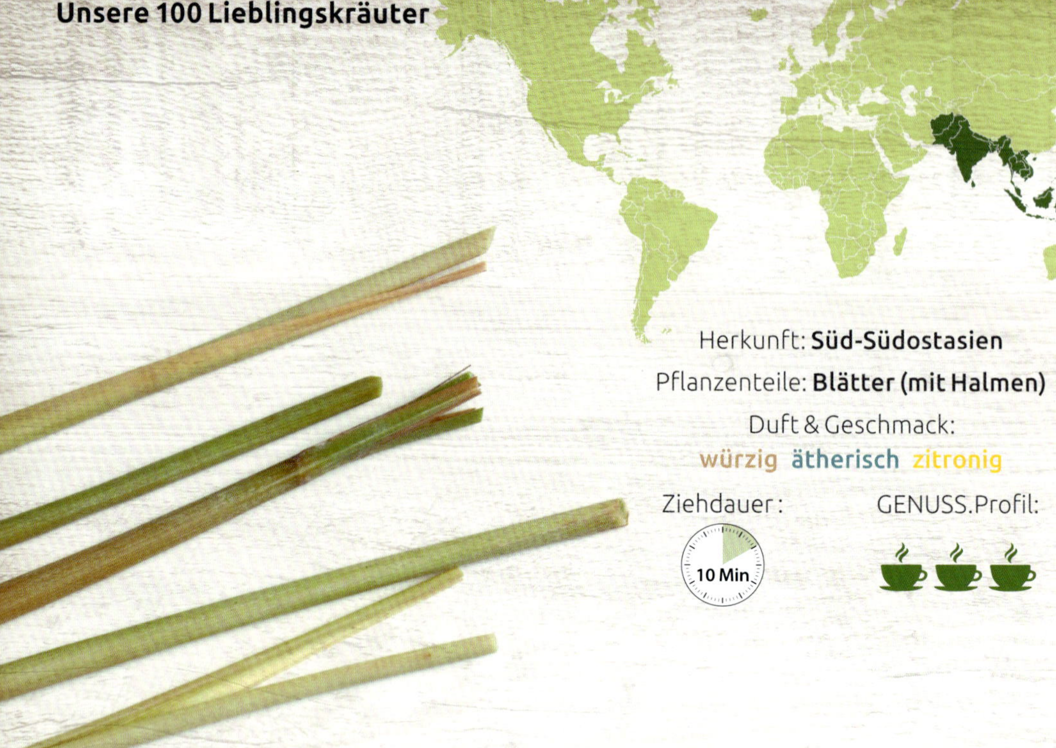

Herkunft: **Süd-Südostasien**

Pflanzenteile: **Blätter (mit Halmen)**

Duft & Geschmack:

würzig ätherisch zitronig

Ziehdauer: 10 Min

GENUSS.Profil:

Lemongrass

Cymbopogon citratus

Volkstümliche Bezeichnung: Zitronengras, Citronellgras

Allgemeines

Lemongrass ist würzig, duftet und schmeckt blumig-frisch und bringt einen Hauch von frisch geriebener Zitronenschale mit sich. In asiatischen Ländern klopft man die robusten, schilfartigen Pflanzenhalme vor ihrem Einsatz weich, um die Entfaltung der ätherischen Öle Citral und Myrcen zu unterstützen. Diese sind für den exotischen, zitrusartigen Charakter von Lemongrass verantwortlich.

Beschreibung

Die immergrüne, ausdauernd krautige Pflanze gehört zur Familie der Süßgräsergewächse *(Poaceae)* und kann Wuchshöhen von bis zu zwei Metern erreichen. Auch wenn über die ursprüngliche Heimat von Lemongrass nicht völlige Übereinstimmung besteht, so erscheint ihre Herkunft im südlichen Indien oder Sri Lanka glaubhaft. Heute findet man Lemongrasskulturen nicht nur in Asien, wie etwa in China, sondern auch in Afrika oder Lateinamerika. Das Klima muss jedenfalls feucht, warm und sonnenreich sein.

Verwendung

Im Fachhandel findet man die Halme von Lemongrass immer öfter in frischer Form, auf jeden Fall fündig wird man in Ethnosupermärkten, wo man auch tiefgekühlte Ware erhält. Das Gewürz gibt es ebenfalls getrocknet oder gemahlen, wobei in diesen Formen das Aroma nicht an das frische Lemongrass heranreicht. Hat man frische Halme erstanden, sollten sie, in Papier eingewickelt, im Gemüsefach des Kühlschranks aufbewahrt oder für zukünftige Einsätze tiefgefroren werden. Für einen Aufguss von 0,25 Liter verwendet man zwei Teelöffel getrockneter und geschnittener Blätter oder etwa drei Teelöffel frischer, fein geschnittener Blätter, die mit 100 Grad sprudelnd kochendem Wasser übergossen und nach maximal 10 Minuten Ziehzeit abgeseiht werden. Das zitronig-erfrischende Kraut sorgt auch kalt, als Eistee getrunken, für wahre Geschmacksexplosionen und hilft als Kaffeeersatz gegen ein Nachmittagstief. Lemongrass stimuliert die Sinne und bringt den Körper wieder auf Touren.

Wissenswertes

Die Duftindustrie schätzt Lemongrass für das Citronellaöl. Dieses ätherische Öl gewinnt man durch Wasserdampfdestillation, wobei 100 Kilogramm Halme lediglich einen Liter Öl ergeben. Der besonders fruchtige Duft steht für viele Menschen für Frische und Sonne, nebenbei vertreibt er auch Fliegen und Mücken. Man kann es des Weiteren in Duftlampen einsetzen, wo das Öl entspannend und entkrampfend wirkt und so den Stress vergessen sowie Seele und Körper in Einklang bringen lässt. Außerdem sind Seifen erhältlich, die das Öl enthalten und dadurch schonend die Hände reinigen.

Aus der Volksmedizin

Im asiatischen Raum schwört man auf die antibakterielle Wirkung von Lemongrass, wo es bevorzugt gegen Erkältungen, Magenbeschwerden oder Blähungen eingesetzt wird. Aufgrund der enthaltenen ätherischen Öle findet es in vielen Räucherstäbchen Verwendung. Aufgrund der analytischen Ähnlichkeit zum Melissenöl kann Lemongrass ähnlich eingesetzt werden wie Melisse: bei Einschlaf- und Durchschlafproblemen, gegen Nervosität und Unruhe oder als gutes Heilmittel bei nervösen Magen- und Darmbeschwerden.

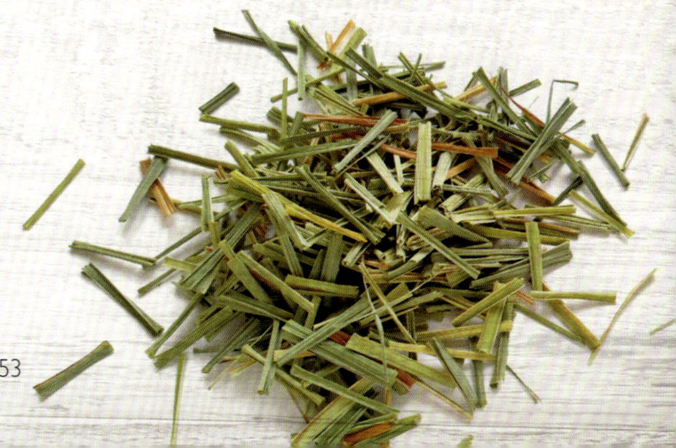

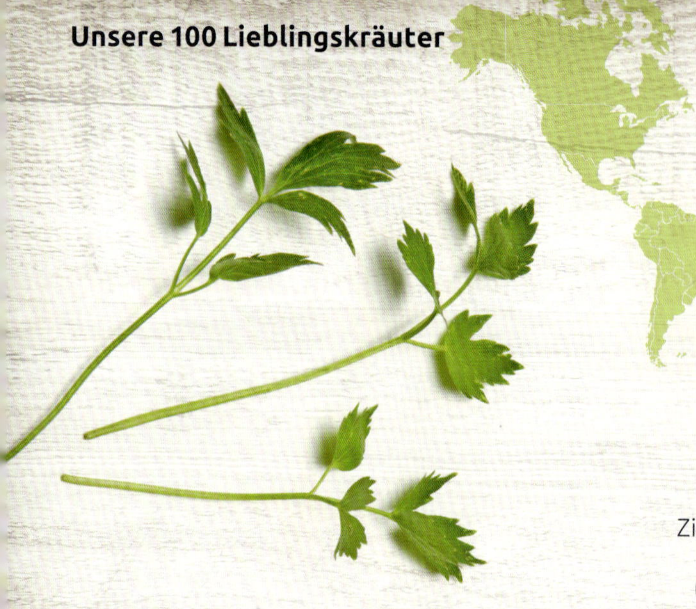

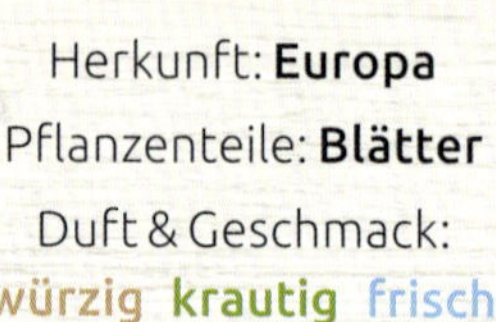

Herkunft: **Europa**

Pflanzenteile: **Blätter**

Duft & Geschmack:

würzig krautig frisch

Ziehdauer:

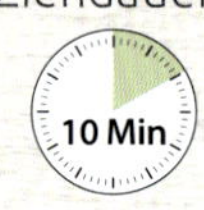

GENUSS.Profil:

Liebstöckel

Levisticum officinale

Volkstümliche Bezeichnung: Maggikraut, Liebstängel, Luststecken, Luststock, Badkraut

Allgemeines

Liebstöckel ist unvergleichlich würzig und kräftig-markant. Optisch erinnern die Blätter an Staudensellerie, und diese Ähnlichkeit schmeckt man auch, wobei Liebstöckeln intensiver und lieblicher mundet als Sellerie. Wenn man die Blätter zwischen den Fingern zerreibt, tritt das ätherische Öl mit dem charakteristischen Geruch frei. Sein Beiname Maggikraut ist auf die Geschmacksähnlichkeit mit dem verbreiteten Würzmittel zurückzuführen, obwohl dieses paradoxerweise kein Liebstöckel enthält. Das bekannte Schweizer Unternehmen soll zu Anfangszeiten Gärtnereien sogar gerichtlich untersagt haben, diese Gewürzpflanze als Maggikraut zu bezeichnen.

Beschreibung

Liebstöckel stammt aus der Familie der Doldenblütler *(Apiaceae)*, seine deutsche Bezeichnung entstand durch eine Wortbildung aus dem lateinischen *levisticum*. Liebstöckel ist eine winterharte, ausdauernde, krautige Pflanze mit intensiv grünen, großen und stark gelappten Fiederblättern. Der doppeldoldige Blütenstand blüht gelb bis hellgrün von Juni bis August; daraus entstehen anschließend die dunkelbraunen Samenfrüchte, die optisch an Korianderkörner erinnern.

Verwendung

Für den Küchengebrauch bekannt ist Liebstöckel als frisches Kraut im Topf oder als

Kräuterbund, vereinzelt auch in getrockneter Form oder als Samen. Für die Teeanwendung hingegen verwendet man die getrocknete Wurzel, die über den guten Fachhandel bezogen werden kann. Da die Wurzel leicht Wasser anzieht und auf feuchte Lagerung mit Schimmel reagiert, gilt eine luftdichte und dunkle Lagerung. Als Zubereitung empfiehlt sich die Abkochung aus zwei Teelöffeln getrockneter Wurzel, die mit 0,25 Liter kaltem, frischem Leitungswasser angesetzt und rund 10 Minuten gekocht wird.

Wissenswertes

Die Herkunft von Liebstöckel wird im Orient vermutet. Die lange gehegte Vermutung, Liebstöckel sei als *ligusticum* oder *ligisticum* bereits im antiken Rom bekannt gewesen, scheint jedoch aufgrund neuer Forschungen nicht korrekt zu sein. Im Mittelmeerraum ist die Pflanze jedenfalls schon seit Jahrhunderten heimisch, von wo aus sie im Mittelalter von Geistlichen über die Alpen in den Norden gebracht wurde, wo sie zu Recht Einzug in die Landgüterverordnung Karls des Großen fand und sich rasch in vielen Kräutergärten ausbreitete. Dabei haben sich unzählige volkstümliche Bezeichnungen entwickelt, die das Gewürz und die Heilpflanze oft mit Lust und Liebe in Verbindung brachten. Namen wie Liebstängel, Luststecken, Luststock oder Badkraut zeigen, dass man dem Liebstöckelkraut aphrodisierende und die Schönheit fördernde Wirkungen nachsagte.

Aus der Volksmedizin

Das ätherische Öl sowie die vielen Harz-, Bitter und Gerbstoffe des Lebstöckels werden von Kräutergelehrten seit jeher geschätzt. Die Volksmedizin empfiehlt das Kraut zur Wundheilung, verschreibt es in der Frauenheilkunde und setzt es gegen Blähungen, zur Bildung von Magensekret oder Linderung von Verdauungsproblemen ein. In alten Kräuterbüchern liest man oft, dass Liebstöckel „einen guten Magen macht und den Wind aus den Därmen treibt". Hildegard von Bingen schrieb dazu: „Nimm Fenchel und mehr Brennnessel und Liebstöckel, zweimal so viel wie jene zwei. Daraus mache mit etwas Mehl und Brot eine Speise und esse sie, es nimmt dem kranken Magen den Schleim." Bis heute gehalten hat sich die Anwendung von Liebstöckelwurzel als Reiniger und zum Durchspülen bei entzündlichen Erkrankungen der Harnwege oder zur Vorbeugung und Behandlung von Nierengrieß, da Liebstöckel harntreibende und krampflösende Eigenschaften besitzt. Dem ätherischen Öl wurde auch eine antimikrobielle Wirkung nachgewiesen.

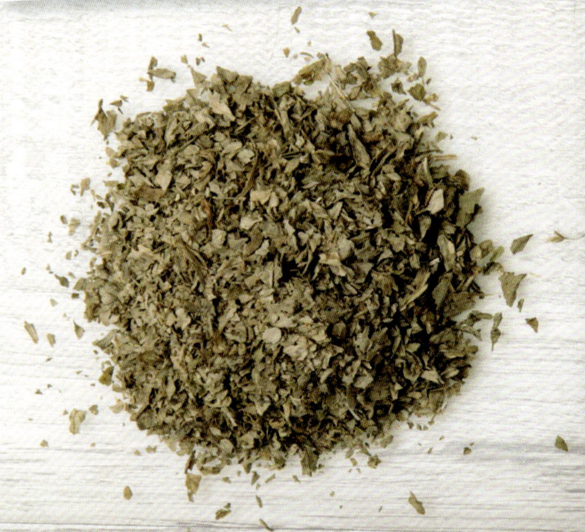

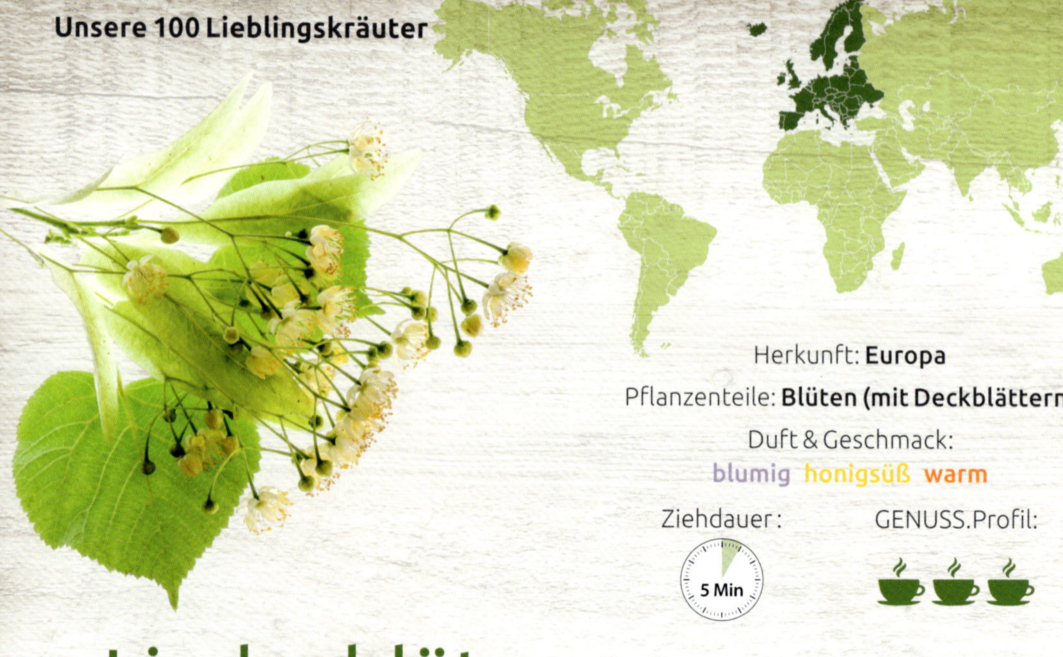

Herkunft: **Europa**

Pflanzenteile: **Blüten (mit Deckblättern)**

Duft & Geschmack:
blumig honigsüß warm

Ziehdauer: 5 Min

GENUSS.Profil:

Lindenblüten

Sommerlinde *(Tilia grandifolia)*
Winterlinde *(Tilia corata)*

Allgemeines

Abgesehen von der erstaunlich wärmenden Wirkung eines Lindenblütentees, ist sein Geschmack als äußerst angenehm, blumig, duftig und wachsartig zu beschreiben. Er offenbart fruchtsüße Anklänge und wirkt grasig-frisch mit zartem Honigaroma.

Beschreibung

Lindenblüten stammen von der Sommer- oder Winterlinde oder von natürlich vorkommenden Hybriden, also Kreuzungen, dieser Arten. Die Heimat der zur Familie der Lindegewächse *(Tiliaceae)* gehörenden Linde ist Europa. Wildvorkommen sind selten, dafür wächst der Baum überall dort, wo er vom Menschen angepflanzt wird. Er kann Höhen bis zu 40 Meter erreichen, trägt je nach Lindenart große Blätter und weist im Juni und Juli in Trugdolden hängende gelbweißliche Blüten auf. In der Sommerhitze nimmt man dann den Honigduft der Blüten war, die reichlich Nektar absondern und viele Bienen anziehen. Die rispenartigen Blütenstände bilden bei der Winterlinde bis zu 15 Blüten, bei der Sommerlinde bis zu fünf Blüten, die sich im Spätsommer zu Fruchtknoten (Kapselfrüchte) verwachsen. Diese sind bei der Sommerlinde sehr hart und nicht zerdrückbar, bei der Winterlinde dünnwandig und leicht zerdrückbar. Das flügelartige Deckblatt (Hochblatt), zur

Hälfte mit der Rispe verwachsen, wirkt beim Abfallen der Früchte wie ein Propeller. Der Lindenbaum wird oft mehrere 100 Jahre alt, einer der weltweit ältesten Bäume steht im deutschen Reelkirchen und ist als *1000-jährige Linde* bekannt.

Verwendung

Als Teezubereitung verwendet man die getrockneten Blütenstände *(Lindenblüten)* der Winter- und der Sommerlinde, meist jedoch der Sommerlinde. Davon übergießt man zwei Teelöffel mit 0,25 Liter 100 Grad sprudelnd kochendem Wasser, lässt es fünf Minuten ziehen und trinkt den Aufguss noch heiß, weil er so zum starken Schwitzen anregt. Möchte man hingegen einen pflanzlichen Aufguss zur Vorbeugung gegen Erkältungen und zur verbesserten Abwehrleistung zubereiten, genügt ein Teelöffel der Blüten auf 0,25 Liter Wasser. Diesen Tee sollte man etwas abkühlen lassen und lauwarm konsumieren. Ideale Teemischungen gegen Erkältungskrankheiten lassen sich aus Lindenblüten mit Malvenblüten, Melissen- oder Himbeerblättern und Hagebutten zusammenstellen.

Wissenswertes

Die Linde gilt seit Menschengedenken als Symbolbaum. Die Germanen führten einst ihre Trauungen unter Linden durch, auch das Dorfgericht als germanische Gerichtsversammlung wurde dort abgehalten, weshalb die Linde als *Gerichtsbaum* bekannt ist. Der Begriff *subtil* für Feingefühl, große Sorgfalt und Genauigkeit erinnert noch heute an seine Abstammung von *sub tilia*, für unter der *Linde stehend und richterliche Tugenden erfahrend*. Auch ist der Baum der weiblichen Seite zugeordnet und Sinnbild für das Matriarchat. Urmutter Freya, als Göttin der Liebe und Fruchtbarkeit, hatte ihren Platz unter Linden – kein Wunder, dass die Linde für Liebende stets von großer Bedeutung war, man denke nur an den Lindenbaum aus Franz Schuberts *Winterreise*.

Aus der Volksmedizin

Als wichtiges Heilmittel gegen Fieber und Grippe sind Lindenblüten seit Urzeiten bekannt. Außerdem regen sie die Harnproduktion an, dienen als Magenmittel oder werden gegen Krämpfe sowie zur Beruhigung eingesetzt. Wird Lindenblütentee verabreicht, stärkt dies die Abwehrkräfte des Körpers gegen Erkältungsviren. Gerne wird er in den Wintermonaten auch präventiv eingesetzt, um sich seine Gesundheit auf natürliche Weise zu bewahren und die körperliche Leistungsfähigkeit zu unterstützen. Der Tee lindert den Hustenreiz bei Katarrhen der Atemwege, dabei sind die Schleime und das ätherische Öl hilfreich. Zudem wirken ein Tee oder eine verdünnte Tinktur aus der Heilpflanze, äußerlich angewendet als Umschlag, Bad oder Waschung, um die Wundheilung zu fördern. Furunkel und andere Abszesse werden rascher reif und heilen so geschwinder ab.

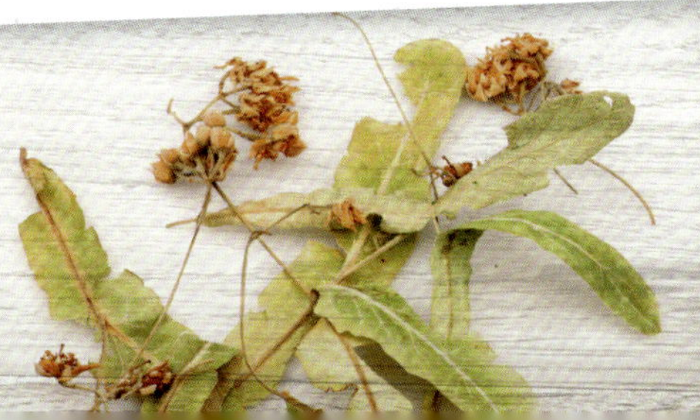

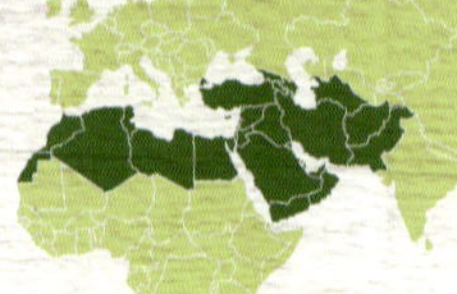

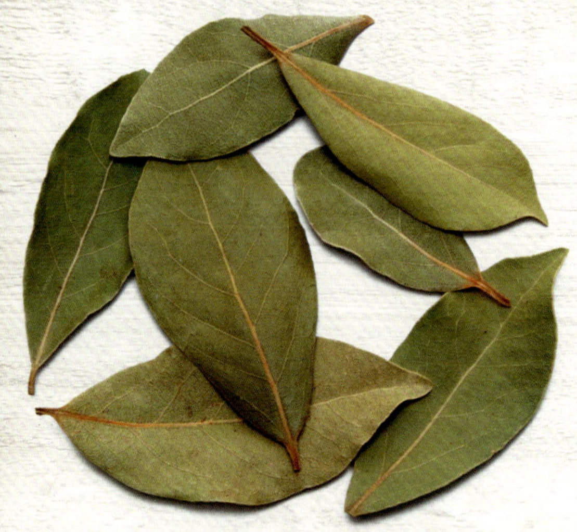

Herkunft: **Orient**

Pflanzenteile: **Blätter, Früchte**

Duft & Geschmack:
frisch ätherisch herb

Ziehdauer: 10 Min

GENUSS.Profil:

Lorbeer

Laurus nobilis

Volkstümliche Bezeichnung: Echter Lorbeer, Gewürzlorbeer, Wundblatt, Suppenblatt

Allgemeines

Im trockenen Zustand ist Lorbeer beinahe geruchlos, erst durch das Auslaugen im Kochprozess offenbart er einen würzig-frischen, leicht eukalyptusartigen Duft. Geschmacklich punktet er mit seiner zitronig-fruchtigen und leicht herben Aromatik.

Beschreibung

Der Echte Lorbeer stammt aus der Familie der Lorbeergewächse *(Lauraceae)* und ist ein immergrüner Strauch oder Baum mit Wuchshöhen von bis zu zehn Metern, ledrig-glänzenden Laubblätter und kleinen weißlich-gelben, doldigen Blütenständen, die nach der Blüte im Mai glänzend schwarze Beeren bilden. Durch Auspressen der erwärmten und zerkleinerten Beeren wird Lorbeeröl *(Oleum lauri)* gewonnen – eine grün gefärbte, salbenartig schmelzende Masse, die gerne als Duftkomponente in Salben, Likören und Parfüms verwendet wird. Der Echte Lorbeer hat sich, aus Vorderasien kommend, über den Schwarzmeer- und Mittelmeerraum bis Nordamerika verbreitet. Da er jedoch nur bedingt winterhart ist, hat er nur in klimatisch milden Gebieten überlebt, ist jedoch in Westeuropa als Kübelpflanze mit entsprechendem Winterschutz auch ganzjährig auspflanzbar. Für die Verwendung als Teepflanze muss auf jeden Fall der Echte Lorbeer verwendet werden, der häufig als Heckenpflanze verwendete Kirschlorbeer ruft bei Verzehr Vergiftungserscheinungen hervor.

Verwendung

Für Teeanwendungen nutzt man die glänzenden, ledrig-zähen und bitter schmeckenden Laubblätter sowie die blauschwarzen Beeren. Lorbeer bezieht man als trockenes Blatt, wobei es auch getrocknetes Lorbeerblattpulver zu kaufen gibt. Das Pulver hat den Vorteil der besseren Dosierbarkeit, verliert aber sehr rasch an Würz- und Heilkraft. Richtig eingesetzt, bekommen die trockenen Blätter den Vorzug, sie bringen den feinen, fruchtigen, typisch an Zitronen erinnernden Geschmack, während die Bitternoten durch die Erhitzung verloren gehen. Für einen Lorbeerblättertee übergießt man zwei getrocknete und grob gestoßene Lorbeerblätter mit 0,25 Liter 100 Grad sprudelnd kochendem Wasser und lässt für 10 Minuten ziehen.

Wissenswertes

Der Lorbeer spielte bereits in der Antike eine große Rolle, weniger als Gewürz, vielmehr als Schmuck und Auszeichnung für Sieger verschiedenster Wettkämpfe – galt er doch lange Zeit als heilig. Um ihn rankten sich viele Göttersagen. Beim Einzug als erfolgreicher Triumphator in die Stadt Rom war jeder Feldherr mit einer *Corona triumphalis* aus Lorbeer bekränzt; mit dem Übergang zum Kaiserreich trugen auch die römischen Kaiser einen Lorbeerkranz. Damit steht er bis heute für ein besonderes Symbol des Ruhmes, Sieges und Friedens.

Aus der Volksmedizin

In der Volksheilkunde wird Lorbeeröl in hautreizenden Salben verwendet, zum Einreiben bei Prellungen, Verstauchungen oder rheumatischen Beschwerden. Das Öl eignet sich auch bei Beschwerden der Atemwege oder bei bakteriellen Entzündungen der Haut, woher wohl der Name Wundblatt rührt. Lorbeerblättertee eignet sich gegen Bronchitis, bei Verdauungsproblemen oder bei entzündlichen Gelenkerkrankungen wie Rheuma, Gicht oder Arthrose. Eine Tasse Tee nach den Mahlzeiten hilft bei Völlegefühl und Blähungen. Eine Teemischung aus Lorbeerblättern und Zimt wirkt gegen Angstzustände und hellt Psyche und Stimmung auf. Bei Husten und Verkühlungen hilft ein Aufguss zum Inhalieren, der als heißer Dampf unter einem Handtuch vorsichtig eingeatmet wird und befreiend und schleimlösend wirkt.

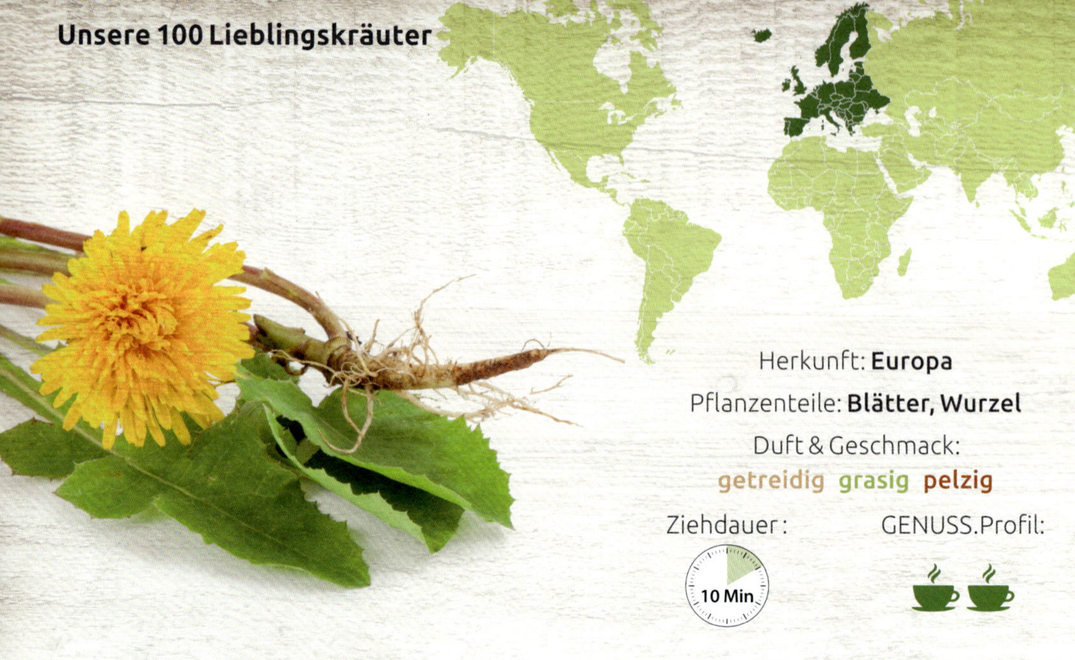

Herkunft: **Europa**

Pflanzenteile: **Blätter, Wurzel**

Duft & Geschmack:

getreidig grasig pelzig

Ziehdauer: 10 Min

GENUSS.Profil:

Löwenzahn, Gewöhnlicher

Taraxacum officinale

Volkstümliche Bezeichnung: Pusteblume, Apothekerkraut, Augenmilch, Butterblume, Kuhblume

Allgemeines

Der Reichtum an Bitterstoffen der Pflanze lässt sich in den Blättern geschmacklich eindeutig feststellen. Eine leicht würzige, krautige Note ergänzt das Erlebnis. Ältere Blätter weisen übrigens einen umso bittereren Geschmack auf, getreidige und herbe Anklänge werden deutlich.

Beschreibung

Selbst Kinder erkennen Löwenzahn und lieben die lustigen Pusteblumen, die auf vielen Wiesen im Frühling zu finden sind. Dabei scheint die Pflanze ursprünglich in Zentralasien beheimatet gewesen zu sein, bevor sie sich dann vor allem Richtung Europa ausgebreitet hat. Das Wildkraut gehört grundsätzlich zur Familie der Korbblütler *(Asteraceae)*, es gibt heute unzählige Arten und Varianten mit unterschiedlichen Blattformen und Blütenfarben, die stark je nach Niederschlagsmenge, Sonnenstrahlung und Jahreszeit, in der die Pflanze wächst, variieren. Gemeinhin kennt man in Mitteleuropa den Gewöhnlichen Löwenzahn, der schon zeitig im Frühjahr seine typisch gezackten Blätter austreibt. Sein Stängel ist rund und hohl, wird bis zu 20 Zentimeter hoch und enthält einen weißen Saft. Einige Zeit später im Jahresverlauf wachsen die leuchtend gelben Blüten (Scheinblüten mit unzähligen gelben Zungenblüten), aus denen kurz danach die erwähnten Pusteblumen entstehen. Dabei handelt es sich um Samenfrüchte mit haarigen Flugschirmen, die durch den Wind verbreitet werden (Schirmflieger).

Verwendung

Natürlich kann frischer Löwenzahn an geschützten Plätzen in freier Natur und im eigenen Garten gesammelt werden, über den Fachhandel bezieht man die getrocknete Droge aus Blättern und Wurzeln, die vor dem Aufguss grob zerbrochen wird, um den herben Geschmack optimal zu extrahieren. Die klassische Zubereitung erfolgt als Heißaufguss mit einem gehäuften Teelöffel geschnittenem Kraut auf 0,25 Liter 100 Grad sprudelnd kochendem Wasser und einer Ziehzeit von 10 Minuten. Löwenzahn enthält in allen Teilen die wichtigen Sesquiterpenlacton-Bitterstoffe und eine Vielzahl an Vitaminen, Mineralstoffen und Flavonoiden – somit ein wahres Nährstoffwunder.

Wissenswertes

Aus den Wurzeln des Löwenzahns kann ein feiner Kräuterkaffee hergestellt werden. Dazu muss die Wurzel zerkleinert und getrocknet werden. Im Anschluss ist eine vorsichtige Röstung in der Pfanne oder auf einem Backblech nötig, nach dem Abkühlen wird sie in einer Kaffeemühle fein vermahlen. Für eine Kaffeezubereitung nimmt man nach Geschmack einen Teelöffel des Pulvers auf eine Tasse Wasser. Nach dem Aufkochen lässt man das Gebräu kurz ziehen und kann das Heißgetränk auf Wunsch mit Milch, Zimt und Honig verfeinern.

Aus der Volksmedizin

Der Löwenzahn ist als Pflanze alles andere als ein zahnloser Löwe. Bereits in der Antike wurde er als pflanzliches Heilmittel im Magen-, Darm-, Gallen- und Nierenbereich angewendet. Er wird wegen seiner wassertreibenden Eigenschaften hochgeschätzt, unterstützt wie ein mildes Abführmittel bei der Verdauung schwerer und fetthaltiger Speisen, erhöht die Aktivität von Nieren und Leber und mildert Völlegefühl sowie Blähungen. Löwenzahnteekuren werden bei Rheuma, Gicht oder zur Stärkung des Bindegewebes angewendet. Des Weiteren kann der Tee bei Sodbrennen helfen, da der Säurehaushalt im Magen ausbalanciert und damit eine Überproduktion an Magensäure verhindert wird. Genauso findet sich die Pflanze in Blutreinigungstees, um bei rheumatischen Beschwerden sowie Hautproblemen Abhilfe zu schaffen. Er ist das optimale Kraut zum Einsatz im Rahmen einer mehrwöchigen Frühjahrskur, transportiert er doch alte Schlacken sehr gut ab, bringt die Leber in Schwung, kräftigt und liefert dem Körper wertvolle, reinigende Bitterstoffe.

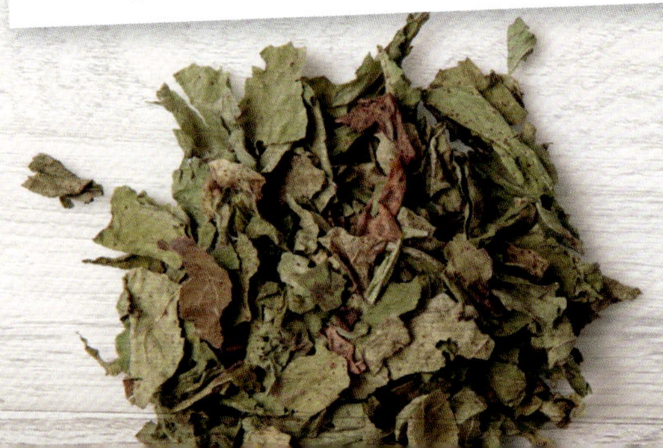

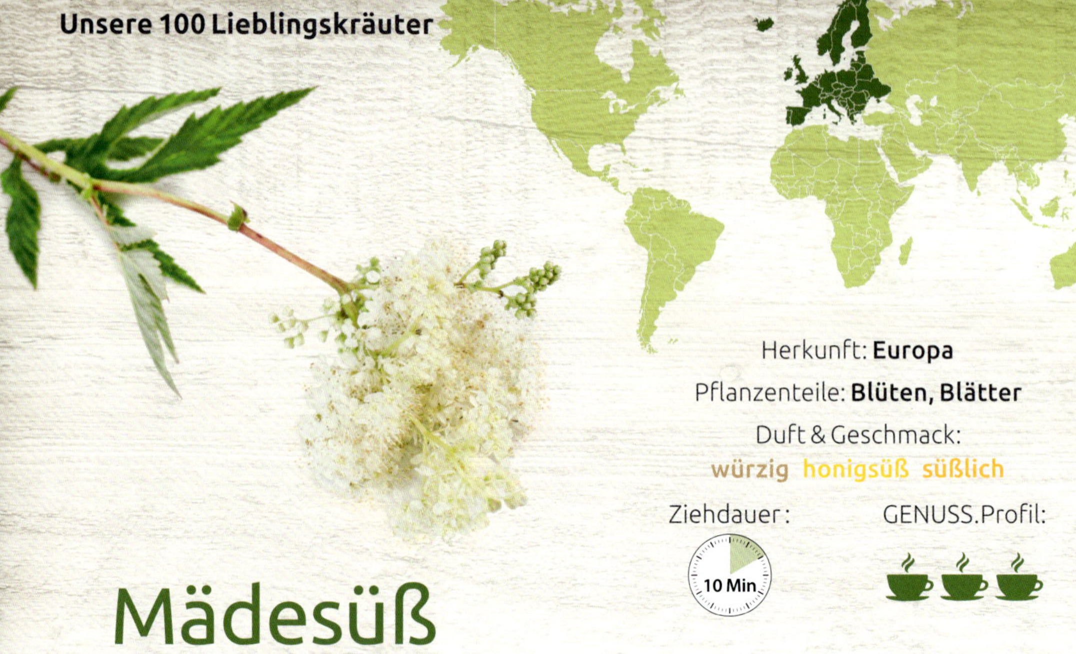

Herkunft: **Europa**

Pflanzenteile: **Blüten, Blätter**

Duft & Geschmack:
würzig honigsüß süßlich

Ziehdauer: 10 Min

GENUSS.Profil:

Mädesüß

Filipendula ulmaria

Volkstümliche Bezeichnung: Echtes Mädesüß, Wiesenkönigin, Federbusch, Wilder Flieder

Allgemeines

Die Blüten erinnern an Bittermandeln mit einem Hauch von Vanille, selbst das getrocknete Kraut verströmt einen intensiven, honig- bis mandelartigen Duft.

Beschreibung

Mädesüß gehört zur Familie der Rosengewächse *(Rosaceae)* und ist in fast ganz Europa heimisch. Man findet es auf feuchten Wiesen, an Bachufern sowie in Erlen- und Eschenwäldern. Während der Blütezeit im Sommer bilden sich aus unzähligen Einzelblüten rispenartige, gelblichweiße Blütenstände, die gegen Abend hin ihren intensiven Duft verströmen, der sich über die Wiesen legt. Für den üppigen Duft verantwortlich zeichnen Salicylsäureverbindungen, die beim Zerreiben der Blätter und Stängel den süßen Geruch nach Salicylaldehyd freigeben. Besonders intensiv wird dieser, wenn nach dem Mähen der Wiesen die Pflanzenteile verwelken – möglicherweise eine Erklärung für den deutschen Namen Mädesüß als Ableitung von Mahdsüße. Mede ist zugleich auch ein mittelalterlicher Begriff für Grasland, auf dem das Mädesüß tatsächlich wächst – für diese Namensherkunft spricht auch der englische Name *meadow sweet,* zu Deutsch *süße Wiese*. Die jedoch am häufigsten erwähnte Namenserklärung bezieht sich auf die Verwendung von Mädesüß zum Süßen und Aromatisieren von Met. Der Name könnte daher *Metsüße* bedeuten, wobei Mädesüß vor allem wegen seiner betörenden Aromatik dem eher eintönigen Honigwein beigefügt wurde.

Verwendung

Man kauft getrocknetes Mädesüßkraut idealerweise im Fachhandel, die Preise sind dabei aufgrund der aufwändigen Ernte meist recht hoch. Doch da Mädesüß aufgrund der üppigen Aromatik sehr sparsam verwendet werden kann, lohnt sich die Investition. Auch schmeckt ein zu viel an Mädesüß bitter und medizinal, hier gilt es, die richtige Dosierung herauszufinden. Wahre Freunde der Blüten suchen die Pflanze in freier Natur und ernten die Blütenstände selbst, sobald diese von Juni bis August voll erblühen. Dazu werden die obersten Pflanzenteile abgeschnitten und gebündelt und zum Trocknen im Halbschatten aufgehängt. Dabei empfiehlt es sich, Papier unter das Bündle zu legen, da die trockenen Blüten leicht abfallen. Als Heißaufguss wird Mädesüß ganz gewöhnlich mit 100 Grad sprudelnd kochendem Wasser und einer Ziehzeit von 10 Minuten zubereitet, wobei für 0,25 Liter Wasser wenig Pflanzenteile reichen. In frischer Milch eingelegt und kurz aufgekocht, kann Mädesüß herrliche Vanillemilch liefern, die sich für Milchmischgetränke oder Vanillepudding eignet. Auch hier die Blüten sparsam dosieren, sonst wird der Geschmack rasch bitter und unangenehm üppig.

Wissenswertes

In der Medizingeschichte spielt Mädesüß eine große Rolle, da lange Zeit aus den Blütenknospen Salicylaldehyd gewonnen wurde – jener entzündungshemmende Wirkstoff, der heute in abgewandelter Form als synthetisch hergestellte Acetylsalicylsäure eingesetzt wird. Dabei hat Mädesüß, im 19. Jahrhundert noch unter dem botanischen Begriff *Spiraea ulmaria* in Verwendung, zur Entwicklung des Markennamens Aspirin® beigetragen: „A“ steht für Acetyl, „spirin“ für Spiraeasäure.

Aus der Volksmedizin

Mädesüß galt schon bei den keltischen Druiden als eine der wichtigsten Heilpflanzen, bis heute ist sie bekannt für die fiebersenkende, schmerzlindernde und entzündungshemmende Wirkung bei Erkältungen und grippalen Infekten. Der Teeaufguss wirkt blutreinigend, harn- und schweißtreibend und wird deshalb bei Nieren- und Blasenleiden sowie bei Gicht und Rheuma eingesetzt. Zur Unterstützung der Abwehrkräfte des Körpers empfiehlt sich ein Tee aus Mädesüßblüten, gemischt mit Linden- und Holunderblüten. Einzig bei Überempfindlichkeit gegenüber Salizylaten ist Vorsicht geboten, da sie bei hohen Dosen zu Schädigungen der Magenschleimhaut führen können.

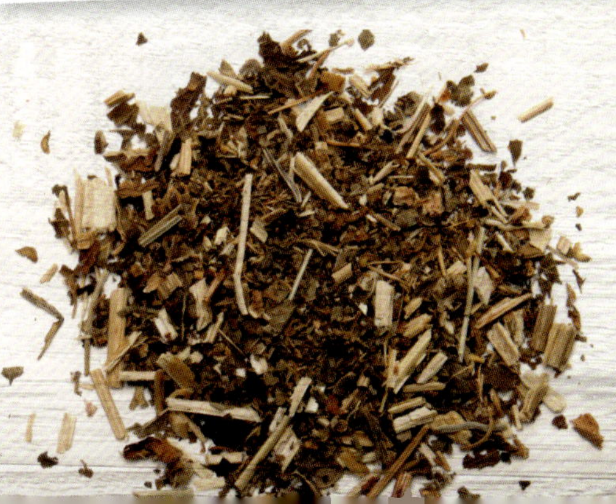

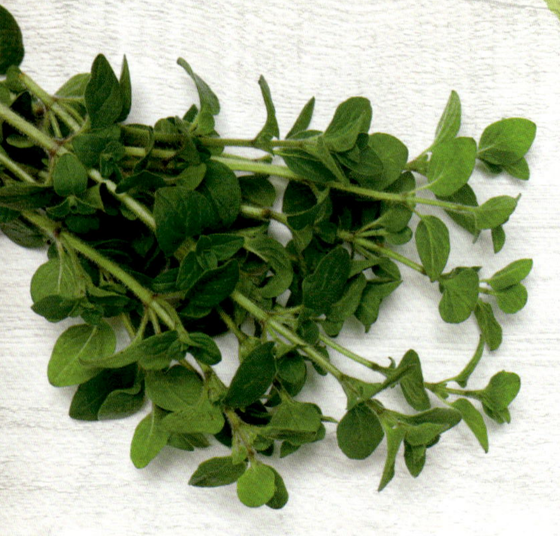

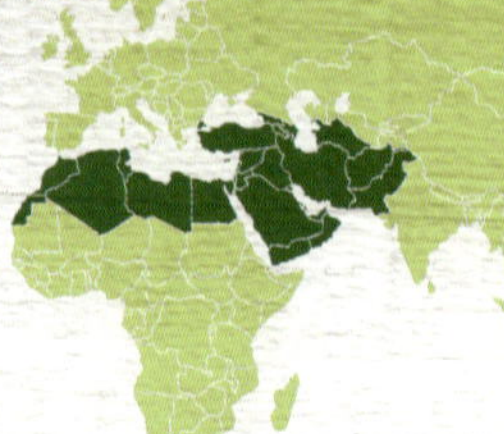

Herkunft: **Orient**

Pflanzenteil: **Kraut**

Duft & Geschmack:
ätherisch harzig herb

Ziehdauer:

GENUSS.Profil:

Majoran

Origanum majorana

Volkstümliche Bezeichnung: Echter Majoran, Wurstkraut, Gartenmajoran

Allgemeines

Majoran riecht und schmeckt aromatisch-würzig, leicht süß, warm, etwas brennend, harzig und leicht bitter. Diese charakteristische Würze verdankt er dem im Kraut enthaltenen ätherischen Öl, das sich in Drüsenschuppen auf der Blattoberfläche befindet und frei wird, wenn man diese Drüsen beim Zerreiben verletzt. Der Gehalt an ätherischem Öl kann stark schwanken, je wärmer das Klima, desto besser die Qualität. Daneben enthält das Kraut auch noch wichtige geschmackgebende Gerb- und Bitterstoffe sowie Rosmarin- und Ascorbinsäure.

Beschreibung

Majoran ist ein niedrig wachsender Halbstrauch, der meist nur einjährig gedeiht. Er zählt zur Gattung Dost aus der Familie der Lippenblütler *(Lamiaceae)*, seine Wildform stammt aus Kleinasien, er wurde bereits vor 3000 Jahren in Ägypten angebaut. Heute wird er als Gewürz nicht nur in den Mittelmeerländern, sondern auch in Mittel- und Osteuropa angebaut. Gute Qualität setzt jedoch ein warmes, mediterranes Klima voraus, weshalb er im Gegensatz zu seinem wilden Bruder, dem Oregano *(Origanum vulgare)*, in Mitteleuropa wild wachsend kaum zu finden ist.

Verwendung

Majoran wird als Teekraut bevorzugt getrocknet verwendet, da es beim Trocknen sein ätherisches Öl *(Majoranöl)* behält. Zum Trocknen werden die ganzen Stängel geerntet und gerebelt, weshalb getrockneter Majoran Blätter, Stängel, Knospen und Blüten enthält. Majoranpflanzen erntet man am besten kurz vor oder zu Beginn der Blütezeit, dann ist der Ölgehalt am höchsten. Schneidet man die Pflanzen etwa zehn Zentimeter über dem Boden ab, wachsen sie wieder rasch nach. Die klassische Zubereitung erfolgt als Heißaufguss mit einem gehäuften Teelöffel geschnittenem Kraut auf 0,25 Liter 100 Grad sprudelnd kochendem Wasser und einer Ziehzeit von 10 Minuten.

Wissenswertes

Bereits Aphrodite, die griechische Göttin der Liebe und Schönheit, bezeichnete Majoran als ein Symbol der Glückseligkeit – so war es in Griechenland lange Zeit üblich, frisch verheirateten Paaren Majorankränze um den Hals zu legen. Im alten Rom wurde Liebhabern ein anregender, mit Majoran gewürzter Wein gereicht. Als Majoran im Mittelalter in Mitteleuropa auftauchte, schätzte ihn vor allem die Volksheilkunde, nicht so sehr ob seiner Liebeskraft, sondern vielmehr ob seiner Fähigkeit, Krämpfe zu lindern, den Magen zu stärken, Wunden zu heilen und Erkältungen zu verhindern. Entscheidend für seine feste Einbürgerung in Mittel- und Nordeuropa war jedoch die Tatsache, dass dieses Gewürz Würsten, vor allem der Leberwurst, einen unvergleichlichen Geschmack verleiht. Kein Wunder, dass man Majoran bis heute gerne Wurstkraut nennt.

Aus der Volksmedizin

Die Hauptwirkung von Majoran ist die Stärkung der Verdauung sowie die Bildung von Magensaft, wohl der wichtigste Grund für seine Verwendung als Gewürz und Heilkraut im Zusammenhang mit deftiger Kulinarik. Er wirkt günstig gegen Blähungen, Appetitlosigkeit und Krämpfe der Verdauungsorgane wie bei Durchfall, auch gegen See- und Reisekrankheit kann man ihn einsetzen. Durch seine entkrampfende, beruhigende Wirkung hat der Majoran fördernde Wirkungen auf das Nervensystem, wo man ihn gegen nervöse Unruhe, Kopfschmerzen und Migräne anwendet. Noch besser eignet sich das durch Wasserdampfdestillation aus blühendem Majoran gewonnene Majoranöl, dünnflüssig, gelblich, stark riechend und würzig schmeckend. Dieses wirkt muskelentspannend und verdauungsfördernd sowie bei normaler Dosierung gut gegen Stress und damit verbundenen Ein- und Durchschlafproblemen.

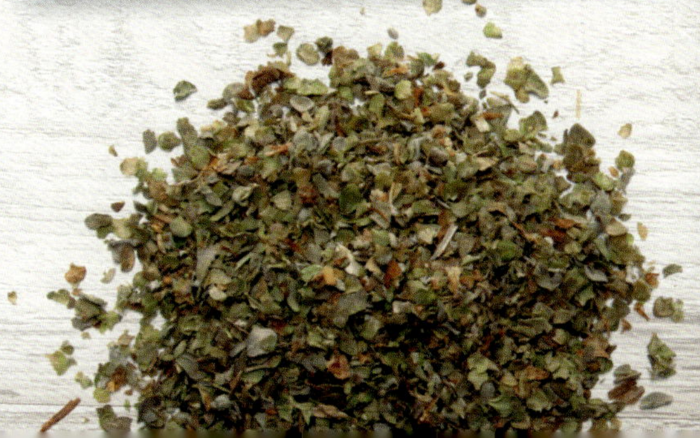

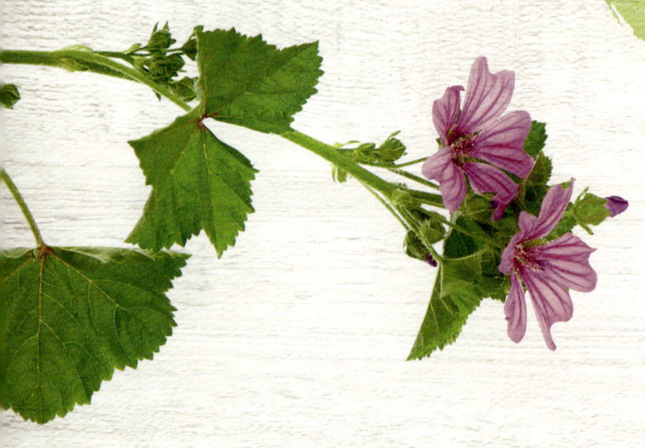

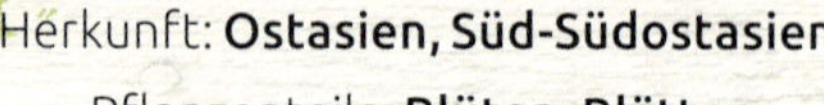

Herkunft: **Ostasien, Süd-Südostasien**

Pflanzenteile: **Blüten, Blätter**

Duft & Geschmack:
nussig grasig ölig

Ziehdauer:

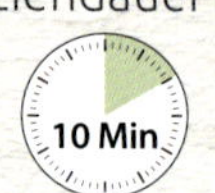

GENUSS.Profil:

Malve, Wilde

Malva sylvestris

Volkstümliche Bezeichnung: Käsepappel, Große Malve, Rosspappel, Katzenkäse

Allgemeines

Im Geschmack kann die klassische Schleimpflanze Malve als krautig, salzig und ein wenig eigentümlich beschrieben werden, nach anfangs herb-nussigen Noten geht ein süßliches, olivenöliges Aroma auf. Die im Handel oft unter der Bezeichnung *Malventee* angebotenen Hibiskusblüten *(Hibiscus sabdariffa)* stammen auch von den Malvengewächsen ab, schmecken aber säuerlich und haben auch nicht die hier angeführten Heilwirkungen.

Beschreibung

Die Malve, im deutschsprachigen Raum vor allem als Käsepappel bekannt, aus der Familie der Malvengewächse *(Malvaceae)* stammt der Vermutung nach aus Asien. Inzwischen hat sie sich über viele subtropische und gemäßigte Zonen ausgebreitet, wo sie bevorzugt sonnige Standorte an Hängen, Weg-, Feld- oder Wiesenrändern bevorzugt. Die Malve ist eine sommergrüne, krautige Pflanze, die vor allem durch ihre rundlich-behaarten und fünf- bis neunlappigen Blätter auffällt, die optisch an den Frauenmantel erinnern. Die kelchförmigen, markant rosa-violetten Blüten besitzen feine, im Farbton etwas dunklere Längsnerven, die der Malve ein charakteristisches Muster verleihen. Als Heilpflanzen ident eingesetzt wird auch die nah verwandte Weg-Malve *(Malva neglecta)*, die deutlich zarter und bodenständiger wächst und zudem weiß-rosafarbene Blüten besitzt.

Verwendung

Von der Wilden Malve kommen sowohl die Blätter als auch die Blüten zur Anwendung, von der Weg-Malve meist nur die Blätter. Die Malvenblätter enthalten Schleimstoffe und Flavonoide, Blüten enthalten Schleimstoffe und die violett-blaue Farbe. Für Teezubereitungen werden die getrockneten Pflanzenteile verwendet, während in Magentees eher die Blätter zur Anwendung kommen, sind es in Hustentees meist die Blüten. Beschafft man sich Malventee, sollte man dies im Fachhandel seines Vertrauens tun, um auch wirklich echtes Malvenkraut zu erstehen. Die klassische Zubereitung erfolgt als Heißaufguss mit einem gehäuften Teelöffel geschnittenem Kraut auf 0,25 Liter 100 Grad sprudelnd kochendem Wasser und einer Ziehzeit von 10 Minuten. Daneben lässt sich Malventee ähnlich zu Eibischtee auch als Kaltauszugs herstellen, wo man das geschnittene Kraut im kalten Wasser für bis zu 10 Stunden stehen lässt und gelegentlich umrührt. So kann Malventee als schmackhafter Haustee zu jeder Tag- und Nachtzeit getrunken werden.

Wissenswertes

Bei den Chinesen wurde die Malve schon vor etwa 5000 Jahren sehr geschätzt. In der Bibel findet sie Erwähnung, als Moses einem Fieberkranken Malventee gibt. Bei Dioskurides, Virgil und Plinius ist gleichfalls von *Malva* die Rede, was auf die griechische Bezeichnung für *weich* zurückgeht. Der deutsche Begriff Malve ist daher dem Lateinischen entlehnt. Die alternative Bezeichnung Käsepappel lässt eine Nähe zum gleichnamigen Pappelbaum vermuten, Experten sehen dies aber anders: Mit *Käse* ist die käselaibförmige Gestalt der Früchte gemeint, mit *Pappel* ein essbarer Brei (Pappe), der aus den schleimhaltigen Blättern zubereitet werden kann.

Aus der Volksmedizin

Sie ist aufgrund der Konzentration an Schleimstoffen die ideale Heilpflanze zur Reizlinderung. Die Schleimstoffe legen sich als schützender Film über alle Schleimhäute des Körpers und entfalten so beruhigende Wirkung auf entzündetem Gewebe im Mund- und Rachenraum oder im Magen- und Darmbereich. Auch bei Erkältungen und trockenem Reizhusten werden die Extrakte angewendet. Die Volksmedizin wendet Malve auch äußerlich für Bäder und Umschläge an, etwa bei Ekzemen oder entzündlichen Geschwüren. Aufzupassen muss man insofern, als durch den Schleimgehalt und die dadurch schützende Wirkung auf die Verdauungsorgane Malventee bei gleichzeitiger Einnahme anderen Arzneimitteln deren Aufnahme und Wirkung im Körper einschränken oder gar verzögern kann!

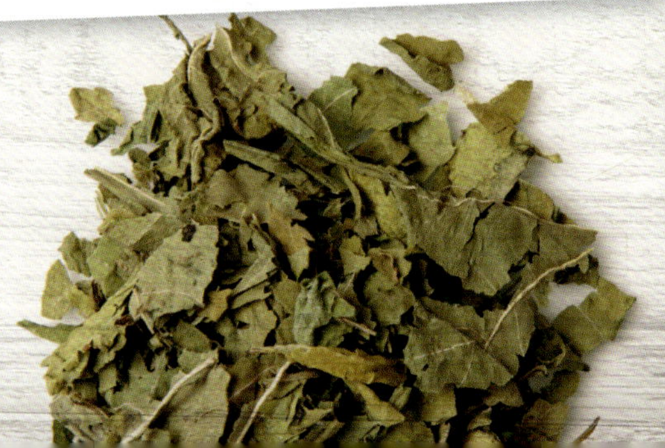

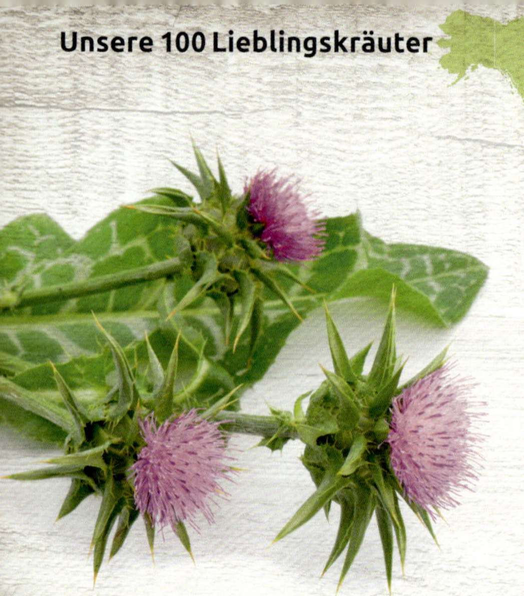

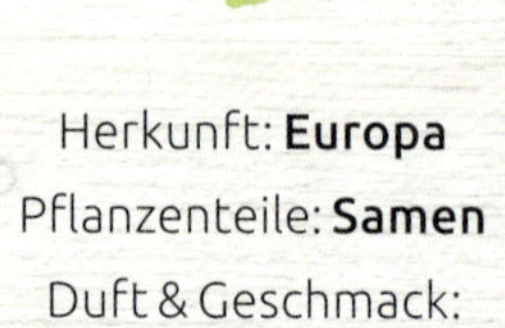

Herkunft: **Europa**

Pflanzenteile: **Samen**

Duft & Geschmack:

brotig harzig ätherisch

Ziehdauer: GENUSS.Profil:

Mariendistel

Silybum marianum

Volkstümliche Bezeichnung: Christi Krone, Heilandsdistel, Frauendistel, Donnerdistel

Allgemeines

Die Samen der Mariendistel riechen roh unauffällig, etwas herb-brotig und nach Getreide. Am Gaumen muten sie dann bitter und herb an, würzig-ätherische Töne sind wahrnehmbar und eine Erinnerung an Artischocken wird deutlich, auch schmeckt die Teezubereitung leicht ölig und scharf.

Beschreibung

Als eines der wichtigsten Heilkräuter bei Beschwerden rund um die Leber und die Galle stammt die Mariendistel vermutlich ursprünglich aus Nordafrika. Auch von Südeuropa sind wilde Vorkommen bekannt. Erst im Mittelalter kam die Pflanze, die zur Familie der Korbblütler *(Asteraceae)* zählt, dann nach Mitteleuropa. Die ein- oder zweijährige Pflanze, die Wuchshöhen bis zum eineinhalb Meter erreicht, liebt warme Gegenden und trockene Plätze. Ihre Blätter sind stachelig und sehr markant, tragen sie doch typische, weiße Flecken an der Oberfläche. In den Sommermonaten Juli und August zeigt sie auffällig violette, kugelförmige Blüten, aus denen sich bis September Früchte entwickeln, die die Samen in sich tragen. An den Früchten wird vorerst eine Haarkrone, als Pappus bekannt, sichtbar, die abgeworfen und auch nicht als Teedroge verwendet wird. Tatsächlich sind es nur die Samen mit ihrer glänzenden, harten Schale, die dafür infrage kommen.

Verwendung

Da ihre Art in Mitteleuropa teilweise als gefährdet gilt, sollte die Mariendistel über vertrauenswürdige Quellen im Fachhandel bezogen werden, wo sie aus eigenen Kulturen stammt. Obwohl der reinsortige Mariendisteltee aufgrund der schlechten Wasserlöslichkeit des in den Samen enthaltenen *Silymarins* wenig verbreitet ist, kann eine Teezubereitung aus zwei Teelöffeln der im Mörser zerstoßenen Samen hergestellt werden. Einerseits lässt sich dies als klassischer Heißaufguss mit 100 Grad sprudelnd kochendem Wasser und einer Ziehzeit von zehn Minuten erzielen. Andererseits können die stark zerkleinerten Samen auch in kaltem Wasser angesetzt, dann aufgekocht und rund zehn Minuten gekocht werden, bevor man den Tee abseiht und warm genießt. Vielfach ist Mariendistel aber in Teemischungen gegen Leber- und Gallenbeschwerden anzutreffen, gerne in Kombination mit Fenchel, Löwenzahn und Tausendguldenkraut.

Wissenswertes

Die Legende besagt, dass die auffällige weiße Marmorierung der Mariendistelblätter auf die Muttermilch Marias zurückzuführen sei, die beim Stillen des Jesuskindes auf die Blätter der Pflanze getropft ist. Die umfangreiche Wirkung der Heilpflanze erstreckt sich besonders auf die Leberzellen, die sie vor dem Eindringen jeglicher Art von Giftstoffen schützt. Daher ist sie aufgrund des enthaltenen Silymarins die einzig bekannte Möglichkeit, Vergiftungen mit dem Knollenblätterpilz zu behandeln. Dieses soll Untersuchungen nach den Transport der tödlichen Gifte hemmen.

Aus der Volksmedizin

Vor Tausenden Jahren in der Heilkunde der Antike war die Mariendistel bei Schlangenbissen oder, wie von Plinius dem Älteren angepriesen, zur Gallenabfuhr im Einsatz. Ab dem Mittelalter war dann ihre Wirksamkeit für die Leber hochgeschätzt. Bereits die alten Ärzte betrachteten die Leber als Sitz des Lebens. Bei Hildegard von Bingen galt sie als probates Mittel gegen Vergiftungen und Gelbsucht. Obwohl medizinische Einsatzzwecke aufgrund neuerer Forschungen zunehmen, bleibt die Pflanze auch in der Volksheilkunde von Bedeutung. Bei krampfartigen Verdauungsbeschwerden, Völlegefühl, Übelkeit, aber auch bei Appetitlosigkeit greift man zu Mariendistel. Sie wirkt aber auch gegen Migräne, Reisekrankheit oder Krampfadern. Heute gilt sie als verlässliche Droge zur Behandlung von toxischen Leberschäden und chronisch-entzündlichen Lebererkrankungen und Leberzirrhosen.

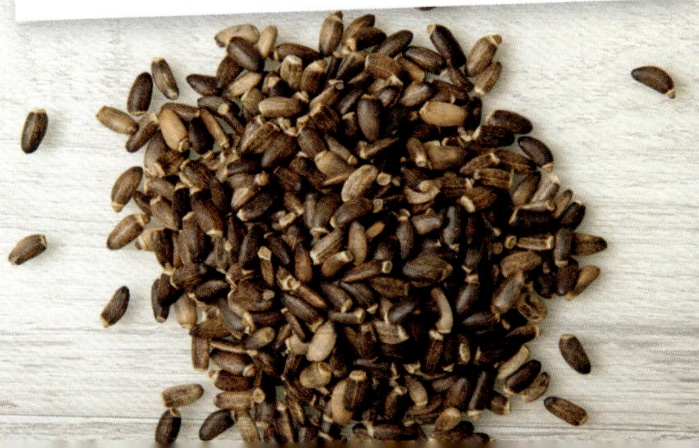

Herkunft: **Lateinamerika**
Pflanzenteile: **Blätter**
Duft & Geschmack:
herb würzig rauchig
Ziehdauer:
5 Min
GENUSS.Profil:

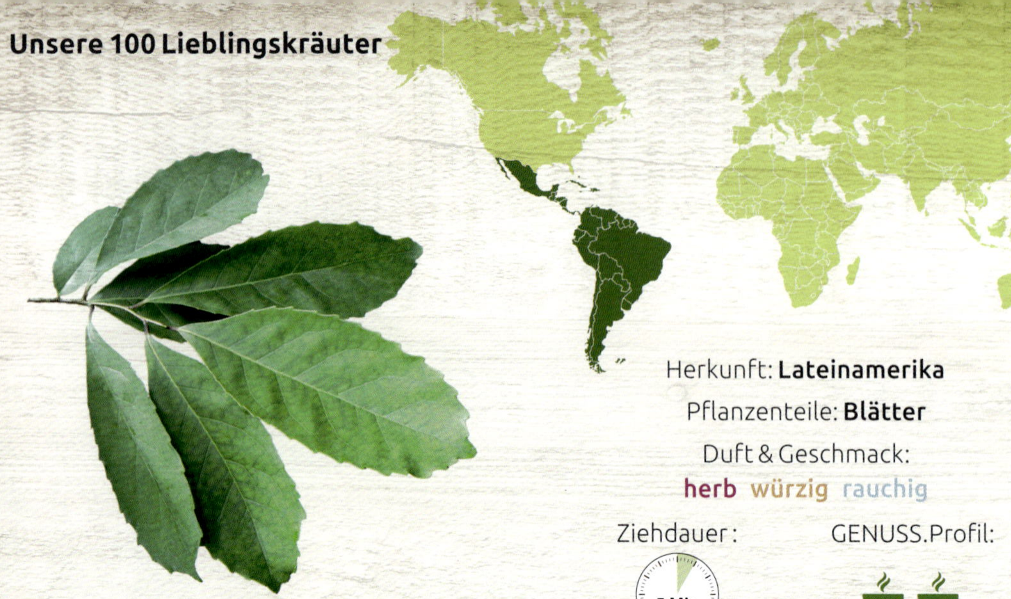

Mate

Ilex paraguariensis

Volkstümliche Bezeichnung: Mate-Teestrauch, Paraguaytee, Jesuitentee, Yerba-Mate

Allgemeines

Nicht geröstete Mateblätter schmecken grasig, frisch, dezent süß, muten dabei aber äußerst puristisch und naturnah an. In gerösteter Form wirken sie eher fruchtig-süßlich mit einem rauchigen Unterton, wobei warme und bittere Röstnoten ergänzen, wie man sie entfernt von Kaffee kennt.

Beschreibung

Der Mateteestrauch aus der Familie der Stechpalmengewächse *(Aquifoliaceae)* wächst als immergrüner Strauch in den meisten Ländern Südamerikas, allen voran in Paraguay und Argentinien. In freier Natur kann die Pflanze, die eng mit der europäischen Stechpalme verwandt ist, bis zu 14 Meter hoch geraten. Vom Menschen angepflanzte Vertreter bleiben meist deutlich kleiner, so kann man sie besser ernten. Seine Blätter werden bis zu 20 Zentimeter lang, haben eine ovale Form und einen eingekerbten Rand. Die Matepflanze trägt weiße, in Büscheln wachsende Blüten, aus denen sich rote Früchte bilden.

Verwendung

Auch wenn Mate mehr ein Genussmittel als ein Arzneimittel ist, schätzt man vor allem in Europa seine belebenden Eigenschaften. Getrocknete Mateblätter, entweder naturbelassen als grüner Mate oder schonend fermentiert und geröstet als Chá Mate, erhält man im Fachhandel seines Vertrauens. Für Teeanwendungen werden die Blätter meist klein geschnitten oder auch fein gemahlen – in Brasilien etwa werden sie in dieser Darbietungsform *Erva mate* genannt, das daraus resultierende Getränk ist als *Chimarrão* bekannt. Als Teeaufguss übergießt man zwei Teelöffel der geschnittenen Blätter mit 0,25 Liter 100 Grad sprudelnd kochendem Wasser. Die Ziehzeit bestimmt schließlich über seine Wirkung: bis zu drei Minuten Ziehzeit kehren seine anregende Charakteristik hervor, für die Entfaltung der entspannenden Wirkungsweise lässt man ihn bis zu fünf Minuten ziehen. Zu lange Ziehzeiten hingegen lassen ihn bitter und gerbstofflastig schmecken. Möchte man Matetee als Alternative zu Kaffee genießen, kann er sehr gut mit Milch verlängert und mit Honig gesüßt getrunken werden.

Wissenswertes

Rund um Matetee gibt es in Südamerika ganz unterschiedliche Genusstraditionen. Weit verbreitet ist der Usus, den Tee aus der Kalebasse zu trinken, einem Trinkgefäß, das ursprünglich aus ausgehöhlten und getrockneten Flaschenkürbissen produziert wurde. In der Sprache der lateinamerikanischen Ureinwohner ist das Quechua-Wort *mati* auch gleichbedeutend mit diesem ausgehöhlten Trinkgefäß. In dem Behälter werden die Blätter aufgegossen und das Getränk daraus genossen. In den wärmeren Gebieten des südlichen Südamerikas genießt man Matetee vor allem als eisgekühltes Getränk. In anderen Gegenden des Kontinents werden auch Aufgussgetränke aus anderen Pflanzen als Mate bezeichnet, so etwa der Mate de coca in Bolivien oder Peru, der jedoch aus den Blättern des Cocastrauches stammt. Der volkstümliche Beiname Jesuitentee stammt aus früheren Jahrhunderten, als Jesuiten das heutige Paraguya besiedelten und mit dem systematischen Anbau der Matepflanze begannen.

Aus der Volksmedizin

Schon die Ureinwohner Südamerikas schätzten Matetee für seine positiven Wirkungen auf die körperliche und geistige Fitness. Wegen seines natürlichen Gehalts an Koffein punktet Mate mit seiner anregenden, stimulierenden Wirkung, er ist reich an Antioxidantien und wirkt Wunder im Kampf gegen Übergewicht. In Südamerika ist er das Lieblingsgetränk vieler Menschen, Mate findet aber auch zunehmend in diversen anderen Teilen der Erde Abnehmer, zügelt er doch den Heißhunger und regt den Stoffwechsel an. Die indianische Volksmedizin nutzte Matetee auch bei fieberhaften Erkrankungen, bei Kopfschmerzen oder bei Muskelbeschwerden.

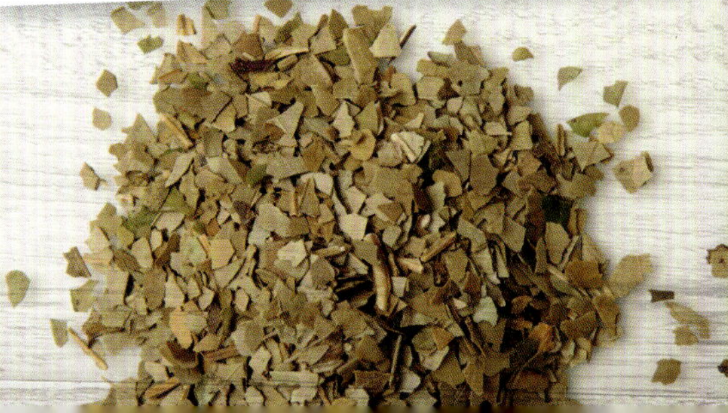

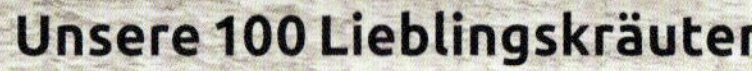

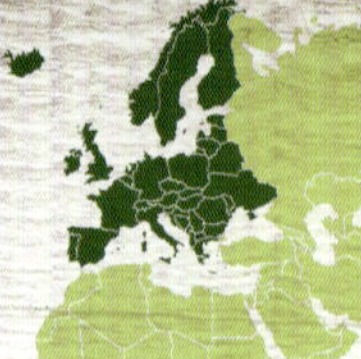

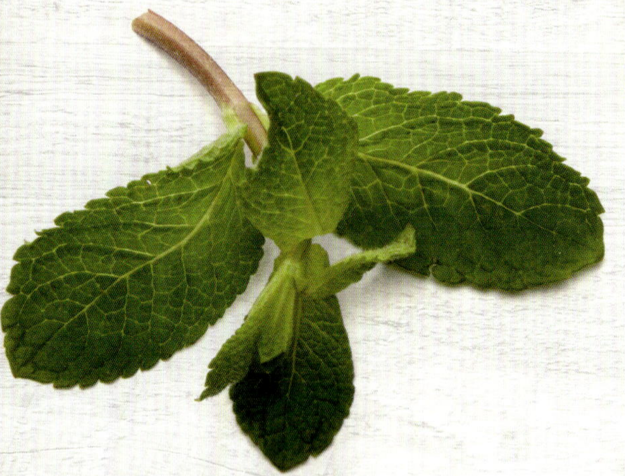

Herkunft: **Europa**

Pflanzenteile: **Blätter**

Duft & Geschmack:
ätherisch frisch kühl

Ziehdauer: 10 Min

GENUSS.Profil:

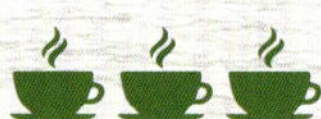

Minze

Mentha piperita et al.

Volkstümliche Bezeichnung: Pfefferminze, Gartenminze, Teeminze, Englische Minze et al.

Allgemeines

Bereits der Geruch von Minze ist, je nach Sorte, intensiv frisch, durchdringend kühl und aromatisch, im Geschmack zuerst leicht brennend, danach kühlend und erfrischend zitronig. Der geschmacksgebende Bestandteil ist das ätherische Öl, das bis zu 90 Prozent aus Menthol und zu 20 Prozent aus Menthon und Piperiton besteht, zudem sind ausreichend Gerb- und Bitterstoffe vorhanden.

Beschreibung

Minze ist nicht gleich Minze. Unter diesem Begriff wird eine ganze Pflanzengattung von an die 200 verschiedenen, anerkannten Sorten subsumiert. Die meisten davon haben ihre Heimat auf der nördlichen Erdhalbkugel, breit gestreut von China über Europa bis Nordamerika. Bei der Minze handelt es sich um anspruchslose, ausdauernde, krautige Pflanzen aus der Familie der Lippenblütler *(Lamiaceae)*, die am besten an feuchten

Standorten gedeihen. Kulinarisch verwendet werden die einfachen Laubblätter, häufig mit gezähntem oder gesägtem Rand. Der germanische Pflanzenname Minze geht auf den lateinischen Begriff *Menta* zurück, der in engem Zusammenhang mit der griechischen *Minthe* steht, einer Nymphe der griechischen Mythologie, die über Quellen, Bäche, Flüsse und Seen wacht – die wohl beliebtesten Standorte aller wild wachsenden Minzearten. Die meisten der heute gängigen Minzesorten, die als Gewürz oder Teekraut zum Einsatz kommen, tragen in ihrem Namen einen Hinweis auf ihren Geschmack. Man denke an die Orangenminze, die Apfelminze, die Erdbeerminze, die Schokominze oder die beliebte Pfefferminze. Diese Arten unterscheiden sich in der Blattform und in der Aromatik deutlich voneinander, einzig die Blütezeit im Hochsommer sowie der Blütenstand sind bei allen Minzen (mit Ausnahme der Ackerminze) ident. Die weißrosa bis bläulich-lila gefärbten Blüten stehen in Scheinquirlen voneinander entfernt in endständigen Blütenähren.

Verwendung

Wild gesammelt, eignen sich die Blätter unmittelbar vor oder während der Blüte zu Beginn des Hochsommers am besten, der Gehalt an ätherischem Öl ist bei trockenem Wetter am Morgen und am Vormittag am stärksten. Im Fachhandel wird frische Minze in Form von Kräutertöpfen oder als Bündel abgepackt angeboten. Spezialisten bevorzugen den Einkauf auf Märkten, wo sich meist frische, intensiv duftende, dicke Bündel Minze finden. In diesem Fall sollte man sie eher rasch verwenden oder die Minze gewaschen und trocken geschüttelt in einem Plastiksack im Gemüsefach des Kühlschranks aufbewahren. Für sämtliche Teezubereitungen eignet sich die getrocknete und geschnittene Minze ebenso gut wie Frischware. Die klassische Zubereitung erfolgt als Heißaufguss mit einem gehäuften Teelöffel geschnittenem Kraut auf 0,25 Liter 100 Grad sprudelnd kochendem Wasser und einer Ziehzeit von 10 Minuten. Eine Überdosierung von Minze sollte man jedoch vermeiden, will man ihre positiven, belebenden und erfrischenden Effekte nicht ins Gegenteil umwandeln. Da Menthol ein sehr kräftiges und stark wirksames ätherisches Öl ist, empfiehlt es sich generell, Teeanwendungen einerseits gut verdünnt wie auch in Kombination mit anderen Kräutern zubereiten – Magenbeschwerden sind bei empfindlichen Personen keine Seltenheit.

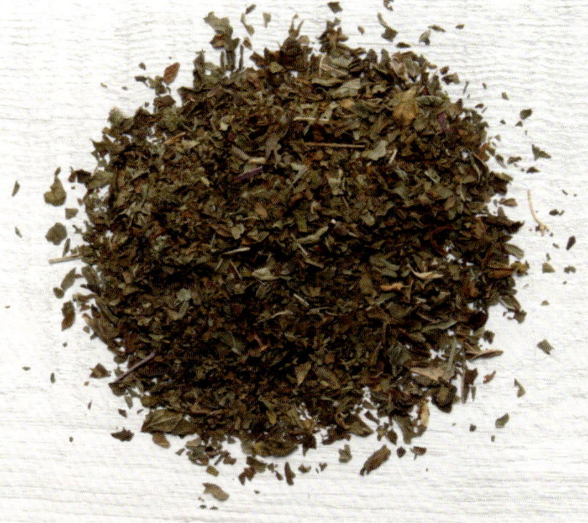

Wissenswertes

In Europa sind die folgenden Minzearten im Handel erhältlich und von Bedeutung:

Ackerminze *(Mentha arvensis,* auch Kornminze oder Feldminze): Wildwachsende Sorte, die bevorzugt in Wiesen oder an Ackerrändern zu finden ist, meist in der Nähe von menschlichen Siedlungen. Die Stängel sind typisch vierkantig und grünrötlich gefärbt, die Blätter sind länglich und elliptisch mit leichter Zahnung. Typisches Erkennungsmerkmal für die Ackerminze sind die in den Blattachseln als Scheinquirl angeordneten hellrosa Blüten. Die Ackerminze bildet sehr leicht Hybriden mit anderen Mentha-Arten und ist dementsprechend breit in freier Natur vertreten. Aufgrund ihres extrem hohen Gehalts an Menthol wird sie in der Volksmedizin – im Unterschied zur Pfefferminze – vorrangig zur Gewinnung von *Minzöl* durch Destillation verwendet.

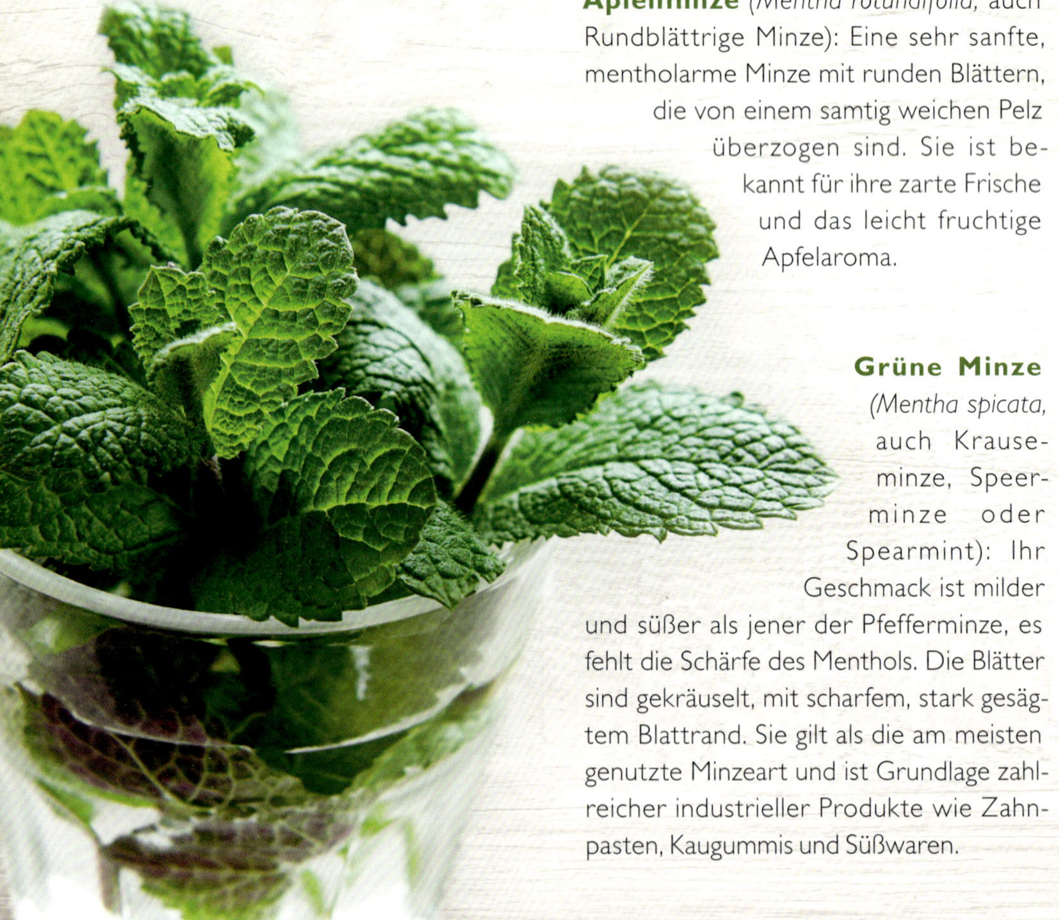

Apfelminze *(Mentha rotundifolia,* auch Rundblättrige Minze): Eine sehr sanfte, mentholarme Minze mit runden Blättern, die von einem samtig weichen Pelz überzogen sind. Sie ist bekannt für ihre zarte Frische und das leicht fruchtige Apfelaroma.

Grüne Minze *(Mentha spicata,* auch Krauseminze, Speerminze oder Spearmint): Ihr Geschmack ist milder und süßer als jener der Pfefferminze, es fehlt die Schärfe des Menthols. Die Blätter sind gekräuselt, mit scharfem, stark gesägtem Blattrand. Sie gilt als die am meisten genutzte Minzeart und ist Grundlage zahlreicher industrieller Produkte wie Zahnpasten, Kaugummis und Süßwaren.

Pfefferminze *(Mentha piperita):* Von anderen Minzen unterscheidet sie sich durch den hohen Mentholgehalt sowie durch den scharfpfeffrigen Geschmack. Die Laubblätter sind am Rand grob gezähnt und häufig mit einer rötlich-violetten Nervatur. Die Pfefferminze geht auf die Briten zurück, da sie 1696 in einem englischen Garten als vermutlich zufällige Kreuzung aus Wasserminze *(Mentha aquatica)* und Grüner Minze *(Mentha spicata)* entdeckt wurde. Heute kommt sie in freier Natur nur noch selten vor, eignet sich aber perfekt zum Kultivieren, wo sie gerne zum Verwildern neigt.

Rossminze *(Mentha longifolia,* auch Waldminze): Wild wachsende Form, häufig in tieferen alpinen Lagen. Sie ist zwar ungiftig und essbar, enthält aber wenig Menthol und schmeckt und riecht dadurch unangenehm dumpf und herb – ein Geschmack, der oft als petroleumartig beschrieben wird, was ihren Einsatz als Teekraut deutlich einschränkt.

Wasserminze *(Mentha aquatica,* auch Bachminze): Die Blätter sind eiförmig bis elliptisch, glänzend und mit gesägtem Blattrand. Sie wächst wild entlang von Ufern, feuchten Gräben und Wiesen, die Ausbreitung ihrer Samen erfolgt über das Wasser. Seit jeher zählt die Wasserminze neben dem Mädesüß und dem Eisenkraut zu den drei heiligen Kräutern der keltischen Druiden.

Aus der Volksmedizin

Eines der wesentlichen ätherischen Öle der Minze, das Menthol, ist je nach Minzeart in unterschiedlichen Anteilen enthalten. So enthalten die Pfefferminze oder die Ackerminze mit bis zu 80 Prozent Mentholgehalt den höchsten Anteil aller Minzearten. Dem Menthol und weiteren Bitter- und Gerbstoffen verdankt die Minze ihren intensiven Einsatz als Heilkraut, mancherorts sogar als Aphrodisiakum. Sie gibt nicht nur ein erfrischendes, kühlendes Mundgefühl, sondern wurde bereits bei den alten Römern als Mittel gegen Zahnfleischschwund verwendet. Damals und im Mittelalter wurden Polei- und Katzenminze als Abtreibungsmittel eingesetzt. Die höchste Heilkraft verspricht dabei die Pfefferminze, die mit dem hohen Mentholanteil besonders krampflösend, beruhigend und schmerzlindernd sowie sehr effektiv gegen verdorbenen Magen ist. Die Heilkraft bei vielen Magen- und Darmbeschwerden ist legendär, man trinkt Minzetee bei Koliken, bei Katarrhen, gegen Blähungen und Reizdarm oder Unterleibskrämpfen. Minze hält auch Wasser länger frisch, was früher vor allem von Seefahrern genutzt wurde, die Minzezweige in ihre Trinkwasserfässer legten. Sehr geschätzt sind zudem die äußerlichen Anwendungen von Minzöl zur Einreibung bei Muskelschmerzen unbekannter Ursache und bei Nervenschmerzen. Vorsicht gilt bei minzhaltigen Zubereitungen für Säuglinge und Kleinkinder – hier besteht die Gefahr von Atemproblemen. Mütter sollten Zubereitungen aus Minze auch während der Stillzeit meiden, da diese die Milchsekretion unterdrücken können.

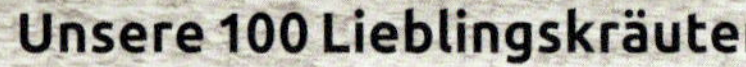

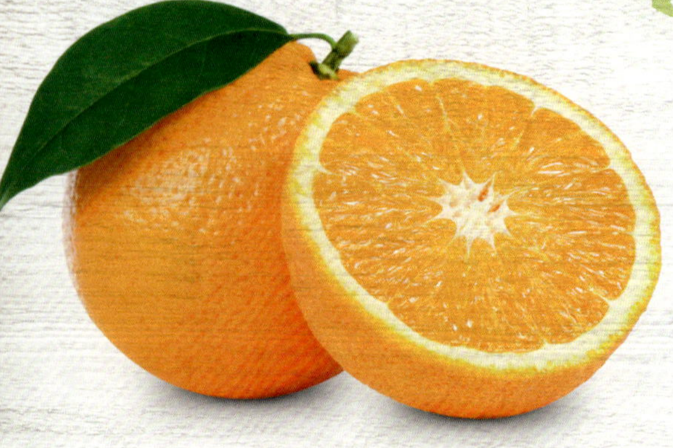

Herkunft: **Ostasien, Süd-Südostasien**

Pflanzenteil: **Schale**

Duft & Geschmack:

fruchtig spritzig säuerlich

Ziehdauer: 10 Min

GENUSS.Profil:

Orange

Citrus sinensis

Volkstümliche Bezeichnung: Süßorange, Apfelsine

Allgemeines

Getrocknete Orangenschale ist, hauchdünn geschält, quasi bitterstofffrei. Sie mutet daher frisch, prickelnd, dezent säuerlich und gleichzeitig fruchtig an. Es verbleibt ein süßlicher Eindruck mit intensiv mediterranen, zitrusfruchtig ätherischen Noten.

Beschreibung

Bei der Orange handelt es sich um eine Zitrusfrucht aus der Familie der Rautengewächse *(Rutaceae)*. Mit Orange wird einerseits der immergrüne Baum, andererseits die entsprechende Frucht benannt. Sie dürfte aus einer Kreuzung von Mandarine und Pampelmuse entstanden sein, wobei ihr Ursprung wohl in China oder Südostasien liegt. Orangenbäume werden bis zu zehn Meter hoch, die duftenden Blüten erfreuen in Südeuropa zwischen Februar und Juni, in China von April bis Mai. Ihre Früchte entwickeln sich auch ohne Fremdbefruchtung, eine Besonderheit, die viele Zitrusfrüchte teilen. Die Orangenfrucht, *Hesperidium* genannt, besteht aus zehn bis dreizehn Segmenten, von denen jedes von einem dünnen Häutchen *(Endokarp)* umgeben ist. Die ganze Frucht wiederum ist von einer zweigeteilten Schale umgeben, deren innere Schale *(Mesokarp)* weiß und die äußere Schale *(Exokarp)* in reifem Zustand orange oder grün ist. Die reife Fruchtschale ist Sitz zahlreicher Öldrüsen, die einen hocharomatischen Duft verströmen. Da Schale und Segmente miteinander verwachsen sind, lässt sich die Frucht im Gegensatz zu anderen Zitrusfrüchten schwerer schälen oder teilen.

Verwendung

Mittels eines Zestenreißers kann die gewaschene Orangenschale biologischer Früchte hauchdünn abgeschält und danach getrocknet werden. Wegen der Fruchtsäuren und des enthaltenen Vitamin C sind Orangenschalen vor allem in Teemischungen sehr beliebt, lassen sich aber auch pur genießen. Dazu nimmt man ein bis zwei Teelöffel der getrockneten Schale und übergießt sie mit 0,25 Liter 100 Grad sprudelnd kochendem Wasser. Nach einer Ziehzeit von rund 10 Minuten seiht man den Tee ab. Für einen Kaltauszug setzt man vier gehäufte Teelöffel Orangenschale mit 0,5 Liter kaltem Wasser an, lässt es rund 30 Minuten stehen und gießt nach dem Abseihen mit weiteren 0,5 Liter kaltem oder heißem Wassers auf. Fügt man dem kalten Getränk Eiswürfel hinzu, erhält man fruchtigen, gesunden Eistee; in der warmen Variante hat man perfekt temperierten Orangentee. Getrocknete Orangenschalen erhält man im gut sortierten Fachhandel, zunehmend auch in Supermärkten. Eine aromageschützte Aufbewahrung ist empfehlenswert, um das enthaltene ätherische Öl zu bewahren.

Wissenswertes

Der Name Orange dürfte sich aus dem südasiatischen *nāranga* ableiten, die Farbe Orange ist nach der Frucht benannt. Der in manchen Gegenden Deutschlands verbreitete Begriff *Apfelsine* kommt aus dem Niederdeutschen, wo *appelsina* wörtlich übersetzt *Apfel aus Sina*, also China, bedeutet. Die Orange kam vermutlich erst im 15. Jahrhundert nach Europa, im Gegensatz zur Bitterorange *(Citrus aurantium)* oder Pomeranze, die bereits einige Jahrhunderte früher, vermutlich über arabische Händler, nach Europa gelangte. Heute ist die Süßorange die am häufigsten angebaute Zitrusfrucht der Welt. Von der Orange sind nicht nur Schale und Fruchtfleisch für unterschiedliche Zwecke begehrt, auch Orangenblüten sind zur Gewinnung des hautpflegenden, ätherischen Neroliöls gebräuchlich – diese werden jedoch meist von der Bitterorange herangezogen.

Aus der Volksmedizin

Orangenschalen zählen zu den beliebtesten pflanzlichen Beruhigungsmitteln, sie holen nervöse Menschen rasch auf den Boden der Realität zurück. Sie dienen zur Appetitanregung, bei leichten Verdauungsbeschwerden, zur Schlafförderung und zur Pflege bei Zahnfleischerkrankungen. Die Bitterstoffe regen den Gallenfluss an und schützen die Leber vor Fetteinlagerungen.

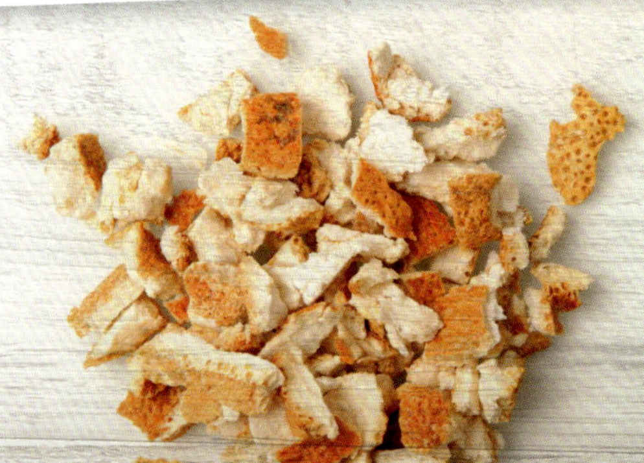

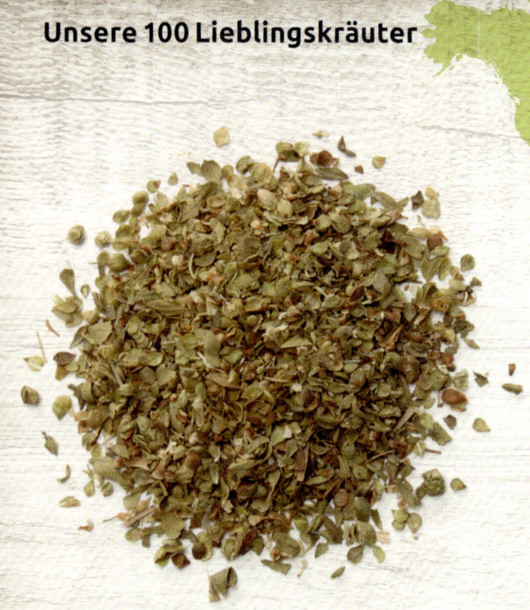

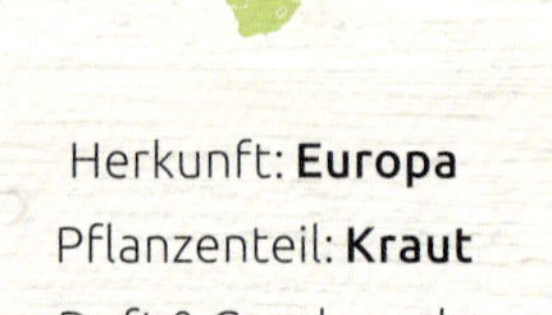

Herkunft: **Europa**

Pflanzenteil: **Kraut**

Duft & Geschmack:

ätherisch mediterran frisch

Ziehdauer:

10 Min

GENUSS.Profil:

Oregano

Origanum vulgare

Volkstümliche Bezeichnung: Echter Dost, Wilder Majoran, Gemeiner Wohlgemuth

Allgemeines

Oregano ist stark aromatisch, ätherisch, würzig-herb, mit leicht bitterem Geschmack, erinnert ein wenig an Pfeffer und verströmt ein typisch mediterranes Flair.

Beschreibung

Oregano, eine ausdauernde, krautige Pflanze mit ausgeprägtem Geschmack, gehört zur großen Gattung Dost aus der Familie der Lippenblütler *(Lamiaceae)*. Sein Name leitet sich aus dem Altgriechischen *Oros* für Berg und *Ganos* für Freude ab, in die deutsche Sprache kam er über das italienische *origano*. Er ist nahe mit dem Majoran verwandt, daher auch das Synonym Wilder Majoran, sozusagen als der etwas derbere und kräftigere Bruder des feinen Majorans. Und wie dieser stammt auch der Oregano aus dem Mittelmeerraum, vermutlich von der Insel Kreta, wo er schon von den alten Griechen als Heilmittel und Gewürz „von eigenthümlichem, starkem, gewürzhaftem Geruch und scharfem, gewürzhaft bitterlichem Geschmack" verwendet wurde – wie in der Pharmakognosie von Theodor Wilhelm Christian Martius aus 1832 nachzulesen ist. Mittlerweile gibt es zahlreiche Hybriden, die aufgrund der robusten und anspruchslosen Art weltweit wachsen, an warmen Standorten, in trockenen und lichten Wäldern, an Wegrändern und auf sonnigen Hängen. Oregano wird bis zu 50 Zentimeter hoch, seine Blätter sind kurz gestielt, oval bis lanzettlich und durch die ätherisches Öl enthaltenden Drüsenschuppen drüsig punktiert. Sie riechen beim Zerreiben aromatisch-frisch. Typisch sind die unzähligen rosafarbenen Blütenrispen während der Blütezeit von Juli bis Oktober.

Verwendung

Oregano wächst hervorragend im eigenen Gartenbeet oder am Balkon, so kann man stets und reichlich ernten, zumal die Blätter und Blüten als Teekraut auch frisch verwendet werden können. Man kann Oregano gut trocknen, dazu bei beginnender Blüte die ganzen Stängel mit Blüten und Blättern abschneiden, zusammenbinden und kopfüber an einem luftig-schattigen Ort aufhängen. Danach die getrockneten Blätter und Blüten abreiben und in einem luftdicht verschlossenen Glas lagern. Getrockneten Oregano gibt es auch in guter Qualität im Fachhandel zu kaufen. Die klassische Zubereitung erfolgt als Heißaufguss mit einem gehäuften Teelöffel geschnittenem Kraut auf 0,25 Liter 100 Grad sprudelnd kochendem Wasser und einer Ziehzeit von 10 Minuten.

Wissenswertes

In der nordeuropäischen Kulinarik spielte Oregano früher kaum eine Rolle, so richtig bekannt geworden ist er erst durch die mediterranen Einflüsse. Im Vordergrund stand über Jahrhunderte seine Heil- und Zauberwirkung, so wurde er im Mittelalter als wichtige Räucherpflanze zur Hexenabwehr verwendet, ebenso galt er als Schutzkraut vor dem Teufel. Zudem diente Oregano früher als Kraut, das Kummer verschwinden ließ, erloschenen Lebensmut wieder aufrichtete und die Menschen fröhlich machte. Aus diesem Grund trug die Pflanze früher auch den Namen *Wohlgemuth*.

Aus der Volksmedizin

Die Oreganopflanze selbst wird kaum von Krankheit befallen und hält im Sommer Insekten fern – ein guter Hinweis, wie kräftig das thymolreiche, ätherische Öl des Oreganos ist. Seine antibakterielle und entzündungshemmende Wirkung ist vor allem im Umgang mit Lebensmitteln entscheidend, wo Thymol und Carvacrol das Wachstum von Kolibakterien in Hackfleisch verhindern können. Kein Wunder, dass Oregano in heißen Regionen beliebt ist, zumal es desinfizierend auf Magen und Darm wirkt, aber auch appetitanregend und verdauungsfördernd ist. In Teemischung ist er gerne gegen krampfartige Magen- und Darmbeschwerden in Verwendung, da er blähungstreibend und stoffwechselanregend wirkt. Aufgrund der entzündungshemmenden und schleimlösenden Wirkung wird Oreganotee auch bei Erkältungen und gegen Husten eingesetzt. Und er gilt schmerzstillend, was ihn zum bewährten Mittel bei Kopfschmerzen macht.

Herkunft: **Lateinamerika**
Pflanzenteil: **Kraut**
Duft & Geschmack:
süßlich vollmundig blumig
Ziehdauer:
10 Min
GENUSS.Profil:

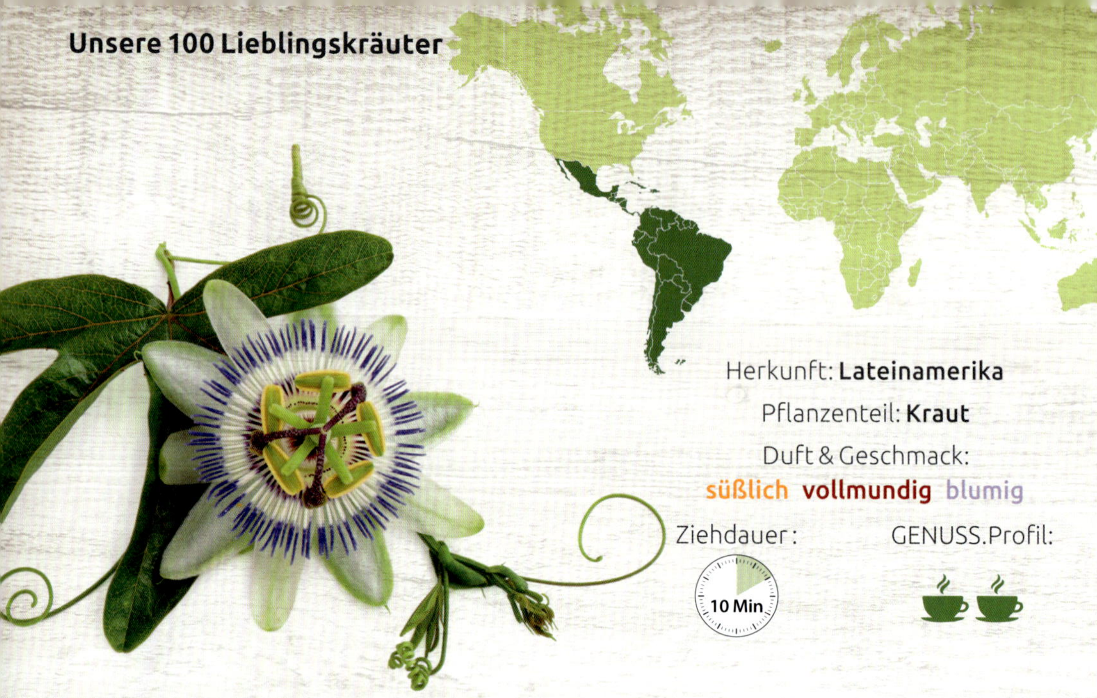

Passionsblume

Passiflora incarnata

Allgemeines

In der Nase erinnert Passionsblumentee an Gras, Heu und Wiese, im Geschmack mutet er süßlich, weich und vollmundig an. Die ovalen, eiförmigen Früchte (Beeren), in unseren Breitengraden als Maracuja bekannt, sind essbar, haben jedoch keine heilende Wirkungen und schmecken als Getränk außergewöhnlich exotisch und fruchtig.

Beschreibung

Die Heilpflanze beeindruckt einerseits mit der Farbpracht ihrer Blüten, von weiß über blau bis rot, andererseits mit ihrer außergewöhnlichen Form. Die der Familie der Passionsblumengewächse *(Passifloraceae)* zugehörige Pflanze stammt aus Lateinamerika, manche der etwa 500 Arten finden sich auch in Asien oder Australien. In Mitteleuropa ist sie vor allem als Zimmerpflanze bekannt. Sie ist eine Kletterpflanze, deren Stängel bis zu mehreren Metern lang werden kann. Ihre hübschen Blüten können bis zu acht Zentimeter groß werden. Als offizielle Heilpflanze ist die Art Passiflora incarnata – die *fleischgewordene Passionsblume* – anerkannt, wobei das gesamte oberirdische Kraut von Bedeutung ist.

Verwendung

Passionsblumenkraut erhält man aus getrockneten und geschnittenen Blättern, Blütenteilen und Fruchtteilen im guten Fachhandel. Man sollte es auch tatsächlich nur aus zuverlässigen Quellen beziehen, um zu vermeiden, dass keine Wurzelanteile im Teekraut enthalten sind und dass das Kraut auch tatsächlich reinsortig ist. Es gibt auch Trockenextrakt als Instantpulver, das meist nur etwas teurer ist, aber dieselben Wirkungen erzielt wie das Kraut. Für einen Teeaufguss nimmt man einen gehäuften Teelöffel vom geschnittenen Kraut auf eine Tasse mit 0,25 Liter 100 Grad sprudelnd kochendem Wasser und lässt dieses bis zum Abseihen abgedeckt 10 Minuten ziehen. Nach einer Verabreichungszeit von sechs Wochen sollte eine Pause eingelegt werden, bevor erneut Passionsblumentee für sechs Wochen getrunken werden sollte.

Wissenswertes

Der spanische Arzt und Botaniker Nicolás Monardes sah im 16. Jahrhundert in den markanten Blüten der Passionsblume ein Symbol für die Passion Christi und nannte die Pflanze *Flos Passionis*, abgeleitet vom lateinischen *passio* (für Leiden). Die nach Amerika eingewanderten Christen sahen im Aufbau der Blüte diverse Symbole für die Kreuzigung des Herrn. Während die je fünf Kelch- und Kronblätter für die zehn Apostel, ohne Judas und Petrus, stehen, die bei der Kreuzigung anwesend waren, soll ihr Strahlenkranz die Dornenkrone versinnbildlichen. Die drei Narben stellen die Nägel, die fünf Staubblätter die fünf Wunden und die Staubbeutel die Schlagwerkzeuge dar. Die mit einem Durchmesser von bis zu zehn Zentimeter außergewöhnlich großen Blüten mit Blütezeit von Mai bis September lassen noch viele weitere religiöse Deutungen zu.

Aus der Volksmedizin

Bei den amerikanischen Ureinwohnern war die Passionsblume bereits als Heilmitteln gegen Schlaflosigkeit bekannt. Wird man von Nervosität oder Unruhe geplagt, wirkt sie mit ihren angstlösenden Eigenschaften Wunder. Generell wird sie eingesetzt, um Ängste und Spannungen zu lindern. Frauen in den Wechseljahren verabreicht man gerne Teezubereitungen aus Passionsblumen, sind doch Schlafstörungen oder Unruhezustände in dieser Lebensphase häufige Begleiterscheinungen. Sehr häufig wird die Passionsblume auch mit anderen Pflanzen wie Johanniskraut, Hopfen, Melisse oder Baldrian kombiniert, um ihre Wirkungen zu ergänzen oder zu verstärken. Wird der Tee bei Schlafproblemen verwendet, genießt man die letzte Tasse etwa eine halbe Stunde vor dem zu Bett gehen.

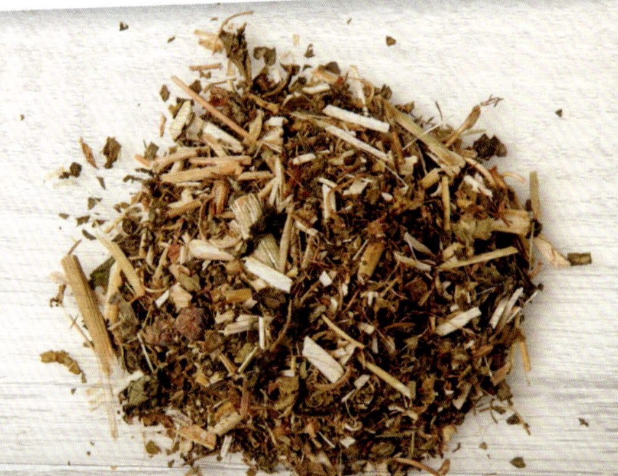

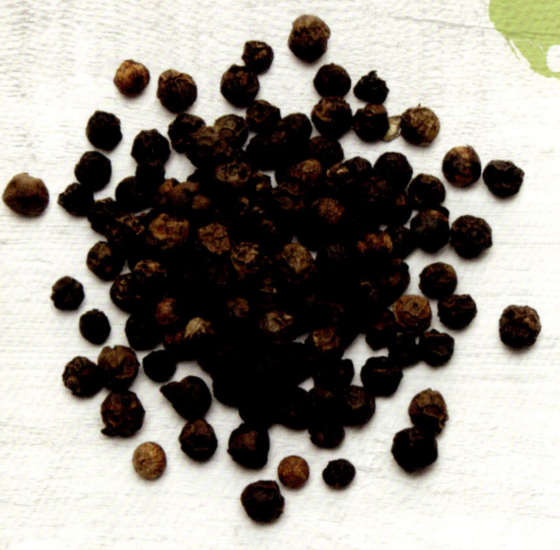

Herkunft: **Süd-Südostasien**

Pflanzenteile: **Früchte**

Duft & Geschmack:

ätherisch erdig scharf

Ziehdauer:

10 Min

GENUSS.Profil:

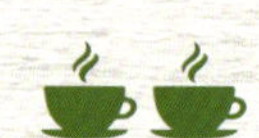

Pfeffer, Schwarzer

Piper nigrum

Allgemeines

Je nach Sorte und Reifegrad bietet Pfeffer ein breites Spektrum an Aromen: Unreifer Grüner Pfeffer riecht krautig-frisch und gemüsig, seine Schärfe ist eher mild-mineralisch. Getrockneter Schwarzer Pfeffer riecht dunkelwürzig und zart nach trockenen Orangenschalen, mit erdigen Anklängen von Holz, Eukalyptus und Rauch. Seine Schärfe entwickelt sich angenehm langsam, fruchtig-rauchig mit frisch-minzigen Noten. Weißer, reifer Pfeffer kann etwas streng riechen, gute Qualitäten verströmen jedoch ein mineralisch-würziges, zitronig-frisches Aroma. Echter Roter Pfeffer riecht süßlich-frisch und fruchtig nach Kirschen, im Geschmack ist er lieblich-würzig ähnlich wie Hagebutten oder getrocknete Tomaten, die Schärfe ist mit der des Schwarzen Pfeffers vergleichbar.

Beschreibung

Der Pfefferstrauch stammt aus der Familie der Pfeffergewächse *(Piperaceae)* und ist eine ausdauernde und verholzende Kletterpflanze, die sich an Bäumen emporschlängelt und bis zu zehn Meter hoch werden kann. Aus den kleinen, unscheinbaren Blüten bilden sich rund zehn Zentimeter lange, hängende Ähren oder Rispen, an denen bis zu 150 erbsengroße Pfefferbeeren *(Steinfrüchte)* ausreifen. Von einem Pfefferstrauch kann zweimal pro Jahr geerntet werden, die

Pflanzen bleiben viele Jahrzehnte aktiv. *Pippali* ist der Name für Pfeffer im altindischen Sanskrit, von den Indern lernten die Perser den Pfeffer kennen und machten ihn zum *Pippari*, im Lateinischen wurde er zum *Piper*, später zum *Pepper* und dann zum *Pfeffer*. Die wahre Heimat des Pfeffers ist Indien, vor allem die Malabarküste, von wo aus er sich über ganz Südostasien bis in das heutige Malaysia und Indonesien ausbreitete. Von dort wird er bereits seit der Antike nach Europa gebracht, seine extreme Haltbarkeit machte ihn zum idealen Fernhandelsgut, womit er über Jahrtausende den Gewürzhandel zwischen Asien und Europa dominierte. Kein Wunder, dass der Preis für die begehrten Kügelchen über lange Zeit sehr hoch war. Der Tatendrang der portugiesischen Seefahrer wäre mit Sicherheit nicht so groß gewesen, hätten sie sich nicht von den fernen Küsten, die sie suchten, den kostbaren Pfeffer erwartet. Nach Christoph Kolumbus war es Vasco da Gama, der als Erster den direkten Seeweg rund um Afrika wagte und 1499 eine große Ladung Pfeffer aus Indien nach Lissabon brachte.

Verwendung

Pfeffer kauft man bevorzugt immer im Ganzen und zerkleinert ihn frisch zur Anwendung, die gemahlene Variante verliert schnell an Aroma und wird dumpf. Für Teeanwendung empfiehlt sich der Schwarze Pfeffer, es gibt kaum eine ayurvedische Teeanwendung, wo nicht eine Prise Pfeffer vorkommt. Die Zubereitung erfolgt als Heißaufguss mit einem gehäuften Teelöffel grob gestoßener Körner auf 0,25 Liter 100 Grad sprudelnd kochendem Wasser und einer Ziehzeit von 10 Minuten.

Wissenswertes

Die heute größten Anbauländer von Pfeffer sind Vietnam, Indonesien, Indien, Brasilien und Malaysia. Weltweit werden rund 300 000 Tonnen Pfeffer jährlich produziert, wobei Vietnam mit mehr als 120 000 Tonnen eine tragende Rolle spielt. Der Wert einer gesamten Jahresweltproduktion von Pfeffer wird auf bis zu 600 Millionen US-Dollar geschätzt.

Aus der Volksmedizin

Ausschlaggebend für die Pfefferschärfe ist das Alkaloid Piperin mit dem scharf brennenden Geschmack auf Zunge und Gaumen, der über die Anregung von Wärme- und Schmerzrezeptoren durch Piperin zustande kommt. Dabei werden reflektorisch auch Speichel- und Magensaftsekretion angeregt, der Körper schaltet in den Verdauungsmodus, der Appetit wird deutlich angeregt, körpereigene Endorphine werden ausgeschüttet und sorgen für ein Wohlbefinden. Zudem wirkt Pfeffer von innen wärmend, durchblutungsfördernd und entzündungshemmend, was gut gegen Zahnfleischentzündung, Rheuma oder Verspannung genutzt werden kann. In der Ayurveda wird Pfeffertee mit Ingwer, Zimt, Nelken und Fenchel angesetzt, um rasch Fieber, Husten, Halsschmerzen und Verkühlungen zu lindern.

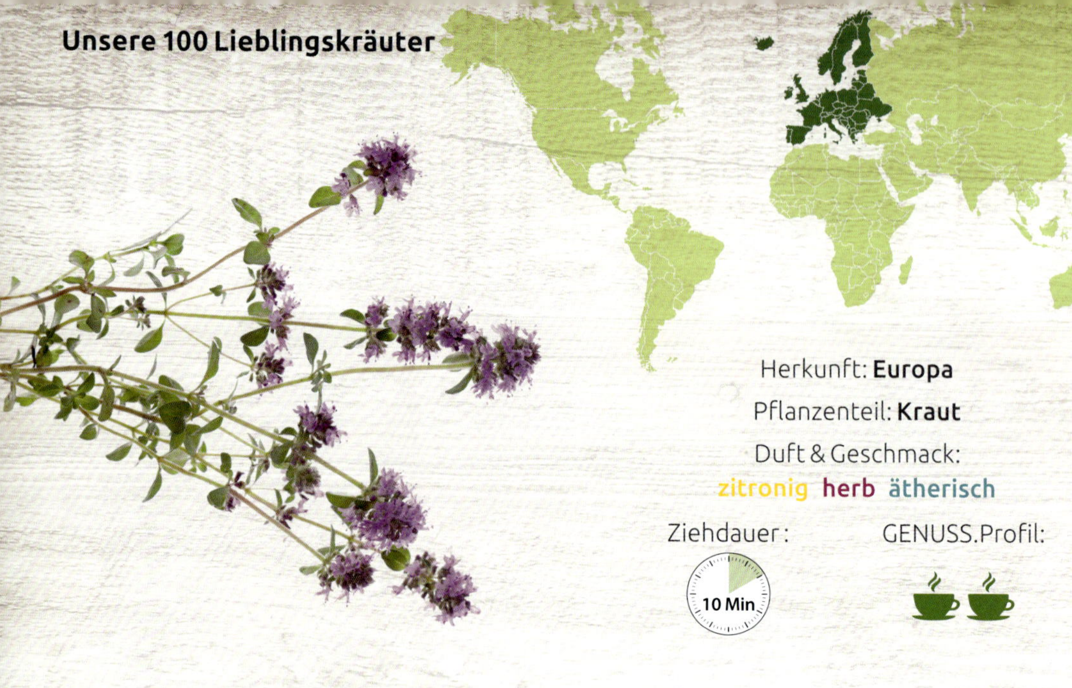

Herkunft: **Europa**

Pflanzenteil: **Kraut**

Duft & Geschmack:
zitronig herb ätherisch

Ziehdauer: 10 Min

GENUSS.Profil:

Quendel

Thymus pulegioides

Volkstümliche Bezeichnung: Feldthymian, Sandthymian, Wilder Quendel, Karwendel

Allgemeines

Die Aromatik von Quendel erinnert stark an Thymian, er ist jedoch etwas milder und weist einen zarten Duft nach Zitronen und einen bitteren, süßlich-würzigen Geschmack auf, mit einem Hauch von Wärme und harmonischen Kiefernnadeln.

Beschreibung

Der Quendel ist der wildwachsende Bruder vom Echten Thymian *(Thymus vulgaris)*. Er zählt zur Familie der Lippenblütler *(Lamiaceae)* und ist in ganz Mitteleuropa heimisch. Er wächst gerne an Stellen, die anderen Pflanzen zu trocken und zu steinig sind. Gerade unter direkter Sonneneinstrahlung bildet der Quendel ganze Teppiche, die im Sommer rosafarben blühen und schon von Weitem süßlich-würzig duften. Der Quendel ist ein immergrüner, bodenbedeckender Halbstrauch mit vielen kleinen, ovalen Blättern. Am liebsten wächst er wild auf trockenen Wiesen oder entlang von lichten Nadelwäldern und Wegrändern. Die beste Aromenausbeute bei einer Ernte wird während der Blüte erzielt, wo man den gesamten oberirdischen Pflanzenteil (Quendelkraut) nutzt, der mit seinem würzigen Geruch nach dem in der Droge enthaltenen ätherischen Öl überzeugt. Das Öl sitzt in Drüsenschuppen auf der Oberfläche der Blätter und wird frei, wenn man beim Zerreiben diese Drüsen verletzt. Für den typischen Geschmack entscheidend ist Thymol, ein ätherisches Öl, das auch bei Ajowan, Oregano und dem Bohnenkraut für die Aromatik verantwortlich ist.

Verwendung

Quendel kauft man zur frischen Anwendung bevorzugt als Pflanze in Töpfen im Gartenfachhandel oder als getrocknetes und gerebeltes Kraut im Fachhandel. Die klassische Zubereitung erfolgt als Heißaufguss mit einem gehäuften Teelöffel geschnittenem Kraut auf 0,25 Liter 100 Grad sprudelnd kochendem Wasser und einer Ziehzeit von 10 Minuten.

Wissenswertes

Der Quendel war einst der nordischen Muttergöttin Freya geweiht, nach der Christianisierung wurde er zu einem heiligen Marienkraut und als Liebfrauenbettstroh in Bettdecken und Matratzen gestopft, um schwangeren Frauen die Geburt zu erleichtern und böse, gar teuflische Einflüsse zu vertreiben. Bei Hildegard von Bingen diente er als Heilmittel für schöne Haut, sie beschrieb ihn als warm und gemäßigt, ideal zur innerlichen Reinigung und Heilung. Auch gegen Vergesslichkeit, Nervenschwäche und Stress setzte sie die Pflanze ein: „Wenn das Gehirn krank und wie leer ist, pulverisiere Quendel und vermische das Pulver mit Speisen, so wird es besser werden." Dazu empfahl sie eigene Quendelkekse, die, aus pulverisiertem Quendelkraut, Mehl und Wasser gemischt, zu Törtchen gebacken wurden und täglich gegessen werden sollten.

Aus der Volksmedizin

In der Pflanzenheilkunde verwendet man Quendel ähnlich wie Thymian. Er regt die Verdauung an und eignet sich daher ideal als Gewürz für deftige Gerichte. Auch bei Blähungen und Sodbrennen kann er unterstützend wirken. Um die Heilwirkung noch zu verstärken, kann man Quendel mit Wermut und Rosmarin zu gleichen Teilen mischen und daraus einen die Verdauung fördernden Teeaufguss zubereiten. Sehr gut hilft Quendel bei Erkrankungen der Atmungsorgane, durch die entzündungshemmenden, schleim- und krampflösenden Eigenschaften bekämpft er Husten und Erkältungen recht rasch. Seine Wirkung auf Lunge und Bronchien bei Katarrhen der oberen Luftwege ist gut belegt. Quendel soll zudem bei Einschlafstörungen wahre Wunder bewirken und ist damit eine feine, duftige Ergänzung in jedem Duftsackerl.

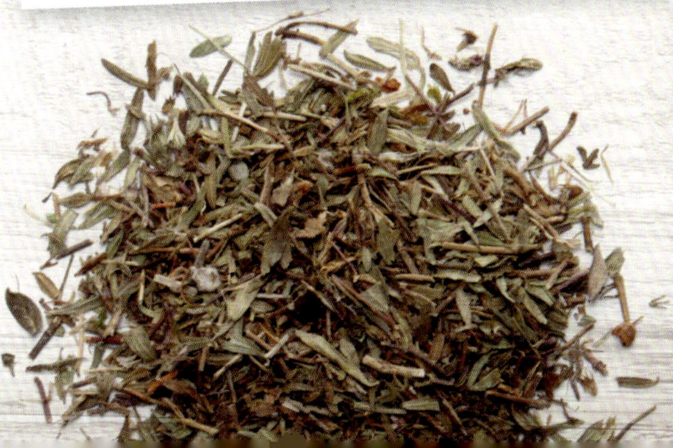

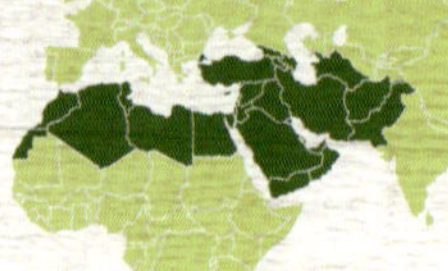

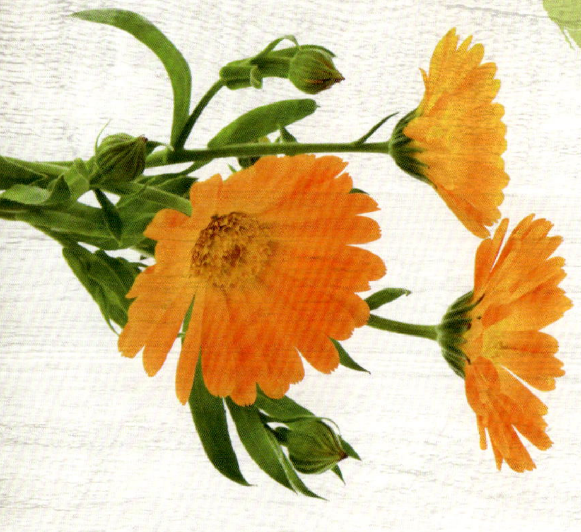

Herkunft: **Orient**

Pflanzenteile: **Blüten**

Duft & Geschmack:
weich blumig würzig

Ziehdauer:

GENUSS.Profil:

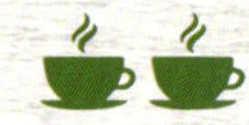

Ringelblume

Calendula officinalis

Volkstümliche Bezeichnung: Butterblume, Dotterblume, Sonnenbraut, Totenblume, Warzenblume

Allgemeines

In Geruch und Geschmack sind die getrockneten Ringelblumenblüten eher unauffällig, erst der feine Gaumen nimmt trockene, heuig-grasige, dezent blumige und getreidig-würzige Noten wahr. Auch optisch gibt die Blüte dank ihrer safranähnlichen gelb-orangen Farbe einiges her.

Beschreibung

Aus ihrer ursprünglichen Heimat im Nordwesten Afrikas kam die Ringelblume über Süd- nach Mitteleuropa, wo sie seit dem Mittelalter hohes Ansehen in medizinischen wie kosmetischen Belangen hat. Die der Familie der Korbblütler *(Asteraceae)* zuzurechnende Pflanze kann verwildert vorkommen, wächst aber auch als Zier- und Heilpflanze in Gärten. Die einjährige Ringelblume erreicht mit ihrem verzweigten, flaumig behaarten Stängel Wuchshöhen von bis zu 50 Zentimeter. Auffallend sind die großen Blütenköpfchen mit einem Durchmesser von bis zu sieben Zentimeter, bestehend aus einem Kranz langer, orangefarbener Zungenblüten und einem inneren Polster aus orangefarbenen trichterförmigen Röhrenblüten, die oft bis in den tiefen Herbst hinein blühen.

Verwendung

Für den Teeaufguss nutzt man die Ringelblumenblüten, wobei der Blütenboden abgetrennt wird, die Droge besteht zum Großteil aus Zungenblüten und Röhrenblüten. Getrocknete Blüten erhält man im Ganzen oder geschnitten als Teekraut im Fachhandel, die Ringelblume wird reinsortig wie auch in Teemischungen getrunken. Man übergießt dazu einen gehäuften Teelöffel getrocknete Ringelblumenblüten mit 100 Grad sprudelnd kochendem Wasser. Nach 10 Minuten Ziehzeit seiht man den Aufguss ab und trinkt ihn schluckweise.

Wissenswertes

Schon bei Hildegard von Bingen war die Ringelblume – damals *Ringella* oder *Ringula* genannt – als Heilpflanze berühmt. In jener Zeit wurde sie aber vor allem bei Magen- und Darmbeschwerden eingesetzt. Andernorts war sie aufgrund ihrer schweißtreibenden Wirkungen beliebt, ebenso soll sie bei Zahnschmerzen herangezogen worden sein. Legte man sie in Alkohol ein, konnten gerötete Augen damit behandelt werden. Ihr volkstümlicher Beiname *Totenblume* lässt sich darauf zurückführen, dass die Ringelblume zur Zier von Gräbern auf Friedhöfen herangezogen wurde. Ihr Name *Calendula* geht auf die römische Bezeichnung für den Monatsanfang zurück, da sie bis weit in den Herbst hinein stets an vielen Monatsanfängen blüht. Und während wir heute vielleicht ein Gänseblümchen befragen, ob wir geliebt werden oder nicht, wurden früher die Blütenblätter der Ringelblume abgerupft und die Frage der Fragen gestellt: Er liebt mich, er liebt mich nicht, er liebt mich …

Aus der Volksmedizin

In der äußerlichen Anwendung ist die Ringelblume eine Alleskönnerin bei jeglichem Problem mit der Haut. Sie ist als abschwellend, entzündungshemmend, antibakteriell und pilzhemmend hochgeschätzt. Zur Wundheilung, gegen Sonnenbrand, Ekzeme oder Warzen – daher auch der volkstümliche Beiname Warzenblume – ist sie die Pflanze der Wahl. Weite Verbreitung hat sie in Form der Ringelblumensalbe, ein Wunderheilmittel schlechthin. Auch der Ringelblütentee kann äußerlich als Umschlag, für Waschungen oder als Bad eingesetzt werden. Innerlich verabreicht, wirkt sie Verdauungsbeschwerden entgegen, genauso wie sie mit ihren krampflösenden Eigenschaften in der Frauenheilkunde zum Einsatz kommt. Die warme Teezubereitung wird auch als Gurgelspülung von Mund und Rachen verwendet. Bei Magenproblemen, insbesondere der Schleimhäute und bei Sodbrennen, empfiehlt sich der Tee zwischen den Mahlzeiten, hier wirkt er auch entspannend.

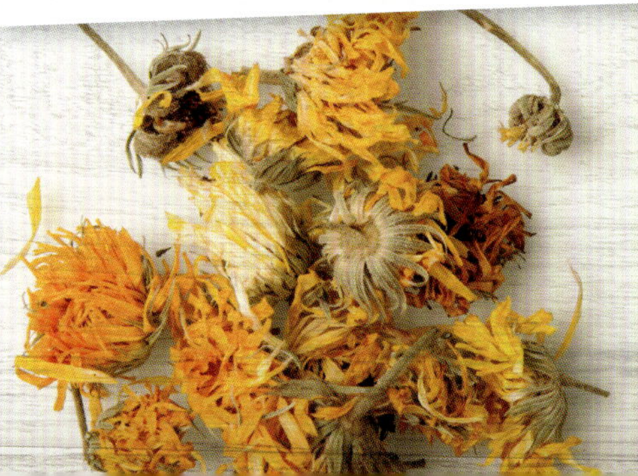

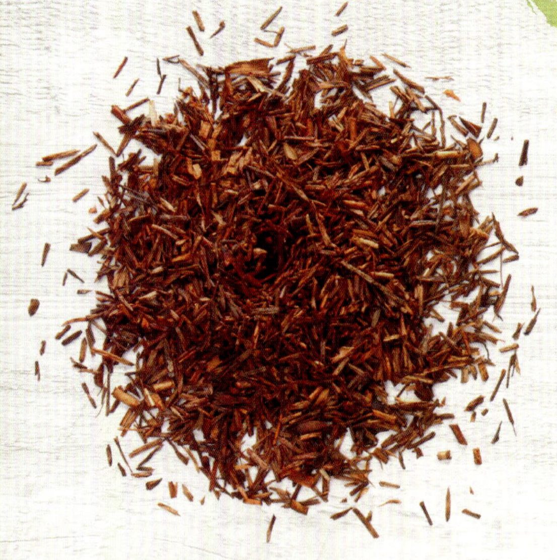

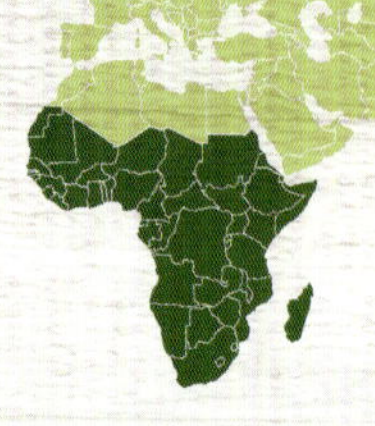

Herkunft: **Schwarzafrika**

Pflanzenteile: **Blätter**

Duft & Geschmack:

karamellig samtig fruchtig

Ziehdauer: 15 Min

GENUSS.Profil:

Rooibos

Aspalathus linearis

Volkstümliche Bezeichnung: Rotbusch, Redbush, Buschmanntee

Allgemeines

Der wunderbare Rooibos schmeckt würzig-süßlich, hat fruchtige Noten und verströmt ein intensiv malziges, vanilleartiges Aroma, das lange in der Tasse anhält. Auch bei längeren Ziehzeiten wird er nie bitter oder trocken.

Beschreibung

Der zur Familie der Hülsenfrüchte *(Fabaceae)* gehörende Rotbusch hat seine Heimat in Südafrika. Bis heute wird er ausschließlich dort auf Plantagen in den sogenannten Zedernbergen, 200 Kilometer nördlich von Kapstadt, in der südafrikanischen Provinz Westkap angebaut. Der Strauch gerät bis zu zwei Meter hoch und weist ausgebreitete, rutenartige Zweige auf. Die Rinde der jungen Zweige ist rötlich gefärbt. Der Tee wird aus den dünnen, nadelartigen Blättern der Pflanze gewonnen. Diese sind grün und weich. Die Pflanze zeigt im südafrikanischen Frühling zwischen Juli und Oktober ihre gelben Blüten. Eine erste Ernte ist nach etwa 18 Monaten möglich und findet meist zwischen Dezember und April statt. Sie findet überwiegend traditionell von Hand sowie mit der Sichel statt. Optimal ist die Aberntung der jungen Zweige, sodass die älteren verbleiben und jedes Jahr größer werden. Die abgeschnittenen Zweige werden feingehackt, gequetscht und mit Wasser für rund 24 Stunden in der Sonne gelüftet, um die Fermentation in Gang zu setzen. Danach erfolgt eine Lagerung unter freiem Himmel, wobei die namensgebende Farbe und das typische süßlich-fruchtige Aroma entstehen. Abschließend wird der Tee in der Sonne fertig getrocknet.

Verwendung

Nachdem Rooibos wie echter Tee fermentiert und unfermentiert (grün) hergestellt wird, zählt man ihn thematisch oft zur Gruppe vom echten Tee. Rooibos kauft man lose, meist in fermentierter Form, im Teefachhandel; die frisch-grasig schmeckende, unfermentierte Variante ist in unseren Breitengraden kaum erhältlich. Zur Zubereitung übergießt man ein bis zwei Teelöffel Rooibos-Nadeln mit 100 Grad sprudelnd kochendem Wasser. Schon bei einer kurzen Ziehzeit von drei Minuten entfaltet er seine entspannende Wirkung. Man kann ihn zur Geschmacksintensivierung aber auch bis zu 15 Minuten ziehen lassen, ohne dass er nachteilige Eigenschaften hervorbringt. Rooibos ist der perfekte Genusstee, den man auch für seine positiven gesundheitlichen Wirkungen näher in Betracht ziehen sollte. Da er kein Koffein enthält, putscht er nicht auf, entwässert nicht und ist aufgrund seiner malzigen Aromen gut für Kinder geeignet. Eine besondere Empfehlung ist es, den Tee mit einem Schuss Schlagobers sowie einer Zimtstange zu versetzen und bei Bedarf mit etwas Honig zu süßen.

Wissenswertes

Der Name des in unseren Breiten als Heilpflanze noch eher unbekannten Gewächses geht auf die Begriffe *rooj* für *rot* und *bos* für *Busch* in der Sprache Afrikaans zurück. Die Alternativbezeichnung Buschmanntee dürfte historisch in der Nutzung durch die Bevölkerungsgruppe der Khoisan, die im südlichen und südwestlichen Afrika zu Hause sind, begründet liegen.

Aus der Volksmedizin

In der afrikanischen Naturheilkunde setzt man Rooibos aufgrund der Vielzahl an positiven Wirkungen seit mehreren 100 Jahren gerne ein – erste Verwendungen sind mit der zweiten Hälfte des 18. Jahrhunderts zu datieren. Als koffeinfreie Heilpflanze kann er sogar Kindern bei diversen Beschwerden verabreicht werden, so soll er etwa Koliken bei Babys auflösen. Er wirkt aber auch gegen leichte Verdauungsbeschwerden, beruhigt und verleiht Kraft. Aufgrund seines hohen Fluorgehaltes scheint er Karies vorzubeugen. Die Ureinwohner schwören außerdem auf den Rotbuschtee, um Allergien zu bekämpfen. In Asien galt Rooibos eine Zeitlang als das Anti-Aging-Mittel schlechthin.

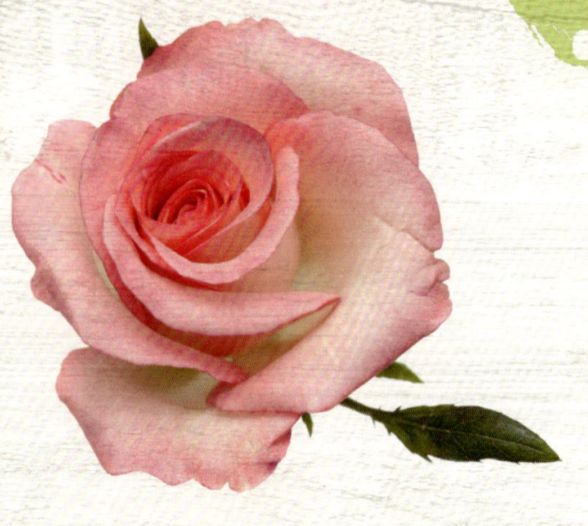

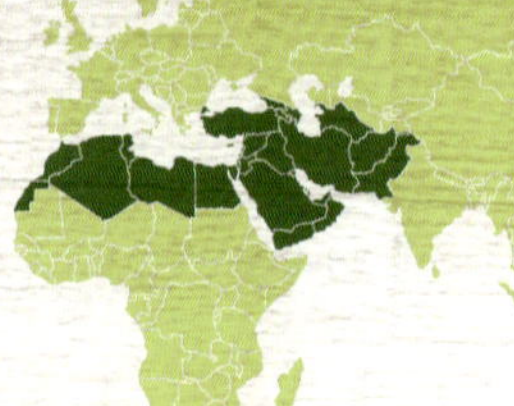

Herkunft: **Orient**

Pflanzenteile: **Blüten**

Duft & Geschmack:
weich mandelig süßlich

Ziehdauer:

10 Min

GENUSS.Profil:

Rosenblüten

Rosa centifolia

Volkstümliche Bezeichnung: Bischofsrose, Fleischrose, Gartenrose, Jungfernrose

Allgemeines

Schon der betörende Duft der leicht angebrochenen, getrockneten Blüten erzeugt verheißungsvolle Assoziationen. Im Geschmack kommen Rosenblüten extrem blumig, aber auch süßlich, weich und vollmundig daher. Es verbleibt ein intensiver, ätherischer und leicht mandeliger Nachgeschmack, der als adstringierend beschrieben werden kann.

Beschreibung

Ihr hoher Stellenwert als Blume der Liebe und Symbol für Verschwiegenheit sowie Weisheit lenkt vielfach davon ab, dass die Rose eine ganz wunderbare Heilpflanze ist. In ihrer, so die Vermutung, ursprünglichen Heimat Persien gibt es heute noch die größte Zahl an verschiedenen Rosenarten. Sie stammt aus der aus der Familie der Rosengewächse *(Rosaceae)* und wächst auf sommergrünen Sträuchern, die von einem halben Meter bis zu vier Meter Höhe erreichen können. Typisch sind ihre Stacheln, mit denen Stamm, Äste und Zweige besetzt sind – im Volksmund fälschlich als Dornen bezeichnet, die vor allem Fraßfeinde abhalten sollen. Der Name *Rosa centifolia* ist auf die Hunderten von Blütenblättern zurückzuführen, die die Blüten bilden. Genau diese duftenden Blüten sind der heilkräftige Pflanzenteil der Rose.

Verwendung

Für Teeaufgüsse kauft man Rosenblüten und Knospen bevorzugt in Bioqualität, um die für Deko- oder Duftzwecke mit Pestiziden behandelten Rosenblüten zu vermeiden. Sollte man Zugriff auf Rosen im eigenen Garten haben, lassen sich die Knospen oder die frisch aufgeblühten Blütenblätter im Schatten gut trocknen. Man bereitet einen Rosenblütentee aus einem Teelöffel an getrockneten Blüten pro 0,25 Liter Tasse mit 100 Grad sprudelnd kochendem Wasser und lässt bis zu 10 Minuten ziehen.

Wissenswertes

Man vermutet den Hauptursprung in Persien, wobei auch in anderen Gegenden auf der nördlichen Halbkugel der einstige Wildwuchs bekannt ist. Über Kleinasien kam sie in den Mittelmeerraum, schon bei den alten Griechen galt die Rose als Königin der Blumen, die Römer brachten sie schließlich nach Mitteleuropa. Bei beiden antiken Völkern schätzte man sie wegen ihres Duftes aber auch wegen ihrer Heilwirkungen. Als Zierpflanze wird sie wohl seit etwa 2000 Jahren vom Menschen gezüchtet, im China zu Konfuzius' Zeiten wurde sie gerne in königlichen Gärten gepflanzt. Auch Karl der Große verpflichtete Landgüter einst zum Rosenanbau, wodurch sie sich in mitteleuropäischen Gärten als fixer Bestandteil etablierte.

Aus der Volksmedizin

In der Naturheilkunde werden die getrockneten Knospen und Blüten der Rose gegen diverse Beschwerden eingesetzt. So lindern sie Heuschnupfen, wirken Kopfschmerzen und Schwindel entgegen, sind aber auch wirksam, gilt es leichte Herzbeschwerden oder typische Frauenschmerzen zu behandeln. Rosentee unterstützt die Blutreinigung und stärkt die Nerven. Da Rosenblüten Spannungen auflösen, wirken sie vor allem bei unruhigen Menschen harmonisierend. Äußerlich kann Rosentee die Wundheilung unterstützen sowie bei leichten Verbrennungen helfen. Auch bei Mund- und Zahnfleischentzündungen wirken Mundspülungen mit dem Tee Wunder. Die Gerbstoffe verbinden sich mit den Proteinen der Schleimhäute, was Bakterien das Eindringen in die Haut fast unmöglich macht. Zusätzlich wirken die Gerbstoffe in hohem Maße entzündungshemmend. Zudem sollen Rosenblüten die Ausschüttung von Histamin hemmen und positiven Einfluss auf Allergien und Heuschnupfen nehmen. Das Mischen mit Kräutern wie Salbei oder Malvenblüten verstärkt die Wirkungen der Pflanze.

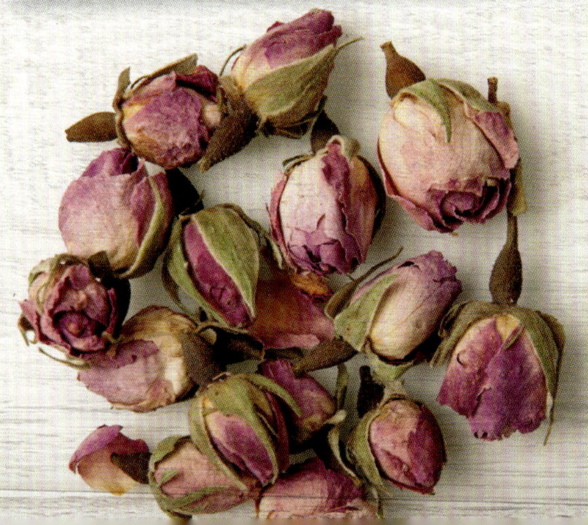

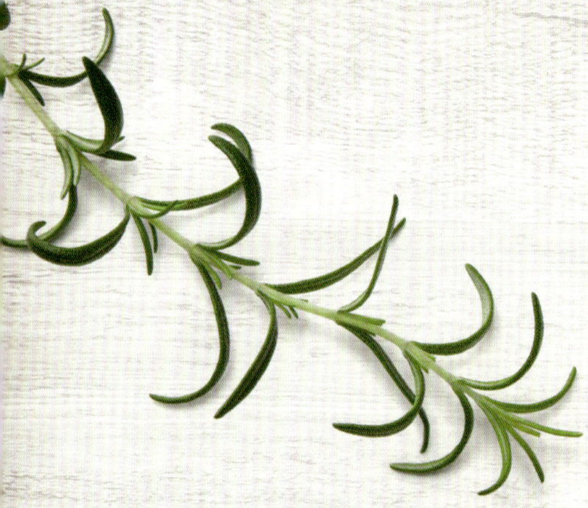

Herkunft: **Europa**

Pflanzenteile: **Blätter**

Duft & Geschmack:
würzig ätherisch herb

Ziehdauer: 10 Min

GENUSS.Profil:

Rosmarin

Rosmarinus officinalis

Volkstümliche Bezeichnung: Meertau, Weihrauchkraut, Brautkraut

Allgemeines

Der kräftig-aromatische Geruch von Rosmarin erzeugt schnell Bilder vom Mittelmeer, passt doch der herbe, kampferartige, pfeffrig-harzige Geschmack wunderbar in die mediterrane Kulinarik. In der Nase erinnert Rosmarin an Kampfer, Eukalyptus und Weihrauch und kann daher auch als Ersatz für diese Räuchergewürze verwendet werden. Tee aus frischen Blättern enthält viele ätherische Öle wie Cineol, Terpineol oder Campher sowie ausreichend Gerbstoffe und Rosmarinsäure.

Beschreibung

Rosmarin ist mit Kräutern wie Lavendel, Salbei und Thymian verwandt und wächst als immergrüner, intensiv duftender Strauch im Wildwuchs mit einer Höhe von bis zu einem Meter. Das beliebte Kraut mit den nadelähnlichen Blättern wird der Familie der Lippenblütler *(Lamiaceae)* zugerechnet, die Oberseite ist tiefgrün und runzlig, die Blattunterseite weißfilzig behaart. Ursprünglich aus dem mediterranen Raum stammend, wo er heute noch verwildert wächst, wird er als Heilpflanze seit der Antike kultiviert. Während Rosmarin von den alten Römern und Ägyptern als verehrungswürdig betrachtet und für viele Feierlichkeiten eingesetzt wurde, war die Pflanze ab dem Mittelalter vor allem in Klostergärten zu finden, wo sie aufgrund ihrer Heilkraft gerne kultiviert wurde.

Verwendung

Das beliebte Würzkraut ist frisch als Kräutertopf oder im Bündel erhältlich. Beim Kräutertopf sollte man einen Strauch wählen, der unten bereits leicht verholzt und reich benadelt ist. Gut geschützt, übersteht das frische Kraut sogar den Winter, braucht aber als mediterrane Pflanze viel Licht. Die Blütezeit ist von März bis Mai, da sind die Blätter für den Teeaufguss auch am intensivsten. Darüber hinaus empfiehlt sich getrockneter und gerebelter Rosmarin. Die klassische Zubereitung erfolgt als Heißaufguss mit einem gehäuften Teelöffel geschnittenem Kraut auf 0,25 Liter 100 Grad sprudelnd kochendem Wasser und einer Ziehzeit von 10 Minuten. Eine tolle Geschmackkomposition ergibt sich durch die Beigabe von einigen Zitronenschalen oder etwas Zitronensaft in den Aufguss.

Wissenswertes

Der Name geht auf die lateinische Wendung *ros marinus, Tau des Meeres,* zurück. Dies deutet wohl auf den Umstand hin, dass Rosmarinsträucher an den Mittelmeerküsten wachsen und sich in der Nacht Tau auf ihren Blättern sammelt. Eine noch ältere Deutung der Herkunft des Namens verweist auf den griechischen Begriff *rhops myrinos* für einen balsamischen Strauch. Aufgrund des umfangreichen Anwendungsgebietes zählte Rosmarin zu den Lieblingskräutern von Pfarrer Kneipp, dessen Lebensgeister weckende Wirkung er am meisten schätzte.

Aus der Volksmedizin

Als Heilpflanze ist Rosmarin seit Langem für den Menschen wertvoll, seine Bitterstoffe und das ätherische Öl wirken auf die Verdauungsorgane, bei leichten oder krampfartigen Beschwerden des Magens, des Darms und der Galle. Auch kommt es zu einer Sekretionssteigerung im Magen und zur Verbesserung des Appetits. So können Teezubereitungen aus Rosmarin Völlegefühl, Blähungen und leichte krampfartige Beschwerden günstig beeinflussen. Sebastian Kneipp verwendete Rosmarin gerne in seinen Therapien, um Erschöpfungszustände, Schwindel, Nervosität und Nachlassen der allgemeinen Spannkraft zu behandeln. In der Volksmedizin wird dem Rosmarinöl eine positive Stimulanz auf den Kreislauf zugeschrieben, es fördert die Durchblutung, hebt den Blutdruck und aktiviert sogar echte Morgenmuffel – einer der Gründe, auf Rosmarintee in den Abendstunden zu verzichten, da er am Einschlafen und Durchschlafen hinderlich sein kann. Größere Mengen an Rosmarintee wirken auch aktivierend auf Darm und Verdauung, was zu leicht abführenden Wirkungen führen kann.

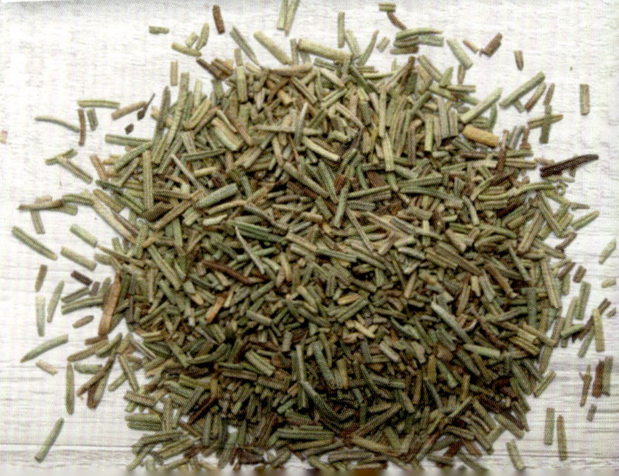

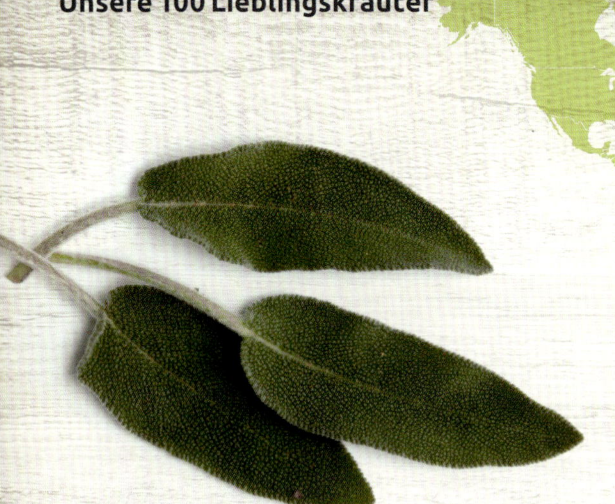

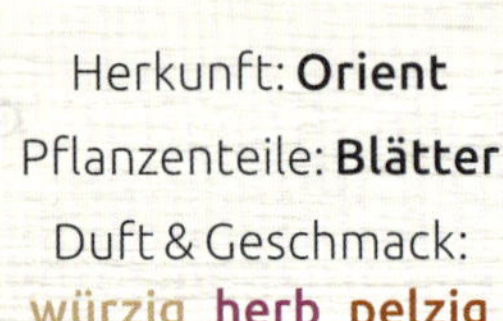

Herkunft: **Orient**

Pflanzenteile: **Blätter**

Duft & Geschmack:
würzig herb pelzig

Ziehdauer: 10 Min

GENUSS.Profil:

Salbei

Salvia officinalis

Volkstümliche Bezeichnung: Echter Salbei, Gartensalbei, Küchensalbei, Heilsalbei

Allgemeines

Der Geruch von Salbei ist frisch, lebendig, leicht bitter, mit Anklängen an Kampfer und Weihrauch. Sein Geschmack ist streng-würzig und erinnert an Nadelhölzer, bei einigen Arten ist er auch bitter-herb. Salbei ist stark adstringierend und erzeugt ein pelzartiges Mundgefühl, wobei frischer Salbei aromatischer und weniger streng schmeckt als das getrocknete Kraut.

Beschreibung

Salbei stammt aus der Familie der Lippenblütler *(Lamiaceae)* und hat seine Heimat im Mittelmeerraum, wo er sich mit vermutlich bis zu 900 verschiedenen Arten im Wildwuchs verbreitet hat und damit zu den artenreichsten Pflanzengattungen der Welt zählt. In Westeuropa hat sich der Echte Salbei, *Salvia officinalis,* durchgesetzt, und zwar als immergrüner Halbstrauch mit durchgängig stark aromatischen Pflanzenteilen. Salbeiblätter fühlen sich generell weich und samtartig an und verströmen beim Zerreiben ihren intensiven Duft. Salbei ist seit dem Mittelalter traditionell in Bauern- und Klostergärten anzutreffen, benötigt aber als wärmeliebende Pflanze in den rauen Lagen Mitteleuropas einen Winterschutz. Innerhalb der Gruppe Salvia officinalis existieren weitere regionale Unterarten, die sich vor allem durch die Form und Farbe der Blüten und Blätter unterscheiden. Die wichtigsten Formen davon sind der Griechische Salbei *(Salvia fruticosa)* mit der regionalen Art *Salvia cretica*, für viele der beste Salbei überhaupt und für seine dreilappigen Blätter bekannt. Als Blickfang in jedem Garten gilt der *Salvia tricolor* mit den ungewöhnlich dreifarbigen Blättern in Grün mit weißem Rand und violettem Schimmer.

Verwendung

Salbei findet sich im Fachhandel bevorzugt frisch im Kräutertopf, als praktischer Kräuterbund oder in getrockneter und gerebelter Form, da er sich sehr gut trocknen lässt. Die klassische Zubereitung erfolgt als Heißaufguss mit einem gehäuften Teelöffel geschnittenem Kraut auf 0,25 Liter 100 Grad sprudelnd kochendem Wasser und einer Ziehzeit von maximal zehn Minuten. Mit Honig und etwas Zitrone kann der Geschmack ein wenig angenehmer gestaltet werden. Selbst bei niedrigen Dosierungen sollte ein Dauergebrauch nicht zu lange stattfinden, Salbei kann aufgrund des ätherischen Öls Thujon bei hohen Dosen zu Magen- und Kopfschmerzen führen.

Wissenswertes

Früher meinte man, Salbei wäre das Kraut, das sogar vor dem Tode bewahre. Der Mensch versprach sich von dem Gewächs eine Vielzahl von Wohltaten. Der Genuss von Salbei im Mai sollte ewiges Leben schenken. Rieb man seine Zähne mit der Pflanze ein, gerieten diese weißer. In Spitälern wurden in Zimmern von Schwerkranken zur Desinfizierung gerne Salbeiblätter auf Kohle verbrannt. Auch meinte man, vor Rausch durch Alkohol geschützt zu sein – noch heute sind dazu gebackene Salbeiküchlein im Schmalzteig bekannt, ein klassisches Gebäck für die Kirchweih oder Kirmes als angeblicher Schutz vor dem Rausch.

Aus der Volksmedizin

Als Heilpflanze hat der Salbei eine lange Geschichte, sein Name leitet sich vom lateinischen *salvus* (für heil und gesund) ab. Geschätzt wird vor allem die antivirale, antibakterielle und entzündungshemmende sowie adstringierende Wirkung des Salbeis. Aufgrund seiner wertvollen Bitter- und Gerbstoffe, vor allem seines ätherischen Öl Thujon, wird er gerne zur Linderung von Erkältungskrankheiten, Schnupfen und Heiserkeit eingesetzt. Bereits Hieronymus Bock empfahl im 16. Jahrhundert den Salbei als Mundwasser, da der enthaltene Gerbstoff zusammenziehend und gegen Hals- und Rachenentzündungen, Heiserkeit oder Magen-Darmstörungen wirken soll. Der Tee hilft auch bei Nieren- und Leberleiden oder aber gegen übermäßigen Nachtschweiß.

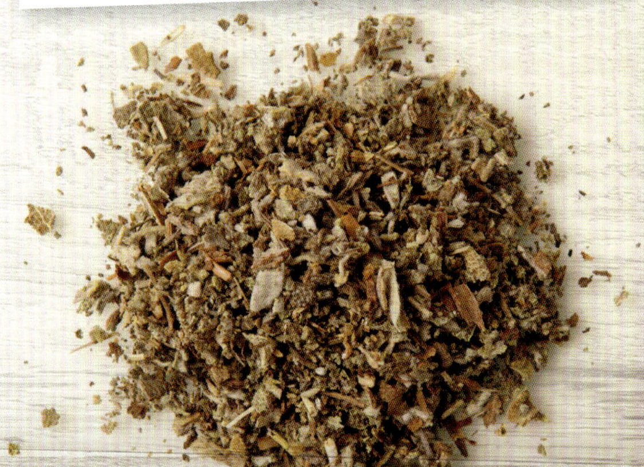

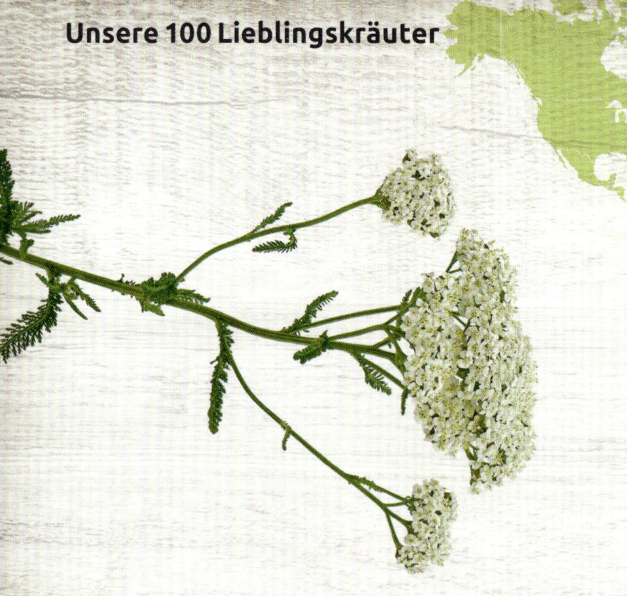

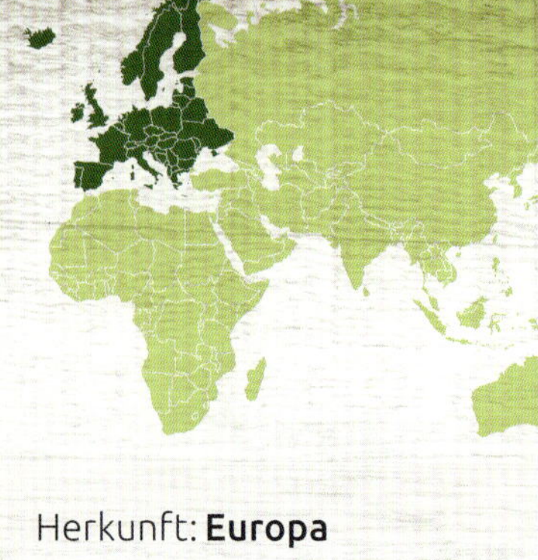

Herkunft: **Europa**

Pflanzenteile: **Kraut, Blüten**

Duft & Geschmack:
ätherisch **bitter & herb** **würzig**

Ziehdauer:

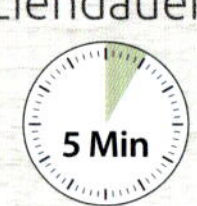

GENUSS.Profil:

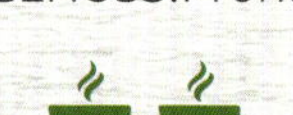

Schafgarbe, Gemeine

Achillea millefolium

Volkstümliche Bezeichnung: Balsamgarbe, Frauenkraut, Gotteshand, Tausendblatt, Blutkraut

Allgemeines

Im Geschmack erinnert die Schafgarbe entfernt an Muskatnuss, herb-würzige, zunehmend scharfe Komponenten lassen sich wahrnehmen, zum Schluss bleibt eine süßlich-herbe, anregend eukalyptische Bitternote stehen. Schafgarbe enthält viel ätherisches Öl wie etwa Kampfer, entzündungshemmendes, blaugrünes Azulen, Flavonoide und ausreichend Gerb- und Bitterstoffe.

Beschreibung

Die seit Jahrhunderten als Heilpflanze hochgeschätzte Schafgarbe ist hauptsächlich auf Wiesen und an Wegrändern anzutreffen. Ihre ursprüngliche Heimat dürfte wohl in Europa liegen, wobei sie inzwischen weite Verbreitung von den Alpen bis zum Polarkreis sowie auf anderen Kontinenten hat. Die mehrjährige, ausdauernde Pflanze gehört zur Familie der Korbblütler *(Asteraceae)*. Typisch ist ihre Rosette aus zartgrünen Fiederblättern – der botanische Beiname *millefolium* kennzeichnet diese Eigenschaft. Der später reifende Stängel ist zäh und hart und treibt so lange nach oben, bis die Sonne ihren höchsten Stand im Jahr erreicht. Erst dann strebt er in feinen Ästen auseinander und bildet unzählige, kleine und feine, weiße bis rötlichweiße Doldenblüten. Im Wildwuchs ist er häufig anzutreffen, die Kultivierung im Garten ist etwas aufwendiger und erfordert Fachkundigkeit.

Verwendung

Da für das Sammeln von Schafgarbe in der freien Natur aufgrund ihres Variantenreichtums und der möglichen Verwechslungen Fachwissen erforderlich ist, empfiehlt sich für den Laien der Einkauf von getrocknetem und geschnittenem Schafgarbenkraut über den Fachhandel. Es sind die oberirdischen Pflanzenteile – der Stängel, die Blätter sowie die Blüten – die als Teekraut dienen. Die klassische Zubereitung erfolgt als Heißaufguss mit einem Teelöffel geschnittenem Kraut auf 0,25 Liter 100 Grad sprudelnd kochendem Wasser und einer Ziehzeit von maximal fünf Minuten, da er anderenfalls ungenießbar bitter wird. Schafgarbe trinkt man nicht nur reinsortig, sondern auch in Mischungen wie Frauentees, da die Scharfgarbe bei Menstruations- und Wechseljahrbeschwerden lindernd wirkt.

Wissenswertes

Das Kraut trägt seinen Namen, ist es doch die Lieblingspflanze von Schafen. Der botanische Begriff weist auf antike griechische Zeiten hin, als schon Achilles das Gewächs wegen seiner wunderbaren Eigenschaften einsetzte. Viel später dann, bevor Hopfen als Bierwürze in Mode kam, erfüllte Schafgarbe diese Aufgabe eines Bittergewürzes. Auch als Küchengewürz war das aromenreiche Heilkraut sehr beliebt. Oftmals kam sie am Gründonnerstag in den Kochtopf und unterstützte die Menschen dabei, im weiteren Jahresverlauf kräftig und gesund zu bleiben. Bei fettreichen Speisen wurde sie zur besseren Verdaulichkeit ergänzt.

Aus der Volksmedizin

Der Schafgarbentee wird aufgrund der gallenflussanregenden, antibakteriellen, adstringierenden und krampflösenden Wirkungen gerne bei Problemen mit dem Verdauungstrakt eingenommen, wo er bei Unterleibskrämpfen, Völlegefühl, Blähungen oder Appetitlosigkeit sehr wirksam ist. Der Tee wirkt beruhigend und belebend zugleich – durch seine entkrampfenden Eigenschaften ist er beruhigend, regt aber gleichzeitig die Durchblutung an, was anregend wirkt. Weiters soll die Schafgarbe schweißtreibend und blutdrucksenkend sein und gegen Fieber helfen. Auch für äußerliche Anwendungen wird in der Naturheilkunde oft zu Schafgarbe gegriffen, etwa bei entzündeter Haut, Schleimhauterkrankungen sowie zur Wundheilung – daher wohl der Name Blutkraut. Im Prinzip kann sie ähnlich wie die Kamille verwendet werden, die auch viel entzündungshemmendes Azulen enthält. Wegen ihrer blutstillenden Wirkung kommt sie auch bei eitrigen Wunden, Geschwüren und Blutergüssen zum Einsatz.

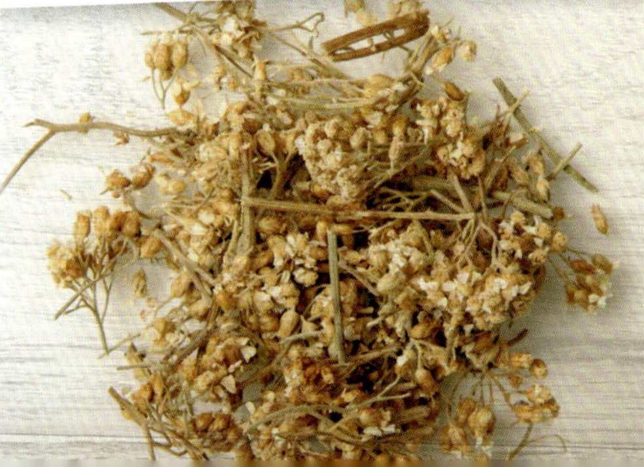

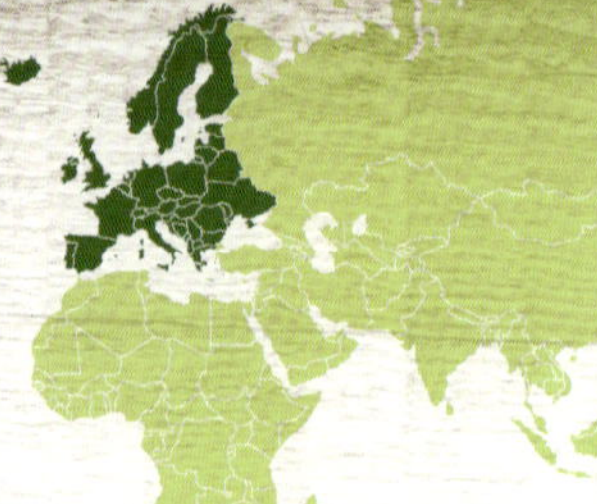

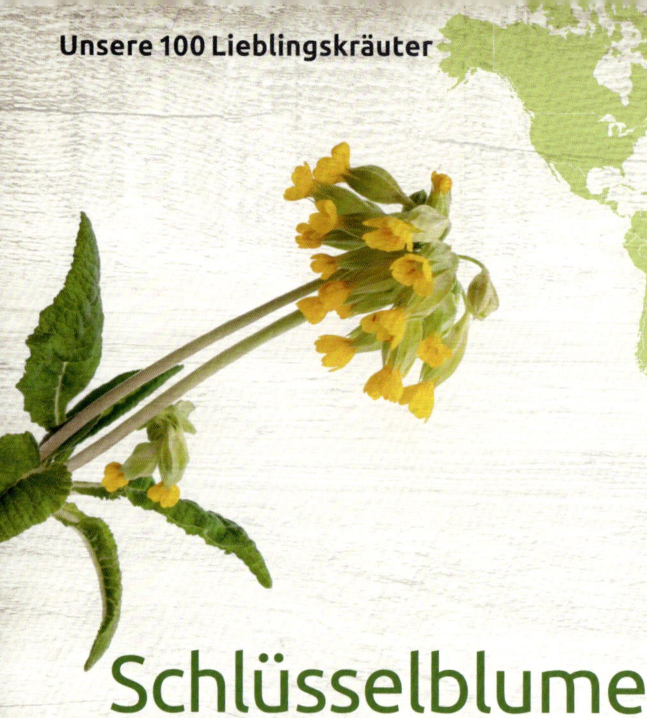

Herkunft: **Europa**

Pflanzenteile: **Blüten, Wurzel**

Duft & Geschmack:
blumig süßlich ölig

Ziehdauer:

GENUSS.Profil:

Schlüsselblume

Primula veris

Volkstümliche Bezeichnung: Primel, Wiesen-Primel, Himmelsschlüssel, Kraftblume

Allgemeines

Die für Tee zumeist verwendeten Blüten der Schlüsselblume können als süßlich, blumig und lieblich mit einem Hauch von Blütenhonig beschrieben werden, aufgrund der höheren Wirkstoffkonzentration werden auch die Wurzeln verwendet, die deutlich erdig-würziger und schleimiger schmecken.

Beschreibung

Die Echte Schlüsselblume zählt zur Familie der Primelgewächse *(Primulaceae)* und hat heute in vielen Gegenden Europas sowie Vorderasiens ihre Heimat. Sie wächst als mehrjährige Pflanzen vor allem auf Wiesen und an Waldrändern und wird bis zu 20 Zentimeter hoch. Aus eiförmigen Blättern bildet sich in Bodennähe eine Blattrosette, ab März bildet sich ein langer, leicht gebogener Stängel, an dem jedoch keine Blätter, sondern nur die bekannten, doldig zusammengesetzten Blüten erscheinen, dottergelb und mit fünf orangefarbenen Flecken (Saftmale) im Kelch. In kleinen Rispen baumeln die Blüten nach unten und duften honigartig und lieblich. Neben der Echten Schlüsselblume *(Primula veris* oder *Primula officinalis)* wird auch die Waldschlüsselblume *(Primula elatior)* als Teekraut verwendet. Die bekannte stängellose Schlüsselblume *(Primula vulgaris)*, die man vor allem als üppig wachsende, farbenfrohe Wiesenblume rund um die Osterzeit schätzt, wird heute aufgrund der sehr geringen Menge an Wirkstoffen kaum noch als Heilpflanze verwendet.

Verwendung

Schlüsselblumentee ist ein Teeklassiker aus unserer Kindheit, aufgrund schwindender Vorkommen in den letzten Jahrzehnten steht die Echte Schlüsselblume heute jedoch unter Naturschutz. Sehr wohl kann die Pflanze aber im eigenen Garten angebaut und dort auch geerntet werden. Im Fachhandel kann man das getrocknete Kraut, das meist aus den Blüten und fallweise aus den Wurzeln besteht, erstehen. Für einen Heißaufguss wird ein Teelöffel des getrockneten Krautes mit 0,25 Liter 100 Grad sprudelnd kochendem Wasser und einer Ziehzeit von 10 Minuten zubereitet. Nach einer Daueranwendung von sechs Wochen sollte eine vorübergehende Pause eingelegt werden, um keine nachteilige Wirkung der schleimlösenden Pflanze auf die Magenschleimhäute zu erzielen.

Wissenswertes

Der in der Botanik verwendete lateinische Begriff für die Wiesenprimel deutet auf ihre Eigenschaft hin, eine echte Frühlingsbotin zu sein: *Primula* bedeutet so viel wie *kleiner Erstling*, das Beiwort *veris* heißt übersetzt *Frühling*. Der deutsche Name wiederum beschreibt sehr gut das auffällige Aussehen der Pflanze. Ihr Blütenstand erinnert an den Bart eines alten Schlüssels. Eine andere Legende besagt, dass Petrus einst seinen Schlüssel im Himmel fallen ließ und an der Stelle, wo er auf die Erde traf, die erste Schlüsselblume wuchs. Bei den Kelten war sie ein fixer Bestandteil für kultische Zwecke bei Frühlingsfesten. Auch in diversen Sagen ist die Wiesenprimel als Schlüssel zu magischen Schatzkammern verewigt. Der volkstümliche Aberglaube besagt übrigens, dass eine im Vorgarten angepflanzte Schlüsselblume unliebsame Besucher fernhält.

Aus der Volksmedizin

Die starke Wirkung der Schlüsselblume beruht auf dem hohen Gehalt an Saponinen, die bei Erkältungskrankheiten, Husten, Halsentzündungen und chronischer Bronchitis festsitzenden Schleim gut lösen und durch einen zusätzlichen Hustenreiz abtransportiert. Pfarrer Kneipp war ein großer Verfechter der Heilwirkungen der Echten Schlüsselblume, als Nervenmittel galt sie zu seiner Zeit bei Gliederkrankheiten als wirksames Mittel, auch gut gegen Kopfschmerzen oder bei Schwindelgefühl. Volksmedizinisch ist ihr Einsatz auch bei Asthma oder Gicht verbreitet, bei Rheuma wirkt sie schmerzlindernd. Sie beruhigt bei Nervosität und fördert einen ruhigen Schlaf, vor allem in Kombination mit zwei Teelöffeln Melissengeist.

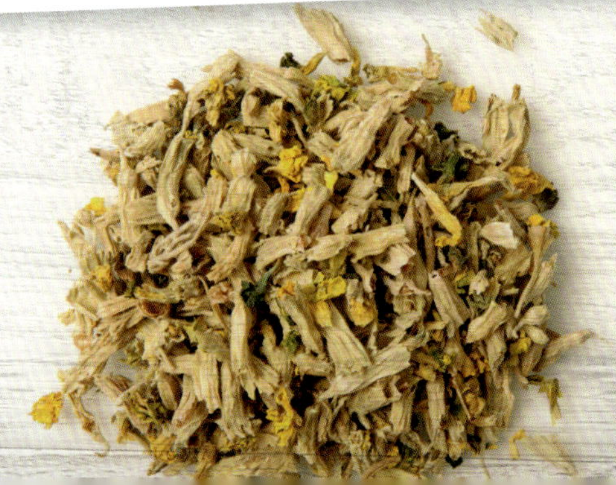

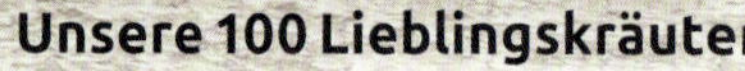

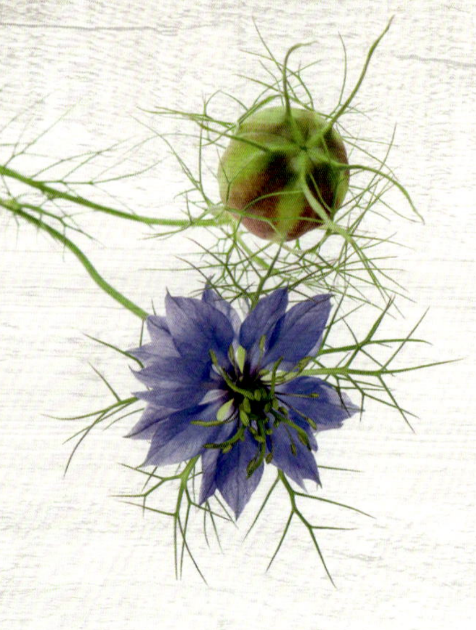

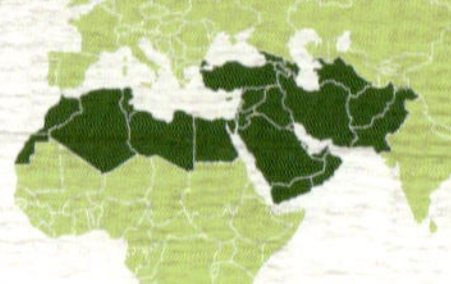

Herkunft: **Orient**

Pflanzenteile: **Samen**

Duft & Geschmack:

nussig rauchig **scharf**

Ziehdauer:

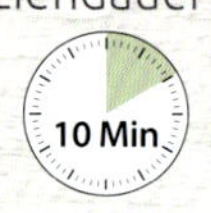

GENUSS.Profil:

Schwarzkümmel

Nigella sativa

Volkstümliche Bezeichnung: Schwarzer Kümmel, Schwarzer Koriander, Schwarzsamen

Allgemeines

Schwarzkümmel ist würzig-nussig und ein wenig rauchig-warm sowie bitter und scharf. Frisch gestoßen oder gar geröstet, entfaltet er ein pfeffrig-lorbeerartiges Aroma, intensiv und streng, auch an Mohn und Sesam erinnernd – und gut als Pfefferersatz geeignet.

Beschreibung

Schwarzkümmel gehört der Familie der Hahnenfußgewächse *(Ranunculaceae)* an und ist eine krautige, schlanke Pflanze mit wunderschönen, spektakulären Blüten – fünf freistehenden, weiß bis hellblaue Blütenhüllblättern. Sobald diese im Frühherbst abfallen, bleibt mittig eine Gruppe an gelblich grünen Balgfrüchten stehen, in denen sich die schwarzbraunen, dreikantigen und tropfenförmigen Schwarzkümmelsamen bilden, die nach der Ernte noch nachgetrocknet werden. Schwarzkümmel gedeiht vor allem in Westasien, in Indien, Nordafrika und Südeuropa; der größte Teil stammt aus Wildsammlungen, da die Pflanze nicht leicht zu kultivieren ist. Seine botanische Abstammung sowie der pfefferartige Geschmack hat nichts mit dem erdigen Kümmel oder dem exotischen Kreuzkümmel zu tun.

Verwendung

Man erhält Schwarzkümmelsamen im gut sortierten Fachhandel wie in orientalischen Supermärkten. Beim Einkauf sollte man darauf achten, diesen nicht mit dem Schwarzen Sesam zu verwechseln, dem er täuschend ähnlich sieht. Die Samen in Dosen aufbewahren und frisch vor dem Gebrauch im Mörser anquetschen oder zerkleinern. Davon einen Teelöffel mit 0,25 Liter 100 Grad sprudelnd kochendem Wasser übergießen und rund 10 Minuten ziehen lassen. Anschließend entspannen und den Tee genießen, gerne auch mit einem Schuss Milch und etwas Honig. Man kann den frisch gemahlenen Schwarzkümmel auch in den Filterkaffee geben – eine im Orient gebräuchliche Anwendung, die ein unerwartetes Dufterlebnis bietet, gerne in Kombination mit etwas Zimt- und Ingwerpulver. Empfehlenswert ist auch das Schwarzkümmelöl, in Kaltpressung hergestellt, das einerseits sehr gut schmeckt, andererseits von innen auch als Pflegemittel bei trockener Haut oder Neurodermitis eingesetzt wird. Dank des hohen Gehalts an ungesättigten Fettsäuren begünstigt es die Zellatmung des Körpers und wirkt bei Verdauungsproblemen.

Wissenswertes

Seit über 3000 Jahren wird Schwarzkümmel im Orient als pfefferartiges Gewürz, als Medizin und als Allheilmittel verwendet. Schon im alten Ägypten fand sich Schwarzkümmelöl als Grabbeigabe für das Leben nach dem Tod. In der berühmten Sahīh al-Buchārī, jener arabischen Sammlung an Lebensweisheiten des Propheten Mohammed aus dem Jahr 854 nach Christus, findet man den Spruch „Schwarzkümmel heilt jede Krankheit außer den Tod".

Aus der Volksmedizin

Als typischer Ayurveda-Tee hat Schwarzkümmel eine stark reinigende Wirkkraft auf den Körper, bei Hautkrankheiten, Infektionen, aber auch bei chronischen Erkrankungen, kann der Tee für Linderung sorgen. Dank der anregenden und zugleich entspannenden Wirkung bringt er den Körper zurück zur inneren Balance, Ruhe und Ausgeglichenheit. Der Tee wirkt schmerzlindernd und entzündungshemmend, antibakteriell und blutdrucksenkend, hilft gegen Blähungen und stärkt die Verdauung. Schwarzkümmelöl lässt sich zusätzlich bei Allergien und lästigem Juckreiz in Augen, Nase und Hals einsetzen.

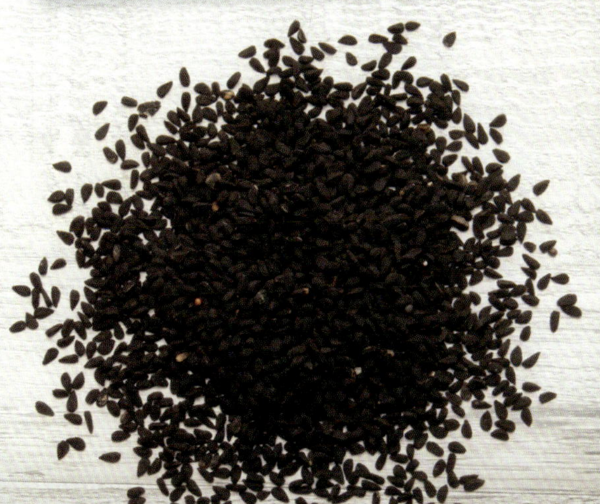

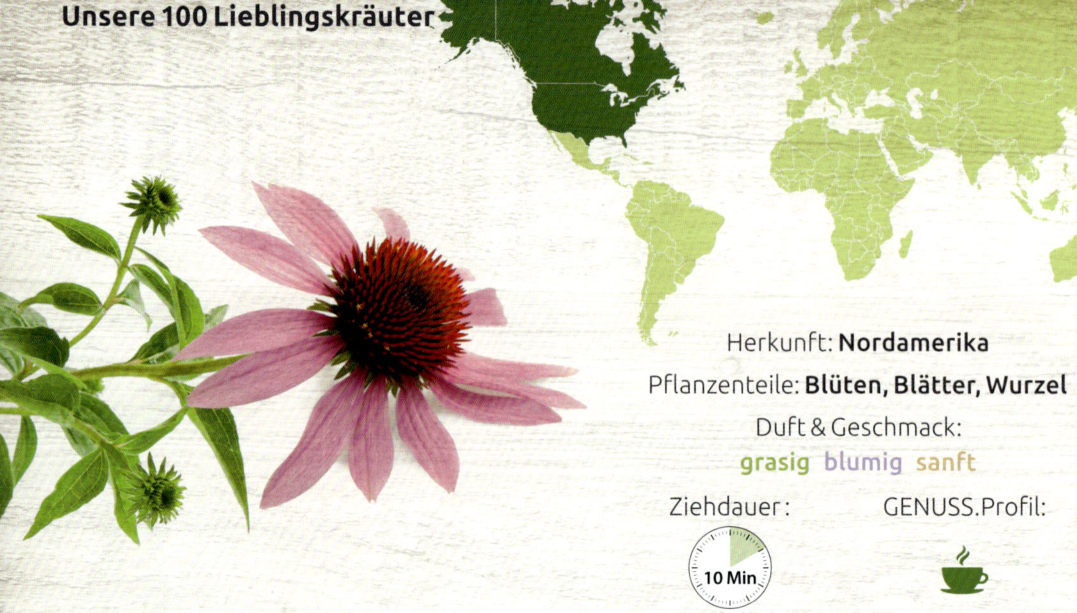

Herkunft: **Nordamerika**

Pflanzenteile: **Blüten, Blätter, Wurzel**

Duft & Geschmack:
grasig blumig sanft

Ziehdauer: 10 Min

GENUSS.Profil:

Sonnenhut

Echinacea angustifolia et al.

Volkstümliche Bezeichnung: Roter Sonnenhut, Sonnenhutkraut, Igelkopf

Allgemeines

Bei uns eher unbekannt, ist Echinacea vor allem im Heimatland USA einer der Spitzenreiter am lokalen Markt für Naturheilmittel und Nahrungsergänzungspräparaten. In Geruch sowie Geschmack ist der Sonnenhut ein wenig aufregendes Teekraut, was auch erklärt, warum das Kraut wenig Bedeutung hat. Als Tee zubereitet, offenbart Sonnenhut einen leichten säuerlichen Geschmack und löst eine schwache Betäubung aus.

Beschreibung

In seiner Urheimat in Nordamerika wird Sonnenhut seit Jahrhunderten angewendet. Dort nämlich verwendeten Sioux-Indianer den Pflanzensaft zur Behandlung von Wunden. Die Heilpflanze kam als Zierpflanze auf europäischen Boden, verbreitete sich und wächst daher heute sogar in der Alten Welt fallweise wild. Vom zur Familie der Korbblütler *(Asteraceae)* zählenden Sonnenhut sind mehrere Arten in der Naturheilkunde und Homöopathie in Anwendung, wobei der Schmalblättrige Sonnenhut *(Echinacea angustifolia)* sowie der Purpurfarbene Sonnenhut *(Echinacea purpurea)* die bedeutendsten sind. Das Gewächs zeichnet sich durch eine lange, tief in den Boden hineinreichende Pfahlwurzel aus. Aus dieser wächst die mehrjährige Staude mit über einem Meter hohen, borstigen Stängeln, eher ovalen Blättern sowie – oben auf – große Blütenköpfe mit auffallend langen, hängenden und gebogenen Zungenblüten, die den ganzen Sommer hindurch zartviolett bis purpurfarben blühen. Die Blüten erinnern optisch an Igelstacheln. Bevorzugte Wachstumsstandorte sind etwa die Prärien Nordamerikas, gelegentlich auch Hochgebirgslagen, aber auch die Kultivierung in Gärten ist möglich. Aufgrund des mehrjährigen Wachstums hat man dabei länger andauernde und wiederkehrende Freude.

Verwendung

Sonnenhut erhält man in unterschiedlichen Formen: Als klassische Teezubereitung eignen sich vor allem die frischen Blüten und Blätter, die aber nicht das ganze Jahr zur Verfügung stehen. Dies hat den Hintergrund, dass die wertvollen Pflanzeninhaltsstoffe beim Trocknen zum Großteil verloren gehen. Deutlich besser geeignet ist die getrocknete und pulverisierte Wurzel, von der ein Teelöffel mit 0,25 Liter 100 Grad sprudelnd kochendem Wasser aufgegossen und nach 10 Minuten abgeseiht wird. Noch bessere Wirkung erzielt man mit Presssäften und alkoholischen Essenzen aus den Wurzeln und dem frischen Kraut. Diese stärken die Infektabwehr des menschlichen Körpers vor allem bei grippalen Infekten oder fieberhaften Erkrankungen mit Beschwerden im Hals-, Nasen- und Rachenbereich.

Wissenswertes

Da es sich um eine ursprünglich aus Nordamerika kommende Pflanze handelt, war Sonnenhut den Heilkundigen und Ärzten der Antike und des Mittelalters in Europa vollkommen unbekannt. Von den Ureinwohnern Amerikas, den Indianern, ist aber durch Überlieferungen bekannt, dass sie Sonnenhut intensiv nutzten gegen Husten, Halsentzündungen, Kopf- oder Zahnschmerzen oder aber bei Schlangenbissen, die sie mit einem Kaltauszug der Wurzeln behandelten.

Aus der Volksmedizin

Sonnenhut ist das Kraut erster Wahl, um Erkältungen abzuwehren, es stärkt das Immunsystem, punktet mit antibakterieller Wirkung und beschleunigt die Ausscheidung giftiger Stoffe aus dem Körper. Daher wird Sonnenhut bei bakteriellen Infektionen etwa der Haut, bei Furunkeln und Ähnlichem gerne herangezogen. Auch eine pilzhemmende Wirkung wurde inzwischen erkannt. Verbreitet ist dabei die äußerliche Verwendung in Form von Salben oder Tinkturen, die schmerzstillend wirken und bei schlecht heilenden sowie eitrigen Wunden positiv unterstützen. In Zahncremes findet sich die Pflanze zur Stärkung und Kräftigung des Zahnfleischs.

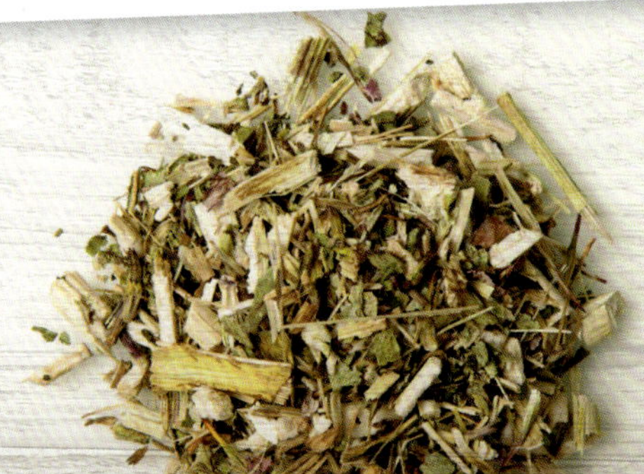

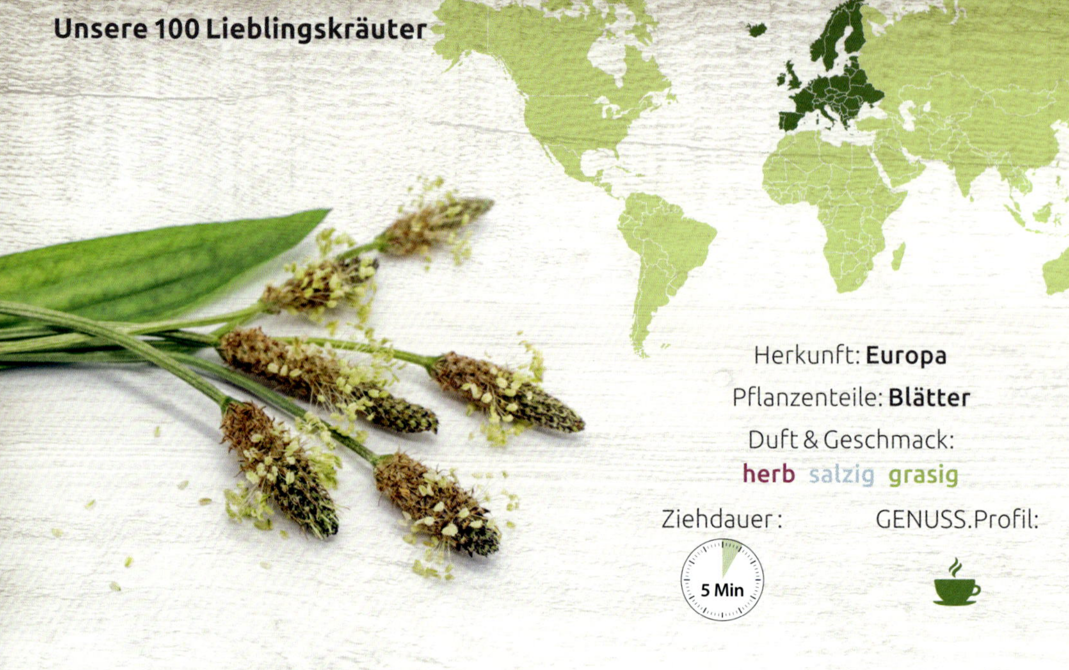

Herkunft: **Europa**

Pflanzenteile: **Blätter**

Duft & Geschmack:
herb **salzig** **grasig**

Ziehdauer: 5 Min

GENUSS.Profil:

Spitzwegerich

Plantago lanceolata

Volkstümliche Bezeichnung: Lungenblattl, Heilwegerich, Wundwegerich

Allgemeines

In der Nase ist sein Geruch eher schwach, unter Umständen nimmt man leichte heuartige Noten wahr. Sein Geschmack ist herb, etwas bitter, subtil salzig und spinatig – wohl ein Grund, weshalb Spitzwegerichblätter früher gerne wie Spinat zubereitet wurden.

Beschreibung

Der mehrjährige Spitzwegerich aus der Familie der Wegerichgewächse *(Plantaginaceae)* dürfte ursprünglich in Europa beheimatet gewesen sein, wo er heute noch große Verbreitung hat. Auch in Asien und Amerika kommt er jedoch vor, sowie überall da, wo er in kühl gemäßigten Zonen gut gedeihen kann. Man erkennt ihn mit einem gewissen Grundwissen bald an den im Frühling austreibenden, lanzenförmigen Blättern, die aus der ausdauernden Wurzel direkt nach oben wachsen und rund 20 Zentimeter lang sind. Im weiteren Jahresverlauf bildet sich der kantige Stängel, der ebenfalls senkrecht nach oben wächst. An seiner Spitze zeigt sich eine ährenförmige Blütensammlung, aus der später Früchte mit Kapseln und je zwei Samen entstehen.

Verwendung

Da man in freier Natur häufig auf frischen Wegerich stößt, ist ein Anbau im eigenen Garten nicht notwendig. Zudem eignen sich neben dem Spitzwegerich auch der Breitwegerich *(Plantago major)* mit seinen handtellergroßen, löffelförmigen Blättern und der Mittlere Wegerich *(Plantago media)* bestens für Volksmedizinische Anwendungen. Getrocknetes Spitzwegerichkraut gibt es im Fachhandel, für einen Tee bereitet man einen Aufguss aus zwei gehäuften Teelöffeln getrockneter Blätter auf 0,25 Liter 100 Grad sprudelnd kochendem Wasser. Nach maximal fünf Minuten Ziehdauer seiht man ab und genießt, längere Ziehzeiten reduzieren die antibakterielle Wirkung. Auch als Gurgellösung und als Spülung und für äußerliche Umschläge kann man ihn verwenden, dann jedoch besser als Kaltauszug aus der gleichen Menge Spitzwegerich.

Wissenswertes

Der deutsche Name Wegerich leitet sich vom reichlichen Vorkommen an Wegesrändern ab, der Gattungsname *Plantago* stammt vom lateinischen *planta* für Fußfläche, angelehnt an die flachen, in Rosetten eng am Boden liegenden Blätter. In den großen Kräuterbüchern früherer Jahrhunderte stolpert man häufig über die Heilpflanze, wobei zwischen den Wegericharten nicht unterschieden wird, da sie in puncto Inhaltsstoffe recht ähnlich sind. Neben den Blättern wurden da auch Wurzeln und Samen eingesetzt. Die Pflanze wurde pur genauso wie als Tee, in Wein gesotten oder als gepresstes Wasser eingenommen.

Aus der Volksmedizin

Aufgrund seines weitverbreiteten Vorkommens ist Spitzwegerich für verschiedenste gesundheitliche Probleme und Beschwerden seit der Antike hochgeschätzt. Wie die volkstümlichen Namen Lungenblattl vermuten lässt, ist die Pflanze aufgrund des hohen Gehalts an Schleimstoffen gegen alle Erkrankungen im Mund- und Rachenraum und dem damit verbundenen trockenen Reizhusten in Verwendung, zudem auch zur Stärkung der Atemwege. Genauso geschätzt ist der Einsatz bei Mückenstichen, Insektenbissen oder kleinen Hautwunden. Dazu wird ein frisches Blatt zwischen den Fingern zerquetscht und auf die wunde Stelle getupft. Daneben unterstützt er die Verdauung, regt den Stoffwechsel an und unterstützt beim Abnehmen. In Summe setzt man ihn vorwiegend aufgrund seiner reizmildernden und hustenlösenden, äußerlich aufgebracht auch wegen seiner entzündungshemmenden Eigenschaften ein.

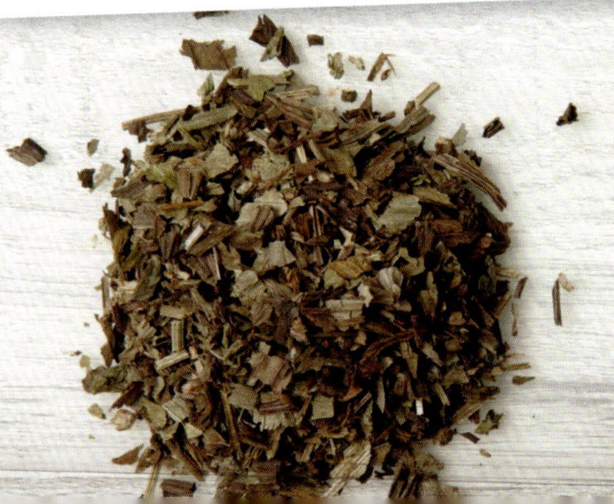

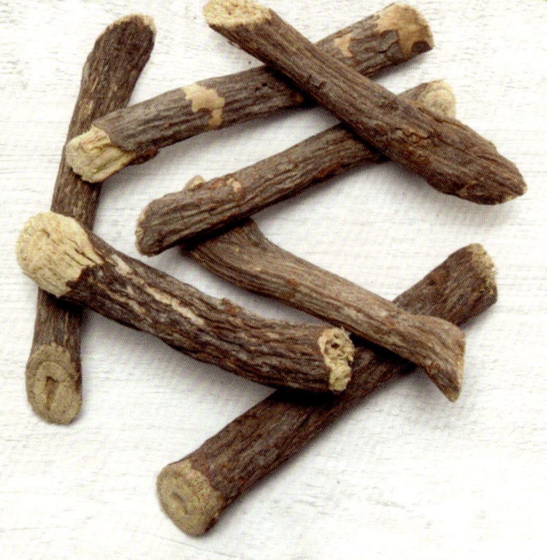

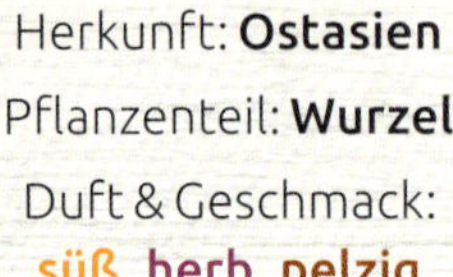

Herkunft: **Ostasien**

Pflanzenteil: **Wurzel**

Duft & Geschmack:
süß herb pelzig

Ziehdauer:

10 Min

GENUSS.Profil:

Süßholz

Glycyrrhiza glabra

Volkstümliche Bezeichnung: Echtes Süßholz, Lakritze, Lakritzenwurzel

Allgemeines

Der Geruch und Geschmack von Süßholz ist, wie der botanische Name andeutet, süßlich-lieblich und medizinisch-herb zugleich, im Aroma erinnert es stark an Anis und Fenchel.

Beschreibung

Bei Süßholz handelt es sich um eine frostempfindliche und sonnenliebende Pflanze aus der Familie der Schmetterlingsblütler *(Fabaceae)* mit Wuchshöhen von bis zu einem Meter. Seine ursprüngliche Heimat liegt in China, von dort kam Süßholz als Heilkraut im Zuge der Asienfeldzüge Alexanders des Großen nach Europa. Heute wächst die Pflanze sowohl verwildert als auch in Kulturen im gesamten Mittelmeerraum und im Orient. Als eigentliches Gewürz werden die langen Wurzelausläufer verwendet, die zur Erntezeit im Herbst von der Hauptwurzel getrennt und ausgegraben, im Anschluss gewaschen und geschält und an der Sonne oder im Backofen getrocknet werden. Der deutsche Name Lakritze geht auf den lateinischen

Begriff *glycyrrhiza* zurück, ein Lehnwort aus dem Griechischen *glykys* für süß und *rhiza* für Wurzel. Da die flüssig bis zähe Konsistenz des aus der Wurzel extrahierten Lakritzesaftes als *liquor* (für Flüssigkeit) wahrgenommen wurde, kam es zu einer Wortwandlung in *liquiritia* und schlussendlich zu Lakritze.

Verwendung

Das ungewöhnliche Gewürz ist selten im üblichen Supermarktregal zu finden, da es vor allem hohe Bedeutung als Heilpflanze hat, sind Fachhändler eine zuverlässigere Anlaufstelle. Dort erhält man Süßholz in Form der getrockneten, braunen, ganzen Wurzeln, geschnitten oder fertig gemahlen, wobei Letzteres unter dem Namen *Lakritzpulver* geführt wird – Kaiser Napoléon I. soll dies stets bei sich getragen haben, vermutlich seiner chronischen Magenbeschwerden wegen. Als Teezubereitung übergießt man einen Teelöffel fein geschnittene Wurzel mit 0,25 Liter 100 Grad sprudelnd kochendem Wasser und lässt 10 Minuten ziehen, bevor man abseiht und genießt. Wie bei allen stark wirksamen Heilkräutern soll man nach drei Wochen Teeanwendung eine Pause einlegen, zur geschmacklichen süß-würzigen Abrundung in Teemischungen sind kleine Mengen jedoch kein Problem.

Wissenswertes

Bei der industriellen Herstellung von Lakritze werden Süßholzwurzeln zu Rohlakritze extrahiert und mit Zuckersirup, Mehl und Gelatine eingedickt, um daraus die bekannten Lakritzeformen wie Brezel, Schnecken oder Pfeifen herzustellen. Zusätzlich wird die typisch schwarze Farbe künstlich verstärkt. So wird Lakritze vor allem in Nordeuropa in vielen Varianten verkauft, den weltweit höchsten Lakritzeverbrauch haben die Niederländer mit rund zwei Kilogramm pro Kopf und Jahr.

Aus der Volksmedizin

Süßholz wird in der Volksmedizin des Orients und Asiens seit Jahrtausenden als Arzneimittel genutzt, enthält die Pflanze doch über 400 Inhaltsstoffe. Geschätzt werden die entzündungshemmenden und schleimlösenden Wirkungen des Hauptinhaltsstoffes *Glycyrrhizin* bei Husten und Entzündungen im Bereich der Luftwege sowie die krampflösenden Extrakte bei Magengeschwüren oder Gastritis. Hohe Dosierungen oder Anwendungen über lange Zeiträume sollten jedoch vermieden werden, da Glycyrrhizin Natrium und Wasser im Körper speichert, was zu Bluthochdruck, Ödemen und Muskelschwäche führen kann. Nach Hildegard von Bingen stimmt die Süßholzwurzel das Gemüt mild, ist gut für eine klare Stimme und für helle Augen. Als Teemischungen wirkt Süßholz in Kombination mit Thymian perfekt gegen Verkühlungen, mit Fenchel sehr gut bei Magenerkrankungen.

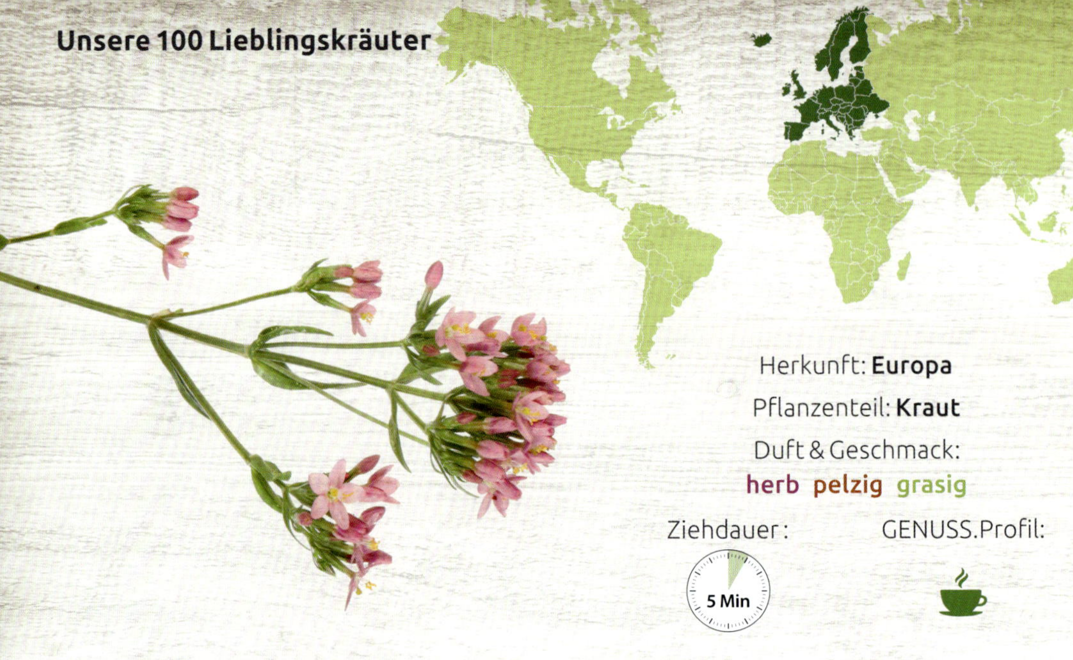

Herkunft: **Europa**

Pflanzenteil: **Kraut**

Duft & Geschmack:
herb **pelzig** **grasig**

Ziehdauer: 5 Min

GENUSS.Profil:

Tausendguldenkraut

Centaurium erythraea

Volkstümliche Bezeichnung: Tausendgüldenkraut, Bitterkraut, Hundertguldenkraut, Gottesgnadenkraut

Allgemeines

Passend zu anderen Enziangewächsen ist auch das Tausendguldenkraut ein starkes Bitterkraut. Es schmeckt herb und kräftig bitter, ein Eindruck, der sich bei übermäßiger Dosierung verstärkt.

Beschreibung

Das Tausendgüldenkraut, in Österreich als Tausendguldenkraut bekannt, ist ein Verwandter des Enzians und damit der Familie der Enziangewächse *(Genianaceae)* zuzurechnen. Das ursprünglich wohl in Mitteleuropa beheimatete, typische Bitterkraut ist heute in ganz Europa wie auch in Nordamerika zu finden. Aufgrund seiner Seltenheit steht das vornehmlich auf Waldwiesen oder Lichtungen wachsende Kraut inzwischen unter Naturschutz und sollte nicht frei gesammelt werden. Die ein- bis zweijährige Pflanze wird über einen halben Meter hoch und erinnert optisch an das Johanniskraut, ohne mit diesem verwandt zu sein. Die hellroten bis rosafarbenen Blüten erscheinen zwischen Juni und August und bilden einen trugdoldigen Blütenstand. Die trichterförmigen Einzelblüten, von denen jede aus fünf Blütenblättern besteht, öffnen sich erst aber einer Temperatur von 20 Grad Celsius.

Verwendung

Nachdem das Sammeln in freier Natur aufgrund des geschützten Status entfällt, bleibt nur der Eigenanbau oder man ersteht das getrocknete Tausendguldenkraut im Fachhandel. Verwendet werden die oberirdischen Teile der blühenden Pflanze, bestehend aus Stängeln, Blättern und Blüten. Die klassische Zubereitung erfolgt als Heißaufguss mit einem gehäuften Teelöffel geschnittenem Kraut auf 0,25 Liter 100 Grad sprudelnd kochendem Wasser und einer Ziehzeit von fünf Minuten. Noch besser geeignet ist der Kaltauszug aus zwei Teelöffeln Kraut mit 0,25 Liter Wasser und einer Ziehzeit von rund acht Stunden. Nach dem Abseihen wird der Tee auf Trinktemperatur erwärmt und vor den Mahlzeiten genossen.

Wissenswertes

Der deutsche Name Hundertguldenkraut beschreibt die Bedeutung der Heilpflanze bereits in der Antike, abgeleitet aus einer Fehlübersetzung von *centaurium*, also *100 Gulden wert*. Durch die große Verehrung der Pflanze später im Mittelalter dürfte die Wertigkeit auf 1000 Gulden gesteigert worden sein, woraus das Tausendguldenkraut wurde. Tatsächlich stammt der wissenschaftliche Namen aber wohl eher vom griechischen Pflanzennamen *kentaúrion* ab, was auf den mythischen Zentaur Chiron verweist, der das Kraut zur Heilung von Wunden einsetzte. Die sonstigen Trivialnamen verweisen wie so oft auf spezifische Wirkungsweisen des Gewächses.

Aus der Volksmedizin

In der Naturheilkunde ist das Tausendguldenkraut aufgrund seiner Bitterstoffe vordergründig auf das Einsatzgebiet von Magen, Darm und Verdauung abonniert, gegen Übergewicht zeigt es ebenso Erfolge. Zusammen mit Wermut oder Schafgarbe wird es als Tee zur Stärkung der Bauchspeicheldrüse eingesetzt, erfolgreich wirkt das Kraut auch gegen Verdauungsbeschwerden wie Sodbrennen, Völlegefühl und Verstopfung. Der Tee kann auch bei Appetitlosigkeit, Krämpfen im Magen-Darmbereich, Durchfall, Blähungen und Gastritis eine gute Wahl sein. Mit seiner anregenden, beruhigenden, blutreinigenden und stärkenden Wirkung hat es als Heilkraut auch bei anderen Beschwerden Berechtigung. Dazu gehören Fieber, Erschöpfung, Kreislaufschwäche, Müdigkeit, Gicht, Rheuma oder Wunden. Hildegard von Bingen empfahl den Tee sogar zur heilenden Unterstützung bei Knochenbrüchen.

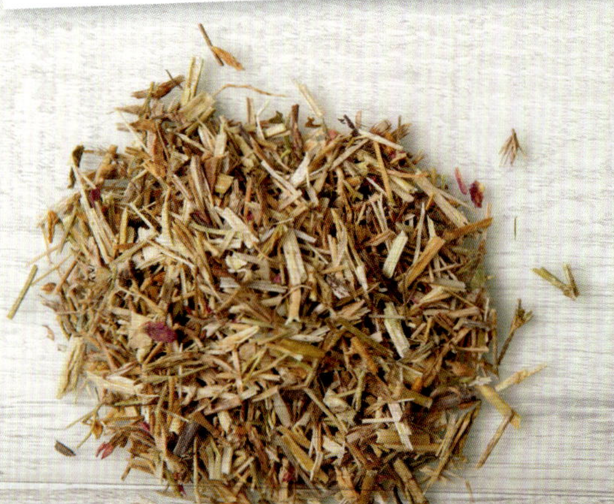

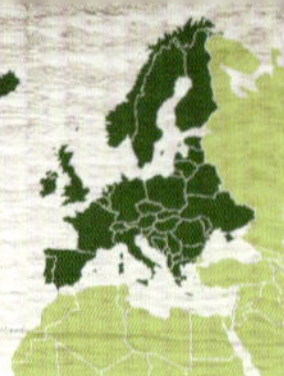

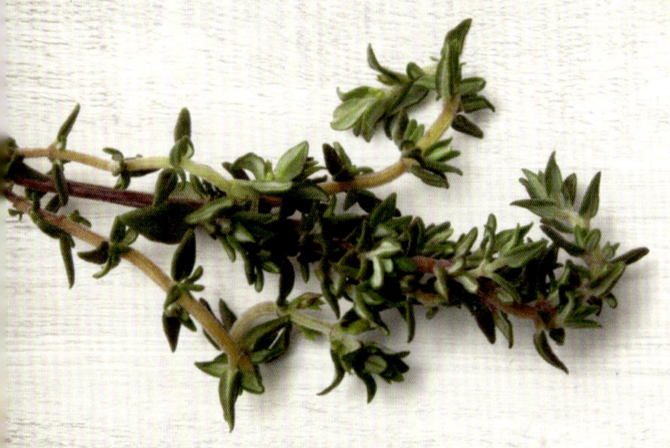

Herkunft: **Europa**

Pflanzenteil: **Kraut**

Duft & Geschmack:
zitronig herb ätherisch

Ziehdauer:

GENUSS.Profil:

Thymian

Thymus vulgaris

Volkstümliche Bezeichnung: Echter Thymian, Gartenthymian, Römischer Thymian

Allgemeines

Die Aromatik von Thymian erinnert stark an Pizza, ist er doch eines der bekanntesten Pizzakräuter, blumig-frisch-ätherisch mit einem Duft nach Zitrone und Grapefruit sowie einem Hauch von grasigen Tannennadeln.

Beschreibung

Der Echte Thymian ist wie sein wildwachsender Bruder, der Quendel *(Thymus pulegioides)*, in ganz Mitteleuropa heimisch. Thymian ist nur in warmen Gegenden auch verwildert zu finden, er stammt heute zum Großteil aus kontrolliertem Anbau. Er ist ein ausdauernder, stark verzweigter Halbstrauch aus der Familie der Lippenblütler *(Lamiaceae)* mit verholzten Zweigen und kleinen, kurzen, elliptischen Blättern, an der Oberseite graugrün, an der Unterseite filzig grauweiß behaart. Allen Thymianarten ist gemeinsam, dass sie reich an ätherischem Öl sind, deren wichtigster Bestandteil das medizinisch bedeutsame *Thymol* ist. Im Gegensatz zum Quendel ist der Echte Thymian um ein Vielfaches reicher an Thymol, weswegen man den südländischen Thymian kulinarisch klar dem Verwandten aus dem Norden gegenüber bevorzugt.

Verwendung

Thymian kauft man am besten vorgezogen als Pflanze in Schalen oder Töpfen im Gartenfachhandel und bietet ihm viel Sonne – je mehr er davon bekommt, umso intensiver wird das Aroma. Die frischen Zweige halten, in einem feuchten Tuch eingewickelt, mehrere Tage im Kühlschrank. Oder aber man verwendet Thymian getrocknet und gerebelt oder als Pulver, wobei dieses nur beschränkt haltbar ist und rasch an Aroma verliert. Die klassische Zubereitung erfolgt als Heißaufguss mit einem gehäuften Teelöffel geschnittenem Kraut auf 0,25 Liter 100 Grad sprudelnd kochendem Wasser und einer Ziehzeit von 10 Minuten.

Wissenswertes

Die Verwendung von Thymian hat eine sehr lange Geschichte, die bis in das 3. Jahrtausend vor Christus zurückreicht. Schon damals dokumentierten die Sumerer auf Keilschrifttafeln, dass getrocknetes Thymianpulver mit Feigen, Birnen und Wasser vermischt werden soll, um heilende Umschläge herzustellen. Die Ägypter nutzten Thymian, um damit ihre Toten einzubalsamieren. Der Name Thymian soll vermutlich vom altägyptischen Wort *Tham* abstammen, das eine stark duftende Pflanze bezeichnete, die zur Einbalsamierung verwendet wurde. In Griechenland wurde der Tham zum *Tymon*, die Griechen hatten Thymian als beliebtes Räuchermittel im Einsatz. Im alten Rom war die Pflanze schlussendlich unter dem lateinischen Begriff *thymus* anzutreffen, wo sie in der *Naturalis Historia* von Gaius Plinius Secundus als Heilpflanze beschrieben wird. Nach Mittel- und Nordeuropa kam der Thymian vermutlich erst im 11. Jahrhundert über die Benediktiner, die ihn in ihren Klostergärten anbauten, von wo er schließlich in die Bauerngärten gelangte.

Aus der Volksmedizin

In der Pflanzenheilkunde schätzt man das Thymol vor allem wegen seiner entzündungshemmenden, krampflösenden und bakterientötenden Eigenschaften. Thymiantee ist ein hervorragendes Hustenmittel, das auch bei Reiz- und Keuchhusten nicht versagt. Lösend wirkt der Tee ebenso im Magen-Darm-Trakt und hilft gegen Blähungen und Sodbrennen, offenbar einer der Gründe, warum man Thymian als Gewürz schon seit jeher in schwer verdaulichen Speisen aus fettem Fleisch oder Hülsenfrüchten einsetzt. Auch auf das Nervensystem hat Thymiantee seine beruhigende Wirkung, man kann ihn gegen Einschlafstörungen und Alpträume trinken oder gegen Katzenjammer nach ausgedehnten Trinkgelagen. Als Kraut im heißen, entspannenden Dampfbad desinfiziert Thymian die Atmungsorgane und erleichtert die Atmung.

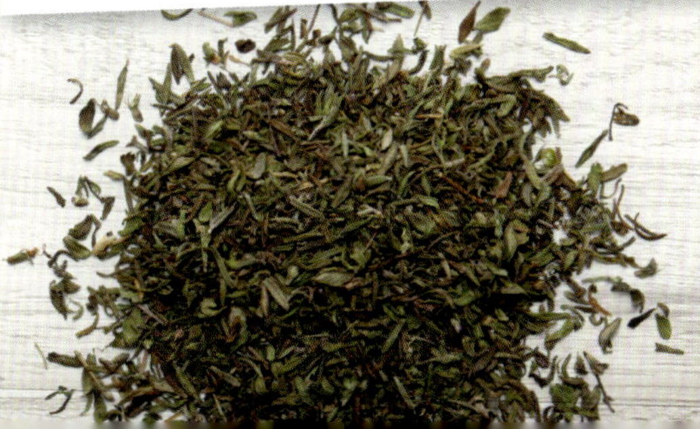

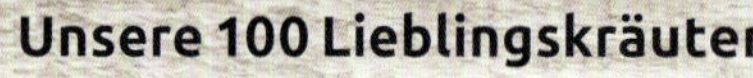

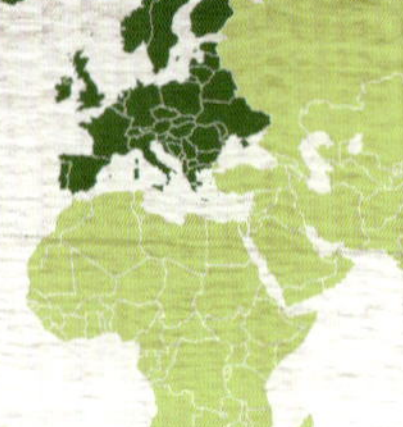

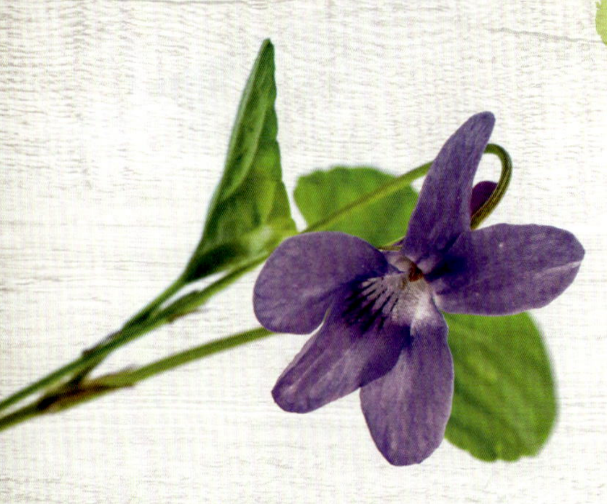

Herkunft: **Europa**

Pflanzenteile: **Blätter, Blüten**

Duft & Geschmack:
süßlich **weich** **vollmundig**

Ziehdauer:

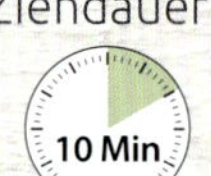

GENUSS.Profil:

Veilchen

Viola odorata

Volkstümliche Bezeichnung: Wohlriechendes Veilchen, Duftveilchen, Viole

Allgemeines

Geruch und Geschmack des Duftveilchens lassen sich zusammenfassend als süß, lieblich, mit einer dezenten grasig-grünen Note beschreiben.

Beschreibung

Das als Zier- sowie auch Heilpflanze seit der Antike bekannte und hochbeliebte Veilchen betört mit seinem süßlichen Duft jedes Jahr im Frühling. Von seiner ursprünglichen Heimat im Mittelmeerraum breitete es sich auch nach Mittel- und Nordeuropa aus und fand bei den Heilkundigen im alten Griechenland genauso Anklang, wie es einst auch Bestandteil religiöser Rituale der Germanen war. Seit dem frühen Mittelalter wächst es in Mitteleuropa wild an Wald- und Wegrändern und wird auch kultiviert. Die ausdauernde, krautige Pflanze, die Wuchshöhen bis zu 15 Zentimeter erreicht, zählt zur Familie der Veilchengewächse *(Violaceae)*. Sie bildet im Gegensatz zum nahe verwandten Stiefmütterchen *(Viola tricolor*, siehe unter Ackerveilchen) fünf gleichfärbige, dunkelviolette Kronblätter auf. Für die wohlriechenden Blüten sind unterschiedliche Einsatzzwecke bekannt. So dienen diese als Rohstoff für die Parfumindustrie, lassen sich kulinarisch zur Aromatisierung sowie Dekoration einsetzen oder leisten in der Pflanzenheilkunde gute Dienste.

Verwendung

Es ist das oberirdische Kraut, das ob seiner wirksamen Inhaltsstoffe für Teeaufgüsse Verwendung findet. Selbst wenn das Gewächs weite Verbreitung hat und gut im Garten kultiviert werden kann, tut man gut daran, Veilchenteekraut, meist ein Mix aus getrockneten Blüten und Blättern, im Fachhandel zu kaufen. Die klassische Zubereitung erfolgt als Heißaufguss mit einem gehäuften Teelöffel vom Kraut auf 0,25 Liter 100 Grad sprudelnd kochendem Wasser und einer Ziehzeit von 10 Minuten. Die getrockneten Veilchenblüten selbst werden auch gerne in Kombination mit echtem Schwarztee als wohlschmeckendes Heißgetränk zubereitet. In Erkältungstees findet man das Veilchen gerne ergänzt um Spitzwegerich, Mädesüß und Thymian.

Wissenswertes

Nur wenige Heilpflanzen erlangten auch in anderen Bereichen derartige Beliebtheit wie das Duftveilchen. Es hatte bereits in der griechischen Mythologie große Bedeutung, wurde im Brauchtum als Symbol für den Frühling anerkannt und inspirierte viele Dichter und Schriftsteller von Homer bis Goethe, deren Lieblingsblume es war. Das Veilchen dient auch als Symbol der Bescheidenheit: „Sei wie das Veilchen, bescheiden, sittsam und still – und nicht wie die stolze Rose, die immer bewundert werden will." So oder ähnlich liest man in Stammbüchern.

Aus der Volksmedizin

Bereits Hippokrates und Dioskurides lobten *Viola odorata* als Arzneipflanze gegen diverse Beschwerden von Melancholie über Kopfschmerzen bis Sehstörungen. Hildegard von Bingen wiederum verordnete Mischungen mit Veilchensaft gegen Augenkrankheiten und schwor auf Salben aus der Pflanze gegen Kopfschmerzen. Heute wird es hauptsächlich zur Behandlung von Erkrankungen der Atemwege eingesetzt. Veilchen reinigen innerlich und sind deshalb gut für den ungehinderten Fluss des Blutes, was bei Krampfadern und verstopften Venen helfen kann. Die Volksmedizin schwört auf das Veilchen bei Husten, Bronchitis, Halsentzündungen, Keuch- und Reizhusten und anderen Atembeschwerden. Da es schweißtreibend ist, wird es auch bei Erkältungen und Fieber als Tee verabreicht. Bereitet man einen Tee ausschließlich aus den Veilchenblättern zu, soll Verstopfung entgegengewirkt und eine leicht abführende Wirkung erzielt werden. Beruhigung und Entspannung sowie die Förderung eines ruhigen Schlafes sind weitere Einsatzgebiete. Wendet man Veilchentee äußerlich an, werden Hautentzündungen gelindert.

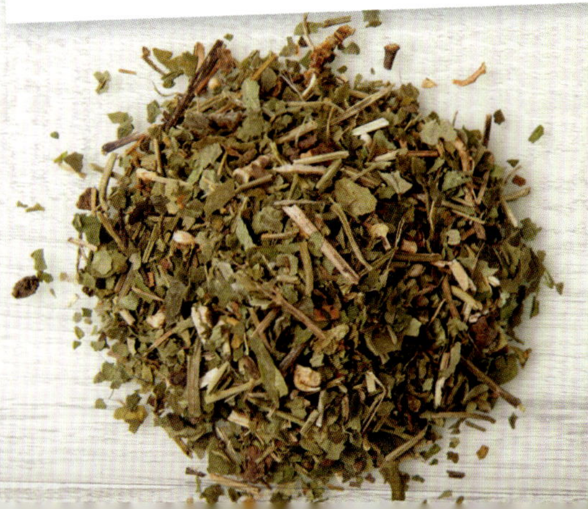

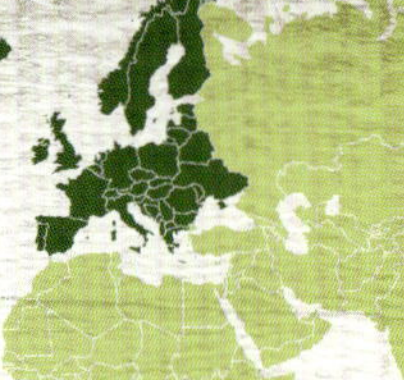

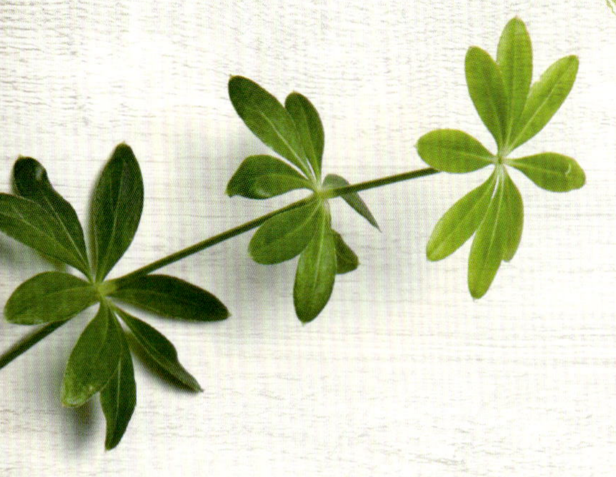

Herkunft: **Europa**

Pflanzenteil: **Kraut**

Duft & Geschmack:

vanillig zuckerwattig blumig

Ziehdauer:

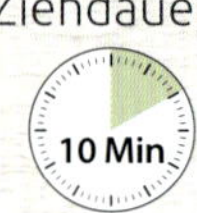

GENUSS.Profil:

Waldmeister

Galium odoratum

Volkstümliche Bezeichnung: Wohlriechendes Labkraut, Maienkraut, Waldtee

Allgemeines

In frischem, grünem Zustand ist Waldmeister nahezu geruchlos, erst angewelkt oder getrocknet entfaltet er sein charakteristisches, betörendes Aroma. Sein Geschmack ist auch in Kombination mit anderen Kräutern unvergleichlich und dominant, leicht bitter-floral mit Noten von Zitrus, trockenem Heu und süßer Vanille.

Beschreibung

Der aus der Gattung der Rötegewächse *(Rubiaceae)* stammende Waldmeister wächst als ausdauernde, krautige, bodendeckende Pflanze in den lichten Laubwäldern Europas, bevorzugt in Buchenwäldern. Waldmeister erkennt man an seinen typischen Blattquirlen und an den in Trugdolden stehenden weißen Blütensternchen, die ab Mai blühen, daher auch der Trivialname Maienkraut. Sein bekanntester Inhaltsstoff, der für sein außergewöhnliches Aroma verantwortlich ist, ist Cumarin, wie es auch im Steinklee und in der Tonkabohne vorkommt. Cumarin ist, wie viele sekundäre Pflanzenstoffe, in der Pflanze gebunden und wird erst bei Verletzung oder beim Welken und Trocknen der Pflanzen freigesetzt. Große Mengen an Waldmeister sollten weder von Kindern noch von Erwachsenen verzehrt werden, da Cumarin bei einer Überdosierung Kopfschmerzen und Schwindel entfalten kann, während er, in Maßen genossen, sogar gegen Kopfschmerzen hilft. Der kontrollierte Genuss von Waldmeister ist aber völlig unproblematisch, so reichen aufgrund der üppigen Aromatik für den Ansatz von einem Liter der berühmten Waldmeisterbowle zehn Zweiglein vom frischen Kraut völlig aus.

Verwendung

Frischen Waldmeister kann man im Wildwuchs selbst im Wald pflücken. Man erkennt ihn leicht an den weißen Blüten und natürlich am Geruch, sobald man die Blätter zerreibt. Verwechslungen sind höchstens mit dem nah verwandten Waldlabkraut möglich, dieses duftet aber gar nicht nach Cumarin. Und schon wenige Stunden später, wenn der Duft der welkenden Pflanze eindringlich wird, kann man sich ganz sicher sein, tatsächlich Waldmeister gepflückt zu haben. Waldmeister lässt sich ähnlich dem frischen Bärlauch gut einfrieren. Getrocknet und gerebelt wird das Kraut im Fachhandel angeboten und eignet sich auch in dieser Form sehr gut als Teekraut. Die klassische Zubereitung erfolgt als Heißaufguss mit einem schwach gehäuften Teelöffel geschnittenem Kraut auf 0,25 Liter 100 Grad sprudelnd kochendem Wasser und einer Ziehzeit von zehn Minuten. Und auch der Kaltauszug acht bis zehn Stunden hat seine geschmacklichen Vorteile.

Wissenswertes

Waldmeister regt den Kreislauf an und stärkt die Nerven und das Herz. Genau darin findet sich der Ursprung seiner traditionellen Anwendung als Maitrank, Maiwein oder Maibowle. Bereits im Mittelalter schätzte man diese stärkenden Kräfte, die erste schriftliche Erwähnung stammte vom Benediktinermönch Wandalbert aus dem französischen Kloster Prüm im Jahr 854, wo der Maitrank als medizinisches Getränk ausgeschenkt wurde und ursprünglich neben Waldmeister Kräuter wie Johannisbeeren, Erdbeeren, Himbeeren, Veilchen, Schafgarbe und Gänseblümchen enthielt – alles Gewächse aus den mittelalterlichen Klostergärten.

Aus der Volksmedizin

In der Volksmedizin ist Waldmeistertee, da er beruhigend wirkt, Helfer gegen Schlaflosigkeit und Unruhe, vor allem in Kombination mit Lavendel, Minze oder Zitronenverbene. Daneben stärkt er die Blutgefäße, löst Krämpfe und regt den Stoffwechsel an. Waldmeister reinigt die Leber, kann aber auch als Blutreinigungsmittel gebraucht werden. Gute Dienste leistet er auch im Duftkissen, mit dem man schon früher Mütter und Babys kurz nach der Entbindung beruhigt hat. Auch wurde das Kraut gerne als Wundauflage von Hautwunden aller Art herangezogen.

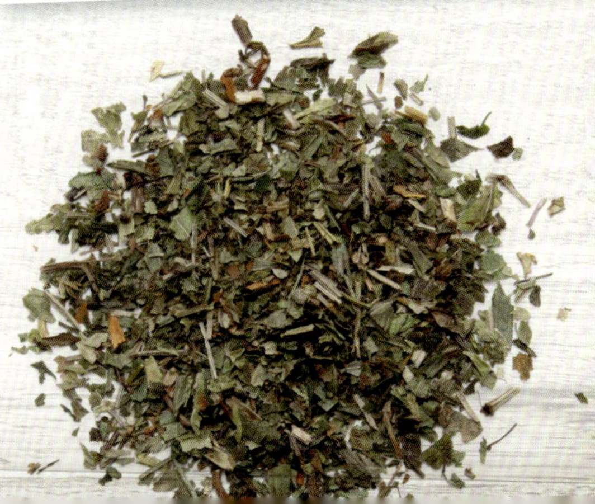

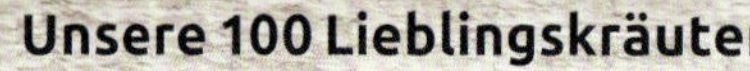

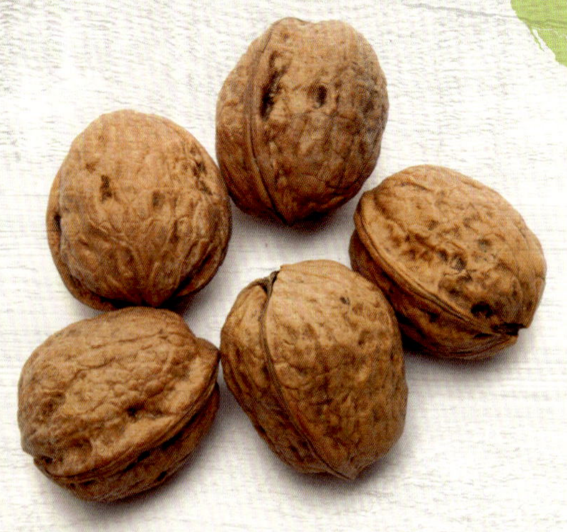

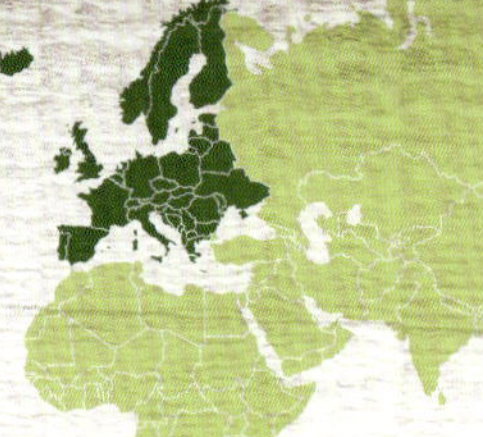

Herkunft: **Europa**

Pflanzenteile: **Blätter, Früchte**

Duft & Geschmack:

bitter grasig ätherisch

Ziehdauer:

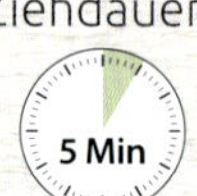

GENUSS.Profil:

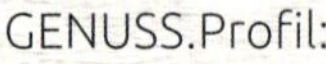

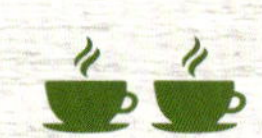

Walnuss

Juglans regia

Volkstümliche Bezeichnung: Echte Walnuss, Nussbaum, Welschnuss

Allgemeines

Bei der Walnuss schätzt man vor allem die süßlich-bitteren und zugleich cremig-sanften Nüsse. Doch auch die aromatischen Blätter haben ihre Berechtigung, als Teeaufguss schmecken sie durch den hohen Gehalt an Gerbstoffen und Tanninen adstringierend, feinwürzig und ätherisch.

Beschreibung

Die Walnüsse sind mit rund 60 Arten eine überschaubare Pflanzenfamilie der Walnussgewächse *(Juglandaceae)*; sie sind jedoch auf der ganzen Welt anzutreffen, bevorzugt auf der Nordhalbkugel, von Amerika über Kanada bis China und Japan. Die Echte Walnuss *(Juglans regia)* hat ihre Heimat in Mittel- und Südeuropa und das schon seit den alten Römern, wobei heute auch großflächige Kultivierungen in Nordamerika, insbesondere in Kalifornien, anzutreffen sind, vorrangig der Früchte wegen. Als Echte Walnuss bezeichnet man sowohl den Walnussbaum wie auch die Nussfrucht. Es handelt sich um einen sommergrünen Laubbaum, der bis zu 30 Meter hoch und um die 150 Jahre alt werden kann. Die Kerne seiner Früchte mit der bekannten braunen, rissigen Schale sind die Walnüsse, botanisch in der Vergangenheit den Steinfrüchten zugeordnet, neueren Forschungen zufolge zählt man sie aber den Nussfrüchten zu. Wer einen Walnussbaum pflanzt, muss bis zu 20 Jahre darauf warten, erstmals ernten zu können. Die Erntezeit ist im Herbst, sobald die fleischige, grüne Außenschale rund um die harte, hellbraune Schale platzt. Erst dann sind die Früchte reif.

Verwendung

Für Teeanwendungen hat die Nussfrucht keine Bedeutung, es sind vielmehr die dunkelgrünen, ledrigen und ätherisch duftenden Blätter, die im Frühsommer geerntet und getrocknet im Ganzen, geschnitten oder pulverisiert verwendet werden. Walnussblätter enthalten viel Vitamin C, ätherisches Öl, Gerbstoffe, Tannine und Flavonoide. Für einen Teeaufguss verwendet man zwei gehäufte Teelöffel an gerebelten Walnussblättern, die mit 0,25 Liter 100 Grad sprudelnd kochendem Wasser angesetzt und bereits nach fünf Minuten Ziehzeit abgeseiht werden, damit der Tee nicht zu bitter und kratzig schmeckt. Und wie bei allen stark wirksamen Heilkräutern soll man nach drei Wochen Teeanwendung eine Pause einlegen.

Wissenswertes

Schon bei den alten Griechen und Römern war die symbolträchtige Nuss beliebt, sie galt als Zeichen für Fruchtbarkeit, Kinderreichtum und Eheglück frisch verheirateter Brautleute. Ihre starke Verbreitung in Mitteleuropa fand die Walnuss unter Karl dem Großen ab dem 9. Jahrhundert, der im Zuge seiner Regentschaft anordnete, dass in jedem Garten seines Herrschaftsgebietes Walnussbäume anzupflanzen seien. Aus dieser Zeit stammt auch der heutige Name Walnuss, abgeleitet von der Wendung *welsche Nuss,* also von den Romanen kommende Nuss. Der Baum wurde zum Walch- und Welschbaum und zusätzlich durch den schwedischen Naturforscher Carl von Linné im 18. Jahrhundert botanisch zum königlichen *(regia)* Walnussbaum. Welsche oder Wälsche war eine germanische Bezeichnung für die Römer und wurde über Jahrhunderte für alles Fremde, Unverständliche verwendet – die Weinrebsorte Welschriesling hat einen ähnlichen Ursprung.

Aus der Volksmedizin

Der Walnussbaum ist ein durch und durch gesunder, heilender Baum. Seine Früchte haben einen hohen Gehalt an gesunden Omega-3-Fettsäuren sowie an Vitamin E, Zink und Kalium. In der Volksmedizin sind es vor allem die getrockneten Blätter, die ihre vielseitige Verwendung finden und bevorzugt bei Durchfall, Magen- und Darmverschleimungen, zur Blutreinigung, bei Rheumatismus oder zur Haut- und Wundheilung eingesetzt werden – ihnen wird eine antiseptische, wurmtreibende, tonische, blutreinigende und narbenbildende Wirkung nachgesagt.

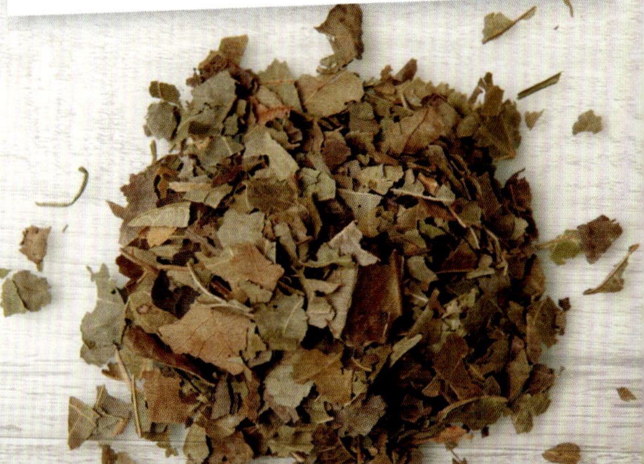

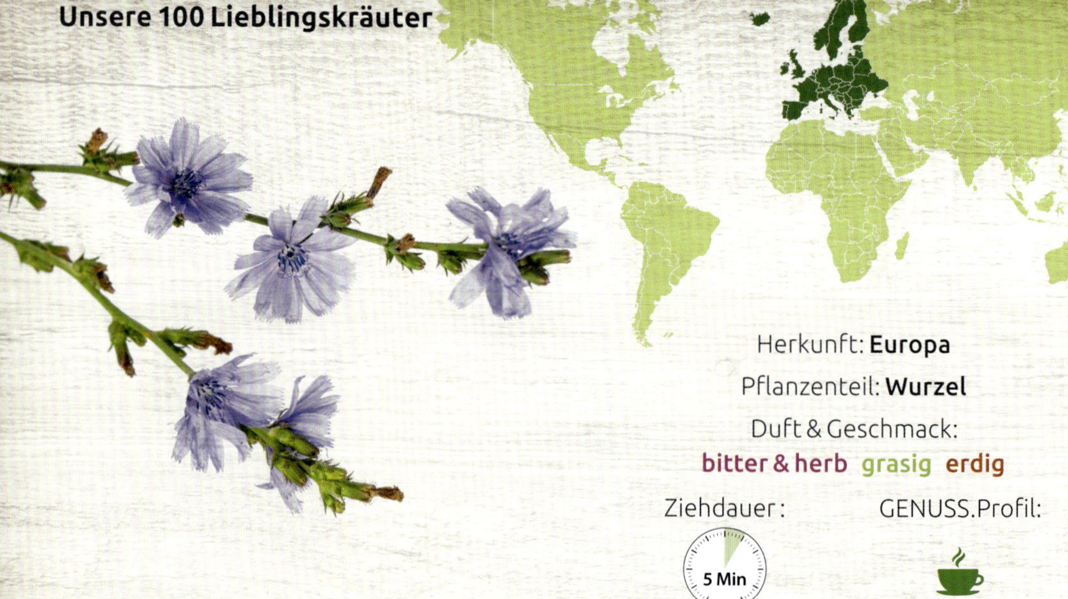

Herkunft: **Europa**

Pflanzenteil: **Wurzel**

Duft & Geschmack:
bitter & herb **grasig** **erdig**

Ziehdauer: 5 Min

GENUSS.Profil:

Wegwarte

Cichorium intybus

Volkstümliche Bezeichnung: Gemeine Wegwarte, Blaue Distel, Zichorie, Kaffeekraut, Wegeleuchte

Allgemeines

Den Gehalt von Bitterstoffen schmeckt man sofort, breiten sich doch saftige, je nach Ziehdauer herb-bittere Töne am Gaumen aus. Die Bitterkeit hängt zudem maßgeblich vom Erntezeitpunkt ab und ist kurz vor beziehungsweise nach der Blüte am größten.

Beschreibung

Die Wegwarte wächst – dies sagt schon ihr Name – bevorzugt an Wegrändern. Auch entlang von Äckern, Bahndämmen und sogar Autobahnen wuchert sie regelrecht. Sie ist über ganz Mitteleuropa verbreitet. Zuerst entwickelt die zur Familie der Korbblütler *(Asteraceae)* zählende Pflanze im Frühling die an Löwenzahn erinnernden Rosettenblätter. Im weiteren Jahresverlauf bildet die ausdauernde, krautige Wegwarte den Stängel, der bis zu einem Meter hoch geraten kann, an dem alle paar Zentimeter kleine Blätter sitzen. Tief in den Boden hinein reicht hingegen die starke, milchsaft- und bitterstoffhaltige Wurzel. An den klarblauen Blütenkörben, die ausschließlich aus Zungenblüten bestehen, kann man sich schließlich den ganzen Sommer hindurch erfreuen, wobei diese die Eigenheit haben, sich immer zu selben Zeit, nämlich gegen 5 Uhr in der Früh, zu öffnen und sich fünf Stunden später, gegen 10 Uhr, wieder zu schließen.

Verwendung

Ein Sammeln in freier Natur ist bei vorliegender Fachkundigkeit genauso möglich, wie der Eigenanbau denkbar ist. Ansonsten sind im Fachhandel entweder die getrocknete, geschnittene Wurzel oder eine Mischung aus allen getrockneten Pflanzenteilen erhältlich. Daraus bereitet man den klassischen Heißaufguss zu, indem man einen gehäuften Teelöffel der geschnittenen Wurzel oder vom geschnittenen Kraut mit 0,25 Liter 100 Grad sprudelnd kochendem Wasser aufgießt und nach einer kürzeren Ziehzeit von fünf Minuten abseiht.

Wissenswertes

Im 19. Jahrhundert, in Zeiten schlechter Kaffeeversorgung, machte die Not erfinderisch und die Wegwarte wurde als Kaffeeersatz kultiviert. Aus der kräftigen Wurzel wurde Zichorienkaffee hergestellt – auch als *Muckefuck* bekannt, abgeleitet vom altdeutschen *mulmfuck* für ein faul schmeckendes, pulvriges Getränk. Dafür trocknete man sie zuerst, röstete sie und mahlte sie zu Pulver. Im Anschluss wurde es wie Bohnenkaffee gebrüht, der Geschmack war diesem jedoch nicht ebenbürtig, erinnerte aufgrund der Bitterstoffe an Kaffee und leistete gute Dienste bei der Verdauung. Aus der Wegwarte entstand noch eine andere bekannte Kulturform: die Salatzichorie, besser als *Chicorée* oder als daraus gezüchteter roter *Radicchio* bekannt. Dazu werden im Herbst in eignen abgedunkelten Knospenanlagen Wegwartewurzeln gesetzt, die über den Winter jene zart-bitteren Blattknospen treiben, die man als Rohkost und als Salat schätzt.

Aus der Volksmedizin

Das Zauberkraut der Antike und des Mittelalters hat bis heute in der Pflanzenheilkunde ein breites Einsatzspektrum. Spätestens seit dem Mittelalter wird Wegwarte zur Arzneimittelherstellung genutzt. Paracelsus lobte ihre schweißtreibende Wirkung, Pfarrer Kneipp schwor bei Magen-, Darm- und Lebererkrankungen auf das tolle Kraut. Bei Appetitlosigkeit, zur Anregung der Produktion der Verdauungssäfte genauso wie als mildes Abführmittel war es stets gerne bei der Hand. Darüber hinaus wurden Leberbeschwerden und Gelbsucht mit der Wegwarte entgegengetreten, bei hitziger Leber verabreichte man das so genannte Wegwartenwasser. Bei Beschwerden durch Stoffwechselstörungen wie Blähungen oder Kopfschmerzen ist der Tee ein bitteres Kräftigungs- und Anregungsmittel. Und dass sie noch heute ein vielgeschätztes pflanzliches Heilmittel ist, lässt sich mit der Tatsache belegen, dass die Wegwarte in Deutschland im Jahr 2020 zur Heilpflanze des Jahres gekürt wurde.

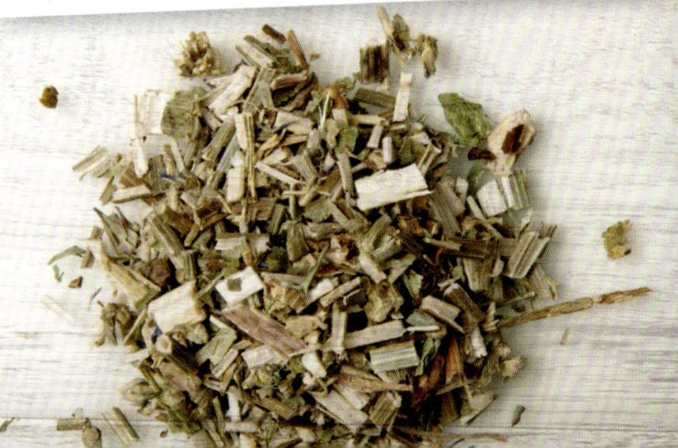

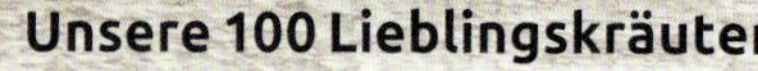

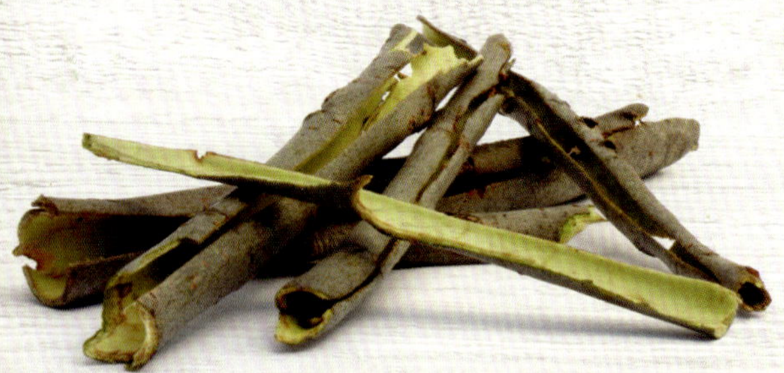

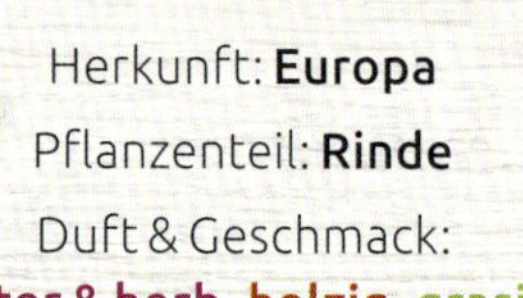

Herkunft: **Europa**

Pflanzenteil: **Rinde**

Duft & Geschmack:

bitter & herb **holzig** **grasig**

Ziehdauer:

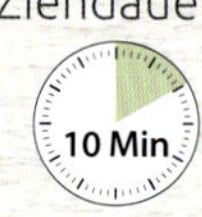

GENUSS.Profil:

Weide

Salix alba

Volkstümliche Bezeichnung: Silberweide, Korbweide, Weihbuschen, Maiholz, Palmkätzchenstrauch

Allgemeines

Seine Gerbstoffe machen den Weidentee zu einem eher herben bis bitteren Erlebnis. Er erzeugt einen kratzenden und adstringierenden Eindruck.

Beschreibung

Die Weide aus der Familie der Weidengewächse *(Salicaceae)* wächst bevorzugt in der Nähe von Gewässern, hat sie doch generell einen hohen Wasserbedarf. Die genaue Abstammung ist unbekannt, sie konnte sich bis heute in unzähligen Arten weltweit verbreiten und variiert als Baum oder Strauch in der Wuchshöhe zwischen drei und dreißig Meter. Ihr Trivialname *Korbweide* rührt daher, dass die jungen Weidenzweige aufgrund ihrer Biegsamkeit sehr gerne zum Flechten von Körben verwendet werden. Stämme alter Weiden sind meist rauh und furchig, ihre schraubig angeordneten Blätter an der Oberseite dunkelgrün, an der Unterseite silbrig und behaart. Die Weide blüht im Frühjahr meist vor dem Blattaustrieb, oft schon vor dem Palsonntag vor Ostern. Die Blüten vereinen sich zu kätzchenförmigen Blütenständen, die man im Volksmund *Palmkätzchen* nennt. Der Nektar der blühenden Weide ist im Frühjahr oft die erste Bienennahrung.

Verwendung

Geschnittene oder grob pulverisierte Weidenrinde erhält man im Fachhandel, für einen klassischen Weidentee wird ein Teelöffel mit klein geschnittener Weidenrinde mit 0,25 Liter kaltem Wasser übergossen, als Abkochung aufgekocht und nach 10 Minuten Ziehzeit abgeseiht.

Wissenswertes

Die Rinde der zwei- bis dreijährigen Zweige (Ruten) enthält neben Flavonoiden und Gerbstoffen das Glycosid Salicin, das im menschlichen Körper zu Salicylsäure umgewandelt wird, weshalb die Weide als phytotherapeutischer Vorläufer des Aspirins® gilt. Im 19. Jahrhundert begann man mit der chemischen Isolation von Salicin aus Weidenrinde und gewann daraus Salicylsäure. Im Jahr 1897 schließlich gelang dem deutschen Apotheker und Chemiker Felix Hoffman die Synthese aus Salicylsäure und Essigsäure zur *Acetylsalicylsäure,* womit das Arzneimittel Aspirin® geboren war und 1899 als Marke registriert wurde. Die Einnahme des Medikaments ist heute aufgrund seiner Nebenwirkungen nicht unumstritten. Dies liegt darin begründet, dass viele Menschen Aspirin vorbeugend gegen Herzinfarkt oder Schlaganfall einnehmen, dabei jedoch die Gefahr innerer Blutungen unterschätzen. Ungefährlicher ist da sicherlich der Konsum von pflanzlichen Präparaten auf Weidenrindenbasis oder auch von Weidenrindentee – im Vergleich zu synthetischen Salicylprodukten in Schmerzmitteln hat die pflanzliche Droge kaum Nebenwirkungen.

Aus der Volksmedizin

Vor Urzeiten, als man noch keine Schmerzmittel kannte, schworen die Menschen bereits auf den Tee aus der Weidenrinde, um Fieber zu senken oder Schmerzen und Entzündungen zu lindern. Der Überlieferung nach kannte bereits der Steinzeitmensch die Pflanze, auf alten ägyptischen Steintafeln ist die Verwendung der Rinde verewigt, etwa um schmerzende Wunden, Entzündungen sowie Schwellungen zu kurieren. Seit Langem gilt die Heilpflanze neben schweißtreibend und schmerzstillend auch als entzündungshemmend und harntreibend. Bei Rheuma und Gicht wirkte sie Wunder, schon Hippokrates empfahl sie als Aufguss gegen Gelenksentzündungen. Hildegard von Bingen vertrat die Meinung, Blasenentzündungen heilen rascher, wenn man Teezubereitungen aus Weidenrinde zu sich nimmt. Außerdem können gute Erfolge erzielt werden, wenn man verhornte Hautstellen, Hühneraugen oder Warzen äußerlich mit Weidenrindentee behandelt, dank der Gerbstoffe ist Weidentee auch zur Blutstillung bei Wunden geeignet. Wer an juckender, irritierter Kopfhaut leidet, kann mit Spülungen aus Weidenrindentee die entzündungshemmenden Eigenschaften der Rinde nutzen.

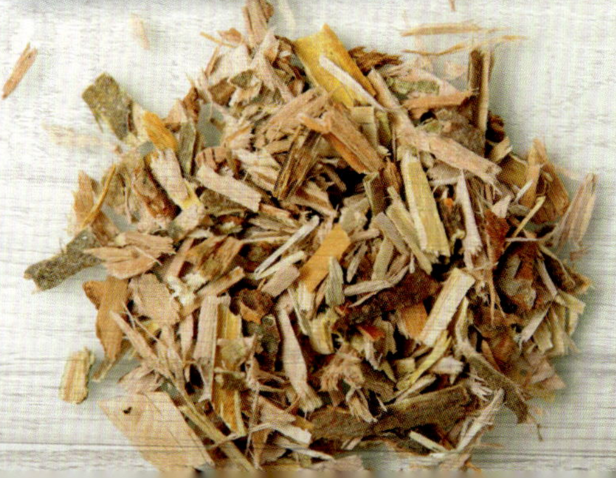

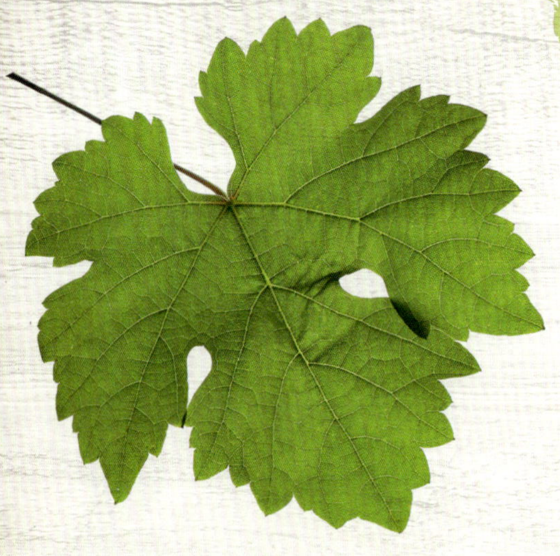

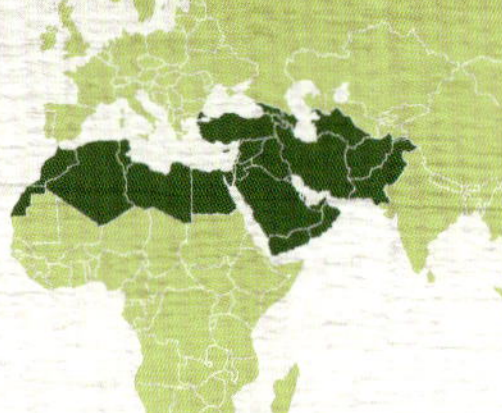

Herkunft: **Orient**

Pflanzenteile: **Blätter**

Duft & Geschmack:
pelzig grasig herb

Ziehdauer:

GENUSS.Profil:

Weinlaub

Vitis vinifera

Volkstümliche Bezeichnung: Rotes Weinlaub, Echte Weinrebe

Allgemeines

Im Geruch sind getrocknete Weinblätter eher unauffällig grasig und zart würzig, geschmacklich entwickeln sie herbe, leicht bitter-nussige Noten. Des Weiteren wird ein adstringierender Effekt wahrgenommen.

Beschreibung

Hauptsächlich steht der Weinstock aus der Familie der Weinrebengewächse *(Vitaceae)* aufgrund seiner Trauben und Beeren im Mittelpunkt des Interesses. Dass sein Laub eine wunderbare Heilpflanze ist, ist weniger bekannt. Als eine der ältesten Kulturpflanzen der Menschheit wächst die Weinrebe überall dort, wo es warm ist. Weinbau wird seit dem 6. Jahrtausend vor Christus in Vorderasien betrieben, die Gegend um das heutige Georgien und Armenien gilt als Ursprung des Weines. Schon im Altertum war die Rebe Ägyptern, Babyloniern und Indern bekannt, die alten Griechen und Römer betrieben intensiven Weinbau. Die Ausbreitung über Europa und viele andere Erdteile ergab sich sukzessive und brachte zahllose Rebsorten und weitere Züchtungen hervor. Als Rotes Weinlaub werden die Rebblätter der Echten Weinrebe bezeichnet. Sie wächst als Liane grundsätzlich mit Wuchshöhen bis zu zehn Metern, wird aber im professionellen

Weinbau entsprechend kurz gestutzt und geschnitten. Die in unterschiedlichen Grüntönen wachsenden Blätter sind drei- bis fünflappig, grob gezähnt und herzförmig, im Spätherbst färben sie sich tiefrot ein.

Verwendung

Das freie Sammeln von Weinblättern in kultivierten Weingärten empfiehlt sich nicht zwingend, da selbst im Bioweinbau Weinreben gespritzt werden und Rückstände auf den Blättern bleiben. Getrocknetes Weinlaub kauft man daher besser im Fachhandel. Die stark gerbstoffhaltigen Blätter eignen sich wunderbar für Teeabkochungen. Dazu werden ein bis zwei gehäufte Teelöffel vom geschnittenen Kraut auf 0,25 Liter kaltem Wasser zugestellt, zum Kochen gebracht und nach 10 Minuten Ziehdauer abgeseiht. Als Einzeldroge, aber auch in Teemischungen mit Pfefferminze und Hibiskus getrunken, entfaltet das Weinlaub eine positive Wirkung auf die Venenfunktion. Vor allem die enthaltenen Flavonoide wirken entzündungshemmend und abschwellend, können Gefäßwände abdichten und verhindern, dass Wasser ins Gewebe eindringt.

Wissenswertes

In den anderen Pflanzenteilen der Weinrebe – den Trauben, den Schalen und den Kernen – lassen sich ebenfalls unterschiedliche Wirkstoffe identifizieren. Vor allem Extrakte aus Schalen und Kernen werden in verschiedenen Bereichen eingesetzt. So wirkt die Schale der roten Traubensorten positiv auf Herz und Blutgefäße, oft sind Extrakte daraus auch in Nahrungsergänzungsmitteln enthalten. Ähnlich verhält es sich mit Extrakten aus den Kernen, die zudem in der Kosmetikindustrie als indirekter UV-Schutz Anwendung finden.

Aus der Volksmedizin

Schon der römische Arzt Galen erkannte die medizinischen Möglichkeiten rund um das Weinlaub. Ebenso ist aus früheren Zeiten belegt, dass französische Winzer Aufgüsse und breiartige Umschläge daraus herstellten. Schließlich fiel das Laub bei der Weinlese in großen Mengen an. Es war vor allem die abschwellende, entzündungshemmende und antioxidative Wirkung, die den Einsatz von Weinlaub interessant machte. So wurden Aufgüsse stets in Flaschen gefüllt und in kleinen Dosen regelmäßig eingenommen. Der Brei aus Weinlaub wiederum wurde zur Behandlung geschwollener Beine herangezogen. Weitere äußerliche Anwendungen in Form von Kompressen umfassen rissige Hände und Füße, eiternde Wunden, Frostschäden, Krampfadern sowie Hautunreinheiten. Inzwischen sind aber auch die positiven Wirkungen auf das Verdauungssystem und den Stoffwechsel bekannt.

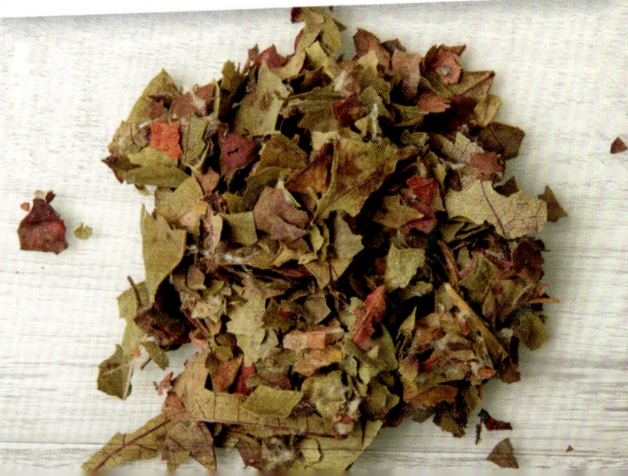

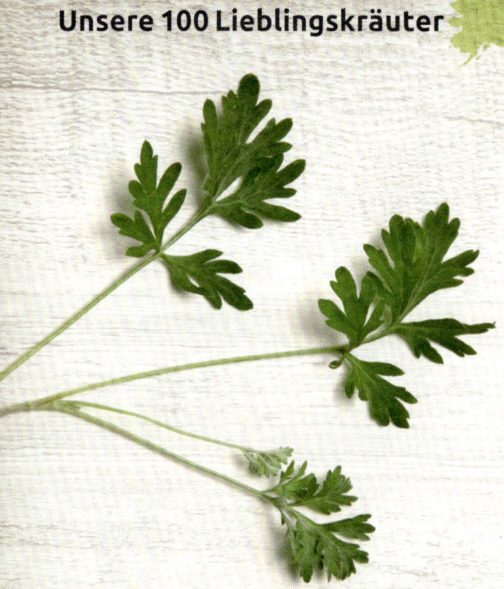

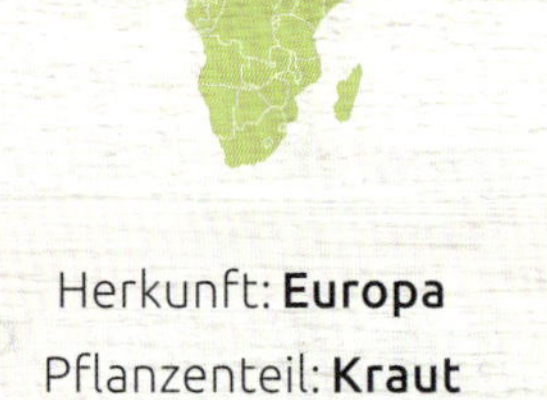

Herkunft: **Europa**

Pflanzenteil: **Kraut**

Duft & Geschmack:
würzig ätherisch bitter

Ziehdauer: GENUSS.Profil:

3 Min

Wermut

Artemisia absinthium

Volkstümliche Bezeichnung: Gemeiner Wermut, Echter Wermut, Wermutkraut, Bitterer Beifuß, Heilbitter, Absinth

Allgemeines

Im Duft kräftig aromatisch und mentholig, wird Wermut beim Zerreiben oder Kauen der Blätter noch intensiver; im Geschmack ausgeprägt bitter, krautig und herb mit Noten von Kampfer und Eukalyptus.

Beschreibung

Wermut ist ein gelb blühender Korbblütler *(Asteraceae)* aus der Gattung der *Artemisia*, zu der auch Beifuß und Estragon gehören. Er ist eine krautige, mehrjährige Pflanze mit unterschiedlich stark gefiederten grauen bis grünlichen Blättern mit dicht behaarter, weißlicher Oberfläche. Seine Herkunft wird in den Weiten Sibiriens vermutet, heute ist er in vielen Regionen der Welt anzutreffen, große Anbaugebiete liegen in Süditalien. Der überwiegende Teil des heute erhältlichen Wermuts stammt aus Kulturen, Wildbestände gibt es kaum noch. Die für die Wirkung von Wermut bedeutenden Inhaltsstoffe sind die für den stark bitteren Geschmack verantwortlichen Sesquiterpenlactone sowie Thujon als ätherisches Öl, das für den mentholigen und kampferartigen Geruch des Wermuts verantwortlich ist.

Verwendung

Wermut besorgt man bevorzugt im Fachhandel als getrocknetes, geschnittenes

Kraut. Die klassische Zubereitung erfolgt als Heißaufguss mit einem gehäuften Teelöffel geschnittenem Kraut auf 0,25 Liter 100 Grad sprudelnd kochendem Wasser und einer Ziehzeit von maximal 3 Minuten, da der Tee anderenfalls untrinkbar bitter wird. Den fertigen Tee ungesüßt und in kleinen Schlucken trinken, dann entfaltet sich die Wirkung am besten.

Wissenswertes

Weltweiter Beliebtheit erfreut sich Wermut als Zutat in alkoholischen Getränken, für die er sogar namensgebend ist. Unter Wermut, international auch *Vermouth,* versteht man einen mit Gewürzen wie Zimt oder Nelken und Kräutern aromatisierten und aufgespritzten Wein mit einem Alkoholgehalt zwischen 14,5 und 22 Vol.-% und unterschiedlich hohem Zuckergehalt. Dabei prägt das Kraut mit seinen bitteren Aromastoffen deutlich den Geschmack. Wird Wermut mit Kräutern wie Anis, Fenchel, Koriander, Ehrenpreis, Zitronenmelisse, Angelika und Ysop angesetzt und destilliert, erhält man Absinth. Dabei entsteht das in der Rohspirituose in hoher Konzentration enthaltene Thujon, das bei dauerhaftem und hochprozentigem Genuss das Nervensystem zerstört, mit den damit verbundenen Bewusstseinsstörungen, die noch zu Beginn des 20. Jahrhunderts in Pariser Künstlerkreisen gewünscht herbeigeführt wurden. Auch sein offizielles Verbot im Jahr 1910 konnte den Absinth nicht ausrotten, über Jahrzehnte wurde die geheimnisvolle Spirituose unter der Hand verkauft und erst 1998 innerhalb der Europäischen Union wieder zum Verkauf zugelassen. Allerdings mit stark reduziertem Thujongehalt, abhängig vom Alkoholgehalt der Spirituose. Wichtig ist in diesem Zusammenhang, dass sich Thujon in wässrigen Auszügen oder bei Verwendung von Wermut als Gewürz sehr langsam auslaugt, erst durch Destillation entsteht Thujon in hoher Konzentration.

Aus der Volksmedizin

Die in der Volksmedizin genutzten Namen wie Heilbitter oder Magenkraut zeigen die positive Wirkung dieser Pflanze. Wermut gehört neben Enzian zu den Kräutern mit der stärksten Bitterkraft, auf die auch die gesundheitsfördernde Wirkung zurückgeht. Der *Bitterwert,* das Verhältnis Droge zu Wasser, beträgt beim Wermut rund 20 000 Einheiten, beim Enzian rund 30 000 Einheiten. Und genau diese Bitterstoffe dienen der deutlichen Anregung der gesamten Verdauungstätigkeit und der stärkeren Durchblutung des Magen-Darm-Traktes, wodurch Nährstoffe viel besser aufgenommen und verwertet werden. Bitterstoffe helfen zudem, bei Völlegefühl die Verdauung zu beschleunigen. Aus all diesen positiven Gründen können Kräuter mit hohem Bitterwert als Teegetränk oder als Digestif in Form eines Magenbitters getrunken werden.

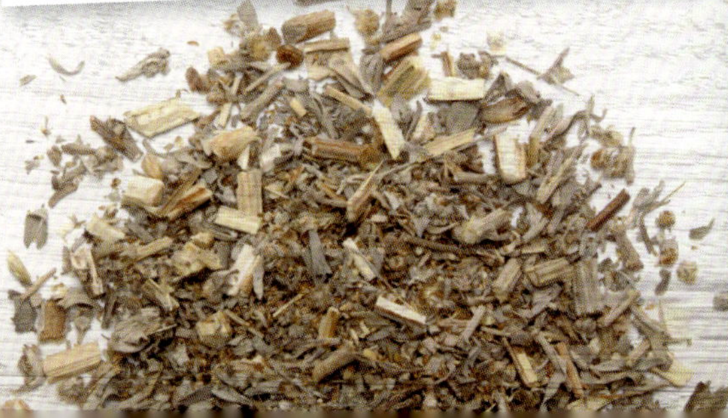

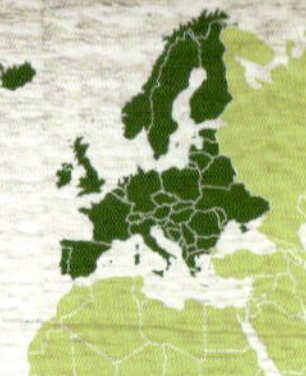

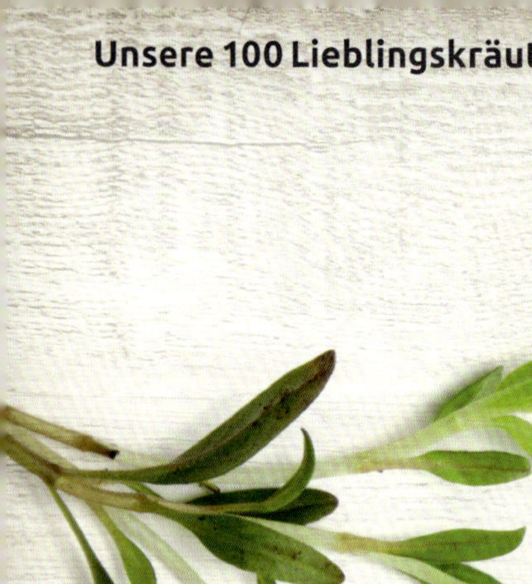

Herkunft: **Europa**

Pflanzenteil: **Kraut**

Duft & Geschmack:
ätherisch minzig herb

Ziehdauer: 10 Min

GENUSS.Profil:

Ysop

Hyssopus officinalis

Volkstümliche Bezeichnung: Isope, Bienenkraut, Gewürzysop, Essigkraut

Allgemeines

Das Kraut schmeckt leicht bitter-säuerlich, würzig und erinnert an eine komplexe Mischung aus Oregano, Rosmarin, Minze und Salbei. Frischer Ysop duftet intensiver als getrockneter und ist ein minzig duftendes, zart herbes und ätherisches Kraut, das auch gut als Raumduft verwendet werden kann.

Beschreibung

Das vom Hebräischen *ésóv* abstammende Wort Ysop bedeutet *heiliges Kraut*, und tatsächlich wurde die Pflanze seit der Antike bis ins Mittelalter zu Heilzwecken angewendet, in Europa als Teekraut eingesetzt wird sie jedoch erst seit dem 16. Jahrhundert. Ysop stammt aus der Familie der Lippenblütler *(Lamiaceae)* und ist ein ausdauernder Zwergstrauch. Die Blüten des Ysops sind blau bis violett und ähneln jenen von Thymian, Lavendel oder Bohnenkraut, die ebenfalls zu den Lippenblütlern zählen. In Mitteleuropa ist Ysop heute auch im Wildwuchs anzutreffen, vor allem an sonnigen Standorten, wo er während der Blüte im Sommer dank der an den Ober- und Unterseiten der Blätter sitzenden Öldrüsen seinen würzig-aromatischen Duft verbreitet. Die Blüten sind leuchtendblau oder violett gefärbt und bilden endständige, ährenförmige Blütenständen.

Verwendung

Ysop gibt es inzwischen in diversen Formen zu kaufen, wenn auch nicht unbedingt im klassischen Supermarkt. Als Pflanze ist er in Gärtnereien erhältlich, im eigenen Garten angebaut, zeichnet er sich durch seine starke Wuchskraft aus. Er fordert seinen Platz an der Sonne und wächst in wenigen Jahren zu einem dichten Busch aus. Als frisches Kraut ist er auch auf Bauernmärkten zu haben, getrockneter und geschnittener oder zu Pulver gemahlener Ysop wird im Fachhandel angeboten. Die klassische Zubereitung erfolgt als Abkochung mit einem gehäuften Teelöffel an frischem oder getrocknetem Kraut, das man grob geschnitten mit 0,25 Liter kaltem Wasser ansetzt und nach dem Aufkochen 10 Minuten ziehen lässt.

Wissenswertes

Der Legende nach soll der Schwamm, der Jesus bei der Kreuzigung gereicht wurde, an einem Ysopzweig gesteckt sein, weshalb Ysop oft als *biblisches Kraut* bezeichnet wird – angeblich eine Verwechslung mit dem in der Bibel tatsächlich erwähnten Syrischen Ysop *(Origanum syriacum)*, der *Biblischer Ysop* genannt wird und in die botanische Gruppe von Oregano und Majoran fällt.

Aus der Volksmedizin

Ysop wurde schon von den Kräuterkundigen des Mittelalters als Kraftspender gepriesen und zur allgemeinen Reinigung des Körpers empfohlen, auch damals schon als Tee verabreicht. Ysop ist reich an ätherischem Öl und an Gerbstoffen, was vor allem in der Naturheilkunde wegen der leicht entzündungshemmenden, auswurffördernden und krampflösenden Wirkungen geschätzt wird. Der Tee stärkt die Nerven und hilft bei Schwermut und schlechter Laune. Auch zum Gurgeln bei Husten, Heiserkeit oder bei Zahn- und Rachenentzündungen wird Ysop eingesetzt. Schlussendlich fördert Ysop auch Appetit und Verdauung. Ysoppulver wird mit Kümmel, Honig und Salz zu einer Salbe vermischt, die Gift aus Wunden ziehen soll. Als Teeaufguss mit Thymian wirkt Ysop günstig auf die Darmflora, auch wird er in dieser Form wegen der guten schleimlösenden Eigenschaften als Hustenmittel verwendet.

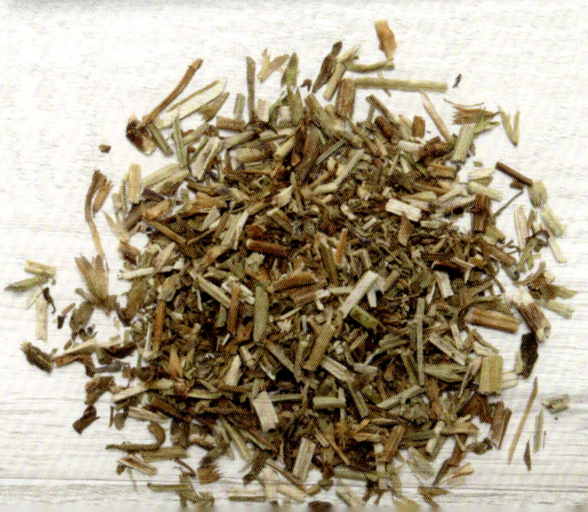

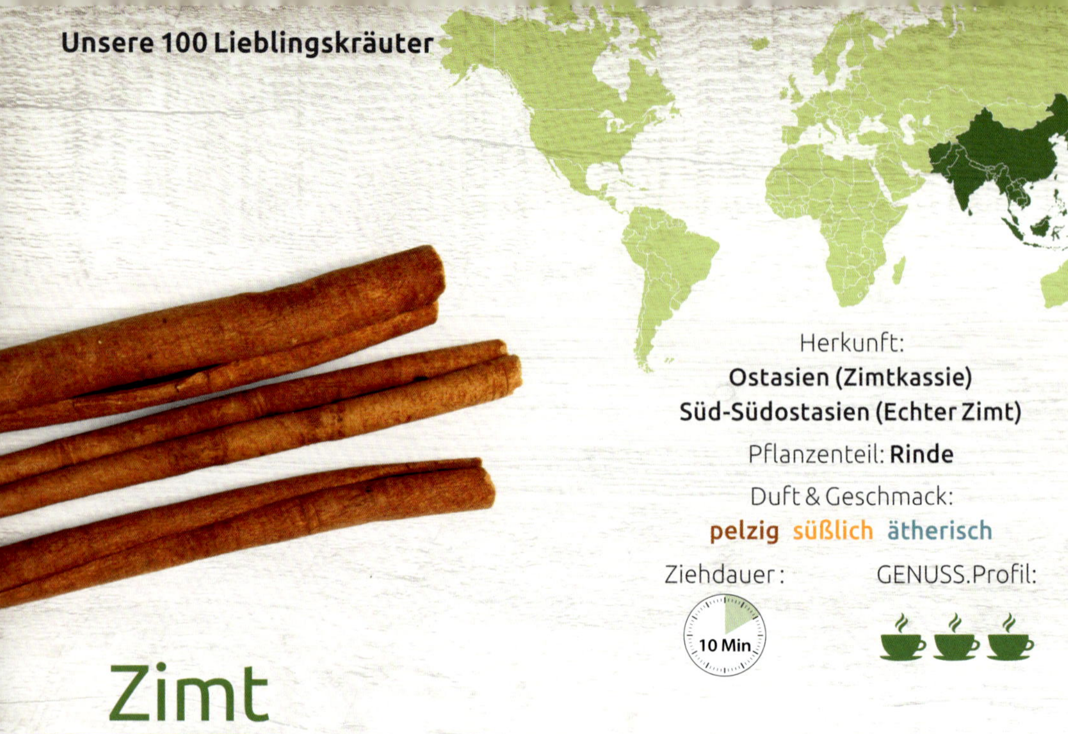

Herkunft:
Ostasien (Zimtkassie)
Süd-Südostasien (Echter Zimt)

Pflanzenteil: **Rinde**

Duft & Geschmack:
pelzig süßlich ätherisch

Ziehdauer: 10 Min

GENUSS.Profil:

Zimt

Zimtkassie, Cassia *(Cinnamomum cassia)*, Echter Zimt, Ceylon-Zimt *(Cinnamomum zeylanicum)*

Allgemeines

Im Gewürzhandel wird streng zwischen *Ceylon-Zimt* und *Zimtkassie* unterschieden. Ceylon-Zimt ist am besten an den extrem dünnen, zerbrechlichen, ineinandersteckenden und nach innen gerollten Stangen mit typisch feinpudrigem, süß aromatischem und warmem Duft erkennbar. Demgegenüber steht der gröbere, rotbraune, dick und einzeln geschnittene Cassia mit einer erdigeren, süßlich-bitteren Note und einer pfeffrig-adstringierenden Aromatik.

Beschreibung

Zimt wird aus der getrockneten Rinde von Zimtbäumen gewonnen, immergrünen bis zu 15 Meter hohen Bäumen mit glatter grauer bis rotbrauner Rinde. Botanisch zählt der Zimtbaum zu den Lorbeergewächsen *(Lauraceae)*, als ursprüngliche Quelle gilt der Echte Zimtbaum mit Ceylon-Zimt *(Cinnamomum verum* oder *zeylanicum)* vom Inselstaat Sri Lanka (bis 1972 Ceylon genannt). Der heute mengenmäßig überwiegende Zimt stammt jedoch vom Gewürz-Zimtbaum aus Indien und vor allem China und wird als Zimtkassie oder Cassia *(Cinnamomum cassia)* gehandelt. Zimt ist seit Jahrtausenden ein begehrtes Handelsgut, Cassia wurde schon um 3000 vor Christus als Gewürz verwendet und von China aus in viele Länder exportiert, daher auch der alte Name *Chinesisches Holz.*

Verwendung

Zimt ist eine der wenigen Teedrogen, die aus Rinde gewonnen wird, und zwar aus der papierdünnen Innenschicht der Rinde, die röhrchenartig zusammengeschoben wird und sich beim Trocknen einrollt, daher auch der alte Name *canella* vom lateinischen Wort *canna* (für Rohr). Zu kaufen gibt es Zimt gemahlen als braunes Pulver, ganz als Zimtstange oder als Zimtblüten, den unreifen Knospen des Cassia-Zimtbaums. Sie haben einen balsamischen Duft, der an Nelken, Orangen und Vanille erinnert. Bevorzugt werden sie getrocknet im Mörser vermahlen. Die klassische Zubereitung erfolgt als Heißaufguss mit einem gehäuften Teelöffel geschnittener oder gemahlener Rinde auf 0,25 Liter 100 Grad sprudelnd kochendem Wasser und einer Ziehzeit von 10 Minuten.

Wissenswertes

Für den angenehm würzigen Geruch von Zimt ist das *Cumarin* verantwortlich, ein aromatischer Pflanzenstoff, der auch für den Duft von Steinklee, Waldmeister oder Tonkabohne verantwortlich ist. Cumarin gilt zwar in hohen Dosen als gesundheitsschädlich, einen wissenschaftlich eindeutigen Beleg für seine Gefahr bei normalem Haushaltsgebrauch gibt es allerdings nicht. Und da Cassia einen bis zu hundertmal höheren Cumaringehalt aufweist als Ceylon-Zimt, sollte man bei größerem Zimtbedarf einfach den qualitativ besseren Ceylon-Zimt bevorzugen.

Aus der Volksmedizin

Einerseits wird Zimt in Tees gerne zur Geschmacksverbesserung eingesetzt, andererseits hat er auch starke Heilwirkungen – denkt man beispielsweise an den indischen Masala Chai mit Zimt, der als Teezubereitung aufgrund seiner vielseitigen Inhaltsstoffe neue Energie spendet, die Lebensfreude steigert, gut auf die Verdauung wirkt und das Immunsystem stärkt. Zimttee wirkt antibakteriell, fördert die Durchblutung und unterstützt gegen die meisten Erkältungssymptome. Schon seit der Antike gilt Zimt als heilsam bei Husten und Schnupfen sowie als magenstärkend und verdauungsfördernd und bis heute wird Zimt als anregend auf Magennerven und Magensaftproduktion geschätzt. In der Medizin wird auch Zimtöl verwendet, das aus Zimtrinde und aus Blättern des Zimtbaumes durch Wasserdampfdestillation hergestellt wird. Aufgrund des hohen Eugenolgehalts wird Zimtöl aufgrund der schmerzstillenden, antibakteriellen und entzündungshemmenden Wirkungen genutzt.

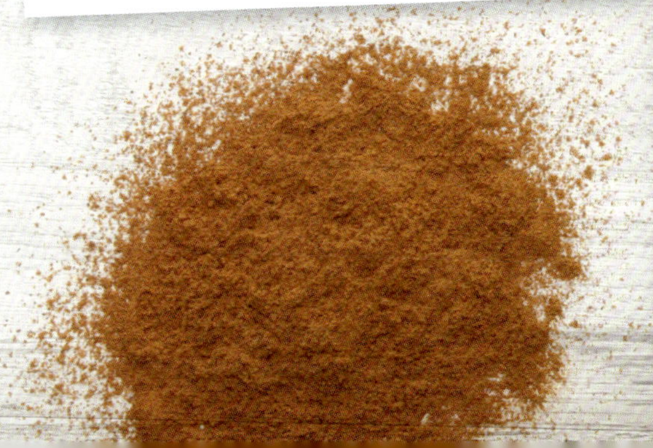

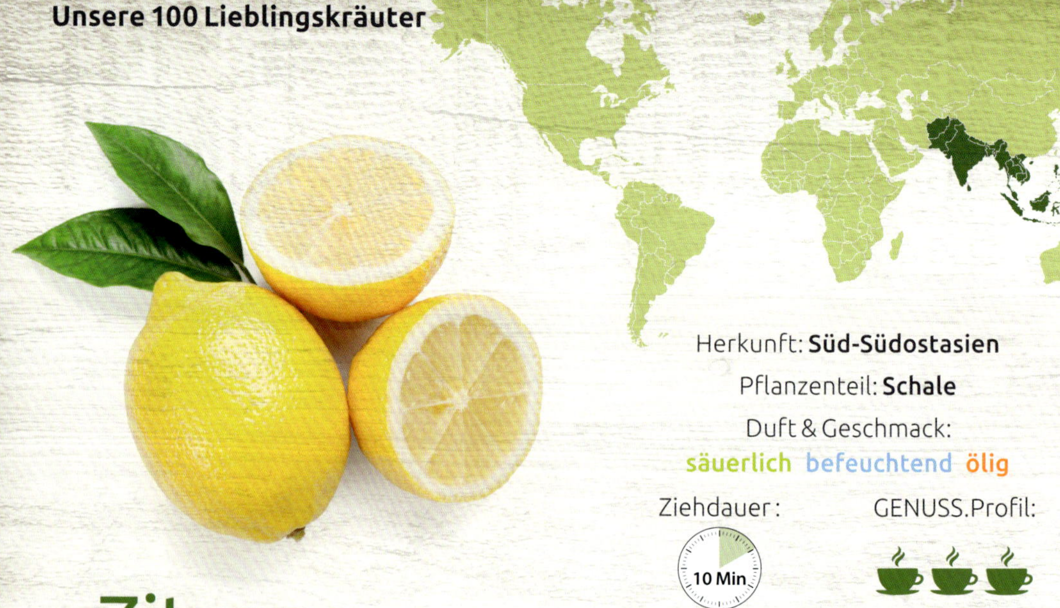

Herkunft: **Süd-Südostasien**

Pflanzenteil: **Schale**

Duft & Geschmack:
säuerlich **befeuchtend** **ölig**

Ziehdauer: 10 Min

GENUSS.Profil:

Zitrone

Citrus limon

Volkstümliche Bezeichnung: Limone

Allgemeines

Der Duft der getrockneten, unbehandelten Zitrone ist aromatisch, feinsäuerlich und animierend würzig. Geschmacklich begleiten erfrischende, leicht bittere Noten. Das saftige, saure Fruchtfleisch enthält bis zu achte Prozent Zitronensäure, viel ätherisches Öl mit Limonen, das für den Geruch typische Citral und viel Vitamin C. Und: Zitronen sind wie Orangen basisches Obst, in ihnen sind basische Substanzen in Form gebundener Mineralstoffen wie Kalium, Kalzium und Magnesium enthalten. Diese werden vom menschlichen Organismus basisch verstoffwechselt, der Körper verbraucht beim Abbau der Substanzen viel Säure, was die Zitrone für ein basisches Gleichgewicht besonders wertvoll macht.

Beschreibung

Ursprünglich dürfte die Pflanze aus Nordindien stammen, heute ist sie in vielen warmen Gefielden anzutreffen – in unzähligen Sorten und Züchtungen. Das Zitrusgewächs aus der Familie der Rautengewächse *(Rutaceae)* erreicht Höhen bis zu fünf Meter und trägt an seinen Zweigen deutliche Stacheln. Es verfügt über ledrige, eiförmige, immergrüne Blätter, rund ums Jahr bildet es weiße, herrlich duftende Blüten, aus denen sich innerhalb eines Jahres die allseits bekannten, sauren Früchte entwickeln. Diese sind zu Beginn grün und färben sich mit zunehmender Reife leuchtend gelb. Ihre dicke Schale ist hocharomatisch und innen weißlich. Das Innere der Zitronenfrucht besteht aus

Fruchtspalten, die jeweils wiederum von einer weiteren Haut umgeben sind.

Verwendung

Die Zitrone ist als Baum schnellwüchsig, fruchtbar und robust und eignet sich für den Eigenanbau, da sie auch kühlere Temperaturen verträgt. Unkomplizierter ist es jedenfalls, die getrocknete Zitronenschale für Teezubereitungen fertig zu kaufen, im Fachhandel oder auch in größeren Supermärkten. Eine mögliche Zubereitung ist der Heißaufguss mit einem gehäuften Teelöffel Zitronenschale auf 0,25 Liter 100 Grad sprudelnd kochendem Wasser und einer Ziehzeit von 10 Minuten. Als reinsortige Teefrucht wird die Zitrone jedoch selten eingesetzt, dafür umso mehr in Teemischungen, denen sie mit ihren säuerlichen Aromen ein besonders frischwürziges Profil verleiht. Die Heilwirkung ist schließlich die willkommene Draufgabe auf den geschmacklichen Mehrwert.

Wissenswertes

Die Zitrone dürfte aus einer Kreuzung der dickschaligen Zitronatzitrone *(Citrus medica)* und der Bitterorange *(Citrus aurantium)* entstanden sein. Erstmals wurde sie 1000 nach Christus eindeutig erwähnt. Ein Anbau in Europa, da vor allem in Spanien und Süditalien, ist seit dem 13. Jahrhundert belegt. Im Laufe des Mittelalters finden sich kulinarische Anwendungen rund um den Saft der sauren Frucht, im 16. Jahrhundert baute man sie sogar gerne und viel in Mitteleuropa an – die Geburtsstunde vieler Orangerien, die auch vielfach zur Überwinterung der heiklen Pflanzen im ungewohnt kalten Klima herhielten. Ein weiterer Grund ihrer raschen Expansion in Europa war die starke therapeutische Wirkung von Zitronensaft gegen die Vitaminmangelkrankheit Skorbut, die gegen Ende des 17. Jahrhunderts erkannt wurde, wodurch man vielen Seeleuten das Leben retten konnte.

Aus der Volksmedizin

Bei genauer Betrachtung kann die Zitrone fast als Alleskönnerin beschrieben werden. Schon vor tausend Jahren wurde sie als heilend eingesetzt. Heute benennt man ihren Gehalt an Vitamin C als Hauptwirkstoff, der das Immunsystem stärkt und Infektionskrankheiten vorbeugt. Sie wirkt außerdem antibakteriell, belebend und gleichzeitig beruhigend, blutreinigend sowie harntreibend, krampflösend und schweißtreibend. Daher haben sich in der Volksmedizin zahllose Einsatzgebiete ergeben, die von Appetitlosigkeit und Asthma über Bluthochdruck, Erbrechen, Haarausfall oder Kopfschuppen bis zu Migräne, Rachentzündung, Schlaflosigkeit, Sodbrennen, Verstopfung bis zu Übelkeit reicht.

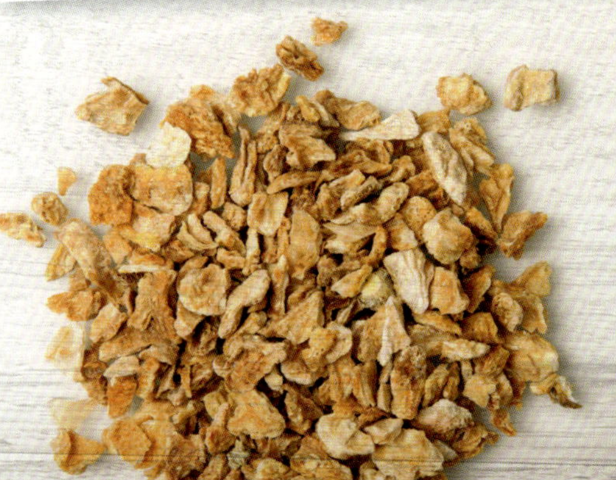

Herkunft: **Orient**
Pflanzenteil: **Kraut**
Duft & Geschmack:
säuerlich frisch zartbitter
Ziehdauer:
10 Min
GENUSS.Profil:

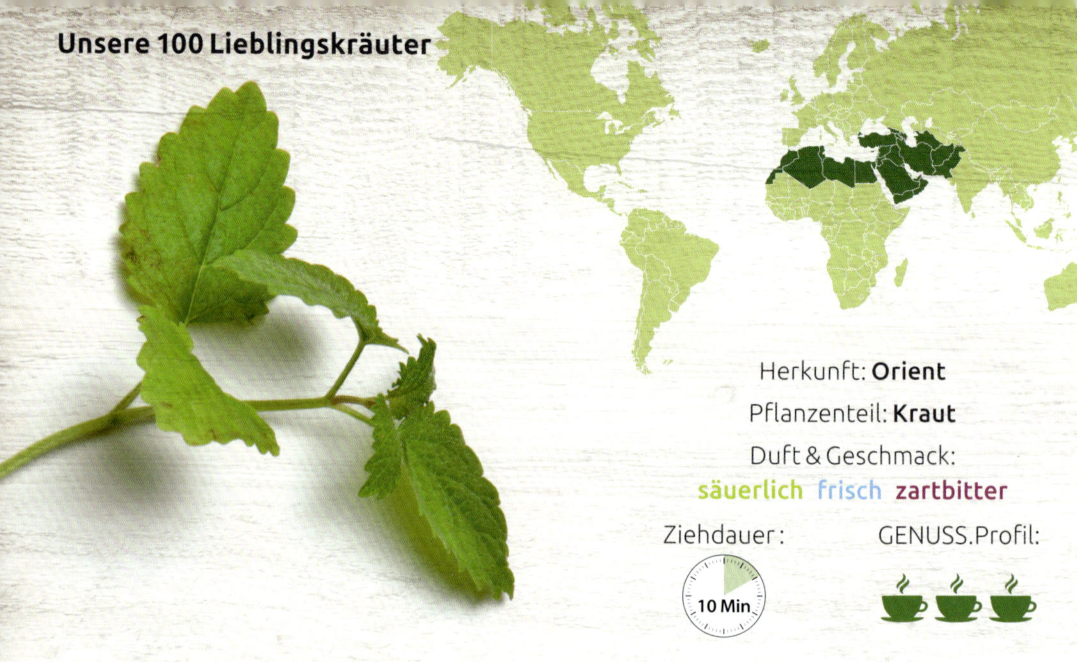

Zitronenmelisse

Melissa officinalis

Volkstümliche Bezeichnung: Melisse, Zitronenkraut, Honigblume

Allgemeines

Melisse duftet, nomen est omen, stark nach Zitrone und schmeckt zartbitter bis süß und auch ein wenig scharf. In Teezubereitungen und in der Kulinarik hält sich das Aroma jedoch angenehm im Hintergrund und ist nicht so säuerlich wie Zitrone oder Lemongrass.

Beschreibung

Die Zitronenmelisse stammt aus der Familie der Lippenblütler *(Lamiaceae)* und ist mit Salbei und Majoran verwandt. Sie ist eine krautige Pflanze mit beträchtlichem Alterungspotenzial von bis zu 30 Jahren. Kulinarisch spannend sind die stark nach Zitrone duftenden, eiförmigen Blätter. Diese enthalten Unmengen an sekundären Pflanzenstoffen, vor allem Zimtsäure, Rosmarinsäure und Kaffeesäure, sowie die ätherischen Öle Citral und Citronellal, verantwortlich für den Zitronenduft. Der Gattungsname Melissa wird bereits um 77 nach Christus in der *Naturalis Historia* von *Gaius Plinius Secundus* als *melissophyllon* beschrieben, sein Name leitet sich vom griechischen meliteion ab, das mit *meli* für Honig zusammenhängt und auf die bereits damalige Nutzung als Honigpflanze zurückführt. Nach Europa kam die Melisse spät, in der Landgüterverordnung Karls des Großen wurde sie noch nicht erwähnt. Erst die Spanier lernten sie im 10. Jahrhundert von den Arabern kennen und verbreiteten sie als Klosterpflanze, wo sie später ihren Durchbruch als Melissengeist feierte.

Verwendung

Melisse ist traditionell als Teepflanze bekannt, man kauft sie bevorzugt in Gärtnereien im Kräutertopf und verwendet die Blätter frisch gezupft, sie lassen sich zudem gut einfrieren. Auch das getrocknete Melissenblatt, das über den Fachhandel erhältlich ist, ist als Teekraut gut einsetzbar, wobei sich hier die bittersüßen Noten stärker durchsetzen. Die Blätter müssen zur Trocknung jedoch vor der Blüte im Hochsommer gesammelt werden, weil sie sonst einen unangenehmen Geschmack entwickeln können. Die klassische Zubereitung erfolgt als Heißaufguss mit einem gehäuften Teelöffel geschnittenem Kraut auf 0,25 Liter 100 Grad sprudelnd kochendem Wasser und einer Ziehzeit von 10 Minuten.

Wissenswertes

Melisse ist Hauptprodukt und Namensgeber im Kräuterdestillat *Klosterfrau Melissengeist,* wirksam gegen Erkältungen, Einschlafstörungen, Erschöpfungszustände oder nervöse Magen-Darm-Probleme. Die ursprüngliche Rezeptur stammt vom französischen Ordenszweigs der Karmeliten, die den Kräutergeist erstmals um 1622 in Paris als *Karmeliterwasser* herstellten. Die aus Köln stammende Nonne Maria Clementine Martin fügte das wichtige Destillationsverfahren hinzu und produzierte *echtes Carmeliter-Wasser* ab 1826 als Weingeist mit aromatisch-ätherischen Heilpflanzen; bereits 1831 wurde dazu das Firmen- und Warenzeichen „Klosterfrau" eingetragen.

Aus der Volksmedizin

Die Volksmedizin nutzt Melisse seit Jahrhunderten zur Unterstützung der Magenfunktionen und bei nervlichen Belastungen. Sie wirkt beruhigend und krampflösend, hilft bei Einschlafstörungen und Magen-Darmbeschwerden sowie im Entspannungsbad gegen Entzündungen der Haut. Immer dann, wenn es durch Überarbeitung, Reizüberflutung, Stress und psychische Probleme zu Beschwerden kommt, ist Melissentee das Mittel erster Wahl. Dazu eignet sich vor allem eine beruhigende Teemischung aus Melissenblättern mit Baldrianwurzeln, Hopfenzapfen und Johanniskraut. Aufgrund des hohen Gehaltes an Rosmarinsäure hat die Melisse eine antimikrobielle und antivirale Wirkung, besonders wirksam zur Behandlung von Herpes simplex, der schmerzhaften Fieberblase. Außerdem ist Zitronenmelisse auch gut gegen Erkältungskrankheiten geeignet.

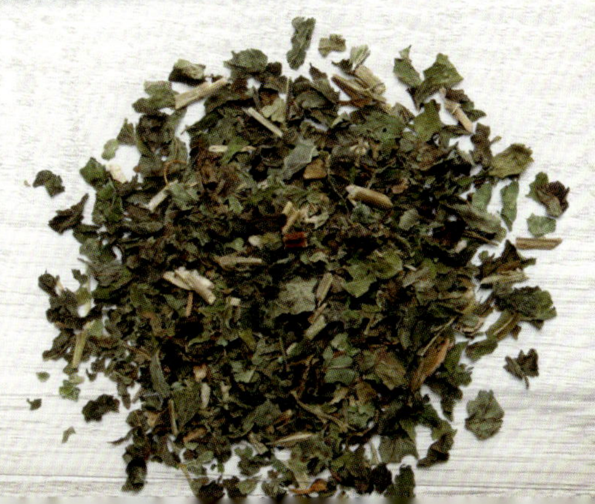

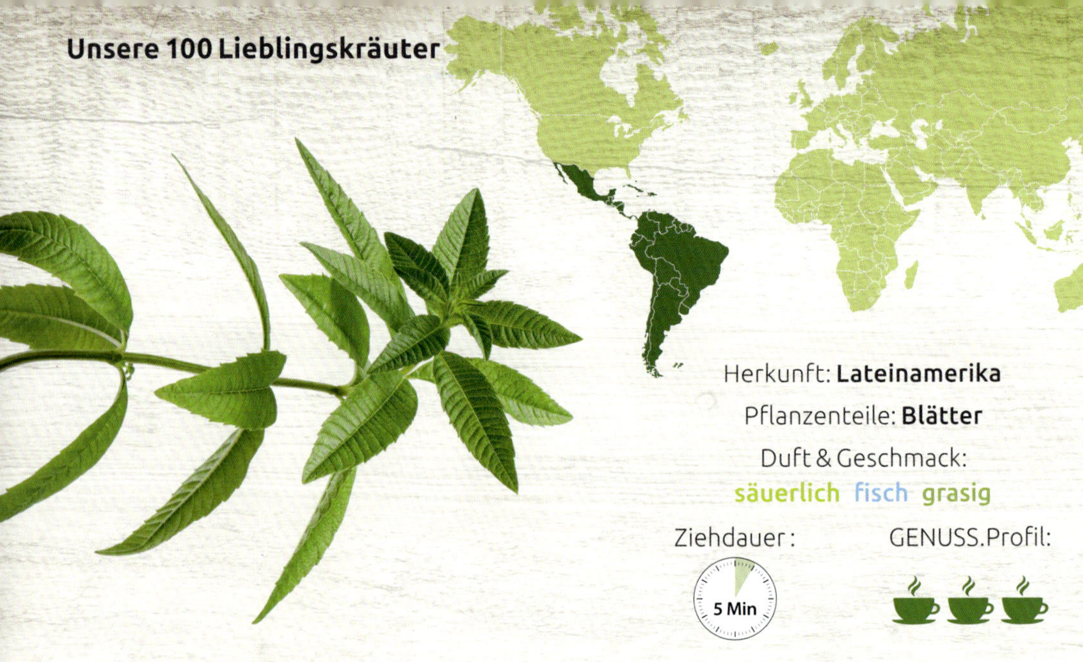

Herkunft: **Lateinamerika**

Pflanzenteile: **Blätter**

Duft & Geschmack:
säuerlich fisch grasig

Ziehdauer: 5 Min

GENUSS.Profil:

Zitronenverbene

Verbena triphylla oder Aloysia citrodora

Volkstümliche Bezeichnung: Verbene, Verbena, Zitronenkraut, Zitronenstrauch, Luiserlkraut

Allgemeines

Die Verbene ist seit Jahrhunderten als duftender Zierstrauch in Verwendung, sämtliche Pflanzenteile und da vor allem die Blätter enthalten unterschiedliche ätherische Öle wie Citral, Neral, Geranial, Limonen oder Nerol, die alle an den feinen, frischen Duft von Zitronen und Limetten erinnern.

Beschreibung

Wie das echte Eisenkraut stammt auch die Zitronenverbene aus der Familie der Eisenkrautgewächse *(Verbenaceae)*, sie ist die südamerikanische Schwester des heimischen Eisenkrautes. Die Verbene sieht jedoch anders aus und riecht im Gegensatz zum Eisenkraut auch stark zitronig, daher der Name Zitronenverbene. Als ausdauernder, buschiger Strauch erreicht die Verbene Wuchshöhen von bis zu zwei Metern, die je zu dritt am Stängel stehenden, länglichen Blätter duften stark. An den Triebspitzen bilden sich die winzig-weiße Blüten, die rispenartig auf den Hochblättern sitzen.

Verwendung

Als Tee lässt sich die Verbene ähnlich gut einsetzen wie Eisenkraut, vor allem als erfrischender und wohlschmeckender Haustee für den reinen Genuss. Dabei empfehlen sich sowohl der Kaltauszug wie auch der klassische Heißaufguss mit einem gehäuften Teelöffel geschnittenem Kraut auf 0,25 Liter 100 Grad sprudelnd kochendem Wasser und einer Ziehzeit von maximal 5 Minuten, um die zitronigen Noten zu erhalten. Eine exotisch anmutende Art der Zubereitung ist das aus Marokko stammende Rezept unter dem Namen Latte Louiza, als Abwandlung der botanischen Bezeichnung Aloysia. Dabei wird ein halber Liter Mandelmilch erwärmt und darin eine Handvoll Verbenekraut geköchelt, jedoch nicht gekocht. Anschließend einen halben Liter Wasser hinzu geben und nochmals aufköcheln. Abschließend das Kraut abseihen, mit Honig süßen und genießen.

Wissenswertes

Ursprünglich stammt die wärmeliebende Verbene aus Südamerika, aus Chile, Argentinien und Uruguay, wo sie seit jeher als Heil- und Nutzpflanze zu Hause ist. Im Jahr 1784 wurde sie erstmalig als *Aloysia citrodora* aus der Gattung der Zitronensträucher *(Aloysia)* beschrieben. Die Zitronensträucher gehören wie die Gattung der Eisenkräuter *(Verbena)* zur großen Familie der Eisenkrautgewächse und sind als Lippenblütlerartige Gewächse nicht mit den Zitruspflanzen verwandt. Der Gattungsname Aloysia leitet sich von Luisa Maria von Bourbon-Parma ab, Gemahlin des spanischen Königs Carlos IV., der die Verbene Ende des 18. Jahrhunderts nach Europa brachte. Die Verbene wird im Handel und in der Literatur oft mit dem echten Eisenkraut verwechselt und unter Bezeichnungen wie „duftendes Eisenkraut" oder „Wohlriechendes Eisenkraut" vertrieben. Im Gegensatz zur zitronigen Verbene riecht Eisenkraut erdig-krautig und enthält viele Bitter- und Gerbstoffe.

Aus der Volksmedizin

Die beste medizinische Wirkung zeigt Verbene in ihrer aktivierenden und zugleich beruhigenden Funktion. Sie sorgt für ein angenehmes Wohlgefühl, hilft am Abend sanft beim Einschlafen und beruhigt ein nervös schlagendes Herz. Bei Depressionen wird die Lebensenergie verstärkt, Kopfschmerzen durch Verspannungen können verringert werden. Bei Erkältung fühlt man sich gestärkt, auch kann man andere Erkältungskräuter mit Verbene mischen und damit eine geschmackliche Abwechslung erzielen. Zudem stärkt das Kraut den Stoffwechsel, Verstopfungen werden gelöst, die Verdauung abgeregt. Doch Vorsicht: Zu intensiver Genuss der Zitronenverbene kann aufgrund des hohen Gehalts an ätherischen Ölen auf den Magen schlagen und Übelkeit verursachen.

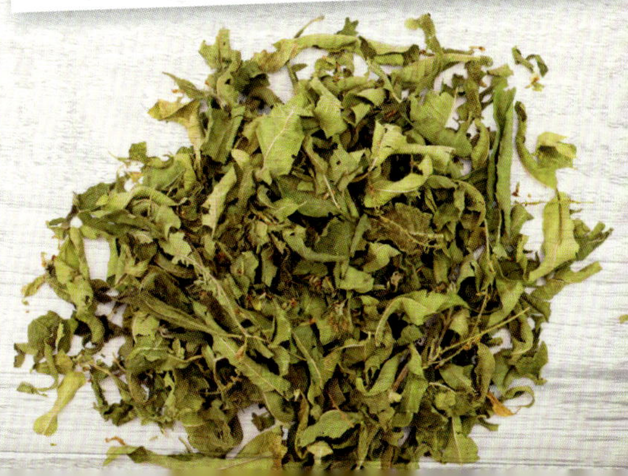

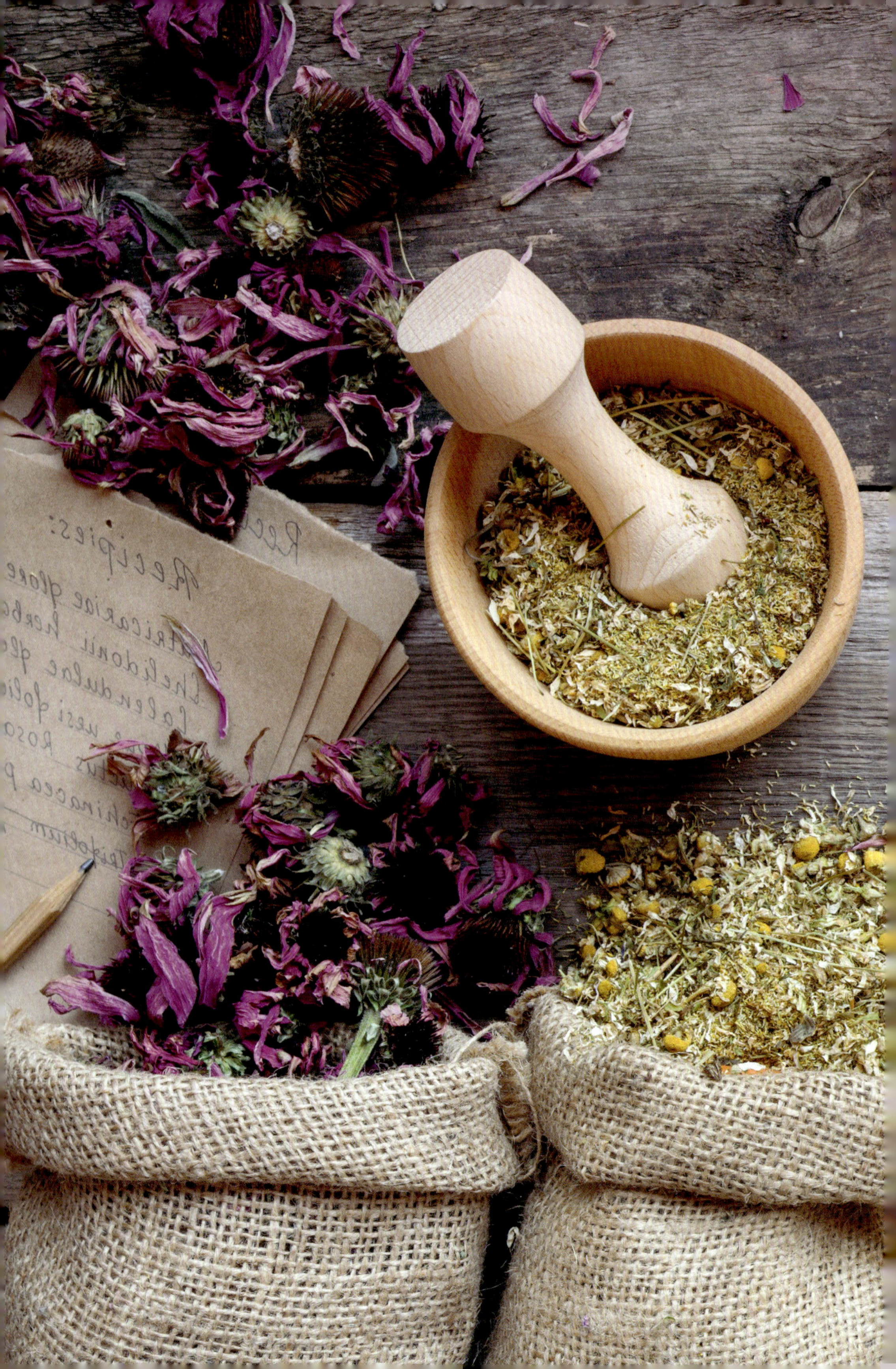

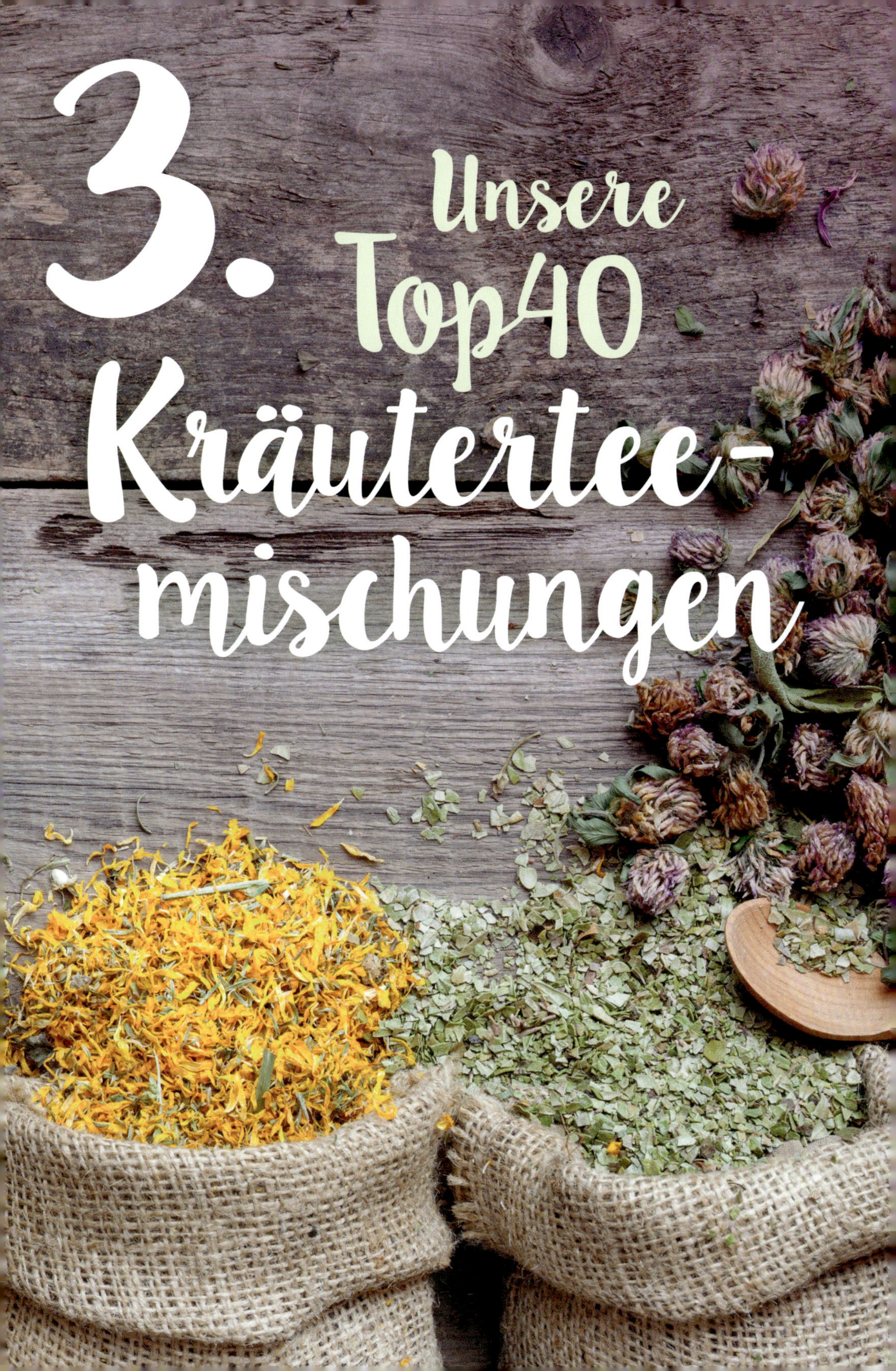
3.
Unsere
Top40
Kräutertee-
mischungen

Jetzt wird es persönlich: Wir öffnen die wohl gehütete Kräuterteeschatzkiste unserer Familien. Denn schon unsere Vorfahren haben Kräutertees sehr geschätzt. In der Kindheit haben wir, natürlich unabhängig voneinander, zu verschiedensten Anlässen pflanzliche Aufgüsse verabreicht bekommen. Da war einerseits die Verwandtschaft in Wien und im Norden Deutschlands, sodass wir von Kindesbeinen an mit natürlichen Gewächsen wie Pfefferminze, Kamille, Lindenblüten oder Liebstöckel vertraut waren. Auf der anderen Seite verliefen die familiären Wurzeln ins wunderbare Südburgenland, wo rein gar nichts ohne Hagebutten, Ackerveilchen, Holunder, Himbeeren und Brombeeren ging. So können wir uns an dieser Stelle nur bei unseren Familien bedanken, haben wir doch das Glück, auf Originalrezepturen für einzigartige, unvergleichliche, äußerst geschmack- und wirkungsvolle Kräuterteemischungen unserer Urgroßmütter und Großmütter zurückgreifen zu können. Und mit unseren Kindern wächst bereits eine neue Generation heran, der wir mit diesem Buch den gesammelten Familienschatz an wunderbaren, wirkungsvollen Kräuterteekompositionen vermachen möchten. Denn es gilt heute mehr denn je, sich auf den großartigen Stimmungsmacher Kräutertee zurückzubesinnen, passt er doch in jede Lebenslage. Er ist nicht nur gesund und geschmackvoll, er ist abwechslungsreich und vielschichtig, er tröstet und muntert auf, er beruhigt und stärkt, er animiert und belebt, er wärmt oder kühlt …

Unsere Kräuterrezepturen

Aus dem reichen Fundus an überlieferten, von uns überarbeiteten oder neu kreierten Rezepturen haben wir unsere 40 liebsten Mischungen ausgesucht, um sie im Folgenden vorzustellen. Zur besseren Übersichtlichkeit haben wir diese in fünf große Themengebiete unterteilt, aus denen man je nach Bedarf und Alltagssituation seine benötigte Zusammenstellung wählt.

Im Alltag

Im Jahresverlauf

Rund um die Ernährung

Zur körperlichen Stärkung

Für die ganze Familie

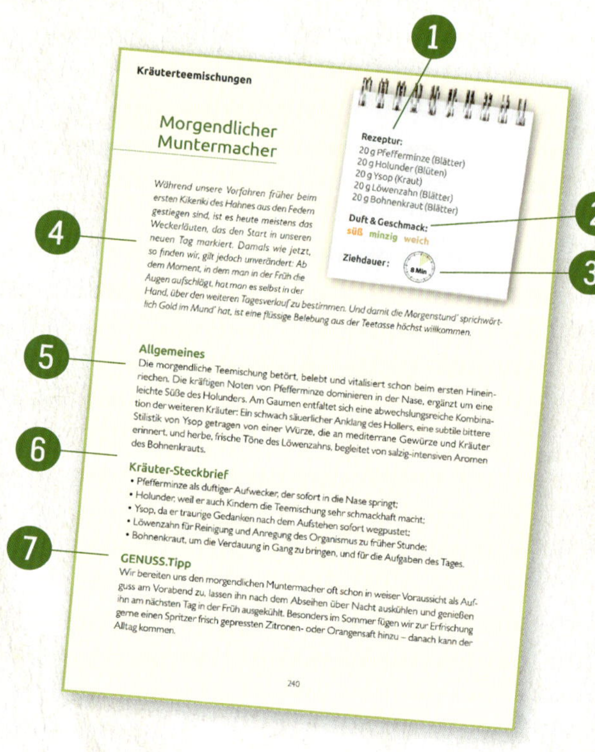

Kräuterteemischungen

Morgendlicher Muntermacher

Rezeptur:
20 g Pfefferminze (Blätter)
20 g Holunder (Blüten)
20 g Ysop (Kraut)
20 g Löwenzahn (Blätter)
20 g Bohnenkraut (Blätter)

Duft & Geschmack:
süß minzig weich

Ziehdauer: 8 Min

Während unsere Vorfahren früher beim ersten Kikeriki des Hahnes aus den Federn gestiegen sind, ist es heute meistens das Weckerläuten, das den Start in unseren neuen Tag markiert. Damals wie jetzt, so finden wir, gilt jedoch unverändert: Ab dem Moment, in dem man in der Früh die Augen aufschlägt, hat man es selbst in der Hand, über den weiteren Tagesverlauf zu bestimmen. Und damit die Morgenstund' sprichwörtlich Gold im Mund' hat, ist eine flüssige Belebung aus der Teetasse höchst willkommen.

Allgemeines

Die morgendliche Teemischung betört, belebt und vitalisiert schon beim ersten Hineinriechen. Die kräftigen Noten von Pfefferminze dominieren in der Nase, ergänzt um eine leichte Süße des Holunders. Am Gaumen entfaltet sich eine abwechslungsreiche Kombination der weiteren Kräuter: Ein schwach säuerlicher Anklang des Hollers, eine subtile bittere Stilistik von Ysop getragen von einer Würze, die an mediterrane Gewürze und Kräuter erinnert, und herbe, frische Töne des Löwenzahns, begleitet von salzig-intensiven Aromen des Bohnenkrauts.

Kräuter-Steckbrief

- Pfefferminze als duftiger Aufwecker, der sofort in die Nase springt;
- Holunder, weil er auch Kindern die Teemischung sehr schmackhaft macht;
- Ysop, da er traurige Gedanken nach dem Aufstehen sofort wegpustet;
- Löwenzahn für Reinigung und Anregung des Organismus zu früher Stunde;
- Bohnenkraut, um die Verdauung in Gang zu bringen, und für die Aufgaben des Tages.

GENUSS.Tipp

Wir bereiten uns den morgendlichen Muntermacher oft schon in weiser Voraussicht als Aufguss am Vorabend zu, lassen ihn nach dem Abseihen über Nacht auskühlen und genießen ihn am nächsten Tag in der Früh ausgekühlt. Besonders im Sommer fügen wir zur Erfrischung gerne einen Spritzer frisch gepressten Zitronen- oder Orangensaft hinzu – danach kann der Alltag kommen.

240

Jede Teemischung enthält folgende Informationen:

1. **Rezeptur:** Hier finden sich alle verwendeten Kräuter, gereiht nach Mengenanteil in der jeweiligen Teemischung. In die Regel verwenden wir getrocknete Teekräuter und deren Bestandteile, außer wir führen es in Klammer anders an:
   - Die Gesamtmenge aller aufgelisteten Einzelkräuter ergibt in Summe immer 100 Gramm fertige Teemischung.
   - Will man sich davon 1,0 Liter Teeaufguss zubereiten, benötigt man zehn Gramm von der fertigen Teemischung.
   - Für eine 0,25 Liter Tasse wiederum verwendet man zwei bis drei Gramm, was einem gut gehäuften Teelöffel entspricht.

2. **Duft & Geschmack:** Unsere ganz persönliche Beschreibung zu Aroma und Geschmack der Teemischung. Weitere Details finden Sie im Kapitel *Aromen im Kräutertee.*

3. **Ziehdauer:** Bei der angeführten Ziehzeit in Minuten handelt es sich um die Zubereitung als klassischer Aufguss mit 100 Grad sprudelnd kochendem Wasser. Alternative Zubereitungen werden entsprechend vermerkt.

4. **Entstehungsgeschichte:** Zu jedem Kräutermix erzählen wir ein paar Familieninterna oder teilen unsere Erinnerungen und Gedanken zur Entstehungsgeschichte der Kombinationen.

5. **Allgemeines:** Hier haben wir die wichtigsten Elemente aus unserer sensorischen Verkostung der einzelnen Kräutertees angeführt und uns relevant erscheinende Hinweise zu den Geruchs- und Geschmackskomponenten notiert.

6. **Kräutersteckbrief:** Ein kompakter Steckbrief verfolgt die Idee, die pflanzlichen Zutaten der Mischung stichwortartig zu erklären beziehungsweise deren Aufgabe und Relevanz in dem betreffenden Tee kurz und bündig darzustellen.

7. **GENUSS.Tipp:** Zum Schluss erlauben wir uns, einen praxisorientierten GENUSS.Tipp mit auf den Weg zu geben, der sich in unserem reichen Erfahrungsschatz und in der Anwendung dieser vielfältigen Kräutertees über mehrere Generationen bereits angesammelt hat.

Wir wünschen nun viel Vergnügen und den Mut, mit der eigenen Kreativität Kräutertee als genussvolles natürliches Lebensmittel in den persönlichen Alltag aufzunehmen. Wir können dies nur wärmstens empfehlen – im wahrsten Sinne des Wortes.

Morgendlicher Muntermacher

Rezeptur:
20 g Pfefferminze (Blätter)
20 g Holunder (Blüten)
20 g Ysop (Kraut)
20 g Löwenzahn (Blätter)
20 g Bohnenkraut (Blätter)

Duft & Geschmack:
süß **minzig** **weich**

Ziehdauer:

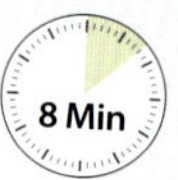

Während unsere Vorfahren früher beim ersten Kikeriki des Hahnes aus den Federn gestiegen sind, ist es heute meistens das Weckerläuten, das den Start in unseren neuen Tag markiert. Damals wie jetzt, so finden wir, gilt jedoch unverändert: Ab dem Moment, in dem man in der Früh die Augen aufschlägt, hat man es selbst in der Hand, über den weiteren Tagesverlauf zu bestimmen. Und damit die Morgenstund' sprichwörtlich Gold im Mund' hat, ist eine flüssige Belebung aus der Teetasse höchst willkommen.

Allgemeines

Die morgendliche Teemischung betört, belebt und vitalisiert schon beim ersten Hineinriechen. Die kräftigen Noten von Pfefferminze dominieren in der Nase, ergänzt um eine leichte Süße des Holunders. Am Gaumen entfaltet sich eine abwechslungsreiche Kombination der weiteren Kräuter: Ein schwach säuerlicher Anklang des Hollers, eine subtile bittere Stilistik von Ysop getragen von einer Würze, die an mediterrane Gewürze und Kräuter erinnert, und herbe, frische Töne des Löwenzahns, begleitet von salzig-intensiven Aromen des Bohnenkrauts.

Kräuter-Steckbrief

- Pfefferminze als duftiger Aufwecker, der sofort in die Nase springt;
- Holunder, weil er auch Kindern die Teemischung sehr schmackhaft macht;
- Ysop, da er traurige Gedanken nach dem Aufstehen sofort wegpustet;
- Löwenzahn für Reinigung und Anregung des Organismus zu früher Stunde;
- Bohnenkraut, um die Verdauung in Gang zu bringen, und für die Aufgaben des Tages.

GENUSS.Tipp

Wir bereiten uns den morgendlichen Muntermacher oft schon in weiser Voraussicht als Aufguss am Vorabend zu, lassen ihn nach dem Abseihen über Nacht auskühlen und genießen ihn am nächsten Tag in der Früh ausgekühlt. Besonders im Sommer fügen wir zur Erfrischung gerne einen Spritzer frisch gepressten Zitronen- oder Orangensaft hinzu – danach kann der Alltag kommen.

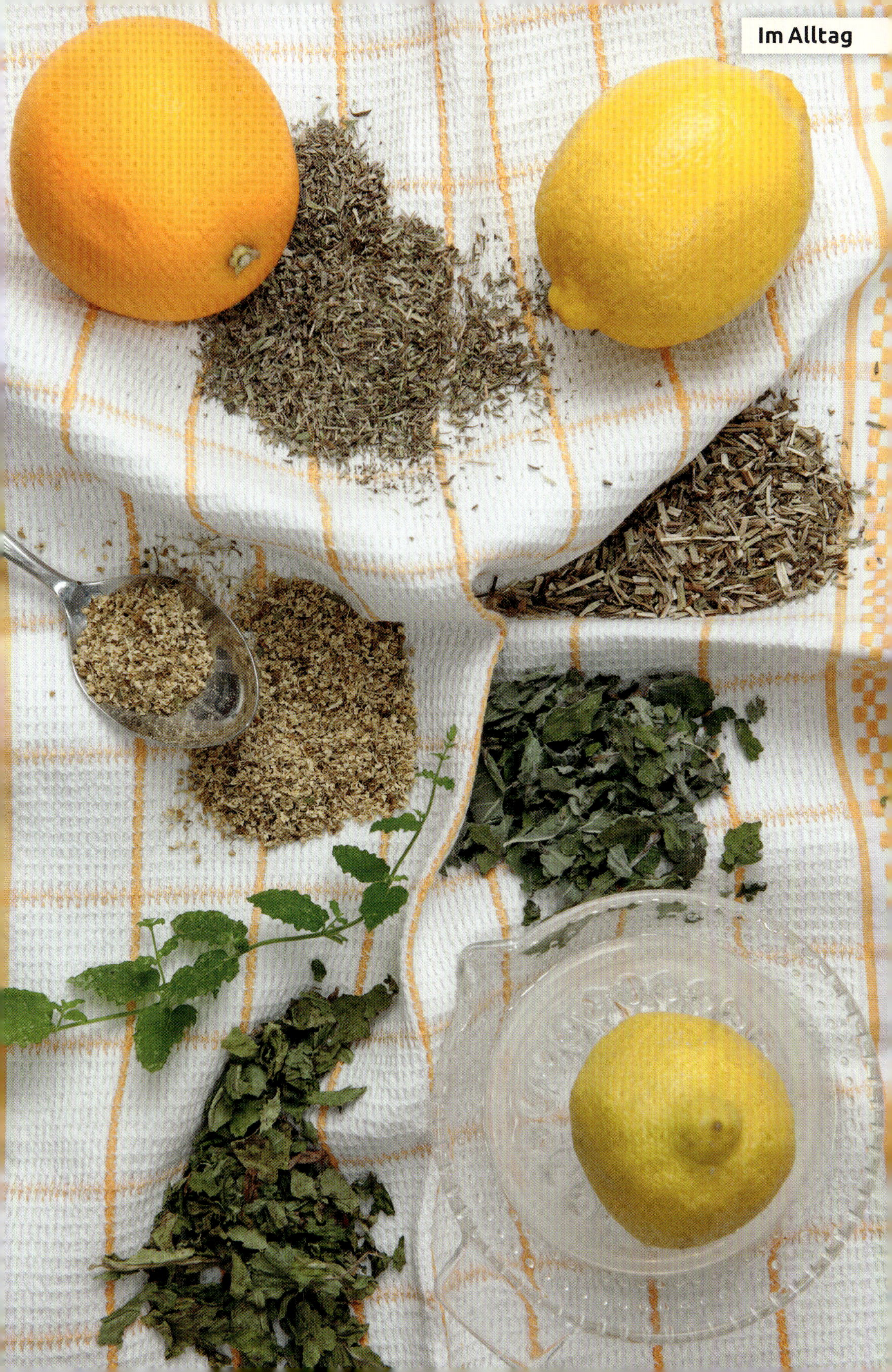

Kraftspender fürs Büro

Rezeptur:
30 g Apfel (Schale)
30 g Hagebutte (Früchte, geschnitten)
20 g Zitronenmelisse (Blätter)
10 g Koriander (Früchte, ganz)
5 g Anis (Früchte, ganz)
5 g Fenchel (Früchte, ganz)

Duft & Geschmack:
fruchtig süß würzig

Ziehdauer:

Arbeitstage können mitunter recht lang und kräfteraubend werden, schon allein deshalb ist eine ausreichende Flüssigkeitszufuhr wichtig. Weil Kaffee in Unmengen nicht optimal ist, Wasser auf Dauer langweilig werden kann, und süße oder künstliche Getränke für uns keine Alternative sind, schwört unsere Familie seit Langem auf diesen natürlichen, wohlschmeckenden, flüssigen Energiekick für den Büroalltag.

Allgemeines

Mit dieser Mischung treffen sich wahrlich kräftige Komponenten in der Teetasse, die nicht nur wirkungstechnisch, sondern erstaunlicherweise auch in puncto Aromenvielfalt grandios zusammenspielen. Anfangs steigt der saftig-fruchtige Geruch von Apfel und Hagebutte in die Nase, der sofort um die hocharomatischen, erdigen und herben Töne von Koriander, Anis und Fenchel erweitert wird. Der frische, zitronige Duft der Melisse bleibt bis zum Schluss hintergründig. Im Geschmack dominiert eine markante Süße, die von dezent bitteren Nuancen begleitet ist und im erfrischenden, säuerlichen Auftritt der Zitronenmelisse ihr Finale findet.

Kräuter-Steckbrief

- Apfel, weil sein fruchtiges Aroma schon beim Schnuppern erfrischt;
- Hagebutte für die hübsche, intensive Färbung, die das Auge erfreut;
- Zitronenmelisse, damit Stress und schlechte Laune keine Chance haben;
- Koriander wegen seiner energetisierenden und wärmenden Wirkung;
- Anis, damit bei sitzender Tätigkeit untertags die Verdauung nicht ins Stocken gerät;
- Fenchel, um den Blick zu schärfen und einen guten Geschmack in den Mund zu zaubern.

GENUSS.Tipp

Auch wenn Koriander polarisiert und nicht jedermanns Sache ist – wir lieben ihn. Daher halten wir es wie die Menschen in seiner orientalischen Heimat und zerstoßen die Früchte vor dem Abmischen der Kräuter im Mörser. Mit Anis und Fenchel verfahren wir ebenso. Und: Diese Teemischung genießen wir im Büro immer in einer weiten Lieblingstasse, die sich beim Trinken gut mit beiden Händen umfassen – ja, fast umarmen – lässt. So kann sich das tolle Aroma optimal entfalten und wir können uns vom unbeschreiblichen Duft inspirieren lassen.

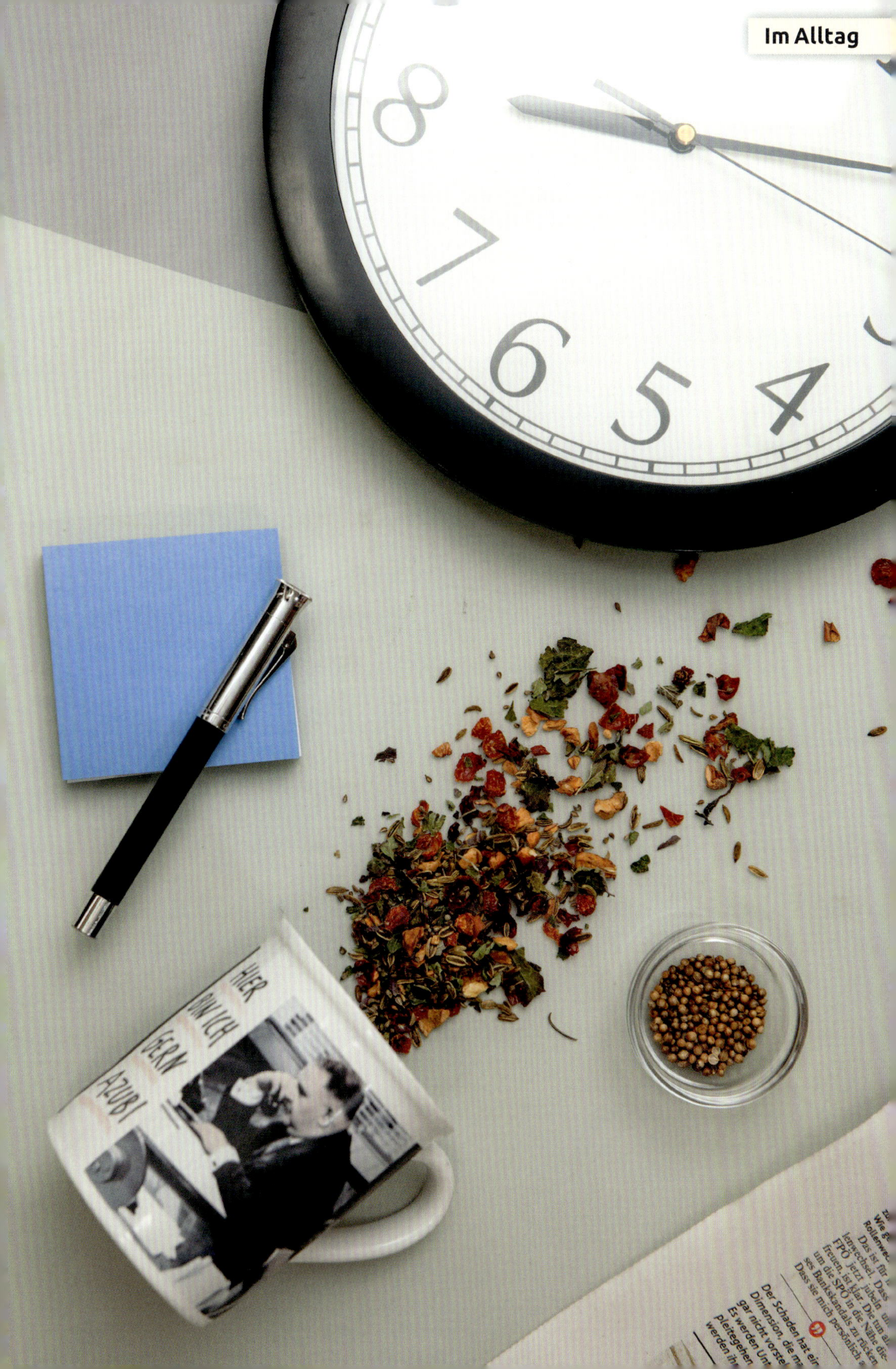
HIER
BIN ICH
GERN
AZUBI

Ärger adé – Spaß olé

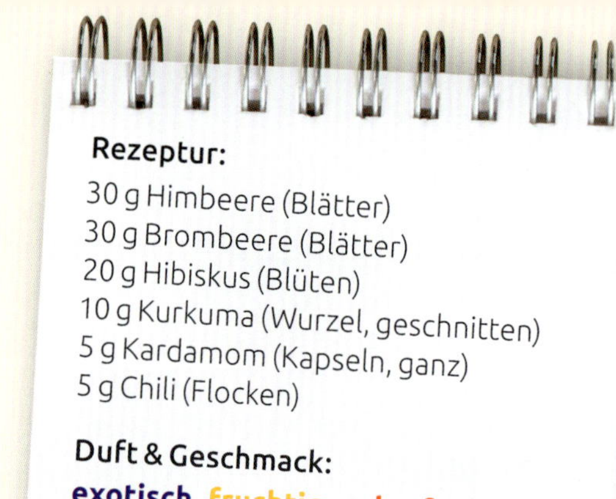

Rezeptur:
30 g Himbeere (Blätter)
30 g Brombeere (Blätter)
20 g Hibiskus (Blüten)
10 g Kurkuma (Wurzel, geschnitten)
5 g Kardamom (Kapseln, ganz)
5 g Chili (Flocken)

Duft & Geschmack:
exotisch **fruchtig** **scharf**

Ziehdauer:

Gut gelaunt und positiv gestimmt: Wer wäre es nicht gerne tagein, tagaus? Aber wenn das Leben mal anders spielt, dann gibt es glücklicherweise das natürliche Schatzkisterl unserer Familie. Darin finden sich einige Lieblingsgewürze, die unsere globetrottende Tante von ihren Reisen aus Afrika, Asien und Lateinamerika mitgebracht hat. Von den Erzählungen rund um lebenslustige Menschen und den Düften und Geschmäckern der großen, weiten Welt ließen wir uns nur zu dieser Teemischung der besonderen Art inspirieren. Damit im Herzen unabhängig vom Wetter die Sonne lacht.

Allgemeines

Die Komposition dieser Mischung basiert auf der Idee, dass die verwendeten Himbeer- und Brombeerblätter die solide, natürliche Basis bilden, auf der sich die exotischen Bestandteile aus weiter Ferne geschmacklich voll und ganz entfalten können. Die grasig frischen und zart fruchtigen Töne der beiden Blätter balancieren perfekt das restliche, abwechslungsreiche Potpourri aus: den Hibiskus mit seinen verhalten säuerlichen Schattierungen von Preiselbeere und Ribisel, den Kurkuma mit seinen würzigen, an Orange erinnernden Akzenten, den ätherisch, süßlich-würzigen Grünen Kardamom, der kampfer- und eukalyptusartige Nuancen beisteuert, sowie den schärfenden, animierenden Chili, der mit seiner Wärme für einen bleibenden Eindruck der beeindruckenden Geschmacksvielflat auf Zunge und am Gaumen sorgt.

Kräuter-Steckbrief

- Himbeere, weil es kein fruchtigeres Teekraut für „everyday" gibt;
- Brombeere für ein Gefühl der Leichtigkeit und zum besseren Durchatmen;
- Hibiskus aufgrund seines hohen Vitamin C-Gehalts, der Hunger auf good vibrations macht;
- Kurkuma wegen seiner wärmenden, energiespendenden Wirkung;
- Kardamom als zuverlässiger Stimmungsaufheller;
- Chili für ein Extra an Adrenalin und den zusätzlichen Ausstoß von Glückshormonen.

GENUSS.Tipp

Wir geben es zu: Wir sind Chilifanatiker. Daher haben wir diese Teemischung schon mit unterschiedlichsten Chilisorten ausprobiert. Als Lieblingschilis hierfür empfehlen wir entweder die spritzig-duftige Lemon Drop mit ihren unschlagbaren Zitrusnoten oder die saftig-frische, blumige Charapita – mit ihrer Erbsengröße zwar klein, aber oho. Und noch etwas: Anmörsern der Mischung vor dem Aufguss ist anzuraten, damit sich der Topgeschmack auch entfaltet.

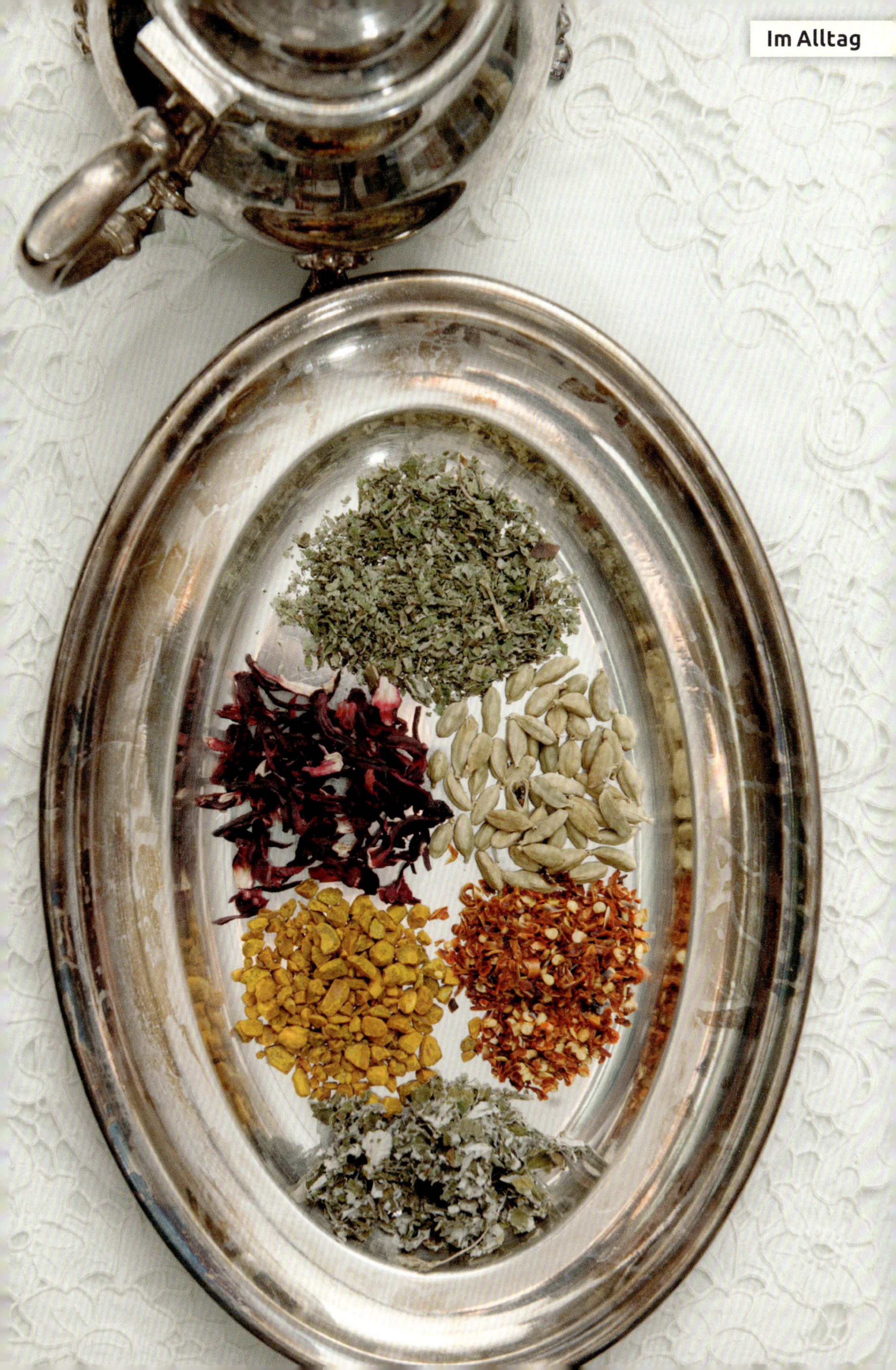

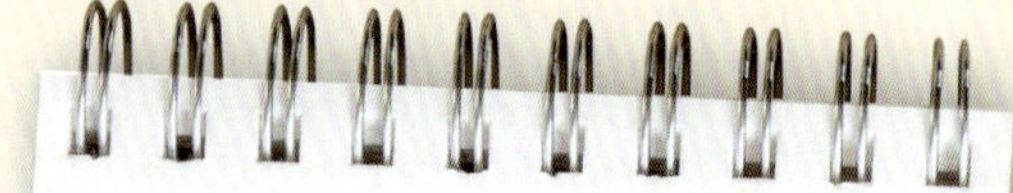

Ooooommmmm!

Rezeptur:
30 g Kamille (Blüten)
30 g Lindenblüten (Blüten)
20 g Lemongrass (Blätter mit Halmen)
10 g Lavendel (Blüten)
10 g Zimt (gemahlen)

Duft & Geschmack:
blumig süß weich

Ziehdauer:

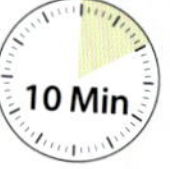

Wenn es im Leben mitunter drunter und drüber geht, sehnt man sich nicht selten nach einem stillen Kämmerchen um abzuschalten. Auch die einsame Insel wäre gelegentlich ideal, um einfach zur Ruhe zu kommen und durchatmen zu können. Oder? Aber wie oft gehen diese Wünsche schon in Erfüllung? Da ist ein Griff in unsere Kräuterteekiste viel unkomplizierter. Und tatsächlich sorgt diese ausgewogene Teemischung, schluckweise genossen, für mehr Gelassenheit im Alltag, verschafft im Handumdrehen Abstand von Aufregung und Unruhe und lässt einen die wohlverdiente, innere Ausgeglichenheit wiederfinden.

Allgemeines

Selbst wenn sie in puncto Anteile in dieser extravaganten Mischung an letzter Stelle stehen, dominieren schon beim ersten Eindruck in der Nase die Aromen von Lavendel und Zimt. Sowohl der würzig-süße Ton der violetten Lavendelblüten als auch der unverkennbar erdige und liebliche Hauch der gemahlenen Zimtrinde überstrahlen die duftigen, süßlichen Aromen von Kamille und Lindenblüten. Eine Abrundung ergibt hier das begleitende Lemongrass mit seinem frischen, zitronigen Charakter. Am Gaumen breiten sich wohltuende klare, herb-süßliche Noten aus, die den Mundraum zart auskleiden und die Geschmacksnerven beschwichtigen.

Kräuter-Steckbrief

- Kamille für ein wohliges, beruhigendes Bauchgefühl;
- Lindenblüten als erdende Wohltäter zur Findung der inneren Mitte;
- Lemongrass wegen seiner belebenden Frische für alle Sinne;
- Lavendel zur duftigen Entspannung von Körper und Geist;
- Zimt aufgrund seiner animierenden, betörenden Rundumwirkung.

GENUSS.Tipp

Die mutige Komposition rund um die aromatischen Hauptdarsteller Lavendel, geschmacklich eher mit dem Sommer in Verbindung gebracht, und Zimt, vielfach durch die Assoziation mit Weihnachten auf die kalte Jahreszeit abonniert, taugt ohne Weiteres als Round-the-year-Getränk. In unserer Familie genießen wir die Teemischung gerne leicht gesüßt mit etwas Lindenblütenhonig, am liebsten nach anstrengendem Tagwerk vor dem Schlafengehen.

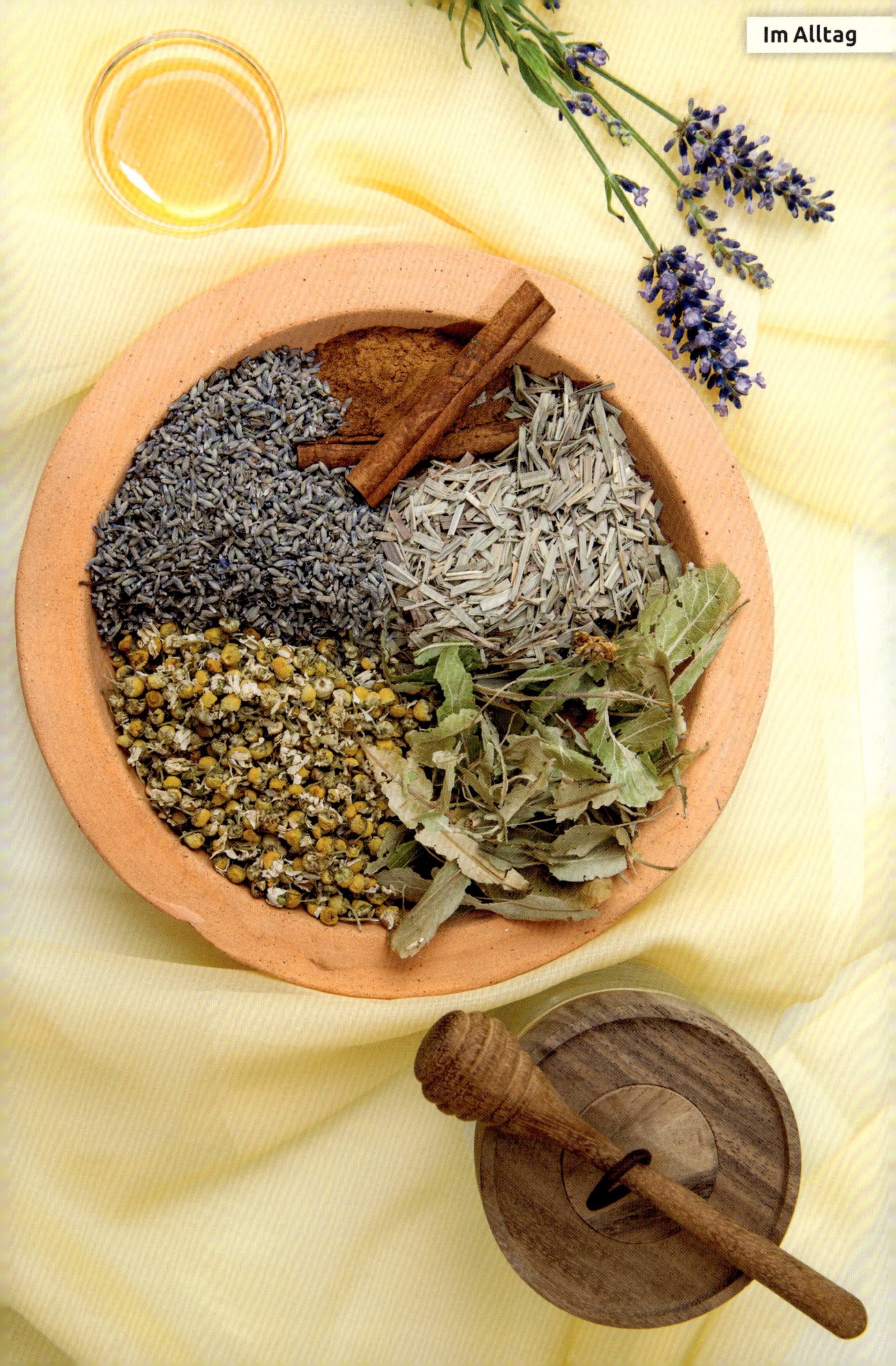

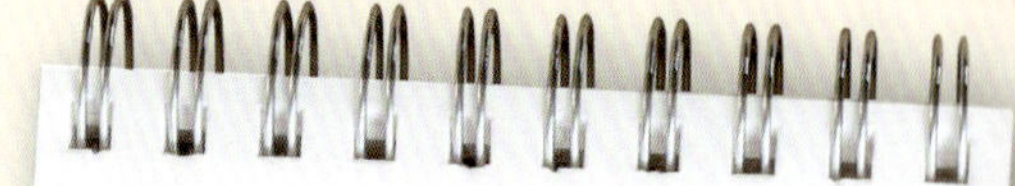

Ganz bei der Sache

Rezeptur:
25 g Salbei (Blätter)
25 g Rosmarin (Blätter)
25 g Thymian (Blätter)
25 g Zitronenmelisse (Blätter)

Duft & Geschmack:
bitter & herb **würzig** **ätherisch**

Ziehdauer:

In keinem Alter ist man davor gefeit, in Situtionen zu kommen, in denen volle Konzentration gefragt ist. Grund kann eine nahende Prüfung genauso wie ein bevorstehendes Bewerbungsgespräch, eine Rede vor großer Hörerschaft oder jegliches andere Stressmoment sein. Und wem der Spruch „Wird schon schief gehen", den auch wir allzu oft von wohlmeinenden Familienmitgliedern und Freunden gehört haben, keine Beruhigung bringt, der mag sich Motivation vielleicht lieber in flüssiger Form verabreichen. Mit dieser Teemischung wird die Konzentration auf natürliche Weise gestärkt und das Urvertrauen in sich selbst reaktiviert. Damit man schließlich aus eigener Kraft Berge versetzen kann.

Allgemeines

Das Hineinriechen in diese Teekomposition setzt unweigerlich ein vielfältiges Kopfkino in Bewegung. Denn die herben Noten von Salbei, die bitteren bis scharfen Akzente von Rosmarin und die erdigen, ätherischen Schwingungen von Thymian versetzen einen in einen fast tranceartigen Zustand, der durch die frische Note der Zitronenmelisse schließlich eingefangen und auf den Boden gebracht wird. Das Aroma wird von einer herben Charakteristik beherrscht, die eine wahrnehmbare Schärfe und ein kurzes, pelziges Gefühl auf der Zunge erzeugt.

Kräuter-Steckbrief

- Salbei als samtiger, kühlender Garant für fokussierte Konzentration;
- Rosmarin für Freiheit im Kopf und den Glauben an die eigene Kraft;
- Thymian, damit negative Gedanken sofort losgelassen werden können;
- Zitronenmelisse, um übler Laune und verkrampfender Anspannung entgegenzuwirken.

GENUSS.Tipp

Man kann in dieser Mischung die Anteile der enthaltenen Kräuterbestandteile auch in Eigenversuchen abändern, je nachdem, an welchem Wirkungsbeitrag persönlich ein höherer Bedarf besteht. Für unsere Familie hat sich die mengenmäßige Gleichverteilung der vier Superkräuter seit Langem bewährt, sowohl betreffend Wirkung als auch in geschmacklicher Hinsicht. Übrigens haben wir vor wichtigen Terminen regelmäßig diesen Mix als Kaltgetränk bei der Hand und für ein im Vorfeld genossenes Stamperl davon immer noch rasch die Zeit gefunden. Ausprobieren!

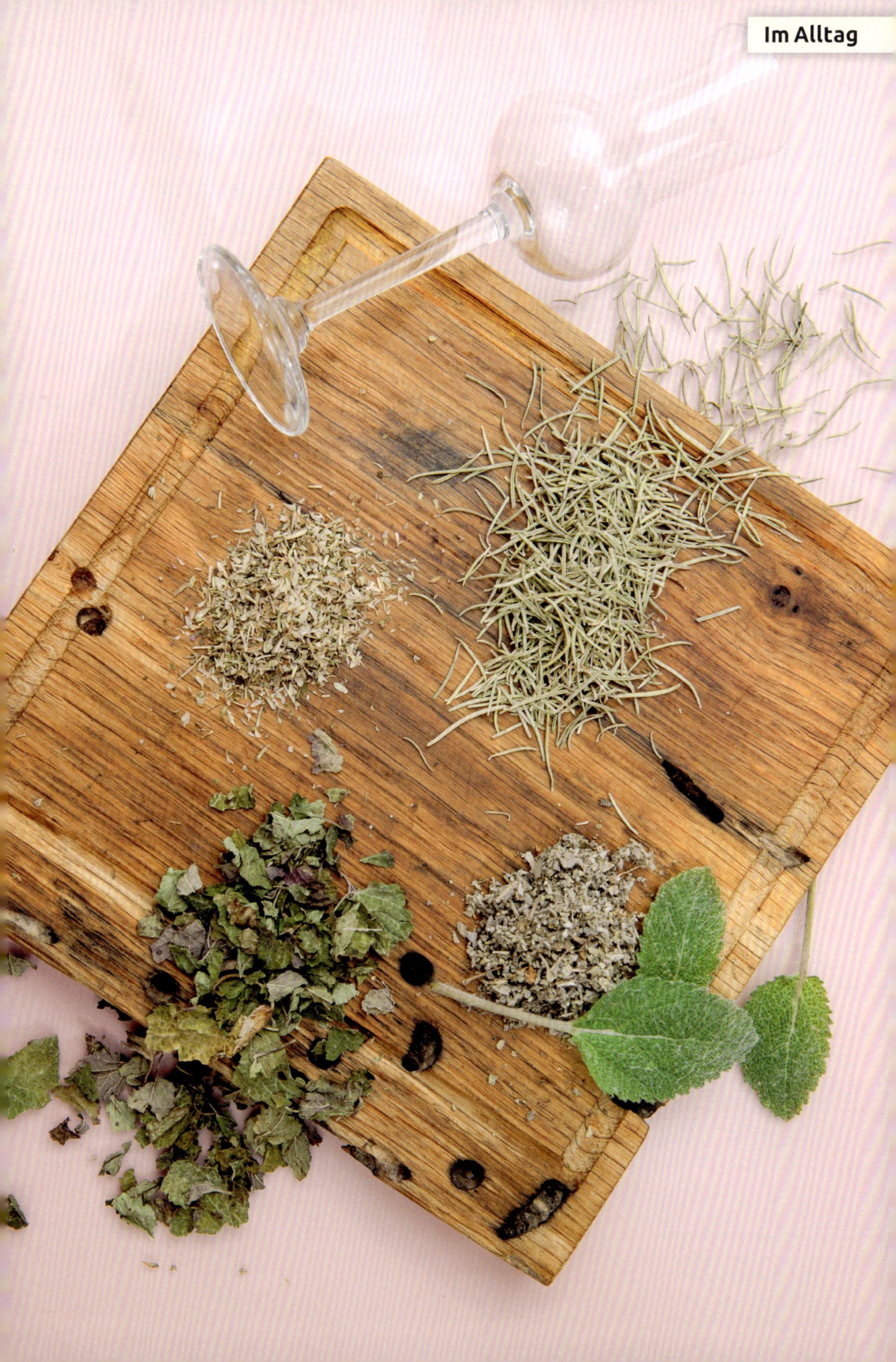

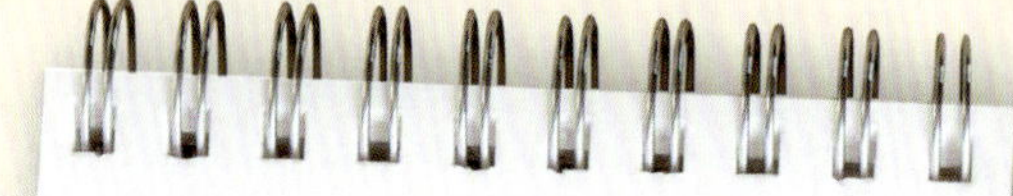

Herzchen lieb!

Rezeptur:
30 g Rosenblüten (Blüten und Knospen)
30 g Orange (Schale)
10 g Langer Pfeffer (ganz)
10 g Schwarzer Pfeffer (ganz)
10 g Ringelblume (Blüten, geschnitten)
10 g Süßholz (geschnitten)

Duft & Geschmack:
blumig fruchtig scharf

Ziehdauer:

Die erste große Liebe hat sich aus dem Staub gemacht, der erste veritable Liebeskummer klopft an. Der Gedanke, sich eines Tages neu verlieben zu können, scheint völlig unglaublich. In genau solch einer Lebenslage hilft die richtige Teemischung: um aufzubauen, Zuversicht zu spenden und das gebrochene Herzchen behutsam zu heilen. Und um einen in seiner Selbstliebe zu bestärken. Verraten hat uns das Rezept vor langer Zeit eine liebe Freundin. Mit ihrem Hang zu leicht Übersinnlichem lag sie goldrichtig und seither schwören wir in Herzensangelegenheiten auf diese wohltuende Komposition.

Allgemeines

Kaum sind die Teekräuter aufgegossen, strömen die unverkennbaren, betörenden Noten der Rosenblüten in die Nase und regen die Sinne an. Unverzüglich machen sich auch der fruchtige Ton der Orangenschale und süßlich-herbe Duft von Süßholz bemerkbar. Beim vollmundigen Genuss stehen die scharfen Töne von Langem und Schwarzem Pfeffer, gepaart mit den an Anis und Fenchel erinnernden Geschmack des Süßholz, im Vordergrund. Die milde Säure der Orange rundet ab, die dezenten Blumentöne von Ringelblume spielen schließlich herein, die Rosenblüten sorgen für einen bleibenden Nachhall im Abgang.

Kräuter-Steckbrief

- Rosenblüten, um die Nase zu betören und der wunden Seele zu schmeicheln;
- Orange für die fruchtige Belebung aller Sinne;
- Langer Pfeffer zur Nervenstärkung;
- Schwarzer Pfeffer, weil er uns körpereigene Endorphine ausschütten lässt;
- Ringelblume, damit das gebrochene Herz schneller heilt;
- Süßholz wegen seiner natürlichen Süßkraft, die glücklich macht.

GENUSS.Tipp

Diese Teemischung mörsern wir vor dem Überbrühen im Mörser an, damit sich alle Aromen perfekt entfalten können. Sicherheitshalber bereiten wir davon außerdem stets eine ganze Kanne zu und begeben uns an einen passenden Rückzugsort: in den gemütlichen Ohrensessel mit Kerzenschein, wohlig in eine Decke eingehüllt vor einem Fenster mit Blick in die Ferne oder an den Lieblingsplatz im Garten unter einen Schatten spendenden Baum. Dazu knabbert man am besten einige kandierte Rosenblüten – das hebt die Stimmung und verwöhnt die Seele ungemein.

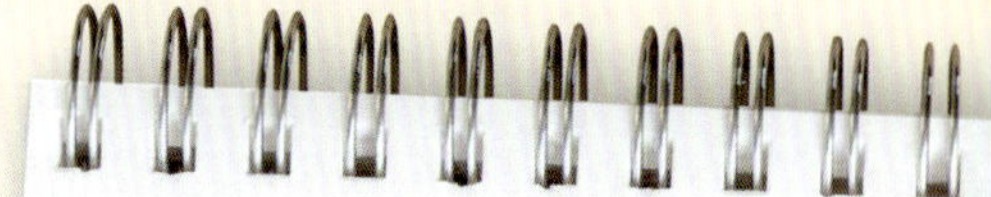

Ich bin Optimist

Rezeptur:
40 g Zitronenverbene (Blätter, geschnitten)
20 g Hopfen (Zapfen)
20 g Frauenmantel (Kraut)
10 g Zitrone (Schale)
5 g Kreuzkümmel (gemahlen)
5 g Gewürznelke (ganz oder gemahlen)

Duft & Geschmack:
säuerlich **würzig** **bitter & herb**

Ziehdauer:

Nervosität, Prüfungsangst, Überforderung oder sonstige Anspannung – der Alltag konfrontiert uns, ob wir es wollen oder nicht, immer wieder mit diversen neuen Herausforderungen. Dabei stets ruhig, zuversichtlich und ausgeglichen zu bleiben, ist kein Leichtes. Wenn uns das nötige Quentchen Optimismus fehlt und nichts mehr hilft, dann greifen wir am liebsten auf unsere Sammlung natürlicher Teekräuter zurück. Wir mischen einfach die besten Bestandteile ab, um uns rasch wieder zurück auf die Siegerstraße des positiven Denkens zu katapultieren. Denn mit der richtigen Einstellung kann man das Leben schnell wieder auf die leichte Schulter nehmen.

Allgemeines

Die Geruchswelt dieser Kräuterteemischung wird von den säuerlichen Noten der Zitrone und der Zitronenverbene einerseits und der intensiven, unabhängigen Würzigkeit von Kreuzkümmel und Gewürznelke geprägt. Da kommt Hopfen mit seinen dumpfen, muffigen Akzenten nur mehr unmerklich dazu, während Frauenmantel in der Nase keine Rolle spielt. Beim Trinken wirkt ein kräftiges Potpourri von sauren und bitteren Nuancen, die in Summe einen abwechslungsreichen Eindruck hinterlassen, der zwischen befeuchtend bis adstringierend, also zusammenziehend, beschrieben werden kann.

Kräuter-Steckbrief

- Zitronenverbene, damit Stress und Unruhe keine Chance haben;
- Hopfen, weil er Angst im Nu vertreibt und Spannungen löst;
- Frauenmantel, um von unnötigem Kopfschmerz zu befreien;
- Zitrone für das unverzichtbare Maß an Vitamin C;
- Kreuzkümmel wegen seiner wohltuend entkrampfenden Wirkung;
- Gewürznelke als natürliches, beruhigendes Antidepressivum.

GENUSS.Tipp

Mit Hopfen aber auch Frauenmantel befinden sich in dieser Komposition zwei Heilkräuter, die aufgrund ihrer ureigenen Charakteristik und Spezifität von uns nicht zur Verabreichung an Kinder empfohlen werden – ganz abgesehen davon, dass der saure und bittere Gesamteindruck unserer persönlichen Erfahrung nach wenig kindertauglich ist.

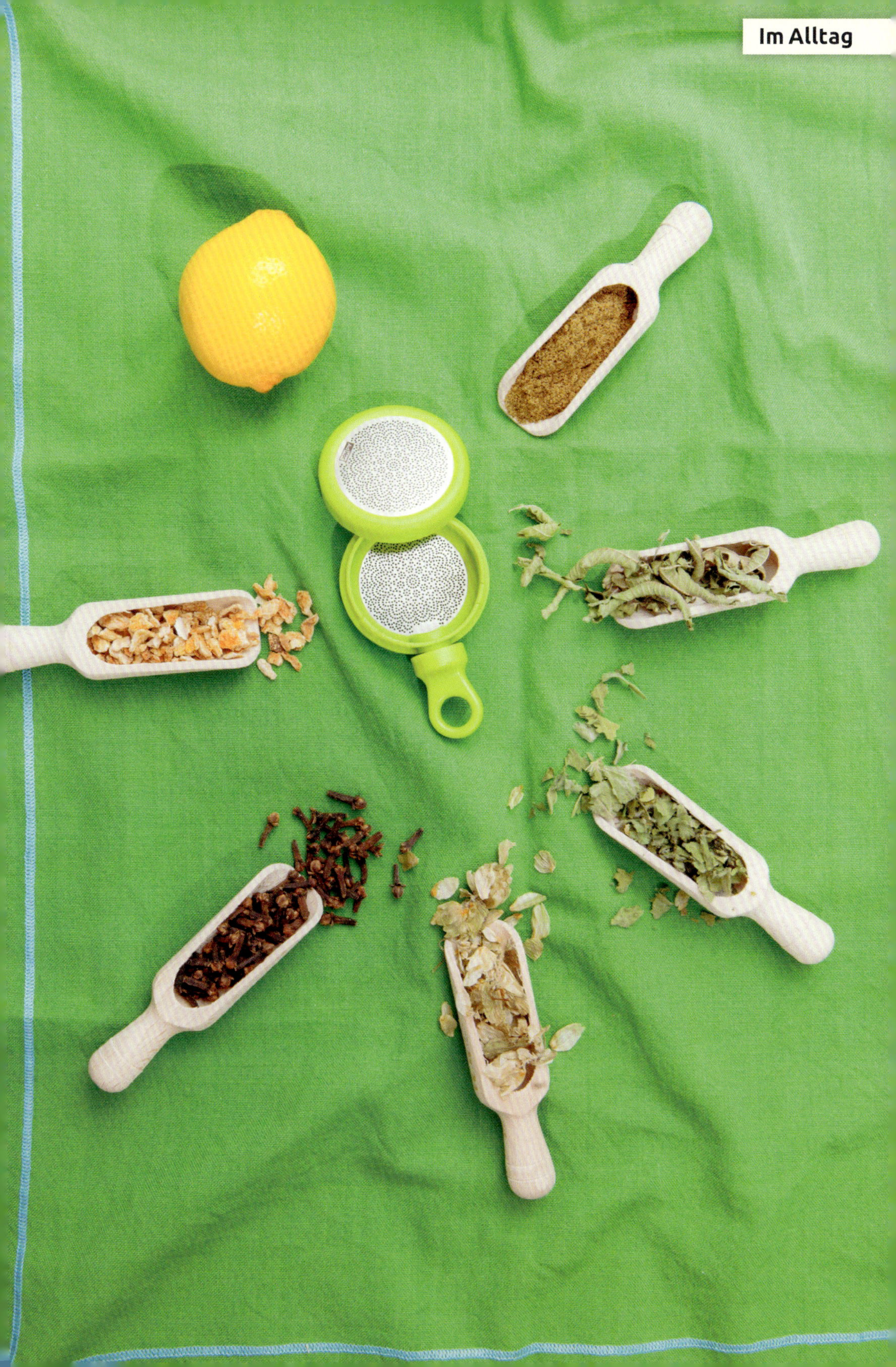

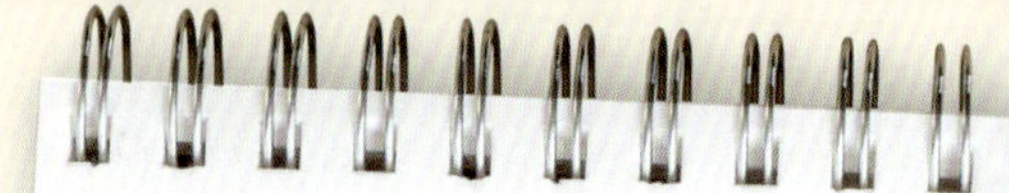

Für das Glückskind in dir

Rezeptur:
40 g Hagebutte (Früchte, geschnitten)
20 g Apfel (Schale)
10 g Schwarze Johannisbeere (Früchte)
10 g Heidelbeere (Früchte)
10 g Johanniskraut (Kraut)
10 g Kornblume (Blüten)

Duft & Geschmack:
fruchtig säuerlich süß

Ziehdauer:

Das Rundumgefühl Glück lässt sich schwer beschreiben. Aber so viel kann man sagen: Glück ist, wenn es allen Sinnen gut geht. Und sofern man Glück trinken kann, dann steckt es sicherlich in dieser wunderbaren Kräuterteemischung. Das Auge erfreut sich an der optisch reizvollen Kornblume, die Nase wird von den mild-säuerlichen Noten der Einzelkomponenten umfangen, und den Gaumen verwöhnen die frischen, fruchtigen Töne der wertvollen, gesunden Beeren, die mit im Spiel sind. Schon während des Genusses durchströmen einen regelrechte Glücksgefühle, die die Stimmung heben und mit Energie und Elan auftanken.

Allgemeines

Die Kombination von Kraut und Frucht sorgt für deutliche Spannung in der Nase und am Gaumen. Die milde Fruchtigkeit der Hagebutte, die Marille, Mango und Pfirisch ähnelt, und die des Apfels paaren sich harmonisch mit den süß-säuerlich und gleichzeitig herben Tönen von Schwarzer Johannis- und Heidelbeere. Das Verdienst von Johanniskraut und Kornblume ist die wahrnehmbare Leichtigkeit mit einem schwach bitteren Unterton.

Kräuter-Steckbrief

- Hagebutte für den Vitamin C-reichen Kick fürs Immunsystem;
- Apfel als fruchtiger Duftspender;
- Schwarze Johannisbeere wegen ihrer gesunden, frischen Fruchtigkeit;
- Heidelbeere, um Körper und Geist mit Leichtigkeit zu versorgen;
- Johanniskraut, damit das Gemüt erhellt und ein wärmendes Gefühl verbreitet wird;
- Kornblume aufgrund ihrer hübschen Optik, die den Augen schmeichelt.

GENUSS.Tipp

Ein Spritzer frisch gepresster Zitronen- oder Orangensaft erhöht die säuerliche Tonalität der fruchtigen Kräuterteemischung. Manchmal kreieren wir uns sogar unseren eigenen erfrischenden Wellnessdrink daraus. Dafür wählt man seinen natürlichen Lieblingsfruchtsaft, das kann auch ein Glas frisch gepresster Orangensaft sein, und füllt mit der glücksbringenden Kräuterteekomposition auf. Ergänzt um ein paar Eiswürfel und dekoriert mit einem Blatt frischer Pfefferminze oder einer Orangen- oder Ananasscheibe, wird im Handumdrehen ein sommerlicher Durstlöscher mit Mehrwert daraus.

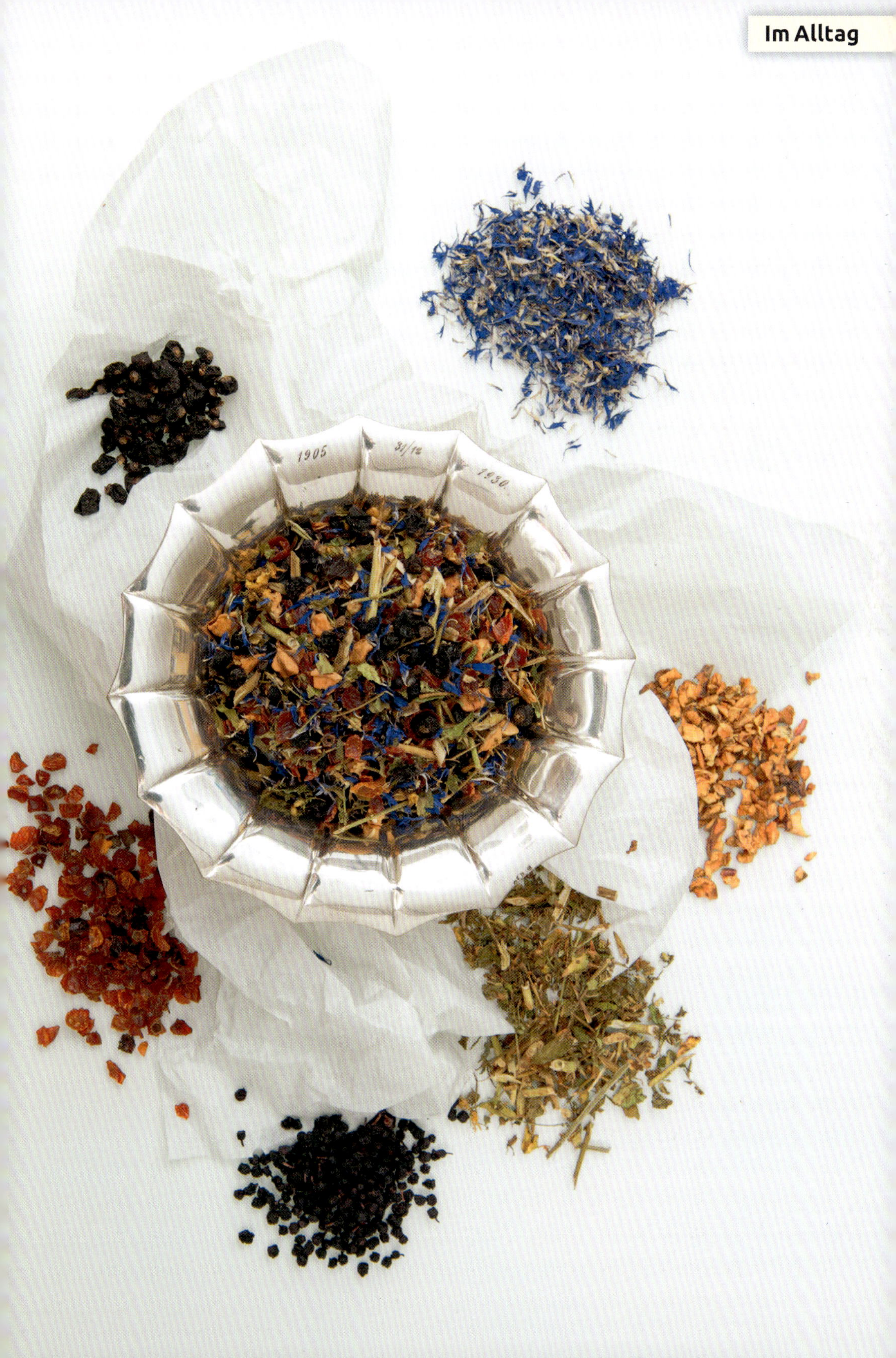
1905
31/12
1930

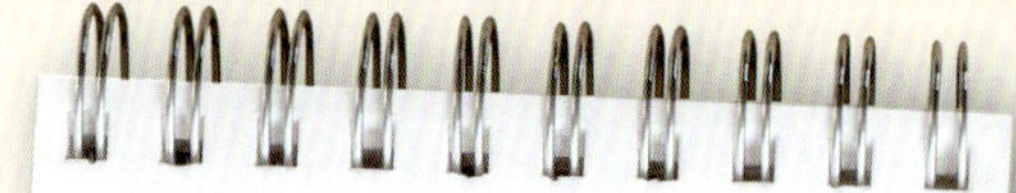

Zum Abschalten am Abend

Rezeptur:
50 g Griechischer Bergtee (Kraut)
20 g Oregano (Kraut)
20 g Majoran (Kraut)
10 g Lemongrass (Blätter mit Halmen)

Duft & Geschmack:
erdig grasig herb

Ziehdauer:

Von zahlreichen Aufenthalten in Hellas wissen wir: Das Kraut mit der Bezeichnung Griechischer Bergtee ist magisch. Das bezieht sich nicht nur auf den Geschmack, sondern gleichermaßen auf seine Wirkung. Die Griechen, ob jung, ob alt, wissen seit Langem um die Besonderheit dieser Pflanze Bescheid. Wie sie trinken auch wir regelmäßig davon, am liebsten am Abend zu dieser koffeinfreien Kräuterteekomposition erweitert. Denn sie vereint alles in sich, was man für einen geruhsamen, friedvollen Tagesausklang benötigt. Süße Träume und erholsame Stunden des Schlummers sind danach in jedem Fall gesichert.

Allgemeines

Die Duftwelt dieses Kräuterteemixes macht in der Nase sofort Lust auf Urlaub im Süden. Trockene, harzige Noten lassen Bilder karg bewachsener, in der Sonne glühender Berghänge, die steil zum kristallklaren, tiefblauen Meer abfallen, hochkommen. Die krautige Vollmundigkeit des Griechischen Bergtees, ergänzt um die aromatische Bitterkeit des Oreganos und die würzige Süße von Majoran, verkörpert die mediterrane Stilistik. Der zarte exotische Akzent von Lemongrass sorgt für die säuerliche Leichtigkeit. Beim Trinken breiten sich die vielfältigen herben und bitteren Nuancen auf der Zunge aus, gefolgt von einer vollmundigen Wahrnehmung, um abschließend ein weiches Mundgefühl zu hinterlassen.

Kräuter-Steckbrief

- Griechischer Bergtee als Basis für einen natürlichen, koffeinfreien Schlummertrunk;
- Oregano wegen seines positiven, verdauungsfördernden Beitrags;
- Majoran zur Unterstützung beim Abschalten, Beruhigen und problemlosen Durchschlafen;
- Lemongrass, um Körper und Geist im Nu in Einklang zu bringen.

GENUSS.Tipp

Seit einem Aufenthalt am wildromantischen Westpeloponnes ergänzen wir die intensiv aromatische Kräuterteemischung stets um einen Schuss frisch gepressten Bio-Zitronensaft und süßen sie mit feinstem Naturhonig, direkt aus der dortigen Gegend. Ein unvergleichliches Genusserlebnis, das uns nicht nur in Gedanken in den letzten wunderbaren Urlaub vor Ort zurückversetzt, sondern der ganzen Familie zuverlässig ruhige Nächte beschert.

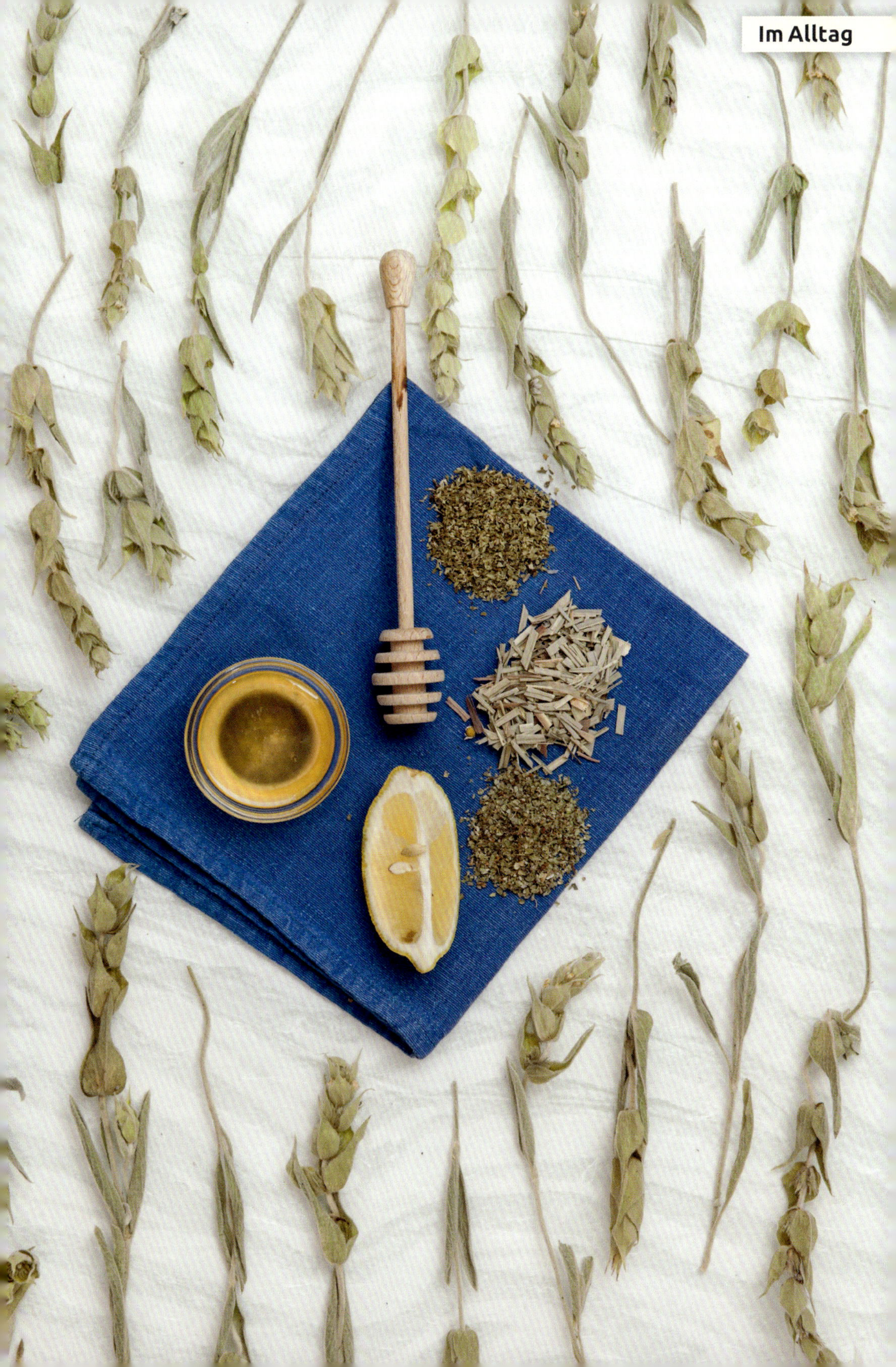

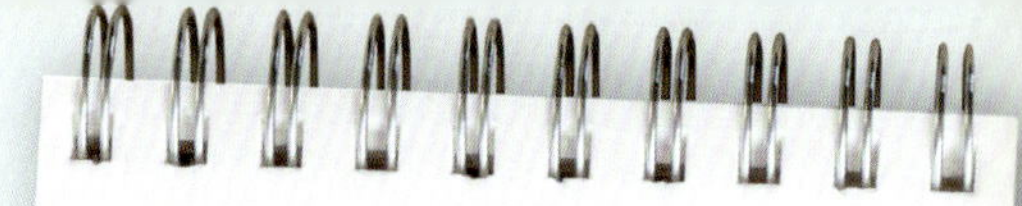

Zum Fasten

Rezeptur:
40 g Brennnessel (Blätter)
30 g Zitronenmelisse (Blätter)
20 g Ingwer (Wurzel, geschnitten)
5 g Zimt (gemahlen)
5 g Chili (Flocken)

Duft & Geschmack:
würzig bitter & herb scharf

Ziehdauer:

Zu Jahresbeginn, nach langen, dunklen Winterwochen, giert der Körper förmlich nach Erleichterung. Ein Zuviel an Feierlichkeiten und damit verbundenen Köstlichkeiten, ein Zuwenig an Bewegung, Frischluft und Sonnenlicht fordern ihren Tribut. Da lohnt es, Leib und Seele wieder in Topform für den Lenz zu bringen. Mit unserer würzig-ätherischen Kräuterteemischung lässt sich alljährlich erfolgreich der Einstieg in die Schönwettersaison begehen – um ein paar Kilogramm leichter, herrlich vitalisiert und bereit, die ersten wärmenden Sonnenstrahlen im Frühling so richtig zu genießen.

Allgemeines

Die Kräuterteemischung punktet mit einer fulminanten Aromenvielfalt, bei der einem Hören und Sehen vergeht – so betörend, so köstlich, so wunderbar abwechslungsreich. Der starke süßliche Charakter von Zimt wird Kopf an Kopf vom holzig-zitronigen Ingwerton begleitet und vom schmeichelnden Zitrusduft der Melisse unterstrichen. Die Brennnessel und der Chili wiederum sind jene Komponenten, die sich erst am Gaumen bemerkbar machen, Erstere mit ihren klaren, puristisch-aromatischen Akzenten, Letztere mit ihrer spielerischen, animierenden Schärfe, die als wärmendes Gefühl im Abgang auf der Zunge verbleibt.

Kräuter-Steckbrief

- Brennnessel wegen ihrer entschlackenden und anregenden Wirkung;
- Zitronenmelisse als beruhigender Partner bei leichter Reizbarkeit;
- Ingwer gegen kalte Füße und für ein starkes Immunsystem;
- Zimt für eine duftige Ablenkung vom Hungergefühl;
- Chili zur Kräftigung des Organismus und Regulierung der Körpertemperatur.

GENUSS.Tipp

Wiederkehrend, wenn möglich einmal die Woche, üben wir uns in der Zeit zum Jahresanfang abends in Verzicht und lassen das Dinner entfallen – wir praktizieren also das sogenannte *Dinner Cancelling*. Dafür haben wir für die gewonnene Zeit an diesen Abenden bereits eine andere liebe Tradition entwickelt: Wir setzen uns mit einer Tasse unseres Fastentees gemütlich auf das Sofa und plaudern über geheime Wünsche, persönliche Pläne und neue Ideen für das bevorstehende Jahr. Dabei genießen wir das Gebräu schluckweise und lassen uns von aufkeimenden Gedanken inspirieren.

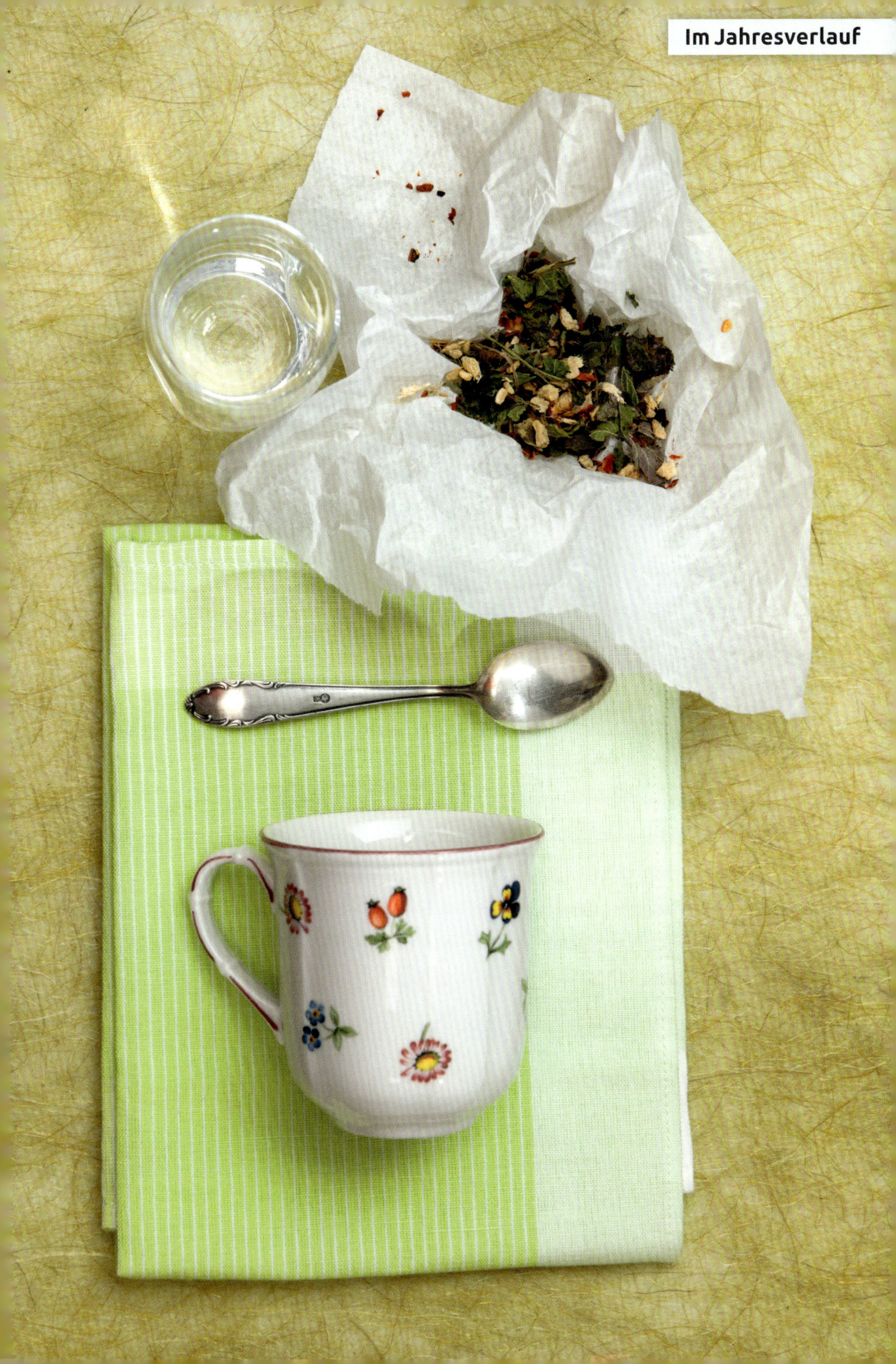

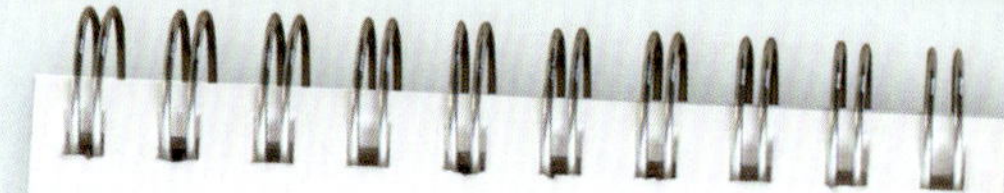

Fit ins Frühjahr

Rezeptur:
30 g Basilikum (getrocknet oder frisch)
20 g Zitrone (Schale)
20 g Lemongrass (Blätter mit Halmen)
20 g Ingwer (Wurzel, geschnitten)
10 g Süßholz (geschnitten)

Duft & Geschmack:
würzig säuerlich süß

Ziehdauer:

Als ein lieber Bekannter vor einigen Jahren seufzend die Aussage tätigte, dass er direkt von der zehrenden Winterdepression in die elende Frühjahrsmüdigkeit schlittere, schrillten bei uns die Alarmglocken: Ein hilfreiches, wohltuendes Kräuterpotpourri musste her. Nach ein paar Experimenten war unsere persönliche Mischung gegen lähmende Frühjahrsmüdigkeit und für einen vitalen, belebenden Start in die schöne Jahreszeit fertig – und unser Bekannter vergaß schluckweise darauf, Trübsal zu blasen, und begann vermehrt, die wunderbaren Seiten des alljährlichen Neuanfangs zu sehen. Übung gelungen.

Allgemeines

Das durchdringende, intensiv-aromatische Basilikum spielt hier alle Stücke: Es umfängt die Nase, animiert den Gaumen und lässt Lebenslust aufkommen. Zitrone und Lemongrass muten anregend und säuerlich an, ergänzt um die scharfen Akzente des ebenfalls zitronigen Ingwers. Zum Schluss betört Süßholz mit süß-lieblichen Holznoten. Beim schluckweisen Genuss entspannt sich zuerst der Gaumen, dann spürt man deutlich die Ausbreitung aller Aromen und fühlt die positive, belebende Wirkung in sich aufsteigen.

Kräuter-Steckbrief

- Basilikum wegen seiner stimmungsaufhellenden Wirkung gegen Traurigkeit;
- Zitrone zur aromatischen Belebung des Organismus;
- Lemongrass, damit negativer Stress keine Chance hat;
- Ingwer, um Kreislauf und Durchblutung zu stärken;
- Süßholz als süßer Gaumenschmeichler für Glücksgefühle.

GENUSS.Tipp

Das frische Basilikum ist für viele geschmacksintensiver als das getrocknete. Tatsächlich kann es in dieser Kräuterteezusammenstellung in beiderlei Formen verwendet werden. Hat man es getrocknet zur Hand kann man es gleichzeitig mit allen anderen trockenen Bestandteilen aufgießen; sollte es als frisches Kraut vorliegen, raten wir, zuerst die sonstigen, getrockneten Komponenten mit heißem Wasser zu überbrühen und nach drei Minuten Ziehzeit das frische Basilikum in den Aufguss zu geben, um alles gemeinsam noch weitere sieben, in Summe also zehn Minuten fertig ziehen zu lassen. Dann alles abseihen und in der gewünschten Trinktemperatur genießen.

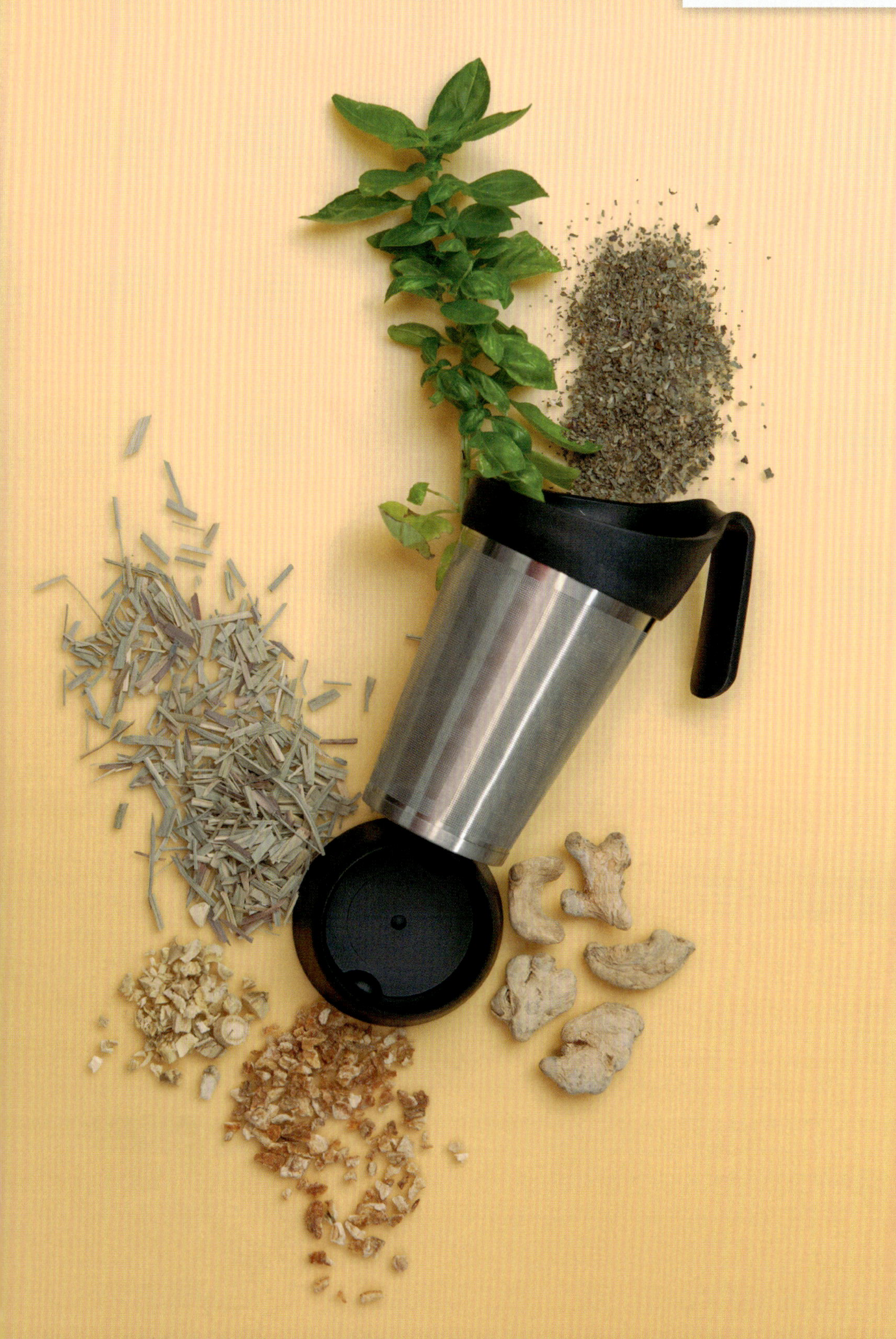

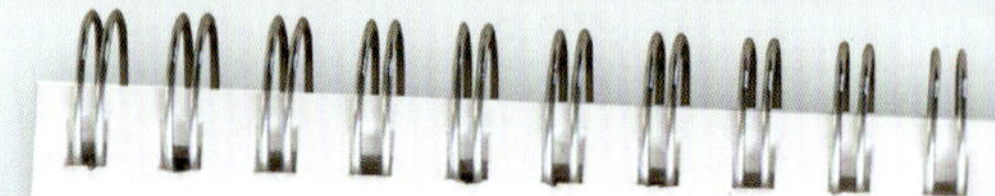

Ein Sommer wie damals

Rezeptur:
20 g Brombeere (Früchte)
20 g Hagebutte (Früchte, geschnitten)
20 g Himbeere (Früchte)
20 g Hibiskus (Blüten)
20 g Orange (Schale)

Duft & Geschmack:
fruchtig süß säuerlich

Ziehdauer:

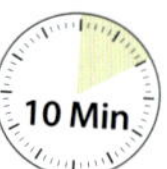

Als Kind im Südburgenland Ende der 1970er-, Anfang der 1980er-Jahre aufzuwachsen, war aus heutiger Sicht ein wunderbares Privileg. Man spürte unendliche Freiheit und erlebte unendlich schöne Sommerferien, die nie endeten. Wenn man völlig ausgedörrt von abenteuerlichen Streifzügen heimkehrte, wartete schon die liebe Anna-Tant' mit ihrem unschlagbaren Früchteeistee auf: Der erfrischende, tief-fruchtige, hocharomatische und kräftig süße Geschmack sollte für ewig auf der Zunge eingebrannt bleiben. Und heute trinkt der eigene Nachwuchs begierig den sensationellen Durstlöscher …

Allgemeines

Der fruchtige Cocktail von Brombeere, Himbeere und Hagebutte ist so vielschichtig, dass die Nase ganz hin- und hergerissen ist. Die Hagebutte vereinnahmt mit ihren Noten von Mango, Pfirsich und Marille, der Hibiskus lässt Nuancen von Preiselbeere und Ribisel aufkeimen. Die Brombeere flankiert säuerlich, die Himbeere apfelig und süß. Die mediterranen Akzente der zitrusfruchtigen Orange runden das durchdringende Fruchterlebnis ab. Am Gaumen hinterlässt das Quintett einen erfrischenden, belebenden, durststillenden Eindruck, der schöne Kindheitserinnerungen wachruft und im Nu in vergangene Zeiten zurückversetzt.

Kräuter-Steckbrief

- Brombeere als süß-säuerlicher Geschmacksgeber mit mystischer Kraft;
- Hagebutte für den frischen Vitamin C-Kick;
- Himbeere wegen ihres einzigartigen, apfelartigen Wohlgeschmacks;
- Hibiskus, damit ein intensiver Rotton mit im Spiel ist;
- Orange aufgrund ihrer ätherischen, mediterranen Charakteristik.

GENUSS.Tipp

Das Geheimnis der lieben Anna-Tant' war einst die Abrundung der wunderbaren, flüssigen Früchtevielfalt mit ihrem selbst angesetzten Aromazucker. Dieser bestand aus Rohrzucker, dem sie ihre Lieblingsgewürze wie etwa Zimt, Gewürznelken oder eine Vanilleschote hinzufügte und diese Mischung in einem luftdicht verschlossenen Glas für mindestens eine Woche durchziehen ließ. Danach war Tantes geschmackvoller „Süßstoff" fertig und allzeit bereit, für den Enkel eingesetzt zu werden. Nachmachen und ausprobieren!

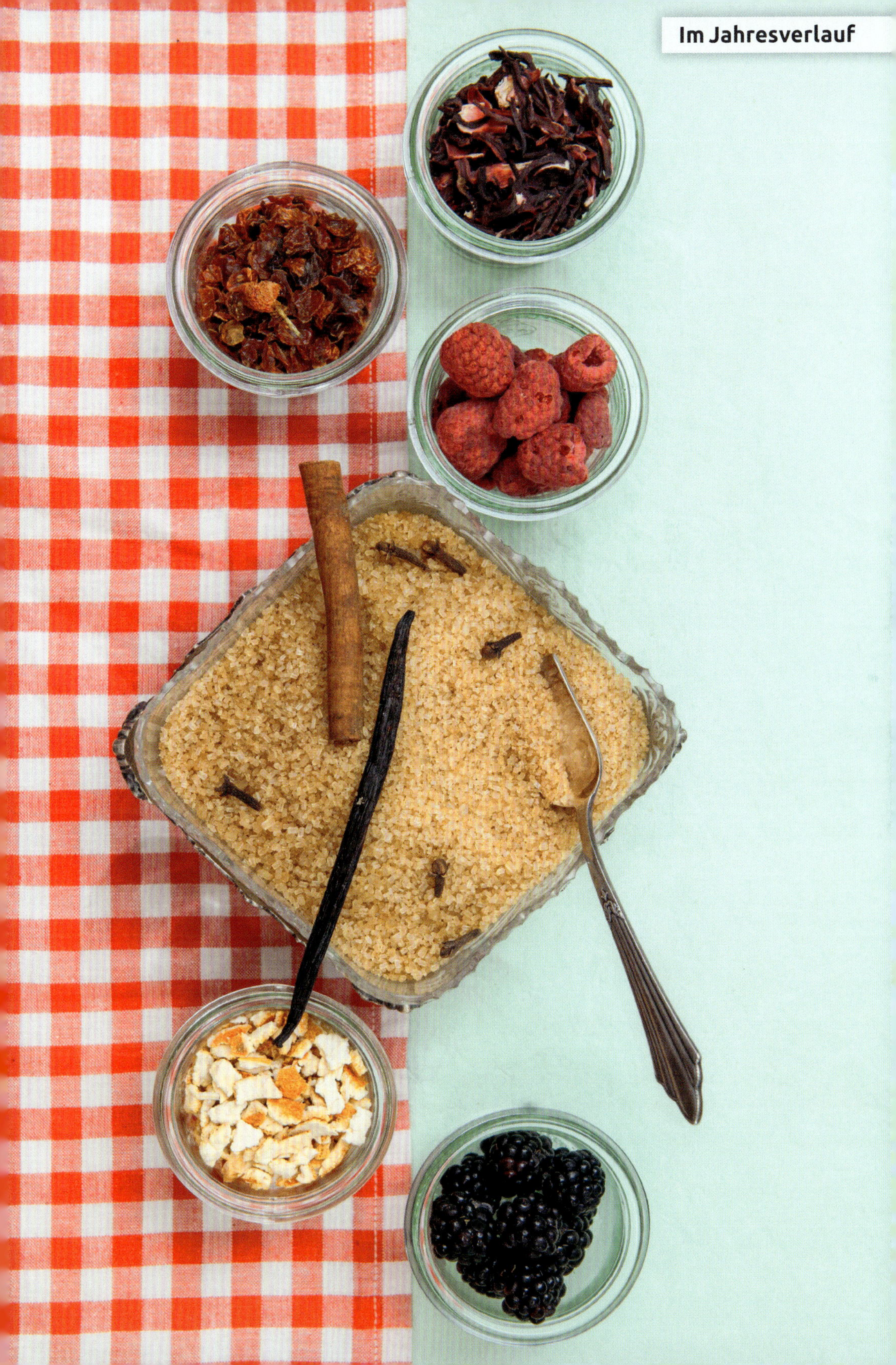

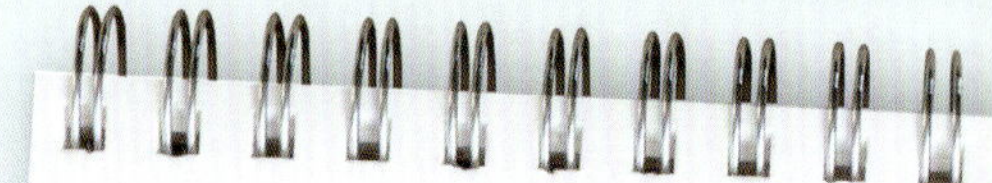

Bei Wetterfühligkeit

Rezeptur:
35 g Schwarzer Pfeffer (ganz)
35 g Langer Pfeffer (ganz)
30 g Schwarzkümmel (Samen)

Duft & Geschmack:
ätherisch **herb** **scharf**

Ziehdauer:

Der Organismus hat einiges zu tun, wenn das Wetter verrücktspielt. Temperaturschwankungen beim Jahreszeitenwechsel stressen genauso, wie ein plötzlicher Temperatursturz innerhalb einer Saison dem Körper so einiges abverlangt. Die Wetterfühligen unter uns kennen die einhergehenden, typischen Symptome von Kopfschmerzen oder Schwindelgefühl über Übelkeit bis zu Schlafstörungen. Wenn sich dann noch falsche Ernährung, Schlafmangel oder Stress dazugesellen, ist die Negativspirale vorprogrammiert. Wir greifen da gerne zu diesem natürlichen Erste-Hilfe-Trio, das uns ein arabischer Gewürzhändler auf einem Basar vor gut zwei Jahrzehnten verraten hat. Es treibt Kälte aus dem Körper und kühlt auch das innere Feuer. So wird der Organismus beruhigt, und der Körper ist für weitere, wetterbedingte Anforderungen gewappnet.

Allgemeines

Intensiv und vordergründig dringen die warmen, dumpfen und süßlich-erdigen Noten des Langen Pfeffers in die Nase, die zart-würzigen Akzente des Schwarzen Pfeffers werden da sogar ausgebremst, der Schwarzkümmel begleitet unaufgeregt mit seinem leicht nussigen Ton. Beim Genuss entfaltet das perfekte Trio eine unglaubliche Kraft, Intensität und gleichzeitig Schärfe. Die Mischung schmeckt deutlich herb mit klarer, wärmender Schärfe und hinterlässt mit ihren ätherischen Komponenten einen erfrischten Mundgeschmack.

Kräuter-Steckbrief

- Schwarzer Pfeffer zur Ausschüttung von Endorphinen;
- Langer Pfeffer für die Körperreinigung und Nervenstimulierung;
- Schwarzkümmel wegen seiner seit Urzeiten bekannten schmerzlindernden Wirkung.

GENUSS.Tipp

Nach Genuss dieser Gewürzteemischung ist es ratsam, sich vom Alltag und eventuell auch von Gesellschaft ein wenig zurückzuziehen. Tatsächlich durchströmt eine sehr kräftige Wirkung den Körper, die man am besten zulässt. Daher empfiehlt es sich, es sich im eigenen Heim gemütlich zu machen oder den Tee direkt vor dem Schlafengehen zu konsumieren. So kann die heilende Regeneration in den Stunden der Nachtruhe zu voller Entfaltung kommen. Am nächsten Tag sieht alles anders aus. Versprochen!

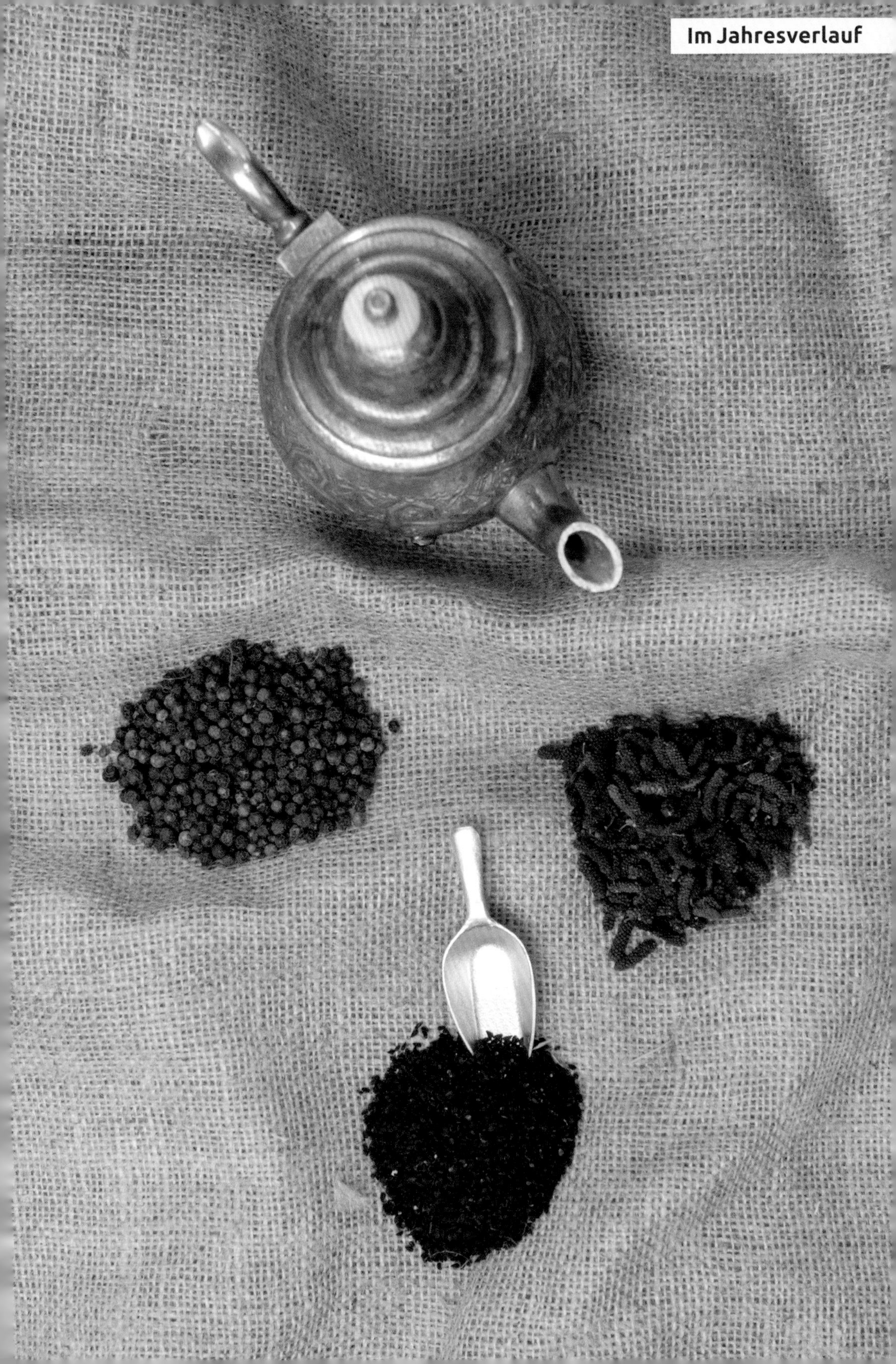

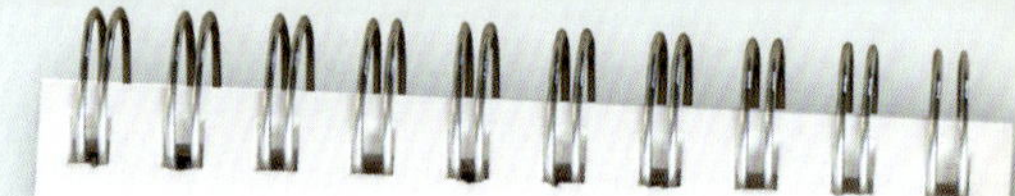

Zum Aufwärmen im Herbst

Rezeptur:
40 g Zitronenverbene (Blätter)
30 g Ingwer (Wurzel, geschnitten)
20 g Kurkuma (Wurzel, geschnitten)
10 g Süßholz (geschnitten)

Duft & Geschmack:
würzig ätherisch süß

Ziehdauer:

Wenn die Tage bereits deutlicher kürzer werden, draußen kalte, unwirtliche Winde wehen und der Organismus kräftemäßig auf Sparflamme schaltet, ist der richtige Moment gekommen, um für ausreichend innere Wärme zu sorgen. Dies lässt sich hervorragend mit einer perfekt abgestimmten Kräuterteemischung bewerkstelligen. Vom Wissen rund um die wärmenden, energetisierenden Wirkungen natürlicher Heilpflanzen in Ayurveda und Traditioneller Chinesischer Medizin ließen wir uns zu dieser exotischen Komposition hinreißen. Wenn wir nach einem ausgiebigen Herbstspaziergang in die gemütlichen vier Wände zurückkehren, freuen wir uns bereits auf das wohlig-wärmende Gefühl, das der aromatische Teeaufguss in uns auslöst.

Allgemeines

Der Geruch der Mischung ist deutlich und intensiv, kräftig würzig und unbeschreiblich ätherisch. Ein holziger, lieblich anmutender Ton von Süßholz wabert hervor. Auf dem Gaumen breiten sich zu Beginn brennend scharfe, pfeffrige Akzente von Ingwer und Kurkuma aus, zitronige Komponenten der Melisse lenken sanft ab, während die klare Süße von Süßholz eine ausgewogene Vollmundigkeit erzeugt.

Kräuter-Steckbrief

- Zitronenverbene, weil sie lästigem Halskratzen den Garaus macht;
- Ingwer aufgrund seiner wunderbaren Wirksamkeit gegen kalte Hände und Füße;
- Kurkuma als unschlagbarer Energiespender und zur inneren Reinigung;
- Süßholz, um die Atemwege frei und Entzündungen fern zu halten.

GENUSS.Tipp

Wir verbinden den Genuss einer Tasse dieser Kräuterteemischung gerne mit einer kurzen Meditation. Nicht mehr als eine Viertelstunde ist dafür nötig, und danach fühlt man sich wie neu geboren. Wer weder eine Yogamatte noch einen Extraraum besitzt, um diese auszubreiten, schnappt sich schlicht Mobiltelefon und Kopfhörer, streckt sich auf Sofa oder Bett aus und schaltet, je nach Wunsch von Yogaklängen, Meditationsreisen oder persönlicher Lieblingsmusik begleitet, im Handumdrehen ab und sammelt neue Kräfte. Wirkt immer.

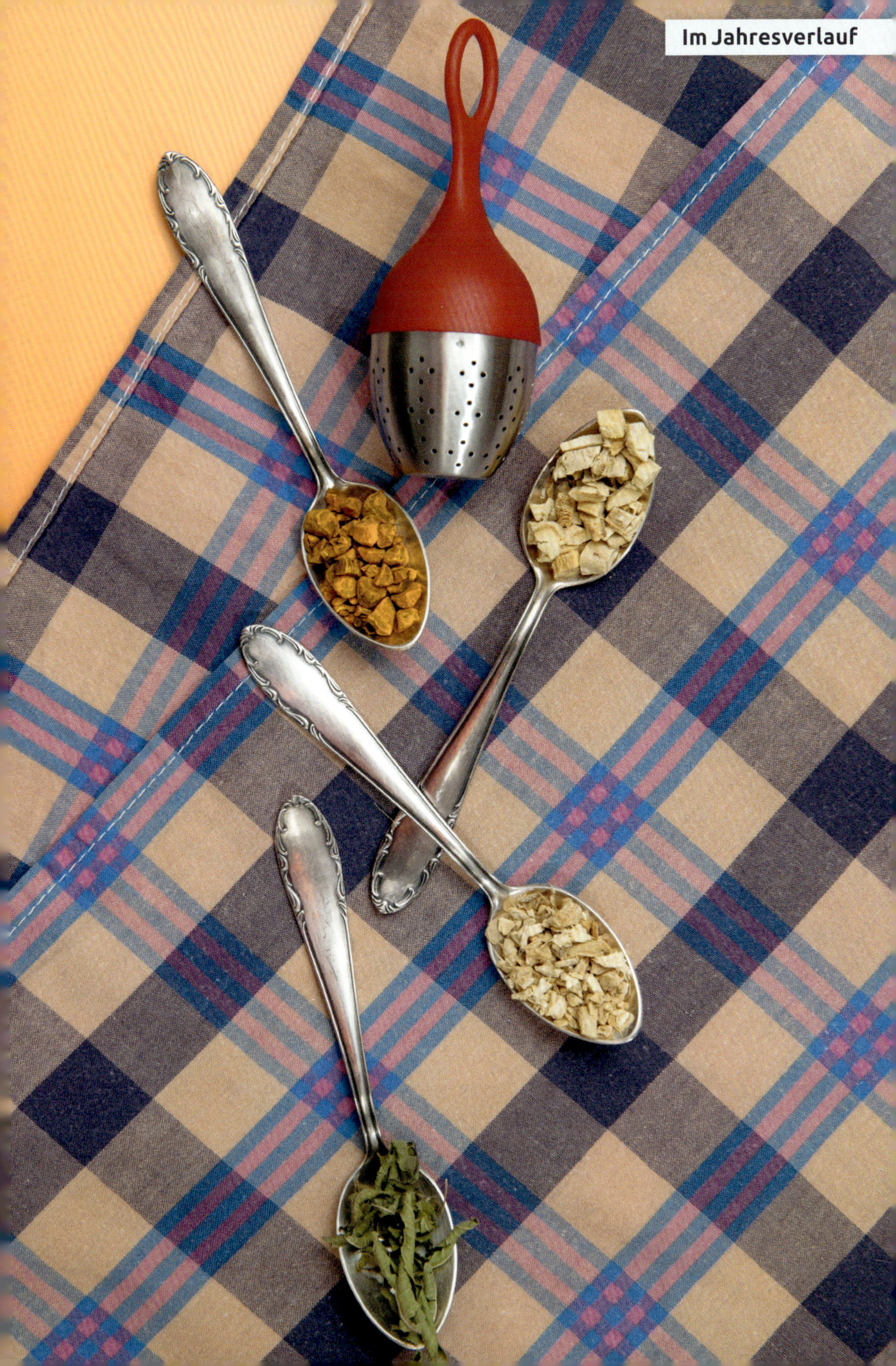

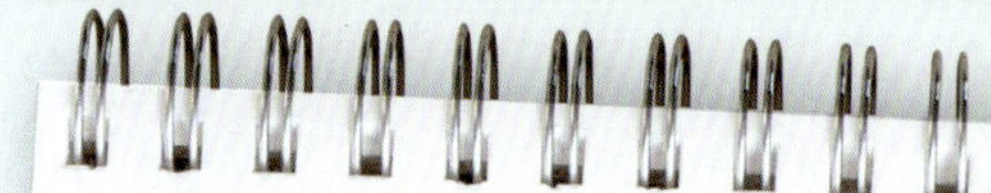

Oma Wines Wintertrank

Rezeptur:
30 g Pfefferminze (Blätter)
30 g Lindenblüten (Blüten)
30 g Kamille (Blüten)
10 g Johanniskraut (Kraut)

Duft & Geschmack:
grasig blumig vollmundig

Ziehdauer:

Diese wirkungsvolle und köstliche Kräuterteemischung verdanken wir unseren familiären Wurzeln in Norddeutschland. In einem niedersächsischen Dorf hatte nämlich Oma Alwine, kurz Wine genannt, bis zu ihrem Tod einen wunderbaren Acker samt angeschlossenem Naturgarten. Nicht nur, dass es sich als kleines Kind in den 1980er-Jahren dort hervorragend spielen und herumtoben ließ, nein, da wuchs seit jeher so viel Essbares, dass die Grundversorgung für die ganze Familie gesichert war. Neben reichlich Obst, etwa Äpfeln, Sauerkirschen, Erdbeeren oder Pflaumen, und Gemüse, vor allem Erbsen, Spargel oder Kartoffeln, wucherten da ohne viel Zutun sehr hilfreiche Kräuter, die die liebe Wine alljährlich selbst pflückte, trocknete und in der kalten Jahreszeit Groß und Klein als kräftigende Aufgüsse verabreichte. Denn ein Winter im Norden war damals hart, lange und unwirtlich.

Allgemeines

Abgesehen von der für uns unweigerlichen Assoziation des Duftes mit der Unbeschwertheit unserer Kindheit punktet die Kräuterkombination mit grasigen, frischen Akzenten. Die hellen, blumigen Töne umfangen die Nase und entfalten süßliche Nuancen, die an Orange, Honig und warme Sommertage erinnern. Es ist ein Erlebnis, diesen Trunk zu genießen, denn die Komposition ist unendlich weich und vollmundig. Der als Kind einst wenig geschätzte herbe Abgang, verursacht vom enthaltenen Johanniskraut, ist für den längst erwachsenen Gaumen eine angenehme Abwechslung und hochgeschätzte Erfahrung.

Kräuter-Steckbrief

- Pfefferminze wegen ihrer beruhigenden und krampflösenden Komponenten;
- Lindenblüten zur körperlichen Stärkung gegen Erkältungsviren;
- Kamille, um Bakterien abzuwehren und Entzündungen zu hemmen:
- Johanniskraut als zuverlässiger Stimmungsaufheller an dunklen Wintertagen.

GENUSS.Tipp

Auch wenn Uroma Wine sonst als enthaltsame Puristin galt, in ihrem Wintertrank gönnte sie sich stets drei Stück Kandiszucker. Es hatte eine beruhigende Wirkung, wenn diese beim Umrühren zart die Teetasse berührten und, sich langsam auflösend und immer kleiner werdend, leise vor sich hin klimperten. Wir halten diese liebe Familientradition noch heute hoch.

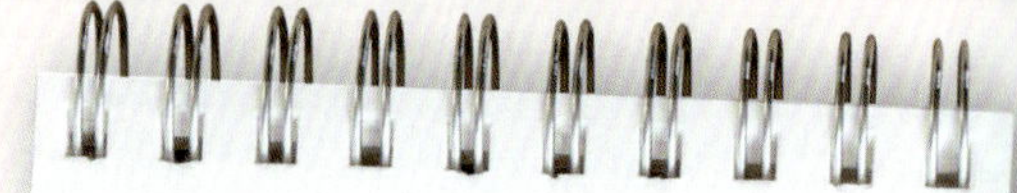

Rezeptur:
30 g Brennnessel (Blätter)
30 g Löwenzahn (Blätter)
20 g Krause Minze (Blätter)
10 g Koriander (Früchte, ganz)
5 g Kurkuma (Wurzel, geschnitten)
5 g Schwarzer Pfeffer (ganz)

Duft & Geschmack:
grasig würzig scharf

Ziehdauer:

Eins, zwei, Kilopurzelei!

Kennen Sie ihn auch, den inneren Schweinehund? Jenes unsichtbare Etwas, das uns oftmals darin hindern will, Vorhaben in die Tat umzusetzen? Zum Beispiel wenn es darum geht, sich einiger überflüssiger Kilogramm zu entledigen. Wir entschieden uns daher, dem hartnäckigen Geschöpf mit einer kraftvollen Kräuterteemischung zu Leibe zu rücken. Unser Griff in die Naturapotheke resultierte in einer zuverlässig wirksamen, natürlichen Komposition – und die macht nicht nur rasch den frechen Schweinehund mundtot, sondern animiert die Kilos, von ganz alleine hinunterzupurzeln.

Allgemeines

In der Nase ist der moschusartige Hauch von Koriander, ergänzt um eine ruhige Exotik von Kurkuma und eine dezente Minzfrische, wahrnehmbar. Krautige Anklänge um Löwenzahn und Brennnessel umspielen gekonnt. Ein Schluck des Tranks offenbart eine hintergründige Schärfe, ausgelöst durch den Pfeffer, die die bitteren Akzente des Löwenzahns elegant abmildert. Ein frischer Ton der Minze kühlt hingegen ab und verstärkt die zitronigen Noten des Korianders. Ein langer, spannender Abgang.

Kräuter-Steckbrief

- Brennnessel zur Entschlackung und Ankurbelung des Stoffwechsels;
- Löwenzahn wegen seiner wassertreibenden Eigenschaften;
- Krause Minze, weil sie geschmacklich aufwertet und den Magen beruhigt;
- Koriander als Kraftspender und Verdauungsförderer;
- Kurkuma mit seiner reinigenden und energiespendenden Wirkung;
- Schwarzer Pfeffer, um die Durchblutung anzuregen.

GENUSS.Tipp

Unsere Kilopurzeleimischung kann heiß oder kalt genossen werden. Für eine ausreichende Flüssigkeitszufuhr beim Abnehmen bereiten wir uns gerne bereits in der Früh den Kaltauszug zu und haben so untertags immer ein wohlschmeckendes, gesundes Getränk bei der Hand. Auch für unterwegs kann der Kräutertee in der Trinkflasche gut mitgenommen werden.

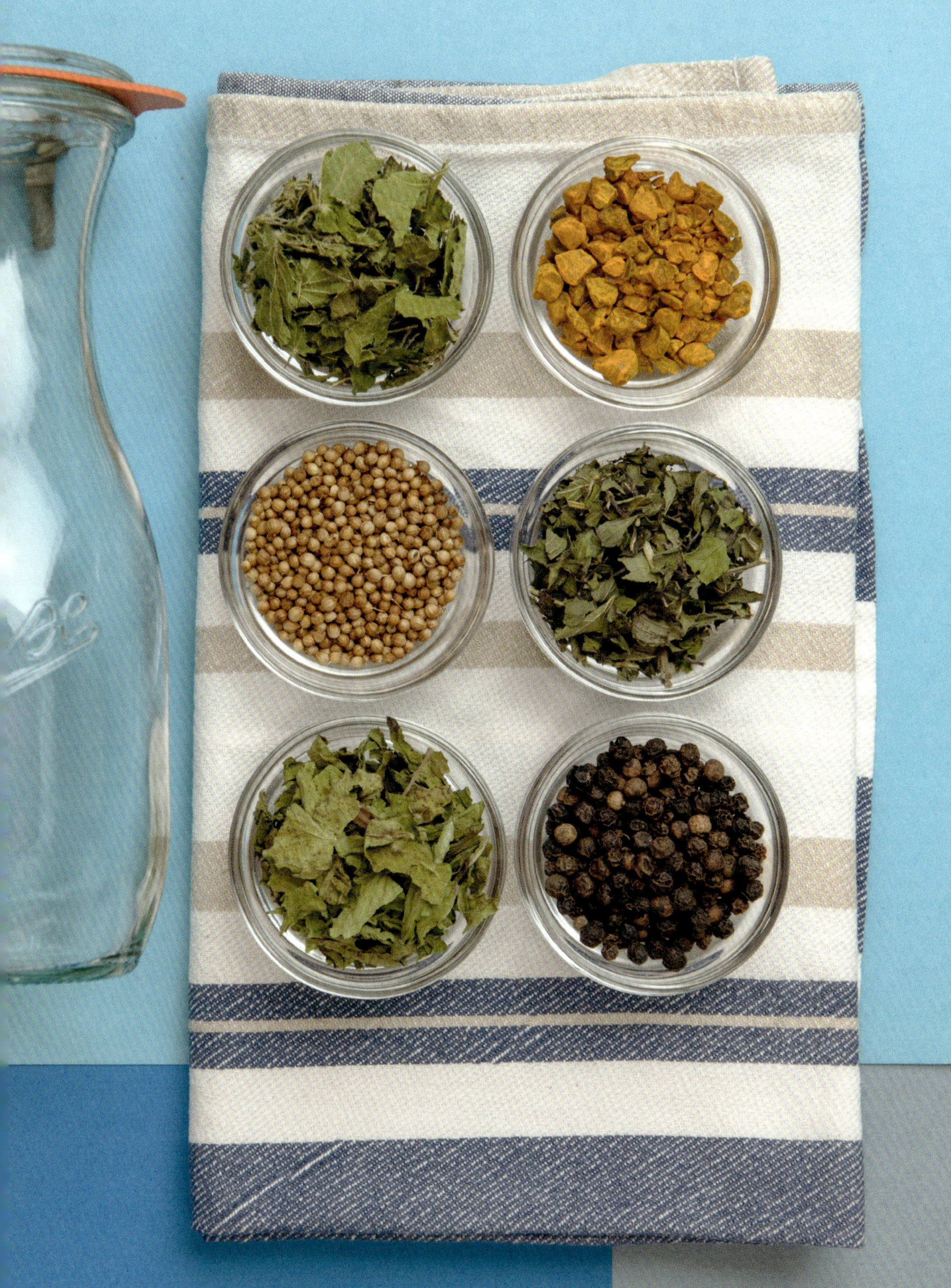

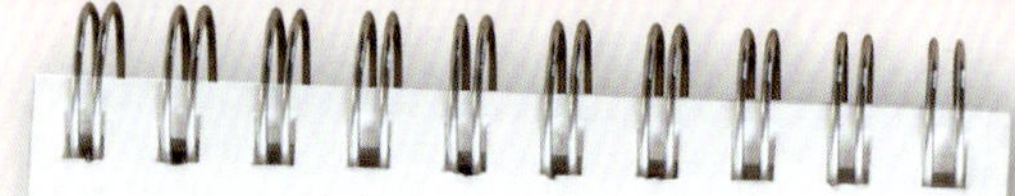

Zur Appetitanregung

Rezeptur:
30 g Hopfen (Zapfen)
30 g Schafgarbe (Blüten)
20 g Zitronenverbene (Blätter)
10 g Waldmeister (Kraut)
10 g Süßholz (geschnitten)

Duft & Geschmack:
grasig bitter & herb würzig

Ziehdauer:

Wer häufig von Appetitlosigkeit heimgesucht wird oder keinen sehnlicheren Wunsch hegt, als endlich zuzunehmen, der sollte die Natur zu seinem engen Verbündeten machen. Bevor man zu künstlichen Hilfsmitteln greift, empfehlen wir, viel lieber auf pflanzliche Wirkstoffe zu setzen. Neben der unglaublichen Kraft, die Teekräuter spenden, regen sie gleichzeitig den Appetit an, unterstützen bei der gesunden Gewichtszunahme und betören mit ihrer ureigenen Aromatik. Da kann man künstliche Hilfsmittel meist unangetastet lassen.

Allgemeines

Ein animierender, leicht süßlicher Duft mit schwach bitteren, herben Noten steigt in die Nase. Eine elegante Würzigkeit gesellt sich dazu, die positiv stimmt und den Gaumen für eine bevorstehende Mahlzeit vorbereitet. Beim Genuss sind kräftig bittere, herbe Töne dominant, eine liebliche Süße kommt hernach hinzu, während eine befeuchtende Wirkung auf die Geschmacksknospen wahrzunehmen ist. Es entsteht ein Gefühl, als würde einem das Wasser im Munde zusammenlaufen. Zum Schluss verbleibt ein kurzer, adstringierender Eindruck.

Kräuter-Steckbrief

- Hopfen, weil er den Appetit anregt und sediert;
- Schafgarbe, um Blähungen und Appetitlosigkeit vorzubeugen;
- Zitronenverbene zur Entkrampfung und Appetitanregung;
- Waldmeister als Duftspender und Helfer gegen Unruhe;
- Süßholz wegen seiner natürlichen Süßkraft.

GENUSS.Tipp

Wir lassen den Heißaufguss gerne abkühlen und genießen das Kräuterpotpourri dann lauwarm. Als Gäste zum Abendessen kamen, haben wir das Gebräu neulich zum spannenden Bitter-Aperitif on the rocks veredelt. Pro Glas – am schönsten sieht es in einem Weißweinglas aus – nimmt man einige Eiswürfel, füllt mit der abgekühlten Kräuterteemischung auf, gießt für einen hübschen Farbakzent einen Schuss Waldmeistersirup hinzu und dekoriert das Getränk mit einigen getrockneten Dolden der Schafgarbe. Mit einem umweltfreundlichen Holzstrohhalm servieren.

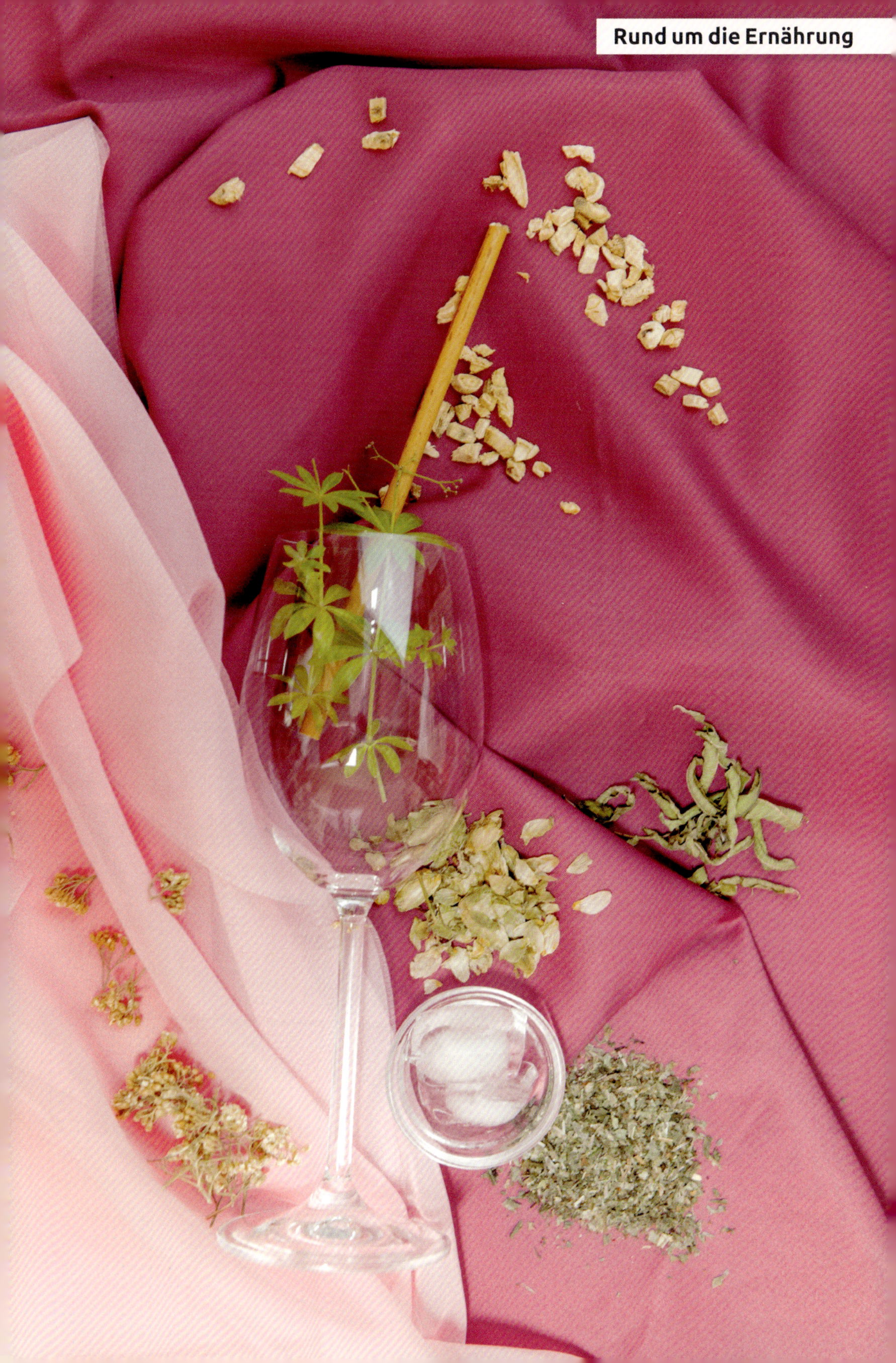

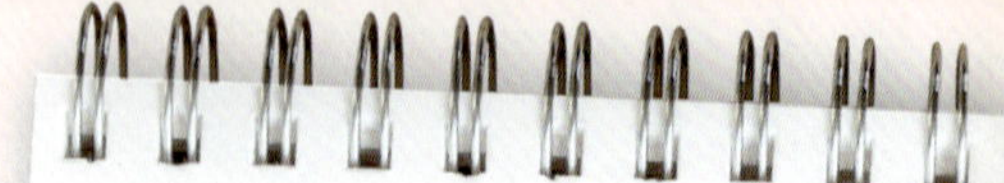

Für den nervösen Darm

Rezeptur:
30 g Heidelbeere (Früchte)
30 g Brombeere (Blätter)
20 g Himbeere (Blätter)
20 g Erdbeere (Blätter)

Duft & Geschmack:
grasig fruchtig weich

Ziehdauer:

Bei Jung und Alt stehen die süßen und säuerlichen Früchte als Naschobst hoch im Kurs. Das Wissen rund um die Verwendung ihrer getrockneten Pflanzenteile, vor allem gegen Durchfall, ist eher weniger bekannt. In der Kindheit, wenn man etwas Falsches gegessen hatte, der Bauch zwickte und die Verdauung völlig durcheinander war, goss Mutter diese Zusammenstellung auf. Während sie von den Heidelbeeren die getrockneten Früchte verwendete, kamen von den anderen Komponenten die getrockneten, teils fermentierten Blätter infrage. Glücklicherweise schmeckte uns die natürliche Medizin immerhin so gut, dass wir die Mischung stets ohne Widerrede tranken. Funktioniert übrigens heute noch bei den eigenen Kindern. Am schönsten ist es aber dann, wenn alles wieder gut ist.

Allgemeines

Der Aufguss verströmt klare und puristische Noten, die eher grasig und ein wenig krautig wirken. Ein genaues Hineinriechen offenbart zusätzlich mild fruchtige, säuerliche Aromen. Am Gaumen setzt sich der gewonnene Primäreindruck fort. Der Gehalt an Gerbstoffen der verwendeten Blätter wird auf der Zunge sehr deutlich und bleibt prägnant. Ergänzend entsteht dennoch eine weiche Anmutung, die für einen angenehmen Nachhall sorgt.

Kräuter-Steckbrief

- Heidelbeere als Vitaminspenderin im Kampf gegen Durchfall;
- Brombeere zur Beruhigung des gesamten Verdauungstraktes;
- Himbeere wegen ihrer kräftigenden Wirkung auf das ganze Immunsystem;
- Erdbeere, um dem Durchfall auf natürliche Art den Garaus zu machen.

GENUSS.Tipp

Unglaublich, aber wahr – diese Kräuterteemischung kann auch eine tolle Basis für eine gesunde, erfrischende Kräuterfruchtbowle für Groß und Klein an heißen Sommertagen sein. Dazu gießt man den erkalteten Tee mit der gleichen Menge des Lieblingsfruchtsaftes auf, wir mögen besonders Johannisbeere. Nach Geschmack fügt man einige Hände voll frischer Beeren und Früchte hinzu. Eisgekühlt und mit bunten Schirmchen dekoriert, taugt die Bowle sogar als Partygetränk.

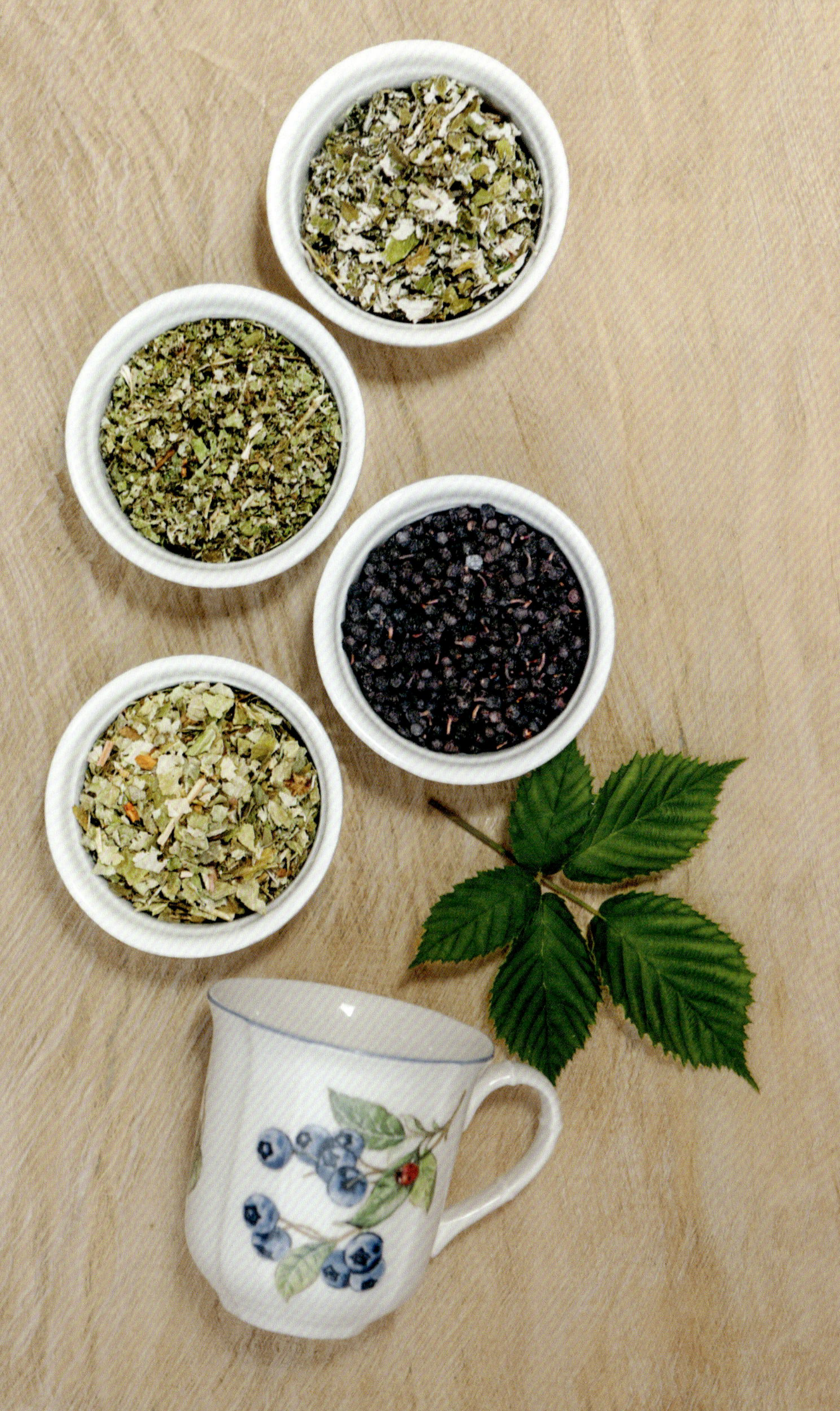

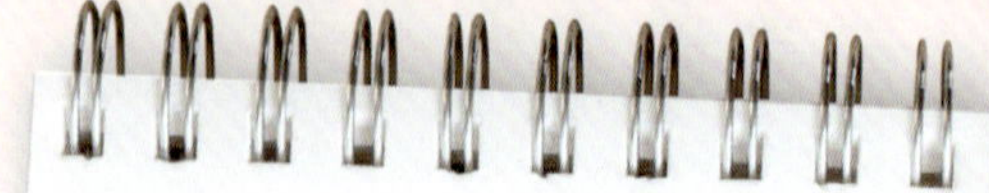

Bye, bye Kater

Rezeptur:
30 g Bohnenkraut (Blätter)
30 g Orange (Schale)
20 g Lorbeer (Blätter)
20 g Lavendel (Blüten)

Duft & Geschmack:
würzig fruchtig ätherisch

Ziehdauer:

Manchmal findet ausgelassenes Feiern mit einem Zuviel an Alkohol am folgenden Tag eine unerwünschte Fortsetzung: Ein Kater ist da. Wenn der Kopf schwer, das Mundgefühl schal und der Verdauungstrakt einfach überbeansprucht ist, schreit der gesamte, überforderte Organismus nach Hilfe. Abgesehen von ausreichend Schlaf, maßvoller, körperlicher Betätigung oder Bewegung im Freien, um Frischluft zu tanken, leistet diese wohl abgestimmte Kräuterteemischung gute Dienste. Der Körper wird dabei unterstützt, die Reste des Alkohols rascher abzutransportieren, der Kopf wird wieder klar, und es kehrt merklich Ruhe in Magen und Darm ein. Schon bald findet man in sein persönliches Gleichgewicht zurück und fühlt sich wieder gestärkt.

Allgemeines

Das wohltuende Kräuterquartett punktet, dank Lavendel, mit einer kräftigen, ätherischen Blumennote, die stimulierend auf alle Sinne wirkt. Eine animierende Würzigkeit durch Lorbeer und Bohnenkraut steigt in die Nase. Gleich im Anschluss gesellen sich fruchtige Akzente der Orange dazu. Beim schluckweisen Genuss präsentiert sich eine spannende Vielschichtigkeit, die den Gaumen mit herben Tönen über säuerliche Wahrnehmungen bis hin zu einem vollmundigen Finale abwechslungsreich bespielt.

Kräuter-Steckbrief

- Bohnenkraut als Erste Hilfe gegen Erbrechen und Koliken;
- Orange zur Vitalisierung des Organismus durch Vitamin C;
- Lorbeer wegen seiner ätherischen Kraft bei stockender Verdauung;
- Lavendel als duftender Ruhespender für Magen und Darm.

GENUSS.Tipp

Wir fügen dieser Kräuterteemischung gerne einen Löffel unseres Lieblingshonigs hinzu und ergänzen das Ganze schließlich um frisch gepressten Orangensaft nach Geschmack. Durch die vorteilhaften Wirkstoffe von Honig und frischem Presssaft erhält das Getränk zusätzliche erfrischende und süßlich-säuerliche Komponenten. So wird der stark überforderte Körper rascher beruhigt, und alle Lebensgeister können schön langsam wiederauferstehen.

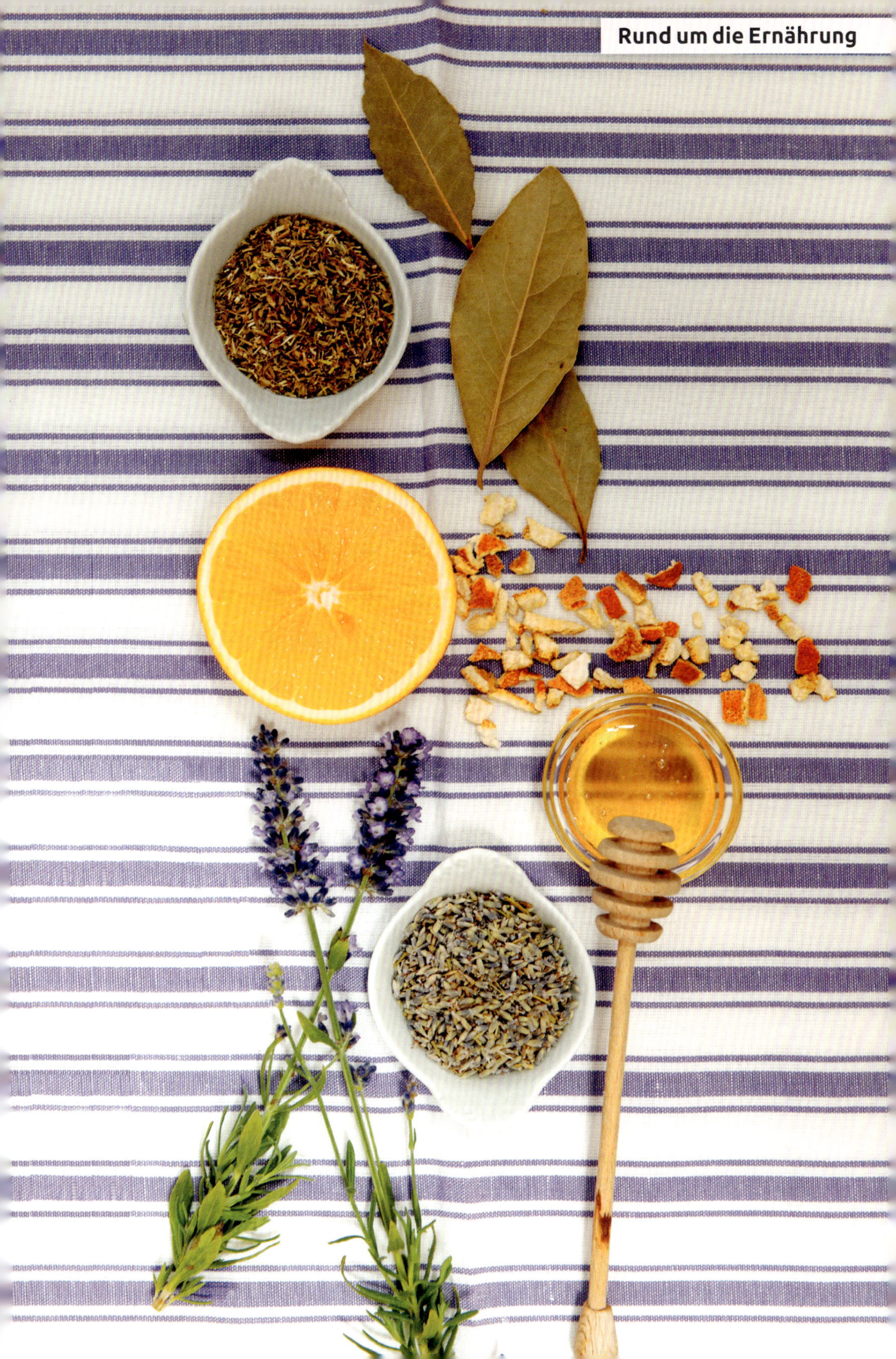

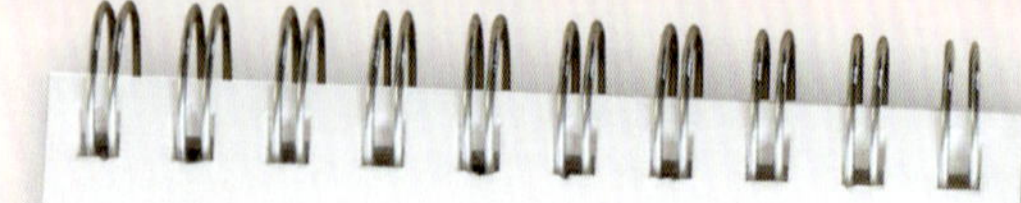

Zwick, zwack, okay!

Rezeptur:
30 g Malve (Blüten und Blätter)
30 g Apfelminze (Blätter)
10 g Ackerveilchen (Blüten)
10 g Kümmel (Früchte, ganz)
10 g Anis (Früchte, ganz)
10 g Fenchel (Früchte, ganz)

Duft & Geschmack:
süß ätherisch blumig

Ziehdauer:

Wackersteine oder Luft im Bauch? Wenn alles zwickt oder die Verdauung träge ist und stockt, dann braucht es rasch Abhilfe. Wie gut, dass die Natur so einige Kräutlein parat hält, die im Nu wieder für mehr Leichtigkeit und Unbeschwertheit sorgen. Mit milden Tees aus Anis, Fenchel und Kümmel sind wir selbst aufgewachsen. Genau auf dieser Basis kreierten wir Jahre später für unsere eigenen Kinder diese fein abgestimmte Mischung. Durch die Malve erfährt die einst recht puristische Urmischung eine noch perfektere Abrundung. Und dank Stiefmütterchen und Apfelminze bekommt sie eine willkommene geschmackliche Aufwertung, sodass auch gerne und freiwillig ein zweites Tässchen davon getrunken wird. Umso schneller ist im Bauch wieder alles im Lot.

Allgemeines

Der Teetasse entkommen an Lakritze erinnernde Aromen, die gleichermaßen süßlich und erdig ausgeprägt sind. Eine intensive Würzigkeit wie von Gewürznelken macht sich breit, gefolgt von säuerlichen Zitronennoten. Ein zarter blumiger Duft rundet das Geruchserlebnis ab. Beim Genuss stellt sich die Mischung kompakt, weich und mit vollem Körper dar. Die Geschmackspapillen nehmen süße Akzente wahr, im Abgang wirken süßlich-herbe Töne von Malve und Fenchel nach.

Kräuter-Steckbrief

- Malve zur Linderung eines gereizten Magens oder Darms;
- Apfelminze gegen schmerzenden und verdorbenen Magen;
- Ackerveilchen, um den Stoffwechsel anzuregen;
- Kümmel aufgrund seiner entblähenden und entkrampfenden Wirkung;
- Anis als Krampflöser im Verdauungstrakt;
- Fenchel, weil er beruhigt und entkrampft.

GENUSS.Tipp

Nach Verabreichung dieses Tees sollte man dem Körper viel Ruhe gönnen und die beleidigte Bauchregion warmhalten – umso schneller funktioniert die Regeneration. Daher machen wir uns am liebsten ergänzend eine Wärmeflasche und begeben uns Richtung Schlafstätte. Nach einer guten Mütze voll Schlaf sieht die Welt am nächsten Morgen meistens schon viel rosiger aus.

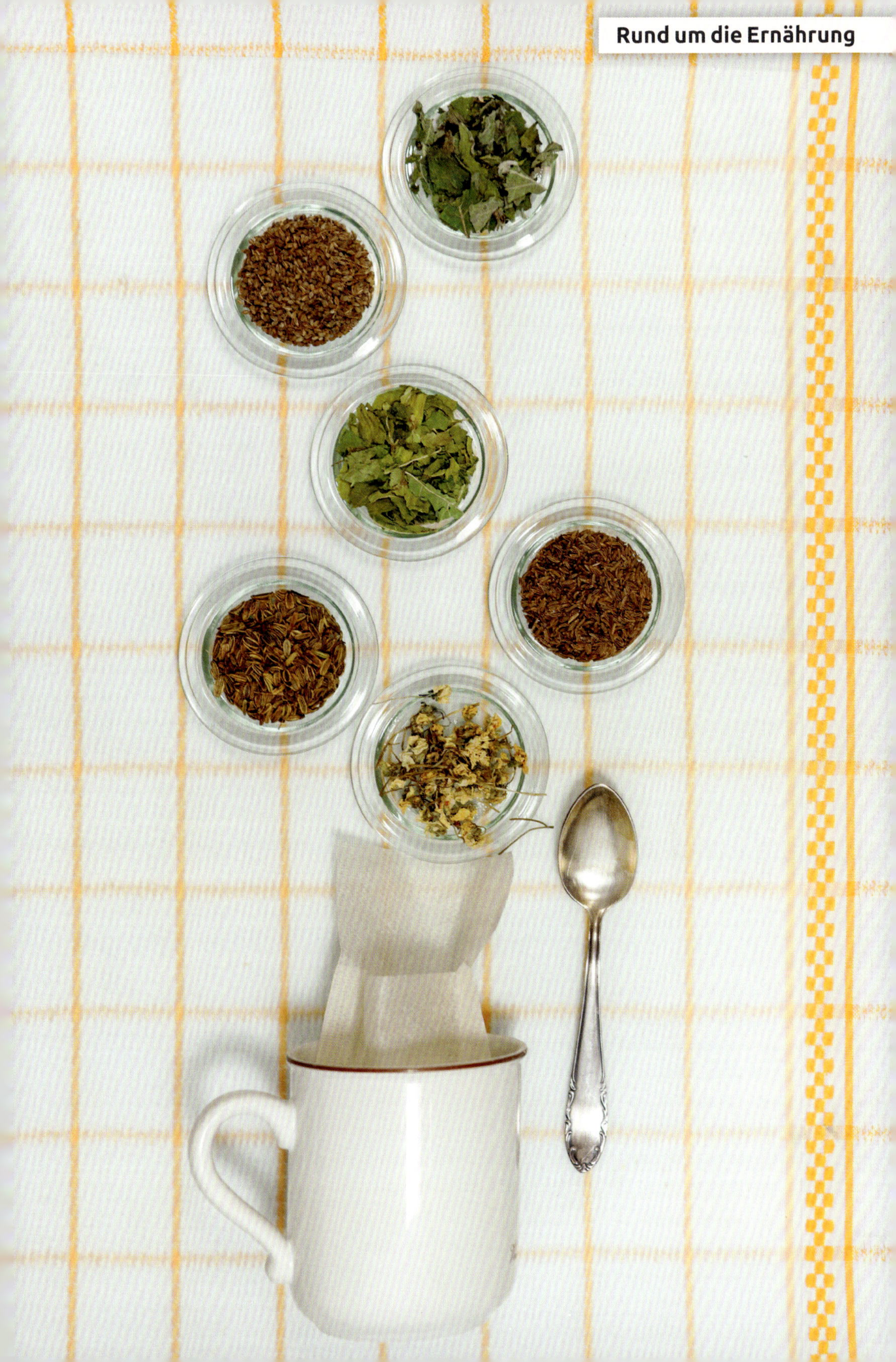

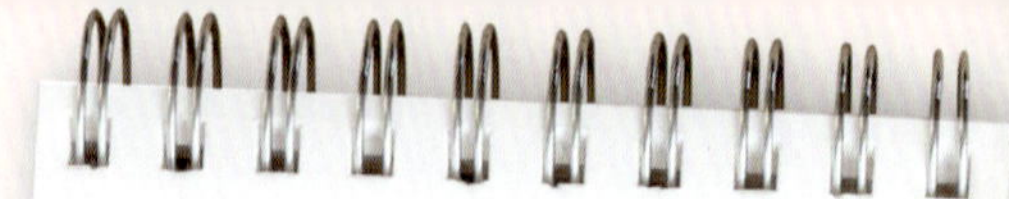

Gut verdaut, ist halb gewonnen

Rezeptur:
30 g Kamille (Blüten)
30 g Griechischer Bergtee (Kraut)
20 g Liebstöckel (Blätter)
10 g Zitrone (Schale)
10 g Orange (Schale)

Duft & Geschmack:
würzig warm süß

Ziehdauer:

Ein opulentes Essen, Mahlzeiten zu später Stunde oder auch die hastige Nahrungsaufnahme unter Stress können Gründe sein, weshalb der Körper streikt. Übelkeit und Völlegefühl plagen, und eine rasche Abhilfe ist hocherwünscht. Oma Gerda schwor in solchen Fällen immer auf Kamillentee pur, Oma Bettis Geheimwaffe war der Liebstöckel. Und dann lernten wir auf einer ägäischen Insel das Wundermittel gegen und für so gut wie alles kennen, den Griechischen Bergtee. Unter Beigabe je eines Quäntchens Zitrone und Orange war schließlich unsere Lieblingsmischung geboren: Gut verdaut, ist halb gewonnen. Die Mischung hilft zuverlässig bei allen Problemchen rund um Bauch und Verdauung.

Allgemeines

Die hilfreiche Kräutermischung punktet mit einer markant-würzigen, wärmend anmutenden Aromatik. Der mediterrane Einschlag durch den Bergtee paart sich außerordentlich gut mit den sellerieartigen Tönen des Liebstöckels. Unterstützt von Zitrone und Orange, entsteht dadurch ein Gefühl der Erfrischung, das erleichternd anmutet. Auf der Zunge entfalten sich zusätzlich die duftigen, süßlichen Komponenten der Kamille, die augenblicklich als beruhigend und besänftigend empfunden werden. Resümierend lässt sich die Komposition als äußerst angenehm, weich, vollmundig und wohltuend beschreiben.

Kräuter-Steckbrief

- Kamille gegen Bauchschmerz und Magenweh;
- Griechischer Bergtee für eine Beruhigung der Verdauung und zum Abschalten;
- Liebstöckel als Ruhestifter im Magen und zur Anregung der Magensäfte;
- Zitrone, damit Sodbrennen, Übelkeit und Verstopfung keine Chance haben;
- Orange, um einen ruhigen, erholsamen Schlaf zu fördern.

GENUSS.Tipp

Die duftende Wirkung dieser Kräuterteemischung lässt sich noch steigern. Dazu vermischt man einen Tropfen ätherisches Orangenöl entweder mit Honig oder Sirup, zum Beispiel von der Agave, oder – wer nicht süßen mag – mit einem Schuss Zitronensaft und rührt dies nun in den fertigen Kräutertee ein. Intensiviert das köstliche Dufterlebnis und beschwingt Geist und Körper.

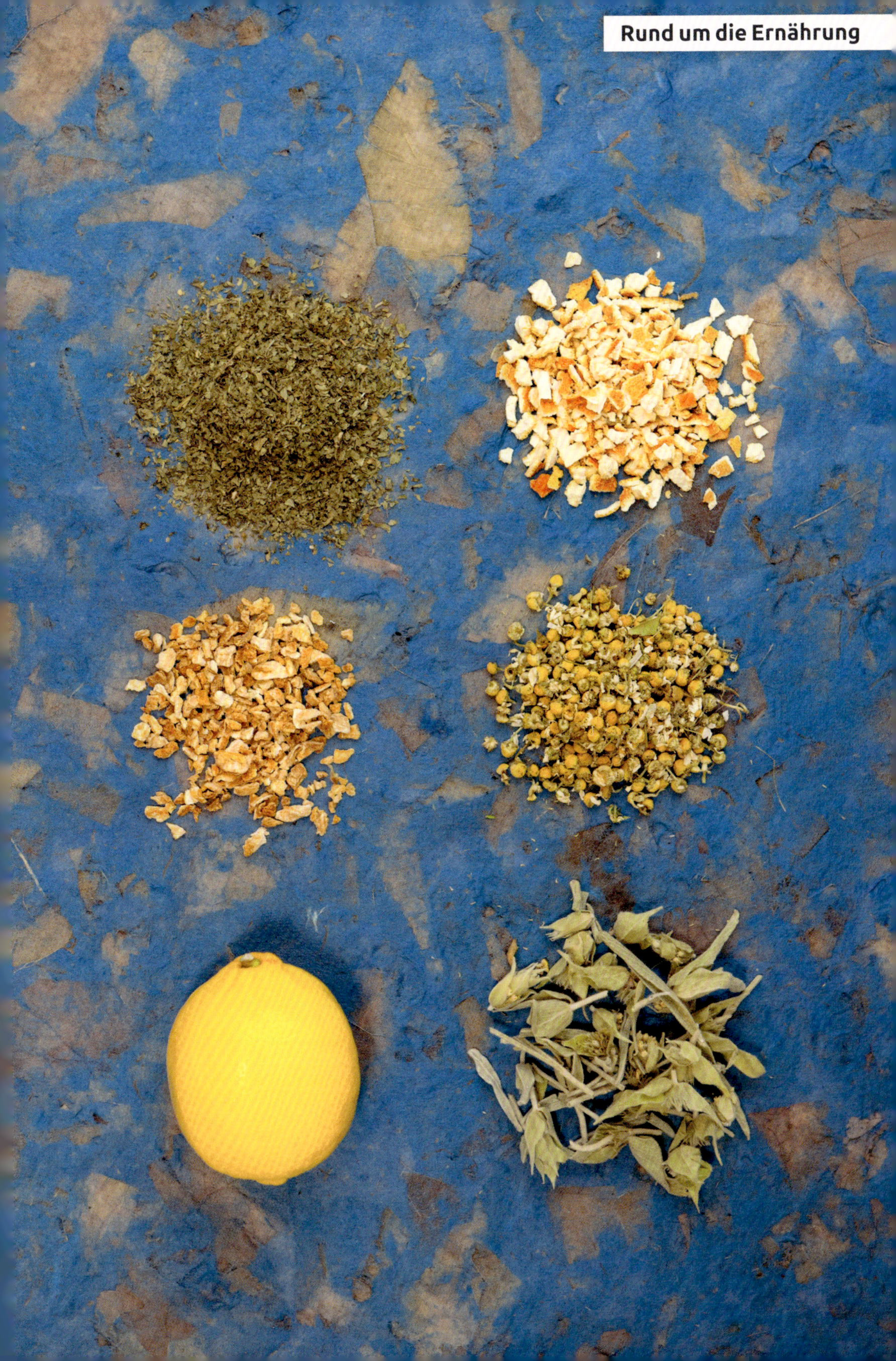

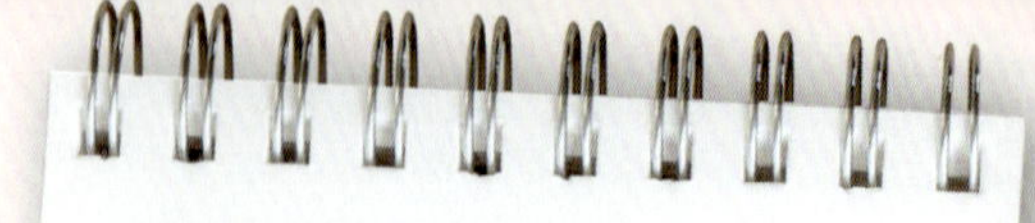

Pipi gut, alles gut

Rezeptur:
20 g Brennnessel (Blätter)
20 g Löwenzahn (Blätter)
20 g Schwarze Johannisbeere (Blätter)
20 g Hagebutte (Früchte, geschnitten)
10 g Birke (Blätter)
10 g Brombeere (Blätter)

Duft & Geschmack:
krautig herb süß

Ziehdauer:

Eigentlich hofft man ja, ihn nicht oft zu benötigen – denn Blasentee, das klingt leider schon nach Kranksein, Wehwehchen und Unwohlsein. Damit die unliebsame Situation möglichst positiv in Erinnerung bleibt, haben wir unsere Teemischung rund um aromatisch spannende und gefällige Heilkräuter aufgebaut. So sind die unverzichtbaren natürlichen Helfer bei jeglichem Blasenleid – Brennnessel, Löwenzahn oder Birke – in guter Gesellschaft, und ihre Verabreichung wird zum positiven Erlebnis. Denn Wirksamkeit und Wohlgeschmack dürfen ruhig Hand in Hand gehen, finden wir.

Allgemeines

Zart-krautig und leicht süßlich tritt der Charakter dieser Kräuterteemischung in Erscheinung. Die Nase nimmt dezent bittere Töne wahr, eine entfernte Fruchtigkeit versucht, sich durchzusetzen. Ein puristischer, geradliniger Eindruck macht sich breit. Am Gaumen wirkt der Aufguss speichelfördernd, leicht herbe Akzente von Löwenzahn, Birke und Brennnessel spielen herein. Der Anteil der Birke sollte mengenmäßig daher nie übertrieben werden. Schwach fruchtige Noten von Brom- und Schwarzer Johannisbeere sowie die erfrischenden, säuerlichen Eigenschaften kommen im Abgang durch.

Kräuter-Steckbrief

- Brennnessel, weil sie den Stoffwechsel und die Harnproduktion anregt;
- Löwenzahn, um böse Schlacken abzutransportieren;
- Schwarze Johannisbeere zur Durchspülung der Harnwege;
- Hagebutte, damit Infekten vorgebeugt wird;
- Birke wegen ihrer Wirkung gegen Nieren- und Blasenbeschwerden;
- Brombeere als Rundumtalent zur innerlichen Kräftigung.

GENUSS.Tipp

Die Kräuterkombination wirkt auch Wunder, um nach dem Winter ein paar Kilo leichter zu werden. Da wir persönlich tendenziell mehr Flüssigkeit zu uns nehmen, wenn wir unseren Kräutertee maximal lauwarm genießen, empfehlen wir den Aufguss zwar heiß zuzubereiten, jedoch nach dem Abseihen auf die individuell optimale Trinktemperatur abkühlen zu lassen. Man kann sich auch gleich eine größere Menge auf einmal zubereiten, sodass man das Abnehmelixier jederzeit parat hat.

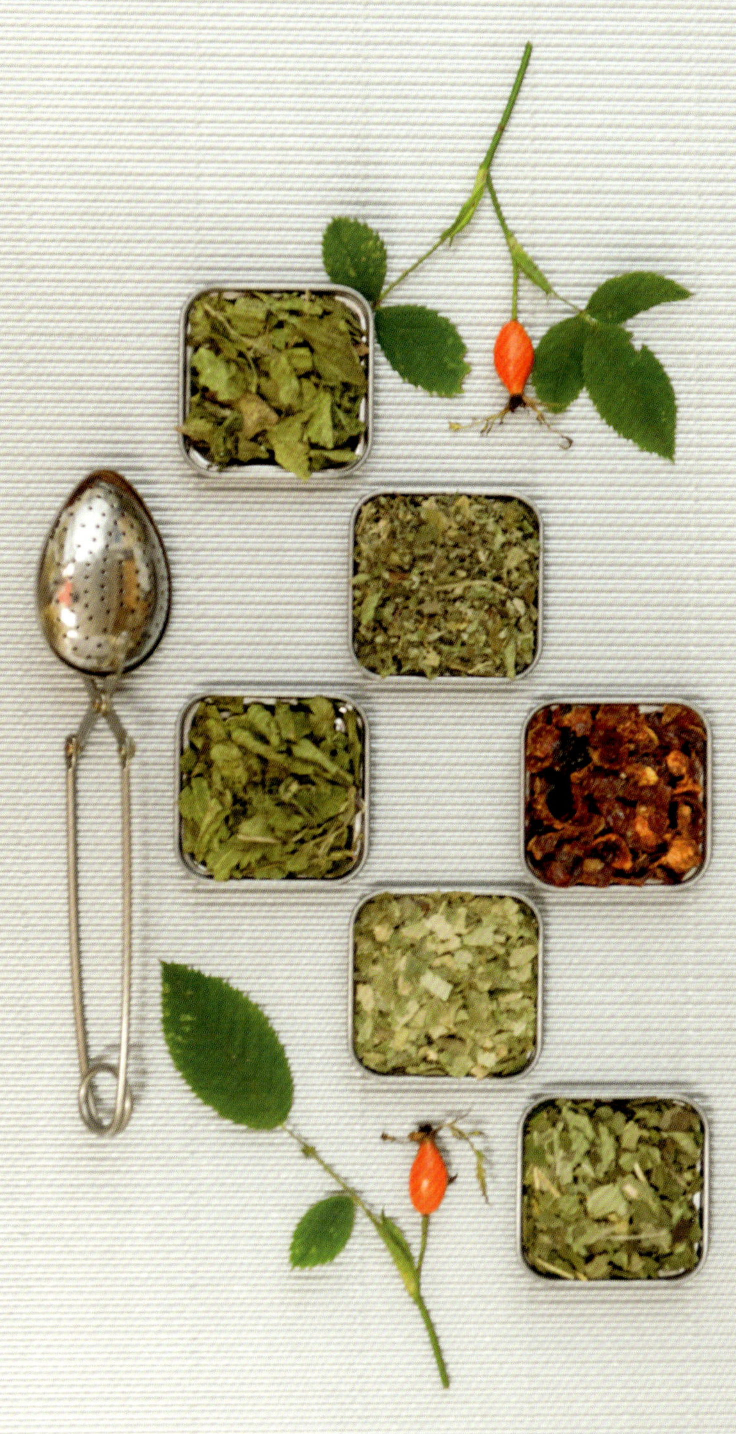

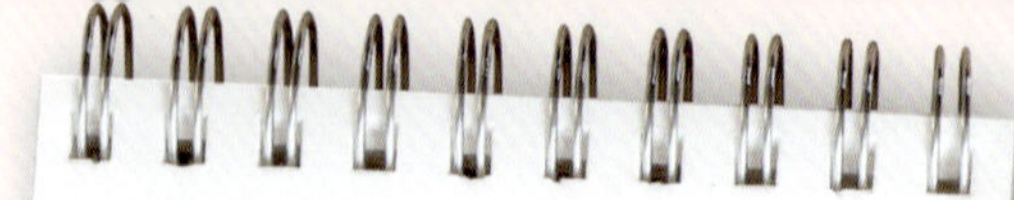

Kräuterkaffee 4.0

Rezeptur:
50 g Gänseblümchen (Blüten)
10 g Zimt (gemahlen)
10 g Kardamom (Kapseln, ganz)
10 g Gewürznelke (ganz oder gemahlen)
10 g Ingwer (Wurzel, geschnitten)
10 g Schwarztee (Blätter, geschnitten)

Duft & Geschmack:
würzig süß exotisch

Ziehdauer:

Für die meisten Jausengenießer, wir sprechen von Mitteleuropa, ist Kaffee seit Langem das klassische Begleitgetränk zur Mehlspeise. Uns Kindern haben die Omas bei der Gelegenheit früher oft Getreidekaffee zubereitet. Weil unser Nachwuchs diesem Kaffeeersatz aber leider nichts abgewinnen konnte, war Kreativität gefragt. Mit Hilfe des beliebten Gänseblümchens und eines kindertauglichen Gewürzmixes war unser Kräuterkaffee 4.0 geboren. Der schmeckt so fein, dass er nicht nur die Jugend begeistert, sondern Eltern genauso gerne eine Tasse davon genießen. Ausprobieren und selbst überzeugen.

Allgemeines

In der Nase breiten sich klar und deutlich chaiartige Aromen aus. Das ist den kräftigen Gewürzen in dieser Teemischung geschuldet. Das Gänseblümchen sorgt jedoch dafür, dass diese nicht zu dominant geraten, was nämlich gerade für junge Teetrinker sonst zu intensiv geraten könnte. Ein schwach brennender Ton von Ingwer wird ebenfalls soweit abgemildert, dass das Geruchserlebnis Lust auf Mehr macht. Beim Trinken stellen sich die nussigen Töne des Gänseblümens neben die unterschiedlichen süßen sowie leicht herben Aromen der anderen Bestandteile.

Kräuter-Steckbrief

- Gänseblümchen als nussiger Geschmacksbeitrag und blumiger Favorit vieler Kinder;
- Zimt, weil er warm und weich und wohlig schmeckt;
- Kardamom wegen seiner anregenden und positiven Wirkung auf den Geist;
- Gewürznelken, um auf würzige Art zu beruhigen;
- Ingwer, damit er Wärme und Energie in den Körper bringt;
- Schwarztee aufgrund seines belebenden Charakters.

GENUSS.Tipp

Bevor die Kräuter abgemischt werden, sollten Kardamom und Gewürznelken im Mörser etwas zerkleinert werden. Ansonsten macht sich unsere nachmittagstaugliche, chaiartige Teemischung am besten leicht gesüßt mit etwas Rohrzucker oder Honig. Noch edler und eleganter wird das Ganze, verfeinert man das Heißgetränk mit aufgeschäumter Milch. Ein wenig Zimtpulver auf das Schaumhäubchen gestreut, und ein waschechtes Jausengetränk, das Jung und Alt überzeugt, ist im Handumdrehen fertig.

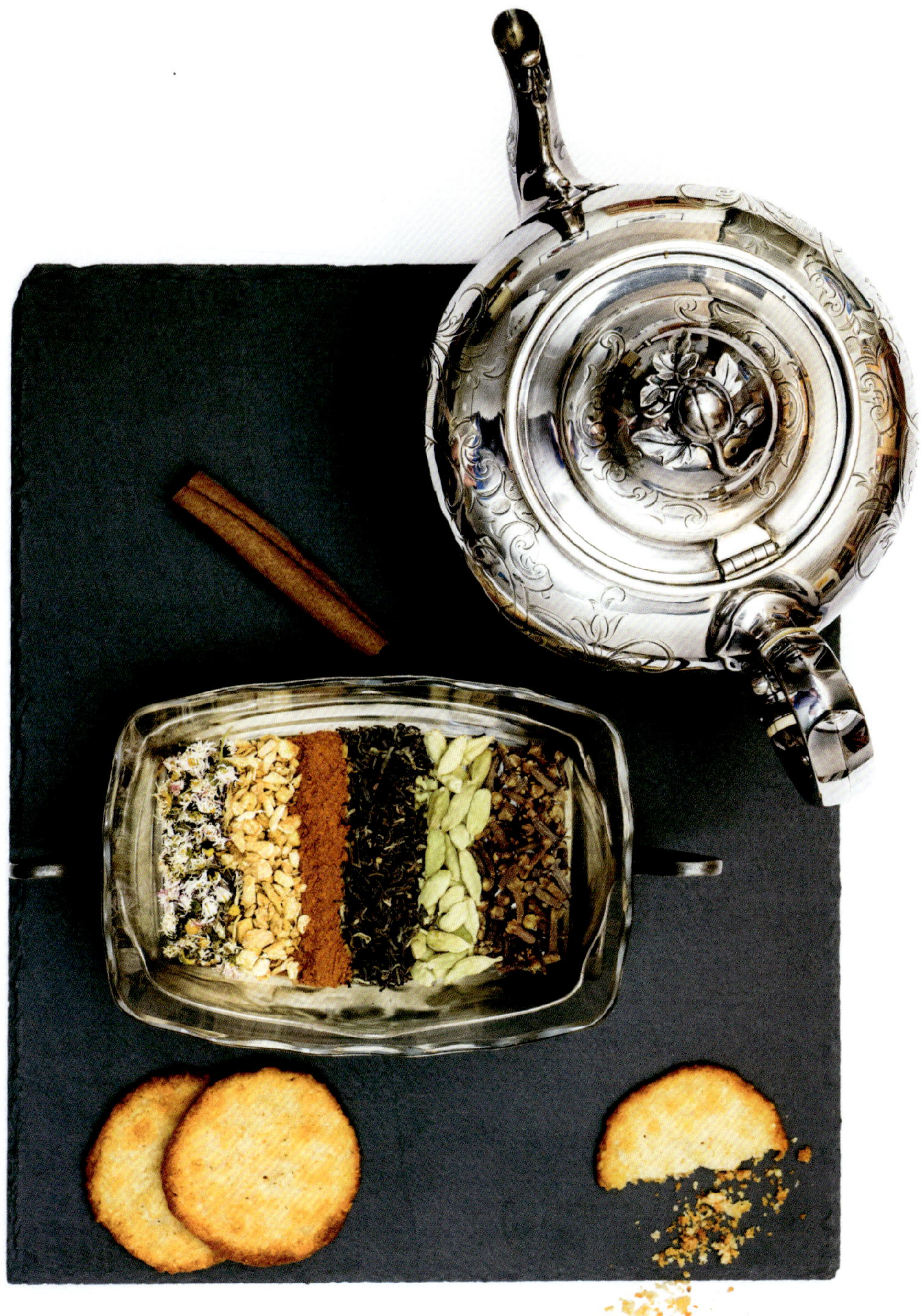

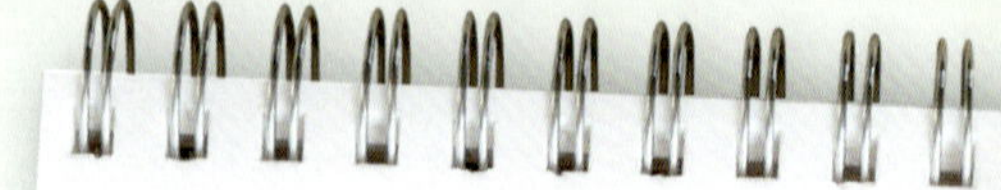

Für strotzende Kraft

Rezeptur:
30 g Apfel (Schale)
20 g Himbeere (Früchte)
20 g Hibiskus (Blüten)
20 g Orange (Schale)
10 g Guaraná (Pulver)

Duft & Geschmack:
fruchtig säuerlich herb

Quellzeit (kalt):

Aus den Tiefen des Amazonasgebietes brachten uns gute Freunde einst das sagenhafte Guaranápulver mit. Unbeschreiblich in der Power, wenig aufregend im Geschmack und ungewöhnlich anders in der Zubereitung, verglichen mit anderen pflanzlichen Teebestandteilen. Denn von Einheimischen wird das Pulver in fertige Getränke einfach eingerührt. So stellten auch wir uns vorerst eine köstlich-fruchtige Kräuterteemischung zusammen, der der pflanzliche Wachmacher aus Südamerika wunderbar hinzugefügt werden kann. Auch aromatechnisch bindet er sich so äußerst gefällig ein. Von der Dosis her genügt uns persönlich die angegebene Menge des natürlichen Kraftspenders – wer aber mehr vorhat, kann die Menge selbstverständlich individuell erhöhen.

Allgemeines

Ein Früchtetee wie aus dem Bilderbuch – so der erste Eindruck in der Nase, sobald man in die fertige Mischung hineinriecht. Feine fruchtige Töne von Apfel und Himbeere harmonieren mit den frisch-säuerlichen Noten von Orange und Hibiskus, erweitert um einen marzipanartigen Bitterton, der von Guaraná ausgeht. Am Gaumen überwiegt eine herbe, raue, fast betäubend wirkende Wahrnehmung, ein schwach süßlicher Nachhall verbleibt im Finale.

Kräuter-Steckbrief

- Apfel für eine Anregung des Stoffwechsels und viel Aroma;
- Himbeere, um mit ihrer Fruchtigkeit das Immunsystem anzuregen und zu stärken;
- Hibiskus wegen seiner wunderbaren, farbgebenden Eigenschaften;
- Orange als perfekter, gesunder Vitaminspender;
- Guaraná, weil es das natürlichste, koffeinhaltige Kraut des Menschen ist.

GENUSS.Tipp

Die Zubereitung dieser Familienteemischung unterscheidet sich von jener der anderen Kompositionen. Man mischt nämlich im Vorfeld alle getrockneten Zutaten, außer Guaraná, zusammen. Bis zum Konsum bewahrt man diese in einem luftdicht verschlossenen Gefäß an einem dunklen Ort auf. Ist der Genussmoment gekommen, setzt man neun Gramm der fertigen Mischung mit einem Gramm Guaranápulver als Kaltauszug mit einem Liter Wasser an. Nach einer Quellzeit vom mindestens 30 Minuten seiht man den Auszug ab und kann ihn nach Bedarf süßen oder auch on the rocks mit Eiswürfeln genießen.

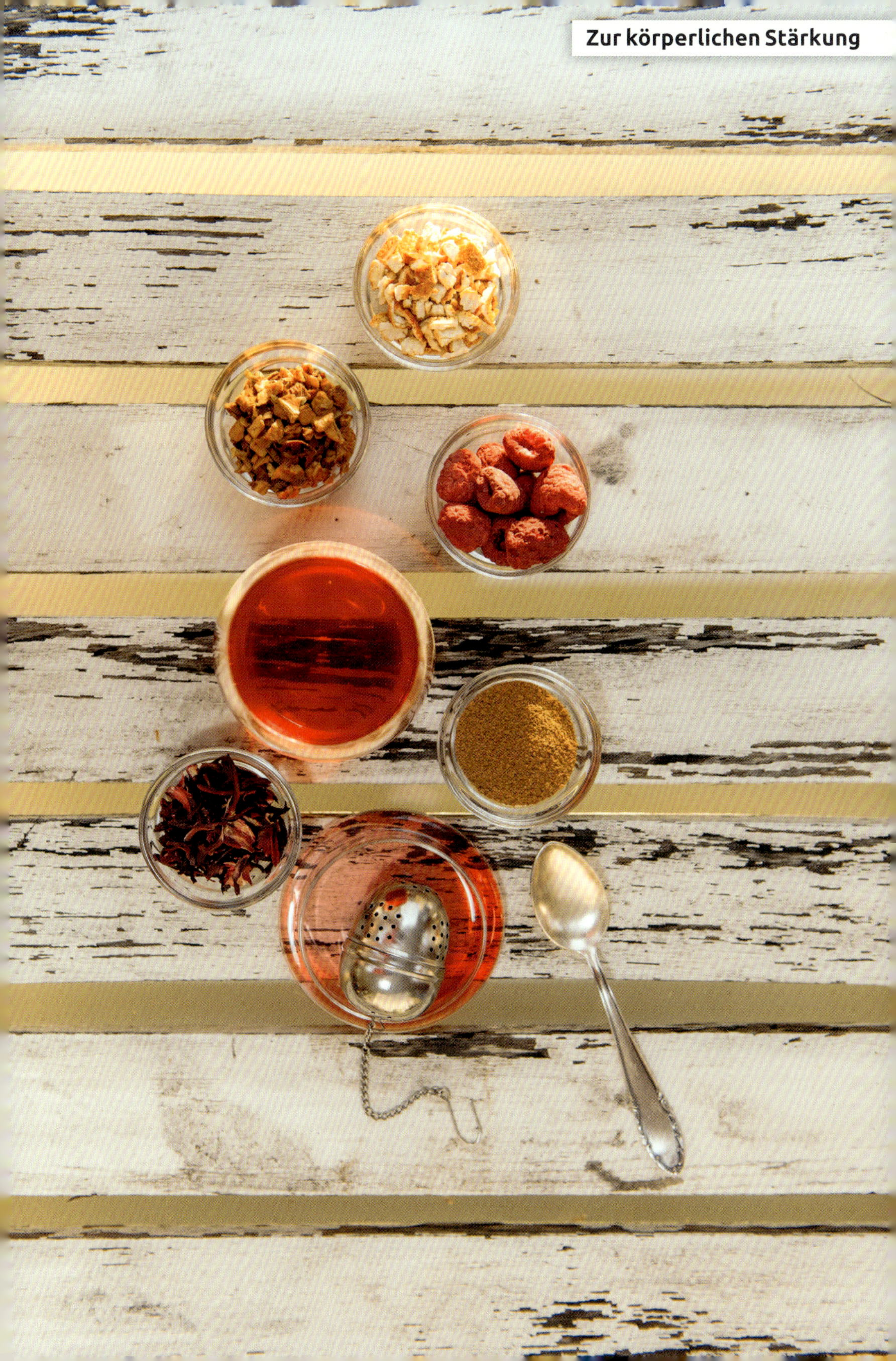

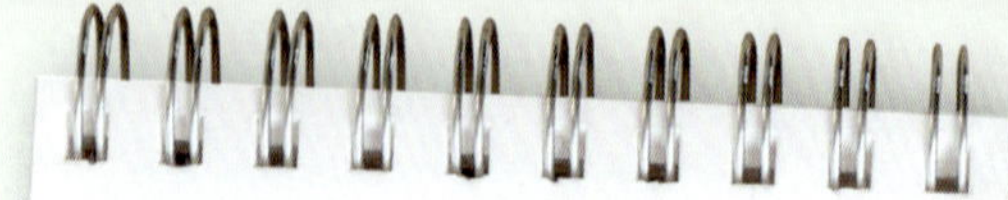

Sprudelnde Energie

Rezeptur:
20 g Mate (Blätter)
20 g Hagebutte (Früchte, geschnitten)
20 g Rosenblüten (Blüten und Knospen)
20 g Kamille (Blüten)
20 g Kardamom (Kapseln, ganz)

Duft & Geschmack:
blumig herb würzig

Ziehdauer:

Wenn einmal die Luft heraußen ist, man sich rundherum unwohl fühlt und der Körper mehr Power benötigt, dann lieben wir diese Mischung unserer Familie. Von den Ureinwohnern Südamerikas haben wir uns das großartige Mate abgeschaut. So sehr sein eigenwilliger Geschmack für uns anfangs gewöhnungsbedürftig war, so perfekt präsentiert sich das Urgewächs in dieser Komposition. Und inzwischen sind wir ohnehin buchstäblich süchtig nach Mate, ist es doch Garant dafür, dass wir nach einer Tasse wieder voller Tatendrang sind. Her mit den Herausforderungen des Alltags und Danke, Mate, dass es dich gibt.

Allgemeines

Fast fühlt sich die Nase in einen Flipperautomaten versetzt, denn der Wahrnehmungsbogen spannt sich von betörend-blumigen Einflüssen der Rose über die an Kampfer und Bitterorange erinnernden Züge des Kardamom bis zu dichten, grasigen und gleichzeitig röstig-süßen Komponenten von Mate. Am Gaumen erstaunt ein im Geruch nicht wahrnehmbarer herber, bei längerem Ziehen von Mate als angegeben, fast bitterer Ton. Grasige, süßliche und weiche Kräuternoten treten hinzu. Das finale Geschmacksbild ist vollmundig und rund.

Kräuter-Steckbrief

- Mate für die Wiederbelebung der körperlichen und geistigen Fitness;
- Hagebutte zur Stärkung des Immunsystems und zum Aufbau von Abwehrkräften;
- Rosenblüten als duftiger Nervenstärker;
- Kamille, um Bakterien auszutreiben und von innen zu kräftigen;
- Kardamom, damit die Stimmung gehoben und die Gedächtnisleistung verbessert wird.

GENUSS.Tipp

Damit man aromatisch das Optimum herausholt, empfehlen wir, unmittelbar vor dem Aufguss die geplante Menge der trockenen Kräutermischung leicht anzumörsern. Vor allem die enthaltenen, getrockneten Rosenblüten sowie die Kardamomkapseln danken es mit der Entfaltung ihres vollständigen geschmacklichen Spektrums, sodass schon der Geruch der aufgegossenen Teemischung einen energetisierenden Effekt auf die menschlichen Sinne ausübt.

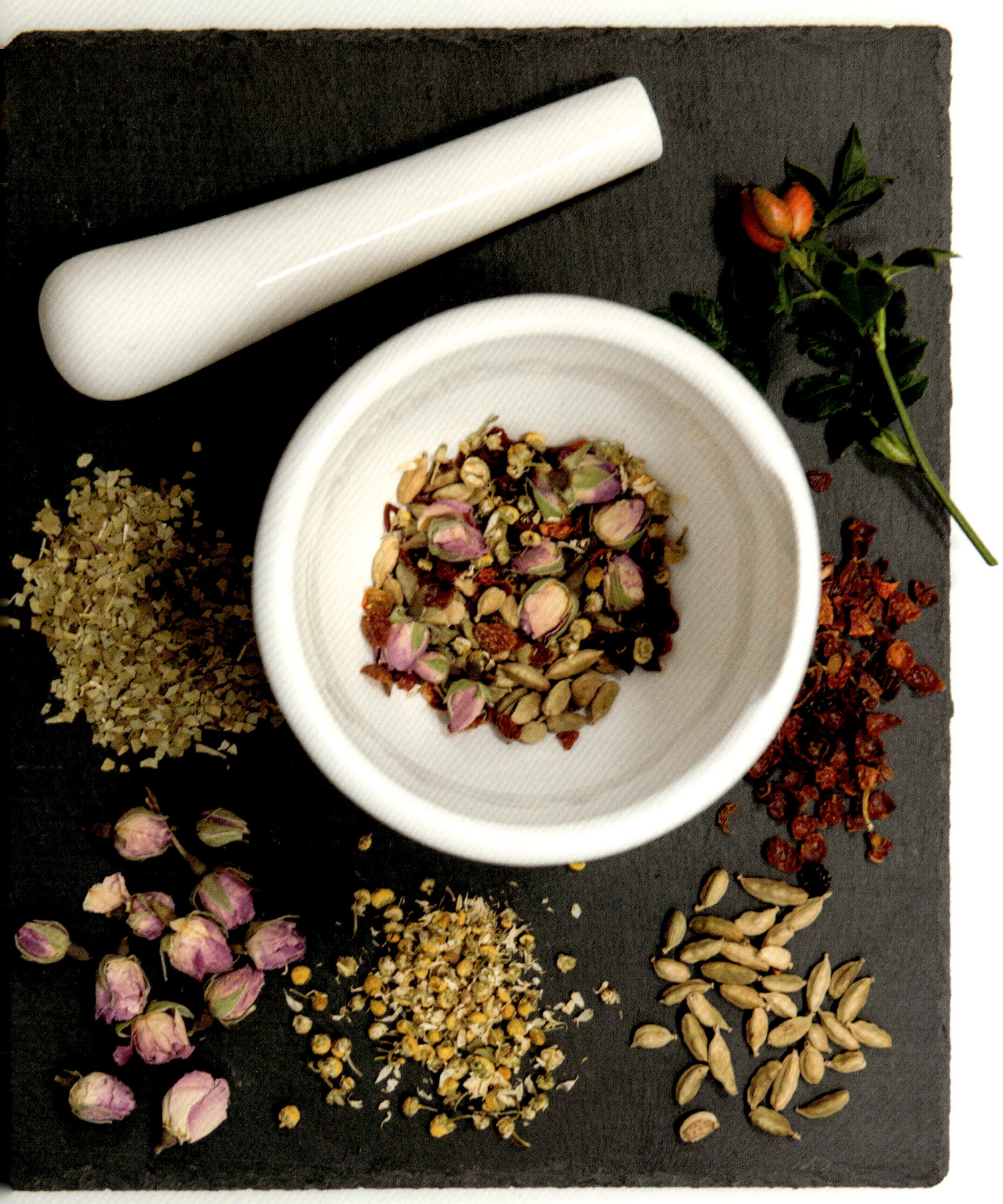

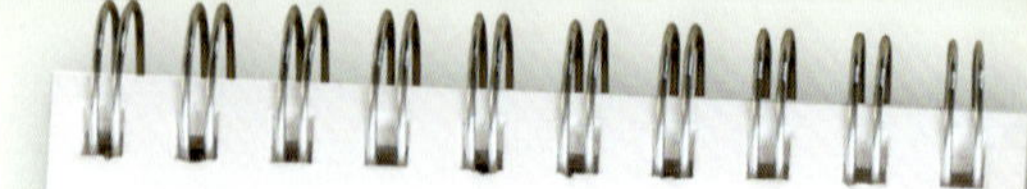

Zum Gesundbleiben

Rezeptur:
50 g Mädesüß (Blüten und Blätter)
20 g Holunder (Blüten)
20 g Orange (Schale)
10 g Lemongrass (Blätter mit Halmen)

Duft & Geschmack:
süß fruchtig säuerlich

Ziehdauer:

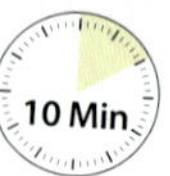

Alljährlich steht sie uns ins Haus: die Erkältungszeit. Um unseren Körper bestmöglich vorzubereiten und für diese anstrengende Phase zu kräftigen, greifen wir gerne in unsere Naturapotheke und mischen uns diesen Kräutertee. Ein angenehmer, feiner Geschmack ist dabei genauso essentiell, wie die zuverlässige Wirkung des Gebräus erforderlich ist. Schon oft hat uns die Mixtur gut durch die kalte Jahreszeit gebracht. Auch unseren Kindern verabreichen wir den Aufguss immer wieder gerne, sind doch alle Bestandteile pure Natur und stärken auch ihre Widerstandsfähigkeit. Einem bedenkenlosen Genuss durch die ganze Familie steht also nichts im Wege.

Allgemeines

In puncto Geruch stehen die Aromen von Mädesüß nicht nur wegen des mengenmäßigen Überhangs im Vordergrund. Das uralte Heilkraut vereinnahmt mit seinen durchdringend honig- bis bittermandelartigen Noten, begleitet von einem Hauch Vanille. Dazu harmonieren die intensiven, süßlichen Akzente von Holunder wunderbar. Für würzige Exotik sorgt Lemongrass, erweitert um die fruchtigen Komponenten der in unserer Familie sehr beliebten Orange. Das Gaumenspiel ist in einer Aromenwelt zwischen süß und säuerlich zu Hause, wohl ein weiterer Grund, weshalb unser Nachwuchs diese Teemischung gerne trinkt.

Kräuter-Steckbrief

- Mädesüß zur natürlichen Stärkung der Abwehrkräfte;
- Holunder wegen seiner schweißtreibenden und fiebersenkenden Wirkung;
- Orange als gesunder, beruhigend wirkender Vitamin C-Spender;
- Lemongrass aufgrund seiner antibakteriellen Wirkung im Kampf gegen Erkältungen.

GENUSS.Tipp

Trotz seiner fruchtigen Bestandteile passt diese Teekomposition in die kühlere beziehungsweise kalte Jahreszeit. Als Kaltgetränk hat sie aber auch in den Sommermonaten Potential. Nachdem der Aufguss zubereitet und abgeseiht ist, süßen wir den Trank nach Geschmack gerne mit Rohrzucker oder Ahornsirup und fügen auf einen Liter jeweils den frisch gepressten Saft einer Orange sowie einer Limette hinzu. Zur Erfrischung einige Eiswürfel in ein Glas geben, mit dem ausgekühlten Tee aufgießen und zum Beispiel mit einer Limettenscheibe garniert servieren.

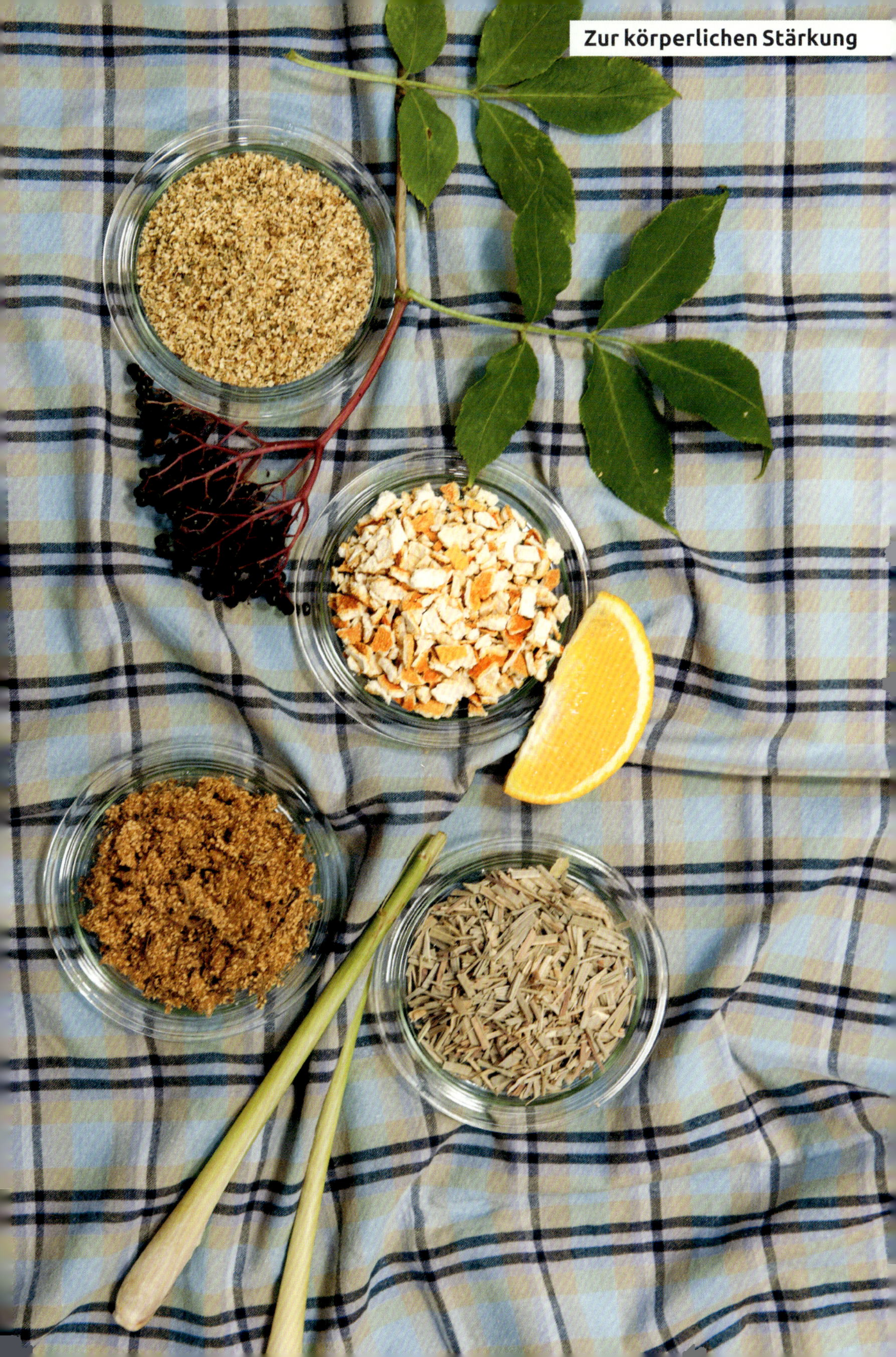

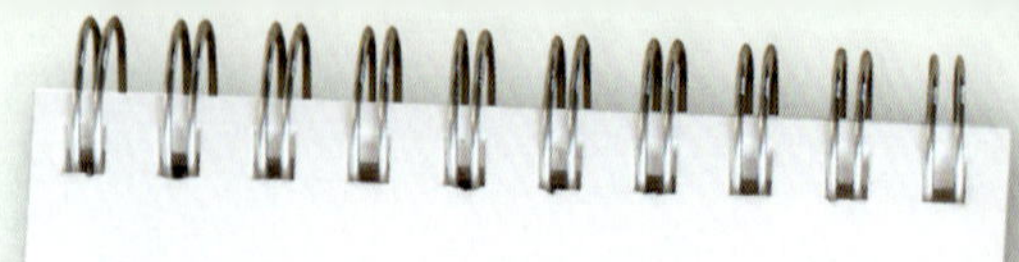

Für Nerven aus Stahl

Rezeptur:
40 g Apfel (Schale)
40 g Zitronenmelisse (Blätter)
10 g Zitrone (Schale)
5 g Zimt (gemahlen)
5 g Chili (Flocken)

Duft & Geschmack:
säuerlich würzig scharf

Ziehdauer:

Erschöpft? Mit den Nerven am Ende? Keine Power mehr übrig? Für solche Momente haben wir immer diese wunderbare Mischung aus fünferlei Heilpflanzen in der Vorratskammer. Im Nu schaffen die belebenden und energetisierenden Bestandteile Abhilfe und statten uns mit neuen Kräften aus. Die Kombination ist perfekt, um sich innerlich zu zentrieren und die Batterien neu aufzuladen. Danach wirft einen so rasch nichts mehr aus der Bahn – und das auf ganz natürliche Art und Weise.

Allgemeines

Im Vordergrund steht ein starker Zitruston. Ansonsten pendelt die Geruchswelt der Mischung zwischen kräftig fruchtig, mild säuerlich und intensiv würzig hin und her. Der Geschmack kann als sehr ausgewogen beschrieben werden. Es besteht ein spannendes Wechselspiel von süß bis scharf durch Apfel und Chili, einerseits, sowie säuerlich oder sauer durch Zitrone und Zitronenmelisse bis leicht bitter durch Zimt andererseits. Eine wohltuende Wärme breitet sich aus, die auch nach dem Genuss bestehen bleibt.

Kräuter-Steckbrief

- Apfel zur natürlichen Kräftigung des gesamten Organismus;
- Zitronenmelisse als beruhigendes und krampflösendes Element;
- Zitrone aufgrund ihres belebenden, rundum stärkenden Vitamin C-Gehalts;
- Zimt wegen seiner nervenstärkenden Wirkung;
- Chili mit seiner wärmenden, aktivierenden und desinfizierenden Charakteristik.

GENUSS.Tipp

Als echte Chilifanatiker und Freunde vielfältiger Experimente schätzen wir in dieser Mischung besonders die großartige, spritzig-duftige Lemon Drop. Mit ihren unschlagbaren Zitrusnoten leistet sie einen wunderbaren Beitrag, die mediterranen, fruchtig-frischen Töne der weiteren, zitronigen Bestandteile perfekt abzurunden. Ein tolles Geschmackserlebnis, das durch die Beisteuerung einer für uns dezenten Schärfe am Gaumen in die Verlängerung geht.

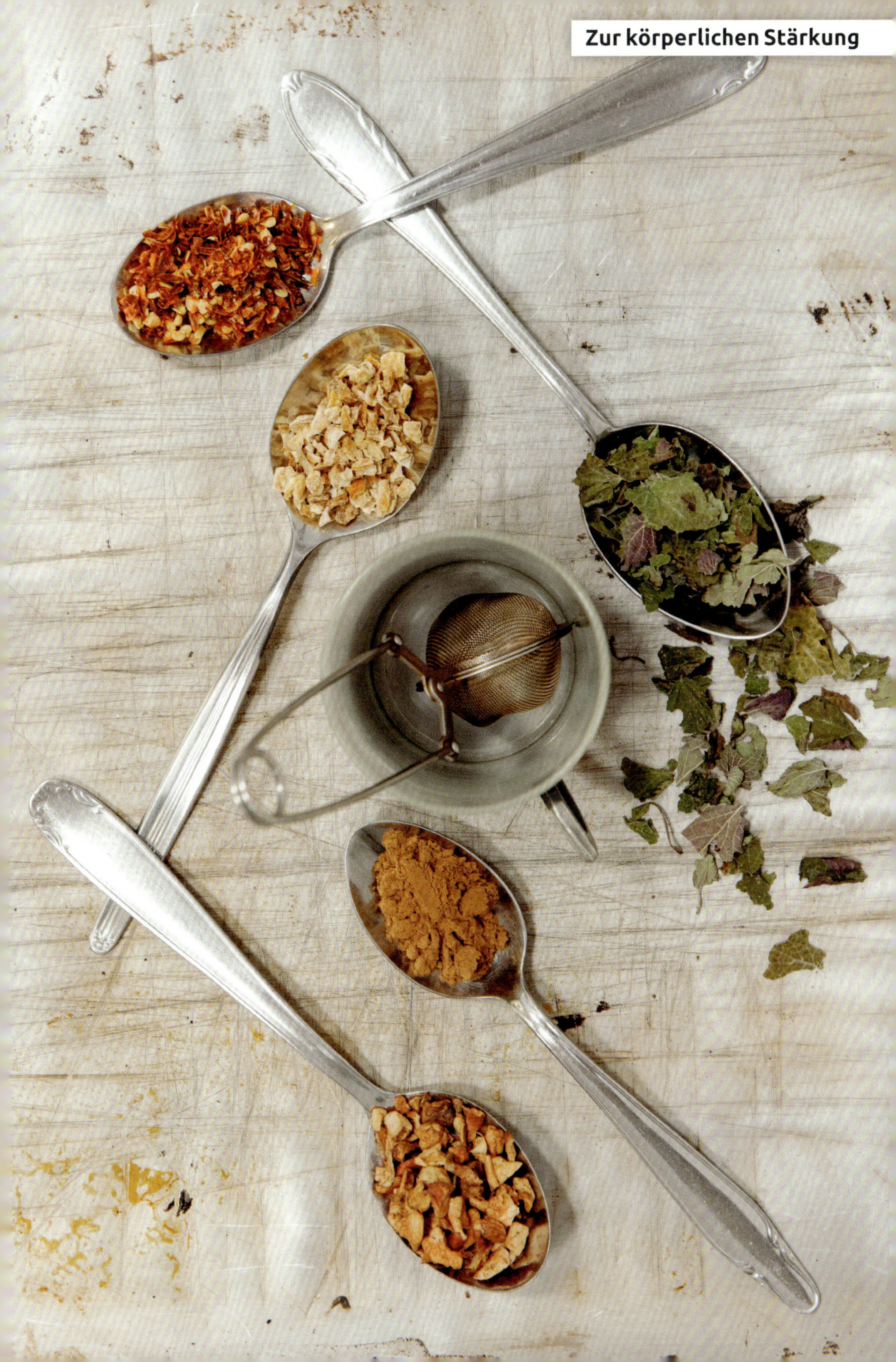

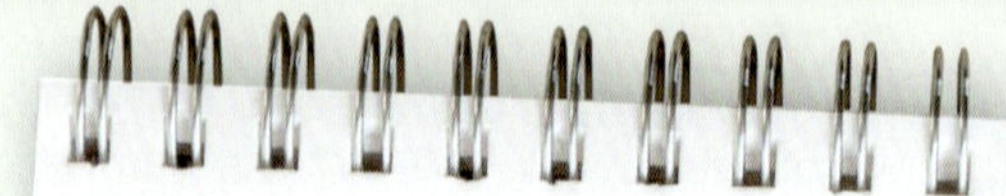

Unser Halsschmeichler

Rezeptur:
20 g Malve (Blüten und Blätter)
20 g Veilchen (Blüten)
20 g Holunder (Blüten)
20 g Himbeere (Blätter)
20 g Hagebutte (Früchte, geschnitten)

Duft & Geschmack:
blumig süß fruchtig

Ziehdauer:

Trockene Raumluft eingeatmet, lange Reden geschwungen, oder ist eine Erkältung im Anmarsch? Wenn ein leichtes Kratzen im Hals plagt, kann ein Heißgetränk nie schaden. Allerdings wird man nur dann nachhaltig von einem wohltuenden Wirkungspaket auf Kräuterbasis profitieren, wenn die richtigen Heilpflanzen zusammenspannt sind. Daher haben wir unsere schmackhafte Mischung an Wildkräutern genau darauf ausgelegt, dem maroden Hals zu schmeicheln, eine raue Stimme zu kurieren oder einer im Anflug befindlichen Verkühlung entgegenzuwirken. Das Wundermittel aus Omas Zeiten war damals wie heute das liebe Veilchen. Und durch den unvergleichlichen, blumigen Wohlgeschmack ist das Potpourri in unserer Familie seit Langem beliebt.

Allgemeines

Die primären Noten sind blumiger und süßlicher Natur, dafür zeichnen das Veilchen sowie der Holunder verantwortlich. Die Fruchtigkeit von Himbeere und Hagebutte wird deutlich, der eher eigentümliche Ton von Käsepappel erscheint nur am Rande. Im Geschmack erlebt man eine weiche, süßliche Komposition, die in ihrer Nachwirkung befeuchtend anmutet, was für den gepeinigten Hals exakt die gewünschte Behandlung ist.

Kräuter-Steckbrief

- Malve wegen ihrer reizlindernden Wirkung in Mund- und Rachenraum;
- Veilchen als echter und wahrlich duftiger Geheimtipp bei erkrankten Atemwegen;
- Holunder zur Stärkung der Abwehrkräfte und Bekämpfung von Husten;
- Himbeere für eine Milderung einer bestehenden Halsentzündung;
- Hagebutte, da ihr Vitamin C-Gehalt im Kampf gegen Infekte unterstützt.

GENUSS.Tipp

Bei der Oma gab es früher einen Löffel Honig in den Tee. Vermutlich wollte sie uns so den Genuss des Halsschmeichlers versüßen – obwohl er uns auch so geschmeckt hätte. Außerdem schwor unsere Großmutter auf die antiseptische Wirkung des natürlichen Süßungsmittels, sodass sie gleich zwei Fliegen mit einer Klappe schlug: Wohlgeschmack und Wirkung. Weil der Honig außerdem das Gemüt erhellt und für positive Gedanken sorgt, rühren wir heute immer noch ein Löffelchen hinein.

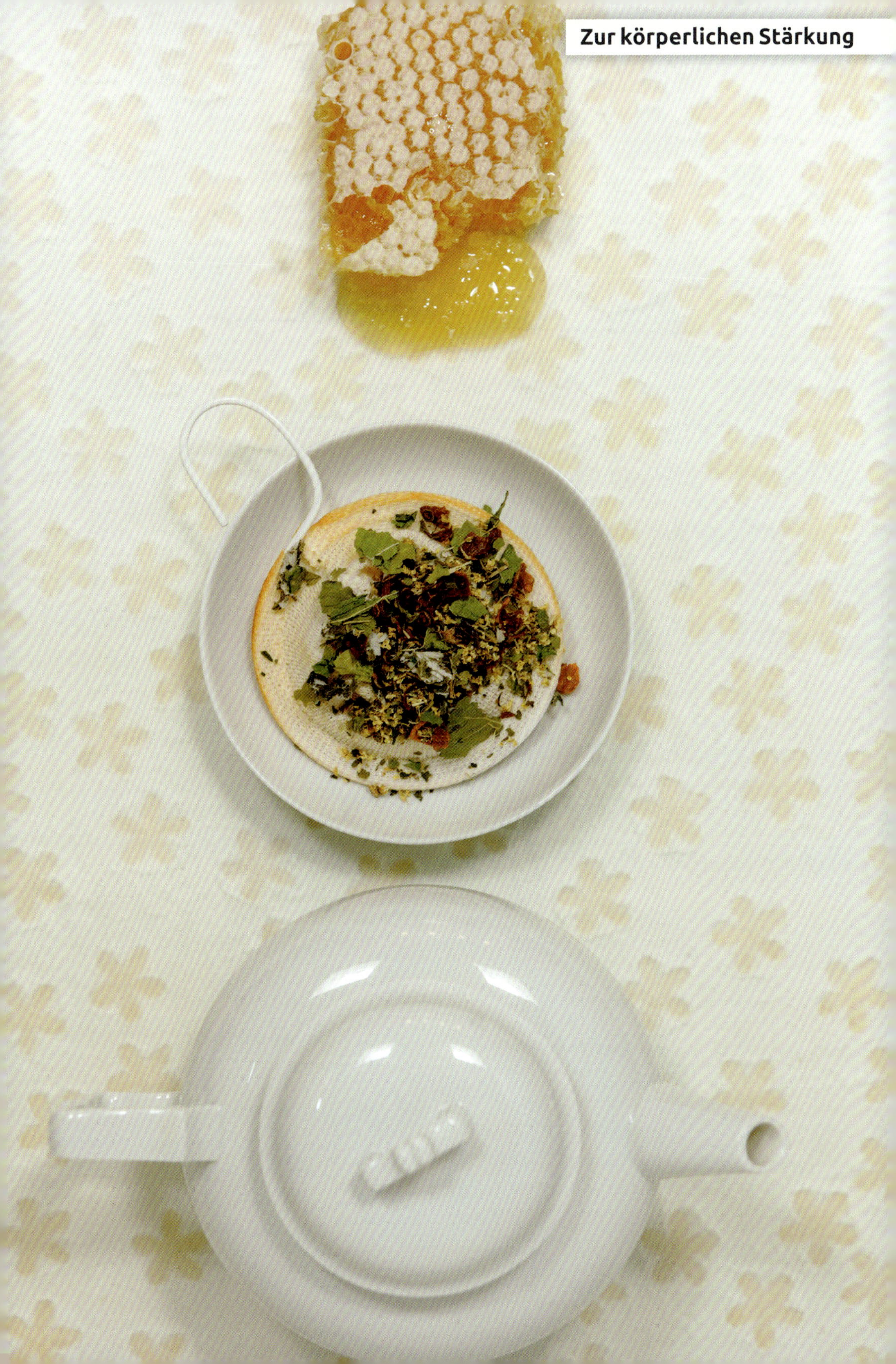

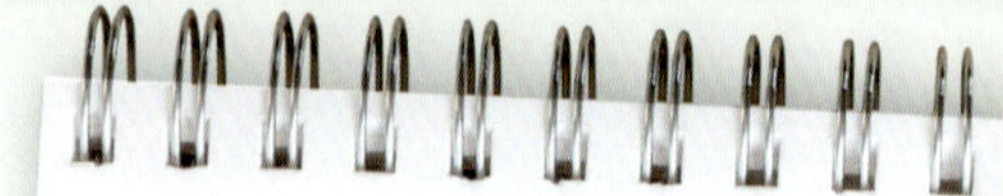

Hüstel, Hüstel, Räusper

Rezeptur:
20 g Salbei (Blätter)
20 g Spitzwegerich (Blätter)
20 g Lindenblüten (Blüten)
20 g Griechischer Bergtee (Kraut)
20 g Thymian (Blätter)

Duft & Geschmack:
bitter & herb **würzig** **salzig**

Ziehdauer:

Wenn ein Husten Einzug gehalten hat, ist es für eine rasche Heilung oberste Prämisse, das Abhusten des krankmachenden Schleimes zu erleichtern – das haben wir schon von unseren Vorfahren so gelernt. Glücklicherweise hält die Natur dazu einige Heilpflanzen bereit. Während die Ahnen jedoch eher auf deren puristische Verabreichung setzten, haben wir beste Erfahrungen mit dieser vielfältigen Kombination gemacht. So kann jeder Bestandteil seinen individuellen Wirkungsbeitrag leisten, und geschmacklich ist für einen stimmigen Gesamteindruck gesorgt.

Allgemeines

Im Gesamten riecht die Komposition eher herb, fast bitter und voller Intensität. Anklänge von Kampfer durch Salbei, würzige, mediterrane Noten vom Griechischen Bergtee und ätherische Elemente von Thymian treten hervor. Spitzwegerich steuert heuartige Akzente bei. Auf der Zunge breiten sich wohltuende, herbe Töne aus. Ein betäubender Eindruck macht sich breit, ein leicht pelziges Gefühl baut sich auf. Schließlich bleibt ein beruhigendes, besänftigendes Gefühl bestehen.

Kräuter-Steckbrief

- Salbei wegen seiner antiviralen und bakterienhemmenden Wirkung;
- Spitzwegerich zur Reizmilderung und zum Hustenlösen;
- Lindenblüten als Mittel zur Abwehr von Erkältungsviren;
- Griechischer Bergtee für die allgemeine Beruhigung vor dem Zubettgehen;
- Thymian, um Husten zu lösen, Bakterien abzuwehren und Entzündungen zu hemmen.

GENUSS.Tipp

Die Wirksamkeit dieser Hustenteemischung lässt sich erhöhen, indem man sie mit Honig süßt, der nicht umsonst als wahrer Virenbekämpfer bekannt ist, und mit einem Spritzer frisch gepressten Zitronensafts versetzt, der den gesteigerten Vitamin C-Bedarf deckt. Sollte kein Zitronensaft bei der Hand sein, kann auch ein natürliches Zitronenöl mit dem Honig verrührt und dem Tee hinzugegeben werden.

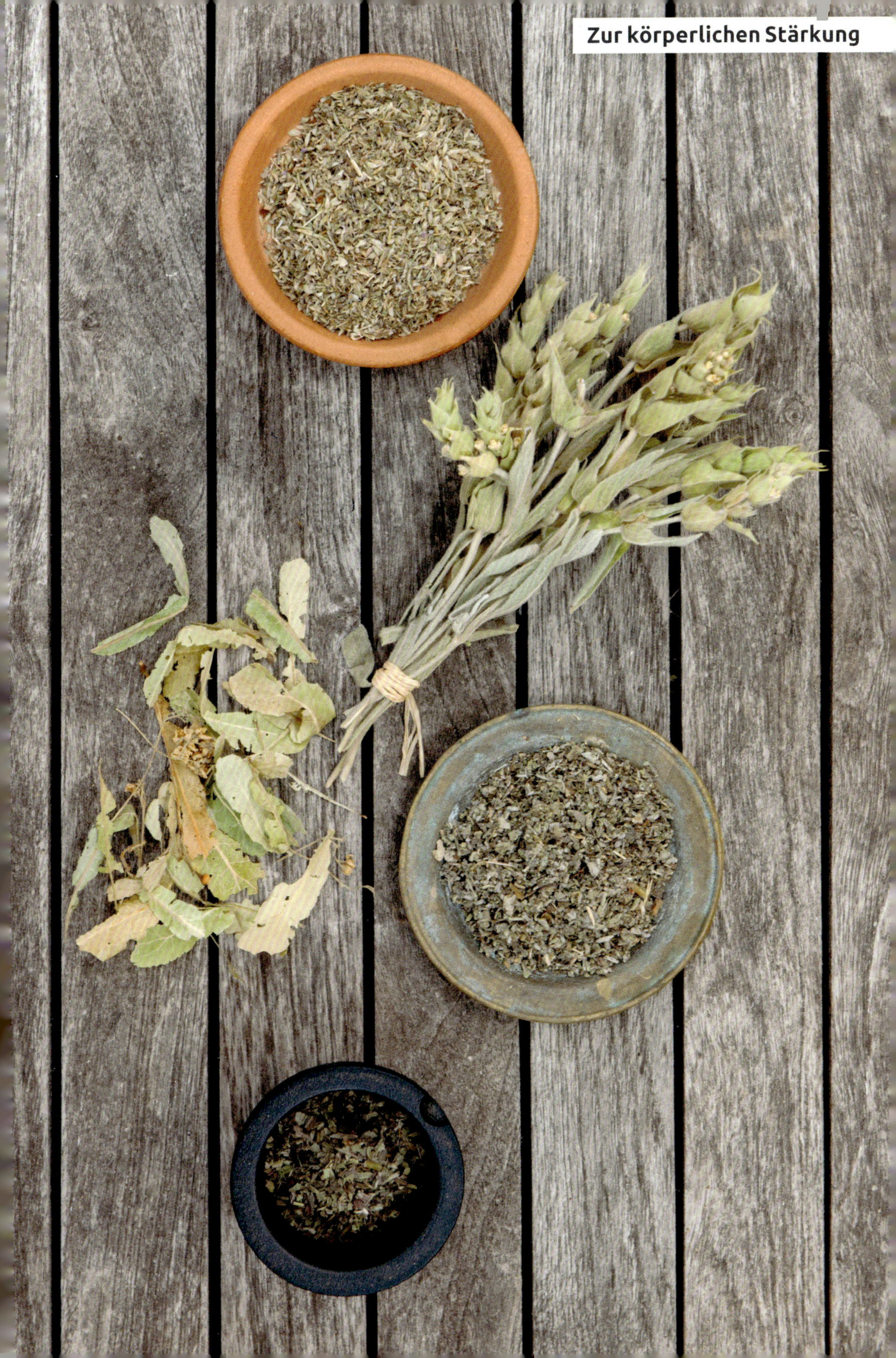

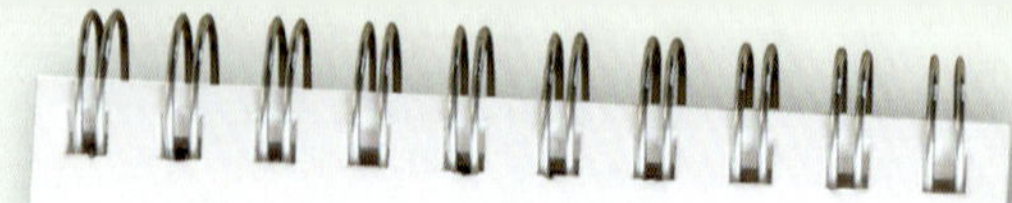

Juchhe, Kopfweh adé

Rezeptur:
30 g Mädesüß (Blüten und Blätter)
30 g Lindenblüten (Blüten)
20 g Zitronenmelisse (Blätter)
20 g Lavendel (Blüten)

Duft & Geschmack:
ätherisch würzig blumig

Ziehdauer:

Es gibt vielfältige Gründe für Kopfschmerzen. Kein Wunder, ist man doch im Alltag oft mit einem Übermaß an Gedanken, Entscheidungen und Anforderungen konfrontiert. Die Konzentration leidet, eine unerwünschte Anspannung macht sich breit, und man steht plötzlich in jeder Hinsicht unter Druck. Auf einmal spürt man nur mehr die schmerzenden Schläfen und ein unangenehmes, (be-)drückendes Gefühl im Kopf. Zeit, loszulassen, sich zurückzuziehen und durchzuatmen. Und bevor man medikamentös tätig wird, ist die Anwendung natürlicher Hilfsmittel sicherlich lohnend. Uns persönlich hat dieser Kräuteraufguss schon häufig dabei unterstützt, dem Kopf wieder Erleichterung zu verschaffen, zur Schmerzfreiheit zurückzufinden und schließlich einen ruhigen Schlaf genießen zu können – denn morgen wartet ein neuer, schmerzfreier Tag.

Allgemeines

Lavendel wirkt in der Nase als blumige Komponente der Mischung, begleitet wird sie von der vanille- und mandelartigen Aromatik von Mädesüß. Das Potpourri duftet extrem intensiv. Eine entspannende Wirkung auf den Geist setzt ein. Auf der Zunge entfaltet die Mischung eine interessante Geschmacksvielfalt, die zwischen süßlich und herb wechselt. Die dezenten Noten der Melisse und Lindenblüten dämpfen die Grundaromatik, sodass ein ausgewogener Gesamteindruck verbleibt.

Kräuter-Steckbrief

- Mädesüß als natürliches Schmerzmittel gegen Kopfdruck;
- Lindenblüten zur Beruhigung und Stärkung des Körpers;
- Zitronenmelisse, damit man entspannt und beruhigt einschläft;
- Lavendel, weil er Nervosität, Kopfschmerz und Migräne austreibt.

GENUSS.Tipp

Um die Wirksamkeit unserer Kopfwehmischung zu erhöhen, achten wir darauf, für die Zeit während und nach dem Genuss ein passendes Wohlfühlambiente zu schaffen. Das heißt, absolute Ruhe und Stressfreiheit in den eigenen vier Wänden sollten gegeben sein. Eine leichte Abdunkelung der Räume unterstützt. Ideal ist eine Verabreichung gegen Abend hin. Sollte die Möglichkeit bestehen, kann im Anschluss an den Teegenuss ein Lavendelduftbad zusätzlich hilfreich sein. Danach geht es ab in die Federn. Am nächsten Tag fühlt man sich wie ein neuer Mensch.

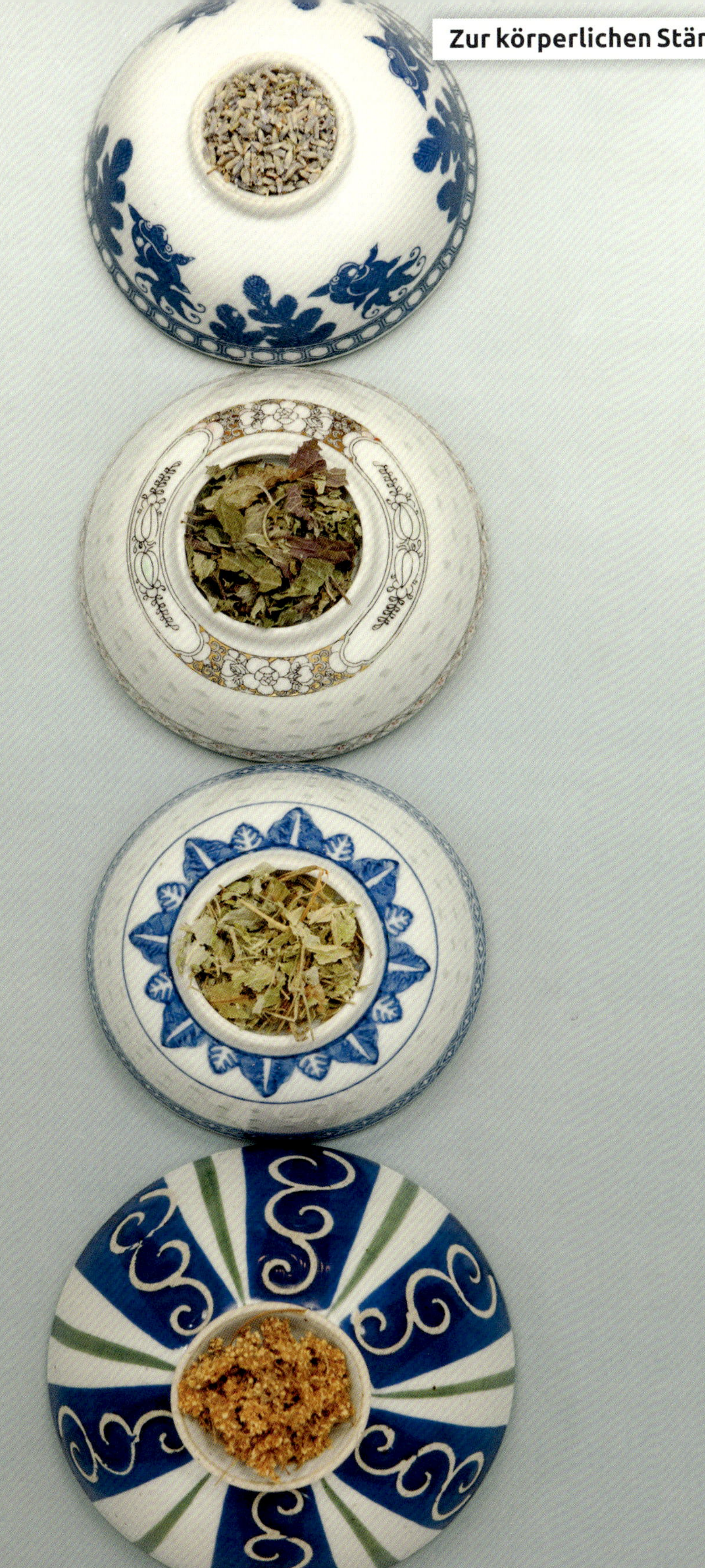

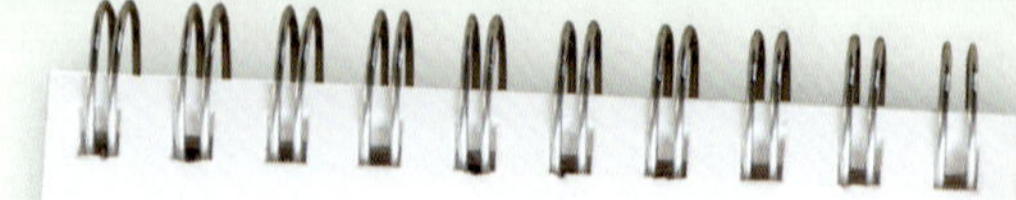

Fit wie ein Turnschuh

Rezeptur:
30 g Kamille (Blüten)
20 g Ingwer (Wurzel, geschnitten)
20 g Zitronenverbene (Blätter)
20 g Zitrone (Schale)
10 g Chili (Flocken)

Duft & Geschmack:
scharf würzig blumig

Ziehdauer:

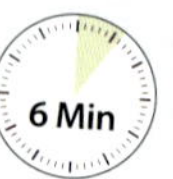

Beim Sport übertrieben? Nicht ausreichend aufgewärmt oder nach einer Trainingsrunde auf die Dehnungsübungen vergessen? Wenn danach der Muskelkater anklopft und keine Zeit für einen ausgedehnten Saunagang ist, um die beleidigte Muskulatur mit Wärme zu verwöhnen, dann kann eine Tasse dieser Kräuterteemischung Linderung von innen verschaffen. Durch die Wahl der richtigen, entzündungshemmend wirkenden Heilpflanzen sowie deren perfekte Abstimmung untereinander ist der Aufguss als Erste Hilfe gegen Muskelkater tauglich. Und bald danach ist man schon wieder fit wie ein Turnschuh.

Allgemeines

Der Duft der hier vereinten Teekräuter wird eindeutig von Ingwer dominiert, wobei seine ohnehin zitronigen Komponenten von der Melisse und der Zitronenschale gestützt werden. Daneben schwingt der für Ingwer übliche Hauch von Eukalyptus mit. Der Chili bleibt von der Nase noch unentdeckt. Am Gaumen entsteht schon beim ersten Schluck ein scharfer, brennender Eindruck, der Chili und Ingwer gleichermaßen geschuldet ist. Die Kamille lindert die plötzliche Wärmewirkung gewohnt ab und trägt daneben die Zitrusnoten der beiden anderen Bestandteile ins Finale mit.

Kräuter-Steckbrief

- Kamille aufgrund ihrer vorteilhaften, entzündungshemmenden Charakteristik;
- Ingwer, weil er Entzündungen hemmt und die Durchblutung anregt;
- Zitronenverbene zum Entspannen und Entkrampfen;
- Zitrone als Vitamin C-Spenderin zur Stärkung des Organismus;
- Chili wegen seiner antioxidativen, wärmenden und anregenden Eigenschaften.

GENUSS.Tipp

Als passionierte Chilifreunde verwenden wir für diese hilfreiche Kräuterteemischung am liebsten die Cayenne. Was ein breites Publikum als Cayennepfeffer aus dem Handel kennt, ist eigentlich eine Chilisorte und nur aufgrund eines Benennungsirrtums vor einigen hundert Jahren zu ihrem Namen gekommen. In jedem Fall bringt die Cayenne mit ihrer saftig-frischen Aromatik und ihrer zwar kräftigen, aber nicht extremen Schärfe die besten Voraussetzungen mit, einen positiven Beitrag zu leisten.

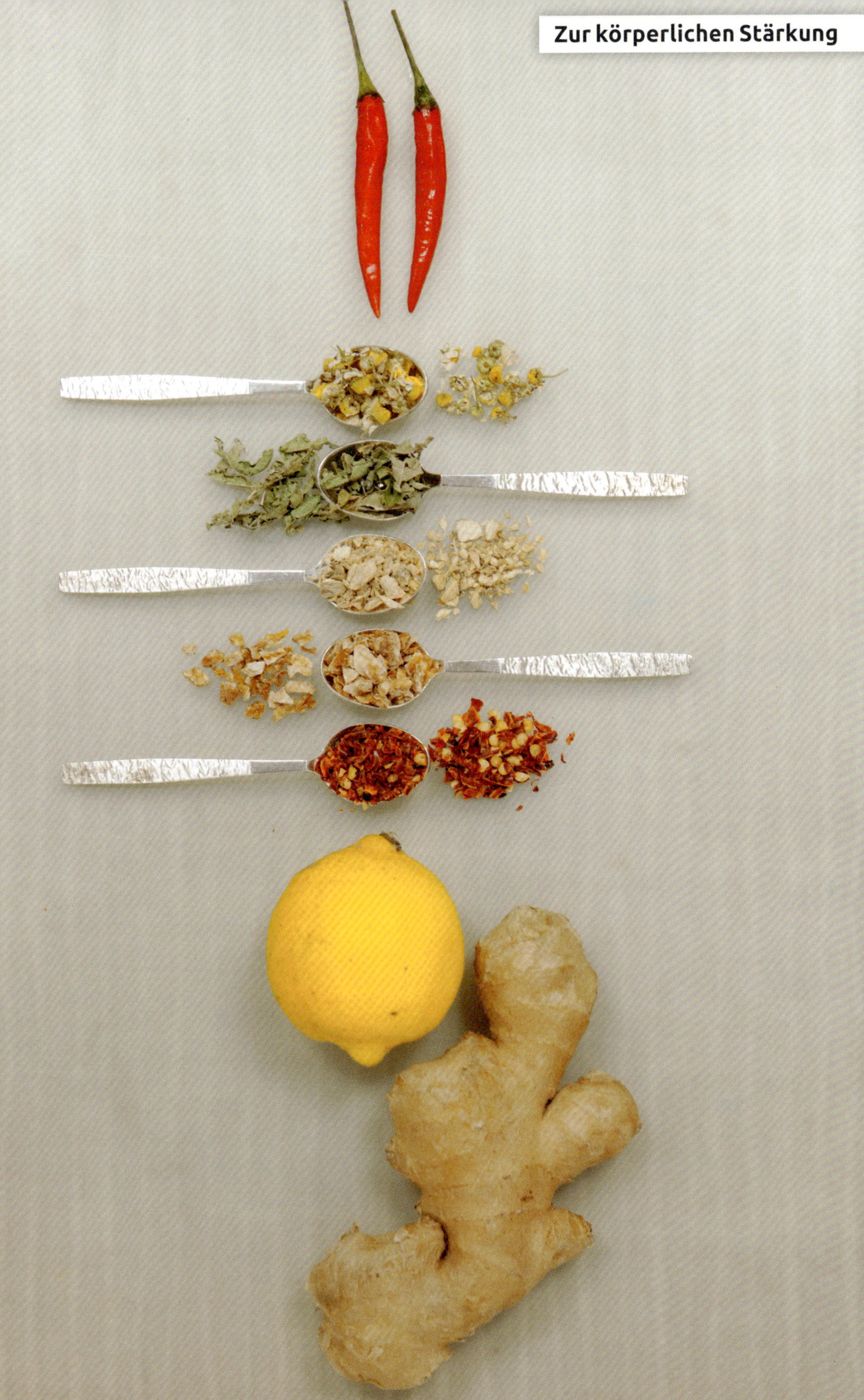

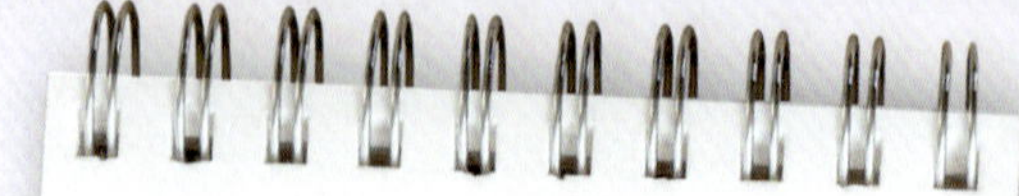

Zum Frühstück

Rezeptur:
30 g Hagebutte (Früchte, geschnitten)
30 g Hibiskus (Blüten)
20 g Apfel (Schale)
10 g Brombeere (Früchte)
10 g Orange (Schale)

Duft & Geschmack:
fruchtig beerig süß

Ziehdauer:

Es gibt kaum etwas Schöneres als fröhliches Kinderlachen zur frühen Morgenstunde. Damit die gute Laune der lieben Kleinen am Frühstückstisch ihre Fortsetzung findet, haben wir für unseren Nachwuchs diese besondere Teemischung zusammengestellt. Unzählige Male wurde sie bereits erprobt und findet immer wieder aufs Neue großen Anklang. Inzwischen hat sich der Wohlgeschmack der Komposition sogar schon im kindlichen Freundeskreis herumgesprochen. Komisch, dass wir seither immer öfter Anfragen kleiner „Übernachtungsgäste" kriegen, die nur ganz gierig darauf sind, am nächsten Tag nach dem Aufstehen in den Genuss einer Tasse der wunderbar-fruchtigen Kombination zu kommen …

Allgemeines

Der köstliche Duft macht nicht nur Kinder glücklich. In der Nase präsentiert sich eine großartige Aromatik, getragen von dem fruchtig-fleuralen Quintett, wobei sich die süßliche Orange und der erfrischend-beerige Hibiskus in den Vordergrund drängen. Der Apfel flankiert dezent, die zart-säuerlichen Brombeertöne runden schließlich ab. Auf der Zunge lässt sich ein intensives, langanhaltendes Fruchterlebnis feststellen.

Kräuter-Steckbrief

- Hagebutte, damit Abwehrkräfte aufgebaut werden;
- Hibiskus wegen seiner wunderbaren, farbgebenden Eigenschaften;
- Apfel für eine Anregung des Stoffwechsels und viel Aroma;
- Brombeere, um mit ihrer Fruchtigkeit zu kräftigen und zu stärken;
- Orange als perfekter, gesunder Vitaminspender.

GENUSS.Tipp

Natürlich kann man die kindertaugliche Mischung genauso gut kalt oder on the rocks genießen. Als irgendwann ein Rest kalter Frühstückstee vor uns stand, kam uns die pfiffige Idee, daraus oberfeines Schleckeis zu machen. Außer 200 Milliliter des Tees braucht man für sechs Eis am Stiel nur noch 50 Milliliter Ahornsirup und 400 Gramm entstielte Erdbeeren. Sobald alles mit dem Mixer fein püriert ist, füllt man die Masse entweder in spezielle Eisformen, sofern zur Hand, oder verwendet einfach saubere, kleine Joghurtbecher und steckt Stiele hinein. Nach rund acht Stunden in der Tiefkühltruhe ist ein fruchtiger Eisspaß für Jung und Alt fertig.

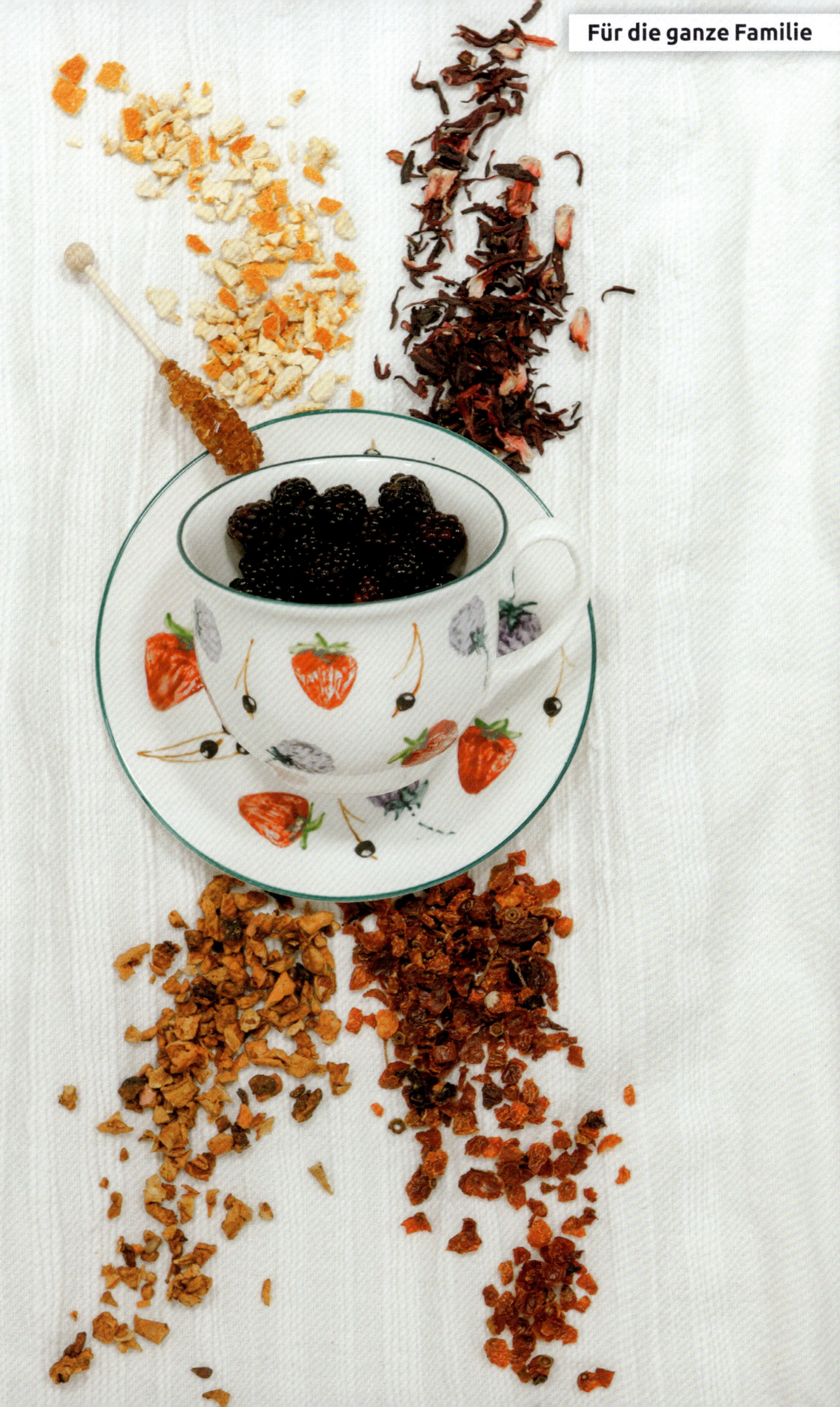

Powerdrink für Schulkids

Rezeptur:

30 g Zitronenmelisse (Blätter)
30 g Erdbeere (Blätter)
20 g Orange (Schale)
10 g Lapacho (Rinde)
10 g Zimt (gemahlen)

Duft & Geschmack:
fruchtig karamellig süß

Ziehdauer:

Ein langer Schultag verlangt den Kids, ob klein oder schon größer, einiges ab. Da kann gelegentlich ein kräftigendes Pausengetränk nicht schaden. So sehr wir Wasser wertschätzen, so gerne geben wir unseren Kindern einen besonderen Powerdrink aus der Natur für unterwegs mit. Der einzigartige Wachmacher dreht sich um die wirkungsvolle Rinde des Lapachobaumes, die als Teeaufguss in Südamerika von Jung und Alt gleichermaßen zur Kräftigung und Stärkung getrunken wird. Rundherum haben wir einige der Lieblingszutaten unseres Nachwuchses wie Erdbeere, Orange und – hoch im Kurs – Zimt, ergänzt und fertig war der sensationelle Kraftspender für fleißige Schulkinder.

Allgemeines

Lapacho verströmt trotz geringen Anteils seine kräftigen vanilleartigen und an Karamell erinnernden Aromen. Parallel schlägt der vertraute, wärmende Duft von Zimt durch. Die Melisse mildert eine zarte Bitterkeit ab, die fruchtigen Bestandteile sind mit ihrem typischen Geschmack und ihrer wunderbar süßen Anmutung vertreten. Beim Trinken erlebt man fruchtig-süßliche genauso wie ganz kurze, bittere Akzente, die für Spannung sorgen. Der Nachhall bleibt fruchtbetont und zimtlastig.

Kräuter-Steckbrief

- Zitronenmelisse für volle Konzentration und Durchhaltevermögen;
- Erdbeere wegen ihrer süßen Fruchtpower;
- Orange mit ihrer fruchtigen Kraft von Vitamin C;
- Lapacho als koffeinfreier Wachmacher aus dem Dschungel Südamerikas;
- Zimt wegen seines bei Kindern hochbeliebten Aromas.

GENUSS.Tipp

Unsere Kids lieben den Geschmack von Vanille, daher sind sie auch von Lapacho so sehr angetan. Um diese Aromatik zu intensivieren, fügen wir dem heißen Teeaufguss gerne eine echte Vanilleschote hinzu, die wir vorab der Länge nach aufgeritzt haben. So kann sie mitziehen und ihre warme Aromatik perfekt entfalten. Ist der Trank abgeseiht, wird er mit Honig gesüßt – und fertig ist der Schuldrink.

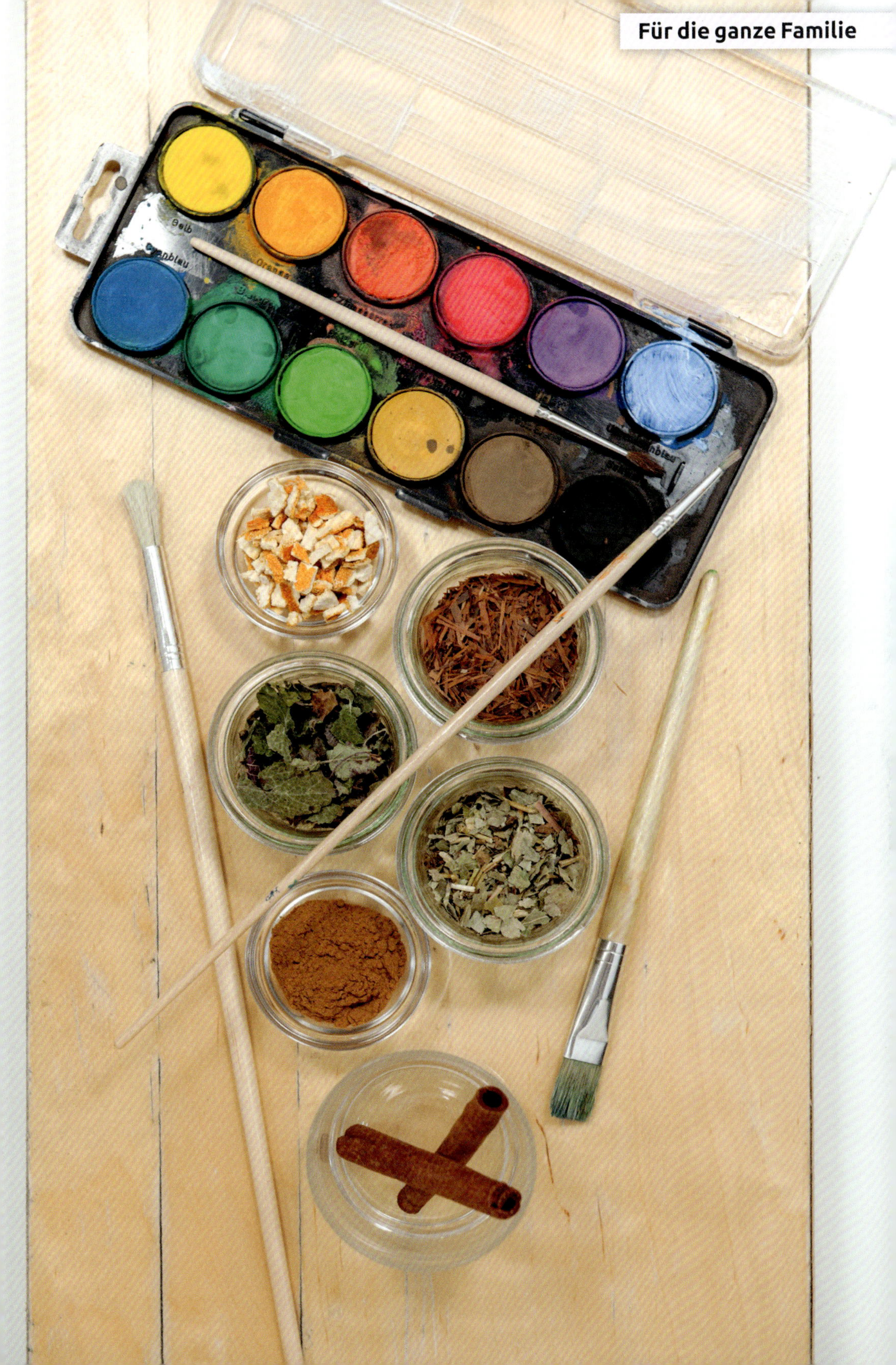

Durstlöscher für kleine Sportler

Rezeptur:
30 g Apfelminze (Blätter)
30 g Apfel (Schale)
30 g Heidelbeere (Früchte)
5 g Zitrone (Schale)
5 g Süßholz (geschnitten)

Duft & Geschmack:
fruchtig **minzig** **süß**

Ziehdauer:

Diese Mischung stammt aus unserer Kindheit im Dorf. Damals hetzten wir uns stundenlang draußen ab, spielten Fußball oder Cowboy und Indianer, kletterten auf Bäume und rannten wie die Wilden über Wiesen. Als wir völlig verschwitzt und ausgetrocknet mit unseren Spielgefährten zu Hause eintrudelten, wartete bereits ein großer Krug eiskalter Kräutertee auf uns alle. Der war so hastig geleert, dass die Mutter gar nicht so schnell schauen konnte. Und das trotz der kräftigen Pfefferminze, die im ursprünglichen Rezept eigentlich enthalten war. Wir haben sie für unsere Kids inzwischen gegen die um einiges mildere Apfelminze ausgetauscht, sodass der natürliche Durstlöscher sogar für noch größere Begeisterungsstürme sorgt.

Allgemeines

Der sommerliche frische Trank lebt von seiner schwach minzigen Note, die durch vielfältige Fruchtnoten ergänzt wird. Eine dezente Säure ist in der Nase wahrnehmbar, genauso wie ein zarter süßlicher Ton bemerkt werden kann. Beim Trinken erlebt man eine vollmundige, reichhaltige Aromatik, die von der durstlöschenden Minze und Zitrone getragen wird. Im Abgang bleibt der Tee dank Süßholz herb-süßlich am Gaumen hängen.

Kräuter-Steckbrief

- Apfelminze wegen ihres leichten, sommerlichen Geschmacks;
- Apfel als fruchtiger Vitaminspender;
- Heidelbeere, um ihre säuerliche Frische beizusteuern;
- Zitrone, weil sie lustig macht und unheimlich erfrischt;
- Süßholz, damit für eine gesunde Süße gesorgt ist.

GENUSS.Tipp

Für welche Minze man sich schließlich entscheidet, obliegt einem selbst. Neben den erwähnten Sorten kann man genauso gut zu anderen Fruchtminzen greifen, etwa Erdbeere, Zitrone, Orange, Ananas oder vieles mehr. Der persönliche Geschmack ist König. Ein guter Rat zum Schluss: Im Sommer immer einen gekühlten Vorrat des Durstlöschers griffbereit halten, es könnte ja spontan eine Kinderhorde vorbeikommen …

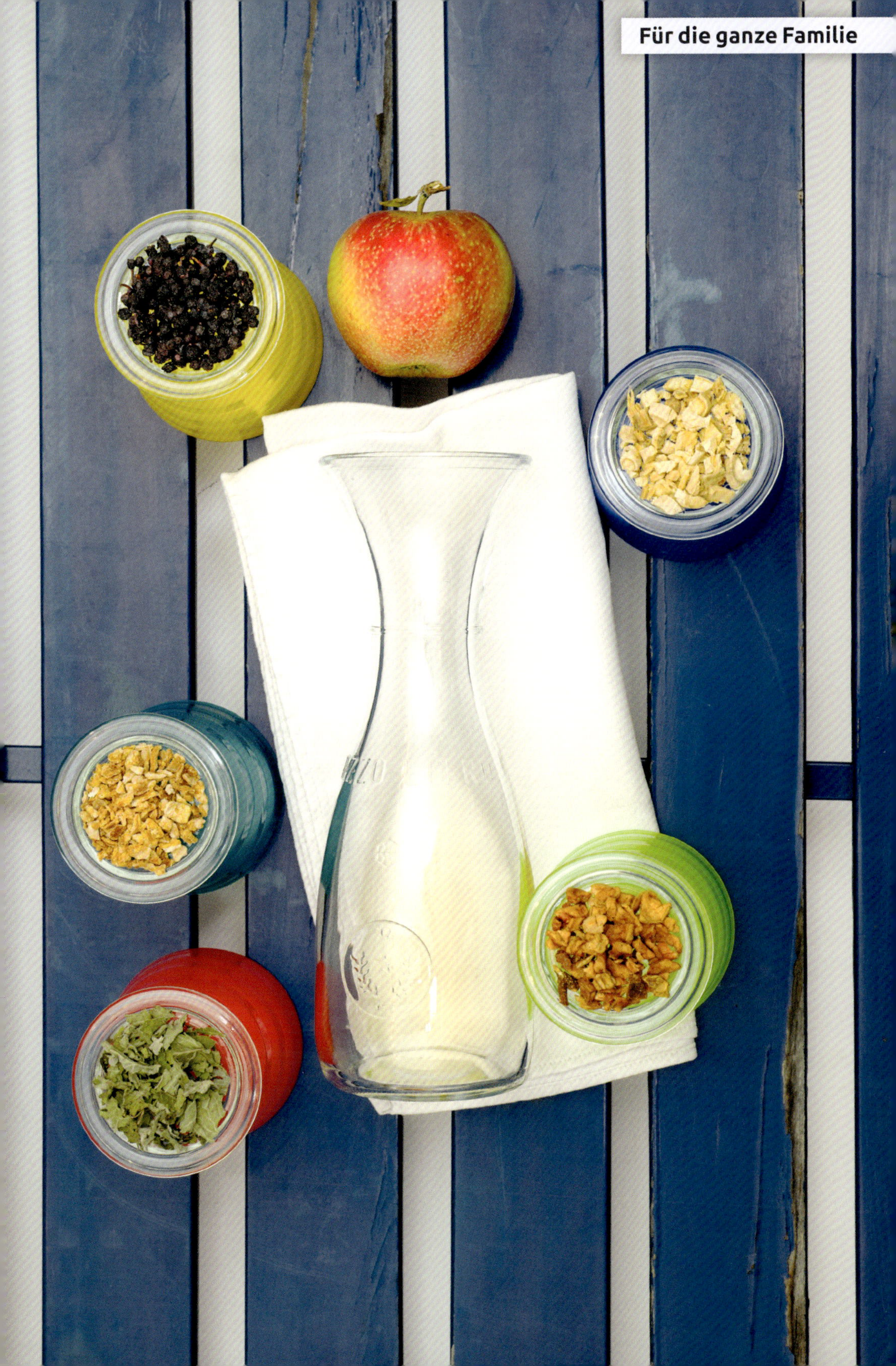

Willkommen zur Kinderjause

Rezeptur:
20 g Himbeere (Blätter)
20 g Brombeere (Blätter)
20 g Erdbeere (Blätter)
8 g Hagebutte (Früchte, geschnitten)
8 g Malve (Blüten und Blätter)
8 g Waldmeister (Kraut)
8 g Zitronenmelisse (Blätter)
8 g Ringelblume (Blüten)

Duft & Geschmack:
fruchtig süß vanillig

Ziehdauer:

Wer Kinder hat, kennt die Diskussion, sobald eine Party organisiert wird: Was soll es zu essen und vor allem zu trinken geben? Nur Wasser ist fad, sagen die Kids. Schon wieder gezuckerte Limonade kommt nicht infrage, halten die Erwachsenen dagegen. Seit wir unserem kritischen Nachwuchs diese lässige Früchtekräuterteemischung vorgestellt und sie gemeinsam verkostet haben, ist es beschlossene Sache: Bitte, wir wollen wieder den Kinderjausenmix haben!

Allgemeines

Primär lassen sich Töne von Vanille, Honig und Heu, ergänzt um blumige Akzente, wahrnehmen. Auch die süß-säuerlichen Fruchtnoten der drei Hauptkomponenten dringen wunderbar stimmig in die Nase. Auf dem Gaumen setzt sich die interessante Vielfalt fort. Süße Frucht wechselt mit einer dezenten, herben Frische ab, grasige und getreidige Wahrnehmungen und ein kühlender zitroniger Ton treten hervor.

Kräuter-Steckbrief

- Himbeere wegen ihrem fruchtigen, apfeligen Geschmack;
- Brombeere aufgrund ihres Vitaminreichtums;
- Erdbeere, weil sie zur vollmundigen Abrundung unverzichtbar ist;
- Hagebutte, da sie tolle weitere Fruchtaromen einbringt;
- Malve für eine natürliche, befeuchtende Frische;
- Waldmeister als Ruhestifter mit viel Vanillegeschmack;
- Zitronenmelisse, damit ein zitroniger Frischekick gesichert ist;
- Ringelblume als wunderschöner Augenschmaus.

GENUSS.Tipp

Eine coole Idee ist es, frische Himbeeren, Brombeeren und kleingeschnittene Erdbeeren vorab mit Wasser in Eiswürfelformen einzufrieren. Kurz vor der Party füllen wir den abgekühlten Früchtekräutertee dann in ein riesiges Bowlegefäß, fügen einen Schuss Waldmeister- oder Melissensirup hinzu, werfen die Früchteeiswürfel hinein und geben als schwimmende Deko noch einige Zitronen- oder Limettenscheiben sowie ein paar Ringelblumenblüten dazu. So sorgt das Partygetränk nicht nur geschmacklich, sondern auch optisch für ein großes „Hallo".

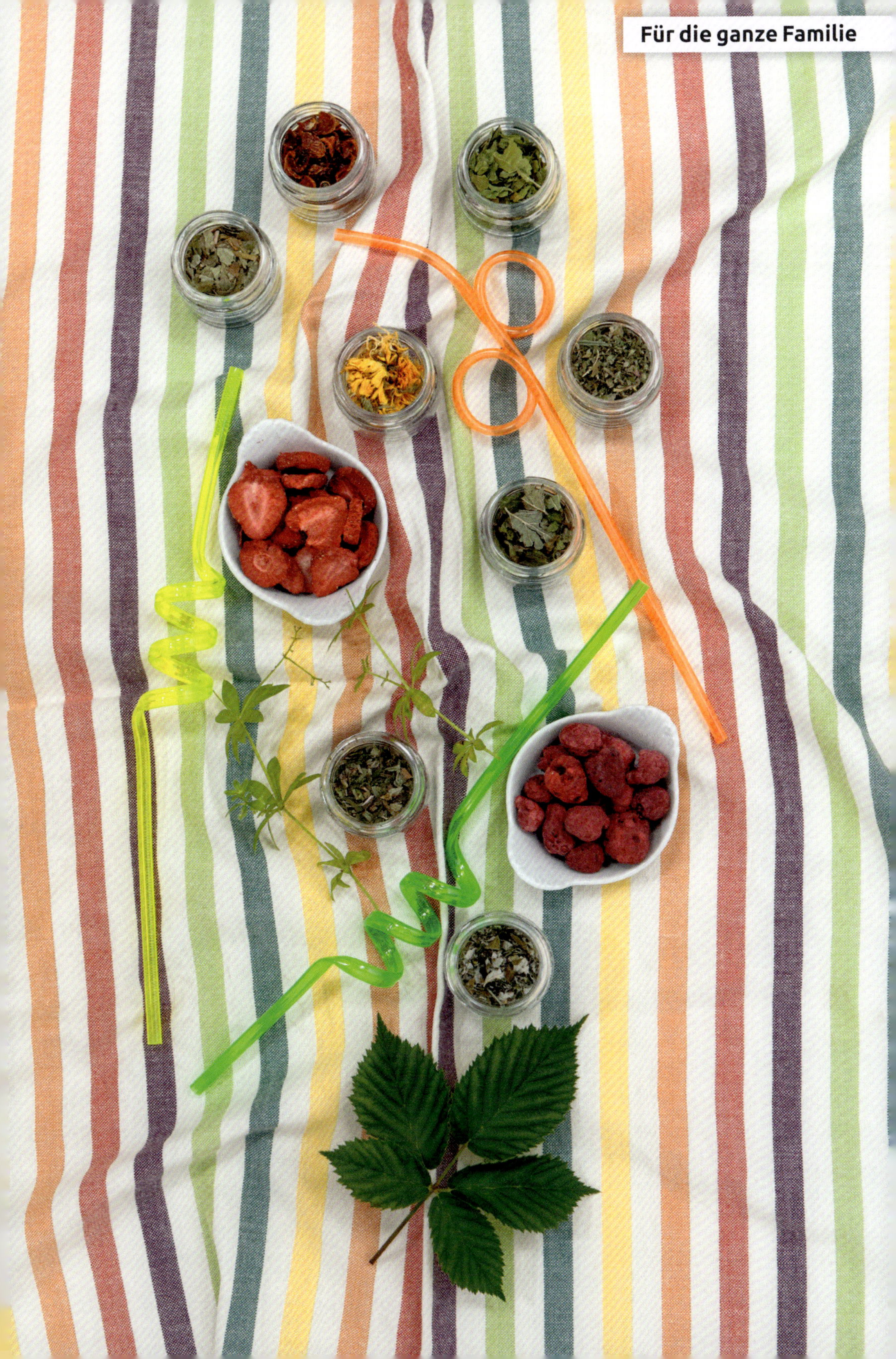

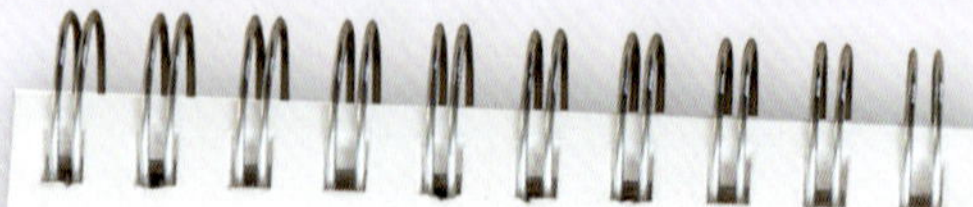

Gesunder Seelentröster

Rezeptur:

30 g Krause Minze (Blätter)
30 g Zitronenmelisse (Blätter)
20 g Gänseblümchen (Blüten)
20 g Kornblume (Blüten)

Duft & Geschmack:
minzig **säuerlich** **heuig**

Ziehdauer:

Im Alltag gibt es vielfältige Gründe, weshalb die Seele gelegentlich weint. Welcher Mensch kennt das nicht? Und wenn Zuversicht und Hoffnung fehlen, sind tröstende Worte und positive Energie gefragt. Für Ersteres gibt es sicherlich im Familien- oder Freundeskreis ein offenes Ohr. Für Letzteres hingegen ist diese Kräuterteemischung die ideale Quelle – denn die Einzelkräuter, die schon im Alleingang gegen viele Wehwehchen helfen, verleihen in Kombination enorme, wohltuende Kräfte. Auf dass die Seele rasch wieder getröstet werde!

Allgemeines

In der Nase machen sich würzige, kräuterige und herbe Noten breit. Daneben können zart ätherische Anklänge von frischen Tannennadeln wahrgenommen werden, wobei sich ein erdig-bodenständiger Ton dazugesellt. Die Minze kommt wie gewohnt ruhig und frisch, die Melisse ergänzt fröhlich und zitronig. Am Gaumen erhält man ein sämiges und weiches Gefühl mit betonter Frische. Im Abgang dominiert die lange Spearmintaromatik.

Kräuter-Steckbrief

- Krause Minze mit ihren mild-süßen, erfrischenden Noten;
- Zitronenmelisse wegen ihres beruhigenden, entkrampfenden Beitrags;
- Gänseblümchen, weil sie kalmiert und besänftigt;
- Kornblumen zur Beseitigung von Nervosität und Unruhe.

GENUSS.Tipp

Das Trinkerlebnis wird umso tröstender, wenn man die Kräuterteemischung aus der Lieblingstasse genießt. Ergänzt man den Aufguss außerdem um einen Spritzer Zitrone oder Limette wird die erfrischende Aromatik nochmals intensiviert. So können die enthaltene Minze und Melisse eine noch tiefere Wirkung entfalten.

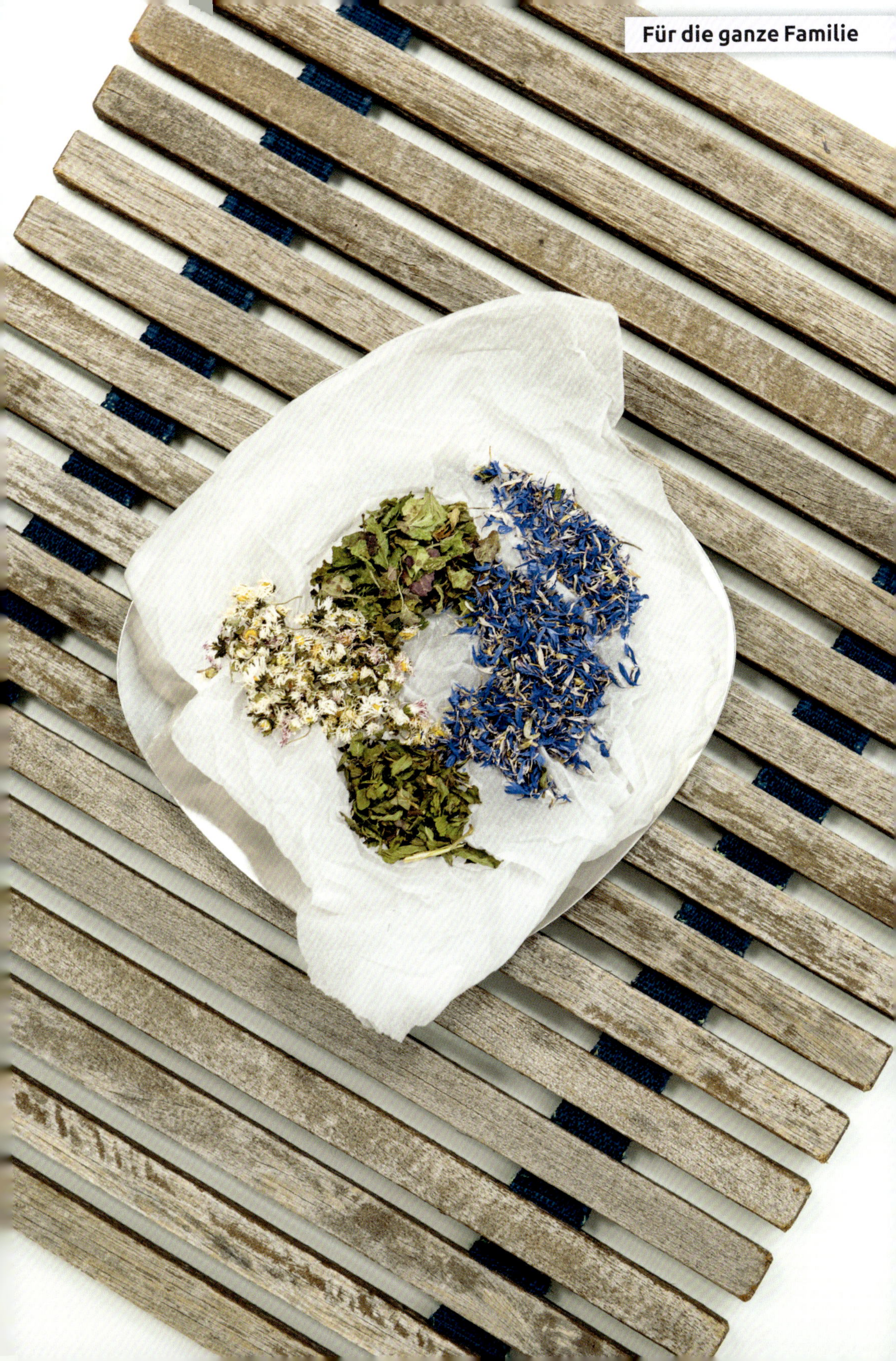

Für ruhige Nächte

Rezeptur:
40 g Salbei (Blätter)
30 g Anis (Früchte, ganz)
20 g Waldmeister (Kraut)
10 g Lavendel (Blüten)

Duft & Geschmack:
ätherisch blumig grasig

Ziehdauer:

In der Ruhe liegt die Kraft, hat unsere Uroma immer gepredigt. Aber wie die Ruhe finden, wenn rundherum nur Trubel herrscht? Im Schlaf entkommt man dem Alltag am besten, war sie Zeit ihres Lebens überzeugt. Die wertvollen Stunden der Regeneration sind es, die wir brauchen. Dabei werden die Gedanken klar und der Körper tankt Kraft. So wirkt eine Tasse ihres legendären Ruhige-Nächte-Tees, kurz vor dem Zubettgehen genossen, bereits in vierter Generation unserer Familie Wunder. Die Tradition geben wir nur allzu gerne an unsere Kinder weiter.

Allgemeines

Hier kommt eine wahre Aromenbombe, schon in der Nase wird das deutlich. Anis verzaubert mit süßen, zart minzigen, an Gewürznelken und Lakritze erinnernden Noten. Der Lavendel wiederum durchdringt intensiv blumig-füllig und parfümiert, weshalb bereits kleine Mengen von den Blüten ausreichen, um nicht bitter und seifig zu schmecken. Der Waldmeister unterstützt leicht bitter-floral mit Noten von Zitrus, trockenem Heu und süßer Vanille. Der Salbei rundet mit seinem pelzigen Mundgefühl nach hinten hin ab.

Kräuter-Steckbrief

- Salbei wegen seines ätherischen Duftes, der beruhigt;
- Anis, weil er für schöne Träume sorgt;
- Waldmeister als Helfer gegen Schlaflosigkeit und Unruhe;
- Lavendel, da er mit seinem Duft jegliche Unruhe und Nervosität vertreibt.

GENUSS.Tipp

Damit der Anis sein volles Aroma entfaltet, mörsern wir die ganzen Früchte vor dem Abmischen der Kräuter grob an. Den Aufguss lassen wir stets abgedeckt ziehen. Außerdem fügen wir ihm vor dem Trinken am liebsten einen Löffel Akazienhonig hinzu, das war schon der Geheimtipp unserer Uroma. Die beruhigende Wirkung setzte quasi mit dem ersten Schluck ein. Und der an eine füllige, duftende Blumenwiese erinnernde Geschmack des Honigs bildet eine unglaubliche Harmonie mit dem Kräutertee und war das besondere I-Tüpfelchen.

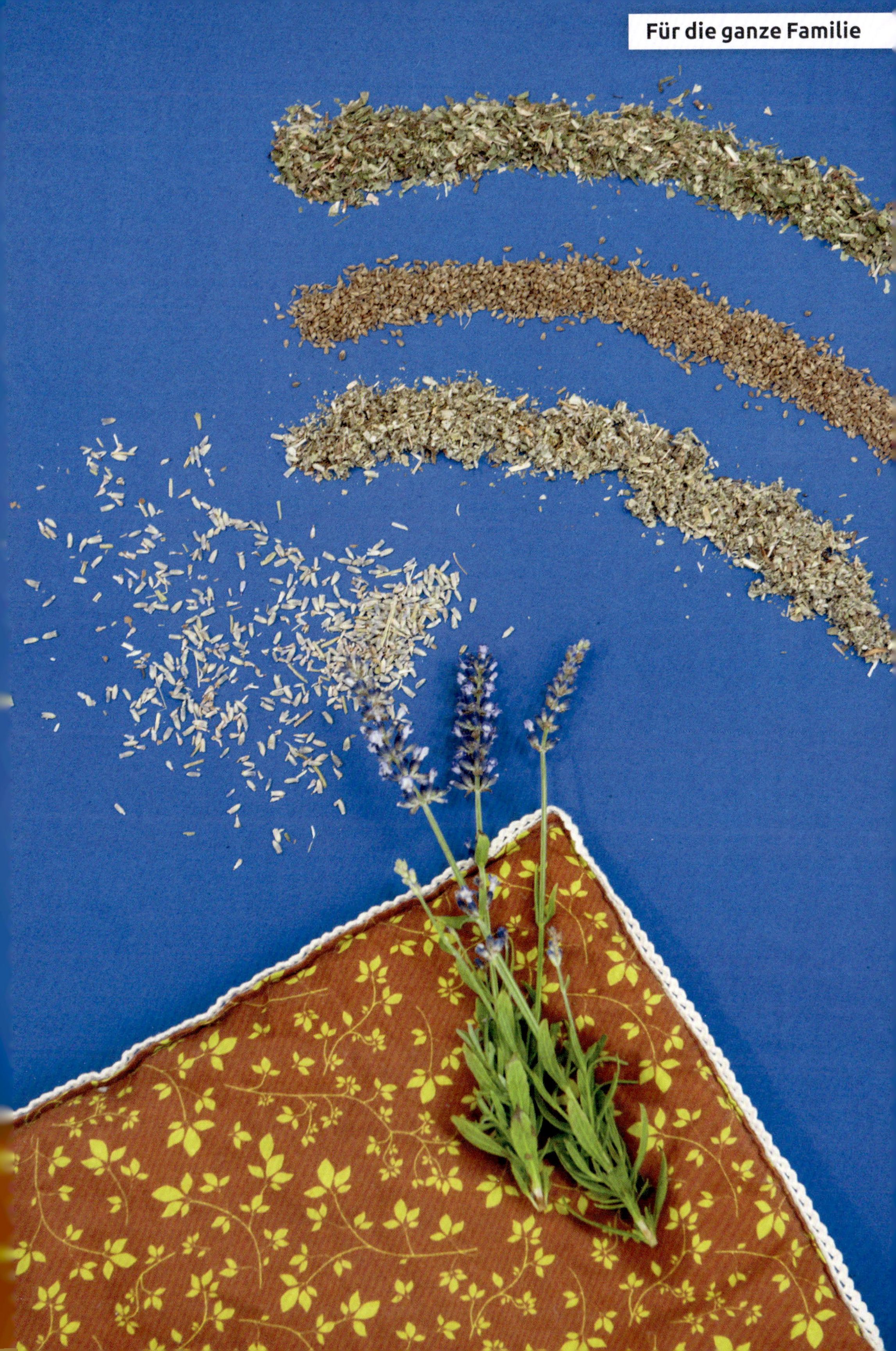

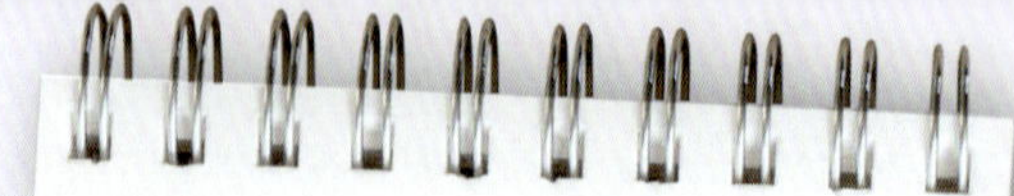

Für die Autofahrt

Rezeptur:
30 g Pfefferminze (Blätter)
30 g Kamille (Blüten)
20 g Ingwer (Wurzel, geschnitten)
20 g Zitrone (Schale)

Duft & Geschmack:
minzig scharf säuerlich

Ziehdauer:

Schon in der Kindheit bereiteten uns lange Autofahrten einen schweren Magen. Die Angst vor einer möglichen Übelkeit bei kurvenreichen Strecken war mindestens genauso groß, wie es uns vor der Langeweile graute, über mehrere Stunden nur ruhig dasitzen zu müssen. Dass es auch anders geht, wissen wir heute. Unsere Familie nützt längere Fahrzeiten immer, um ausgiebig zu plaudern, zu lachen und die vorbeiziehende Landschaft wahrzunehmen. Außerdem fährt immer unsere wohlabgestimmte Kräuterteemischung in Thermoskanne oder Trinkflasche mit. Schluckweise genießen wir sie, Erwachsene genauso wie Kinder, sodass der Körper davor bewahrt wird, auszutrocknen und ein flaues Magengefühl keine Chance hat. Gleichzeitig stärkt sie die Konzentration. Besser geht's nicht.

Allgemeines

Unverkennbar sind die frischen, durchdringend kühlen, pfeffrige Noten der Pfefferminze in der Nase. Zeitgleich erregt der Ingwer mit seinen apfeligen Akzenten und mit dem typischen Eukalyptusaroma Aufsehen. Auf der Zunge breiten sich sofort die klare, geradlinige Ingwerschärfe und der säuerliche Geschmack der Zitrone aus. Die Minze sorgt hingegen für eine Abkühlung und intensiviert im Abgang einen zitronig-frischen Eindruck.

Kräuter-Steckbrief

- Pfefferminze als würziger Helfer gegen Magenbeschwerden;
- Kamille zur Beruhigung eines beleidigten Magens;
- Ingwer, weil er die Konzentration stärkt und vor Übelkeit schützt;
- Zitrone als vitaminreiches Allroundtalent zur Belebung und gleichzeitigen Beruhigung.

GENUSS.Tipp

Wer den Geschmack und die Intensität von Ingwer liebt, kann dem Kräuteraufguss vor der Abfahrt zu Hause noch einige Scheiben frischen Ingwer hinzufügen. Dadurch wird nicht nur der Geruchssinn stärker angeregt, sondern Kreislauf und Durchblutung werden idealerweise rascher aktiviert. Von einem Süßen der Teemischung, egal ob mit Zucker oder Honig, raten wir persönlich ab, da unserer Erfahrung nach ein ohnedies labiler Magen unterwegs sonst leichter irritiert werden könnte.

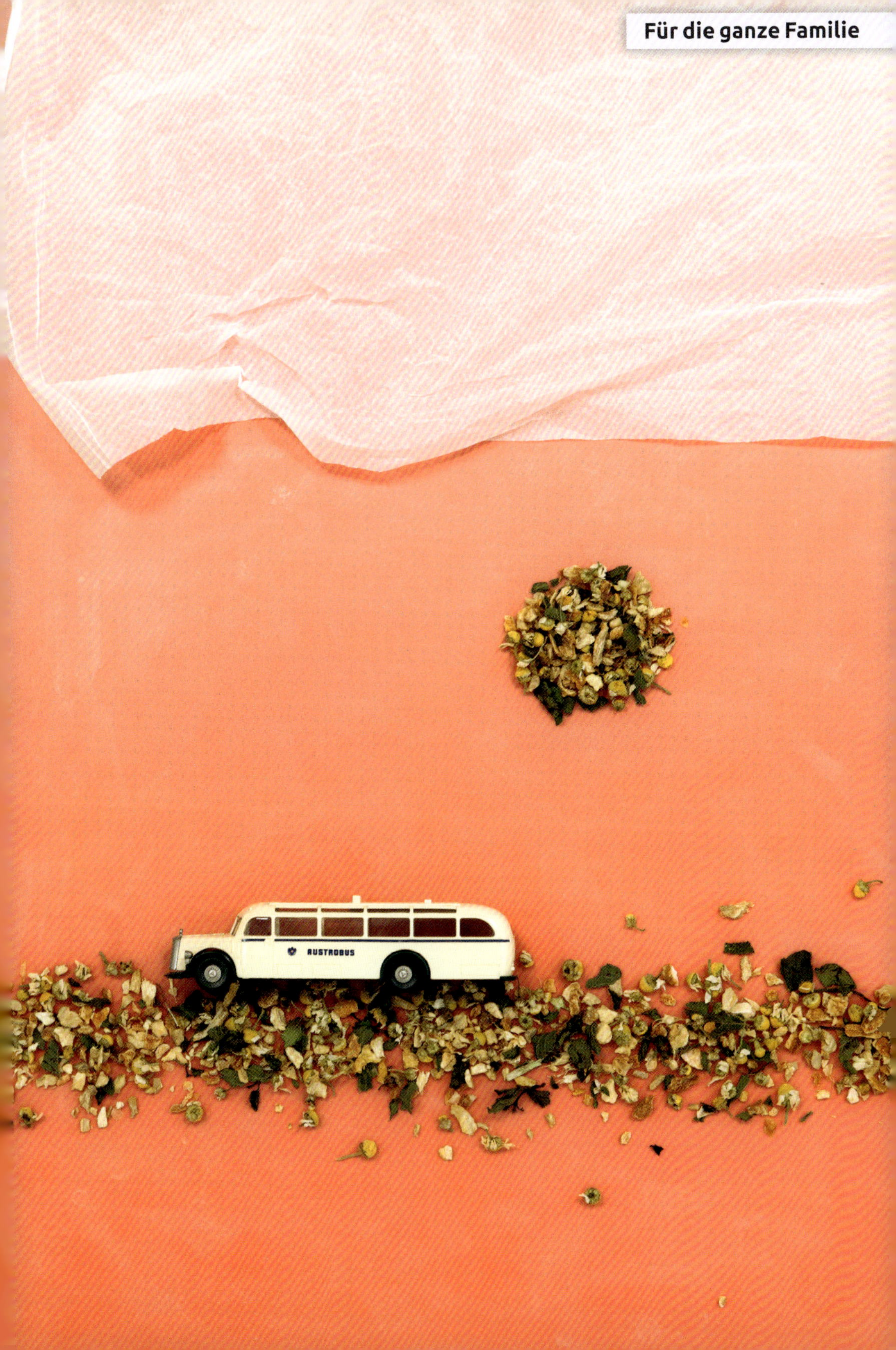
AUSTROBUS

Fi-Fa-Ferien, der Berg ruft!

Rezeptur:
20 g Brennnessel (Blätter)
20 g Schafgarbe (Blüten)
20 g Johanniskraut (Kraut)
20 g Walnuss (Blätter)
20 g Ringelblume (Blüten)

Duft & Geschmack:
würzig krautig grasig

Ziehdauer:

Diese Komposition ist eine Hommage an unsere eigene Kindheit. Seinerzeit nämlich, in den 1970er- und 1980er-Jahren, begannen die lang ersehnten, „großen" Sommerferien immer mit einem einwöchigen Urlaub mit den Großeltern in Tirol, dort, wo die Berge in den Himmel wachsen und saftige Wiesen dicht mit duftigen Bergkräutern bewachsen sind. Noch heute erinnern wir uns beim Hineinriechen in die Mischung an die ausgelassene Ferienstimmung und die unglaubliche Freiheit, die wir damals als Kind verspürt haben.

Allgemeines

Schließt man die Augen, meint man tatsächlich, die volle, würzige Duftkraft einer ganzen Tiroler Wiese wahrzunehmen, die von saftigen Bergkräutern bewachsen ist. Stark vordergründig kommt die Schafgarbe mit den Muskatnusstönen durch, der duftige Akzent von Johanniskraut ergänzt, genauso wie ein dichter krautiger und grasiger Eindruck entsteht. Geschmacklich punktet die Mischung mit angenehm heuartigen, teils süßlich-nussigen Noten. Eine positive, beseelende Leichtigkeit verbleibt am Gaumen.

Kräuter-Steckbrief

- Brennnessel, damit sie erleichtert, befreit und den Stoffwechsel ankurbelt;
- Schafgarbe mit ihren scharfen, muskatnussartigen Aromen;
- Johanniskraut als zauberhaftes Sommerkraut;
- Walnuss wegen ihres süßlich-nussigen Geschmacks;
- Ringelblume für blumige Töne, die beruhigend wirken.

GENUSS.Tipp

Damals in Tirol hat uns die Pensionswirtin, wo wir mit Oma und Opa nächtigten, bei der Abreise ein Glas ihres Wald- und Wiesenhonigs geschenkt. Zu Hause zurück konnten wir den Kräutertee immer leicht gesüßt genießen und uns an die herrlichen Sommertage erinnern. Auch wenn vom einstigen Honig schon lange nichts mehr übrig ist, genießen wir die Mischung noch heute gerne unter Beigabe eines Löffels Wald- und Blütenhonigs, der mindestens genauso gut schmeckt wie früher.

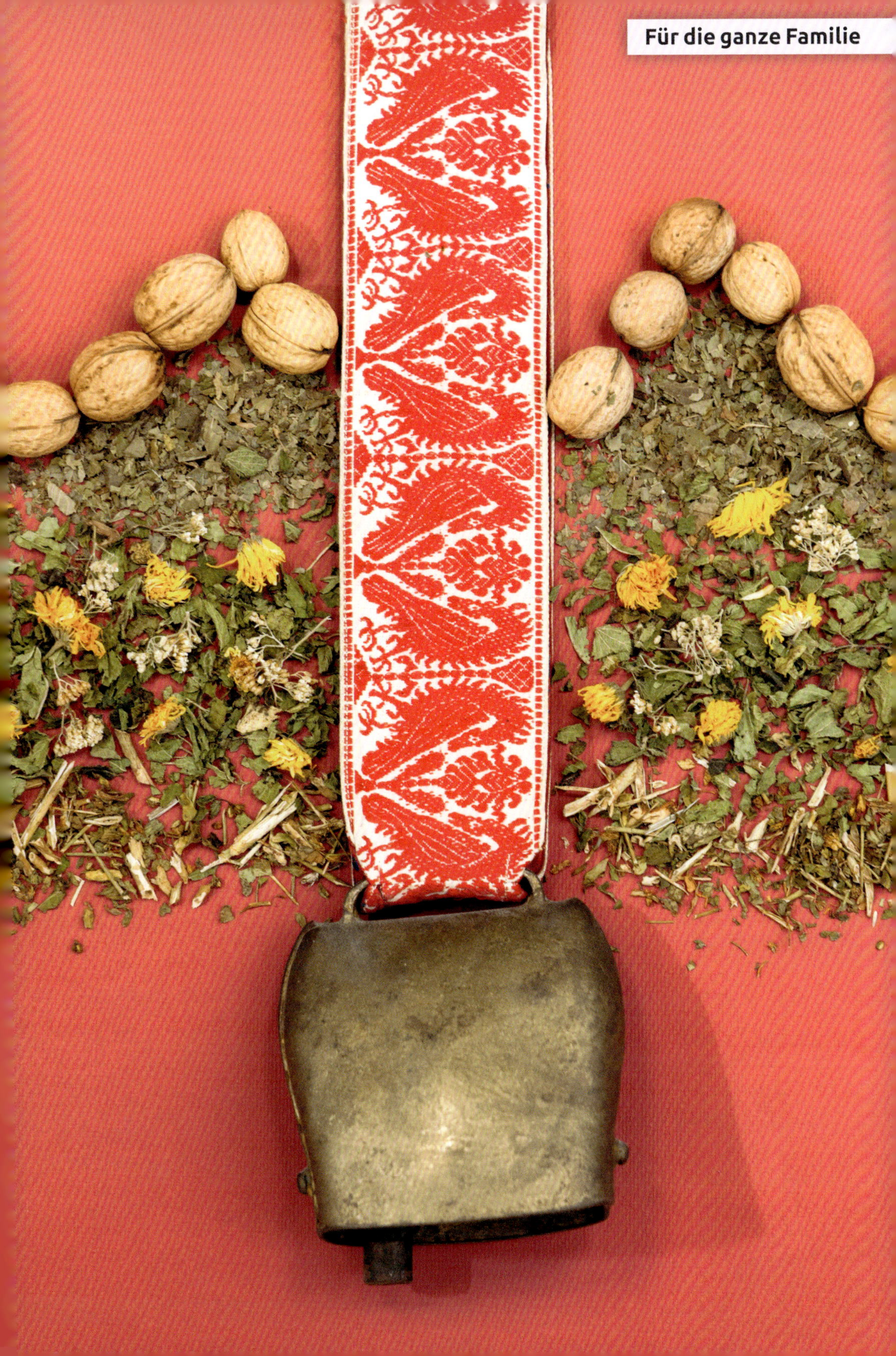

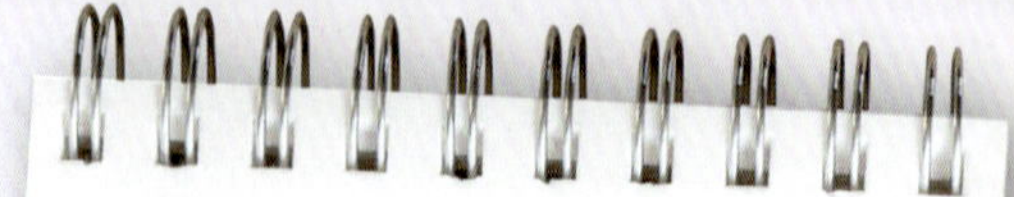

Zum Christkindl

Rezeptur:

40 g Rooibos (Blätter)
20 g Schwarze Johannisbeere (Blätter)
20 g Orange (Schale)
10 g Gewürznelke (ganz oder gemahlen)
10 g Zimt (gemahlen)

Duft & Geschmack:
weihnachtlich **würzig** **süß**

Ziehdauer:

Früher, bevor am späten Nachmittag des 24. Dezembers die Bescherung stattfand, verbrachten wir Kinder die quälende Wartezeit mit der Engi-Oma. Die lenkte uns nicht nur mit ihren selbstgebackenen Weihnachtsplätzchen ab, sondern schenkte dazu auch ein Häferl ihres Christkindltees ein. Das war damals Schwarztee, verfeinert mit Johannisbeerblättern und den heiligen Weihnachtsgewürzen Zimt und Nelken. Das wunderbar duftende Gebräu zügelte ein wenig unsere unbändige Aufregung. Gleichzeitig verkürzte das Ritual die endlosen Stunden, bis endlich das erlösende Glöckchen bimmelte … Heute sind es unsere Kinder, deren nervöse, innere Anspannung der weihnachtliche Tee ausgleicht. Und er wirkt genauso wie seinerzeit wahre (Weihnachts-)Wunder.

Allgemeines

Zimt, Gewürznelken und Orange gehören für uns zu Weihnachten wie das Christkind, der Christbaum und die Krippe. Die Gewürze sind in unserer DNA abgespeichert und die maßgeblichen Aromengeber in dieser weihnachtlichen Kräuterteemischung. Der nun moderne Rooibos steuert seine herrlich milde, süßliche Kraft und cremige Vanillenoten bei. Die Johannisbeerblätter umfangen mit ihrer dunklen, tiefen Fruchtigkeit. Beim Genuss überwältigt die Komposition mit ihrer warmen, fruchtigen Aromatik.

Kräuter-Steckbrief

- Rooibos als koffeinfreies Kraut, das aufgeregte Kinderbäuchlein sanft beruhigt;
- Schwarze Johannisbeere wegen ihrer mild-herben Aromatik, die entspannt;
- Orange, weil ihre süßliche Fruchtigkeit unerwünschte Unruhe beseitigt;
- Gewürznelke für warme Würzigkeit am Gaumen, die nach Weihnachten schmeckt;
- Zimt, da er, kombiniert mit Nelken, für eine zauberhafte, weihnachtliche Stimmung sorgt.

GENUSS.Tipp

Wenn wir in der Vorweihnachtszeit Freunde zu Punsch und Keksen einladen, gibt es für die Erwachsenen einen alkoholischen Glühwein und für die Jugend immer den Christkindltee. Man kann ihn in der Tasse mit einer Orangenscheibe garniert servieren, als „Löffel" ragt eine ganze Zimtstange zum Umrühren heraus. Alternativ schmeckt er auch hervorragend, indem man ihm ein Häubchen Schlagobers aufsetzt und etwas Zimtpulver darüberstreut. Da lässt sich auch so manch Erwachsener gerne ein Häferl einschenken.

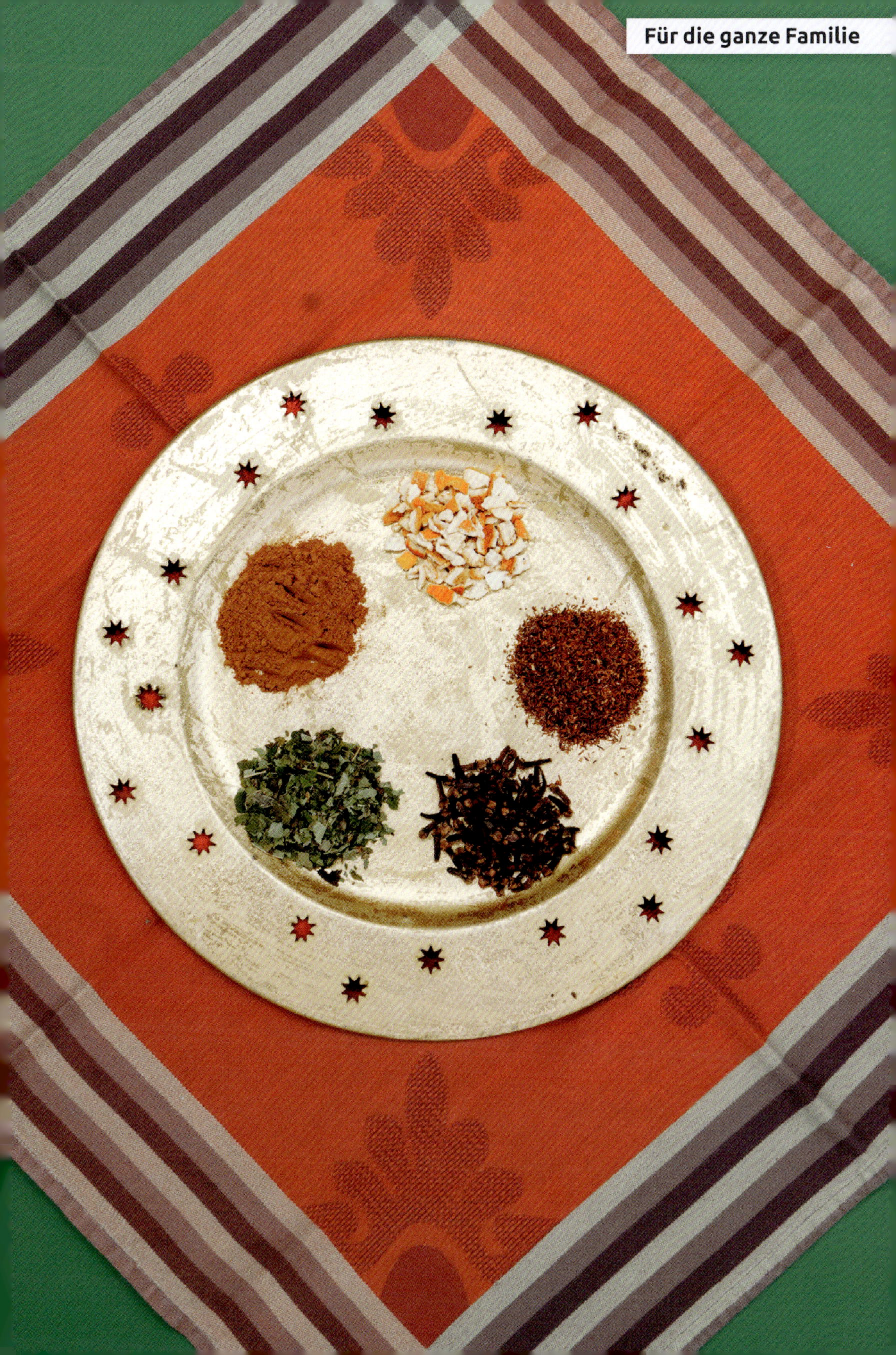

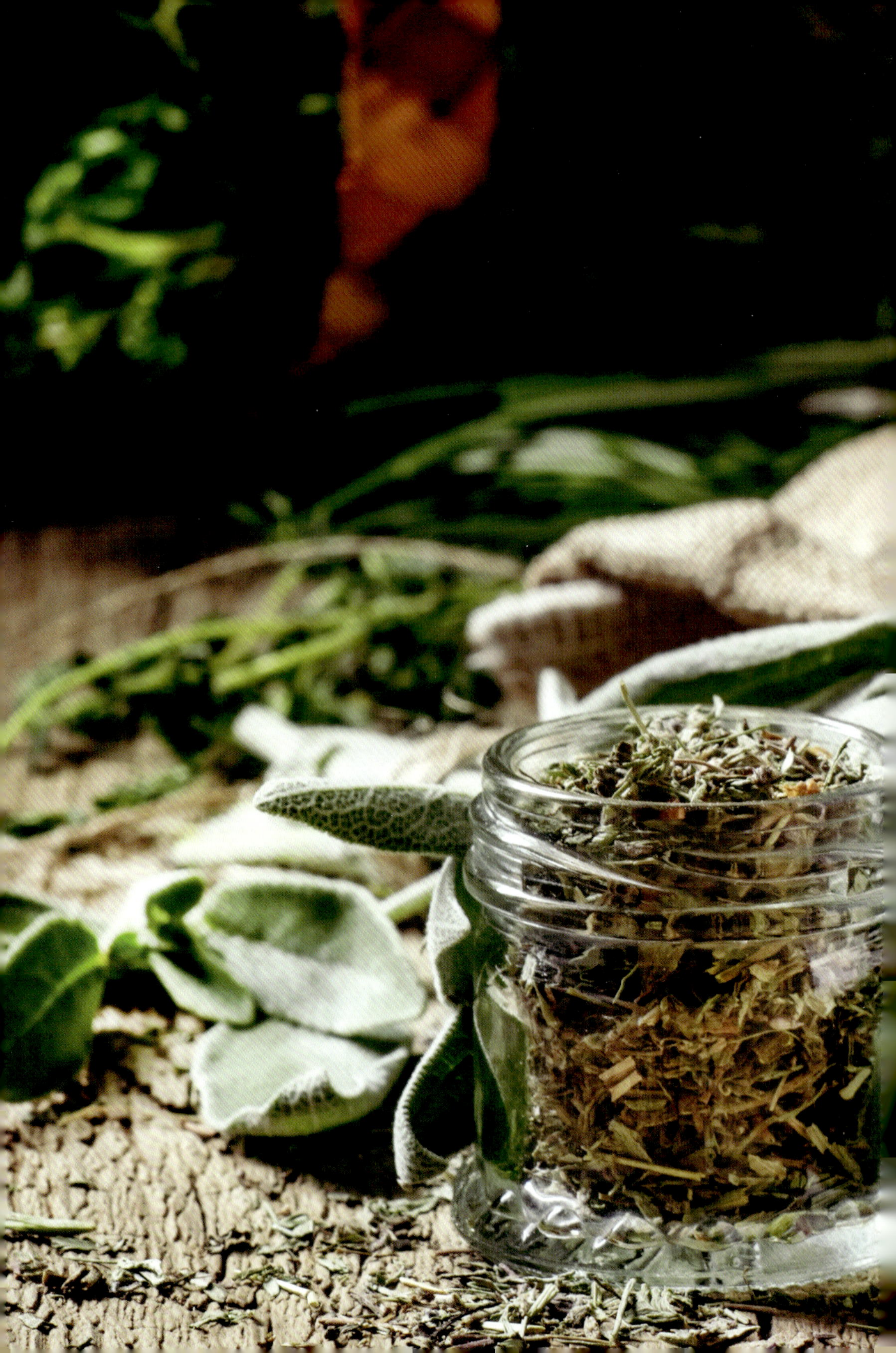

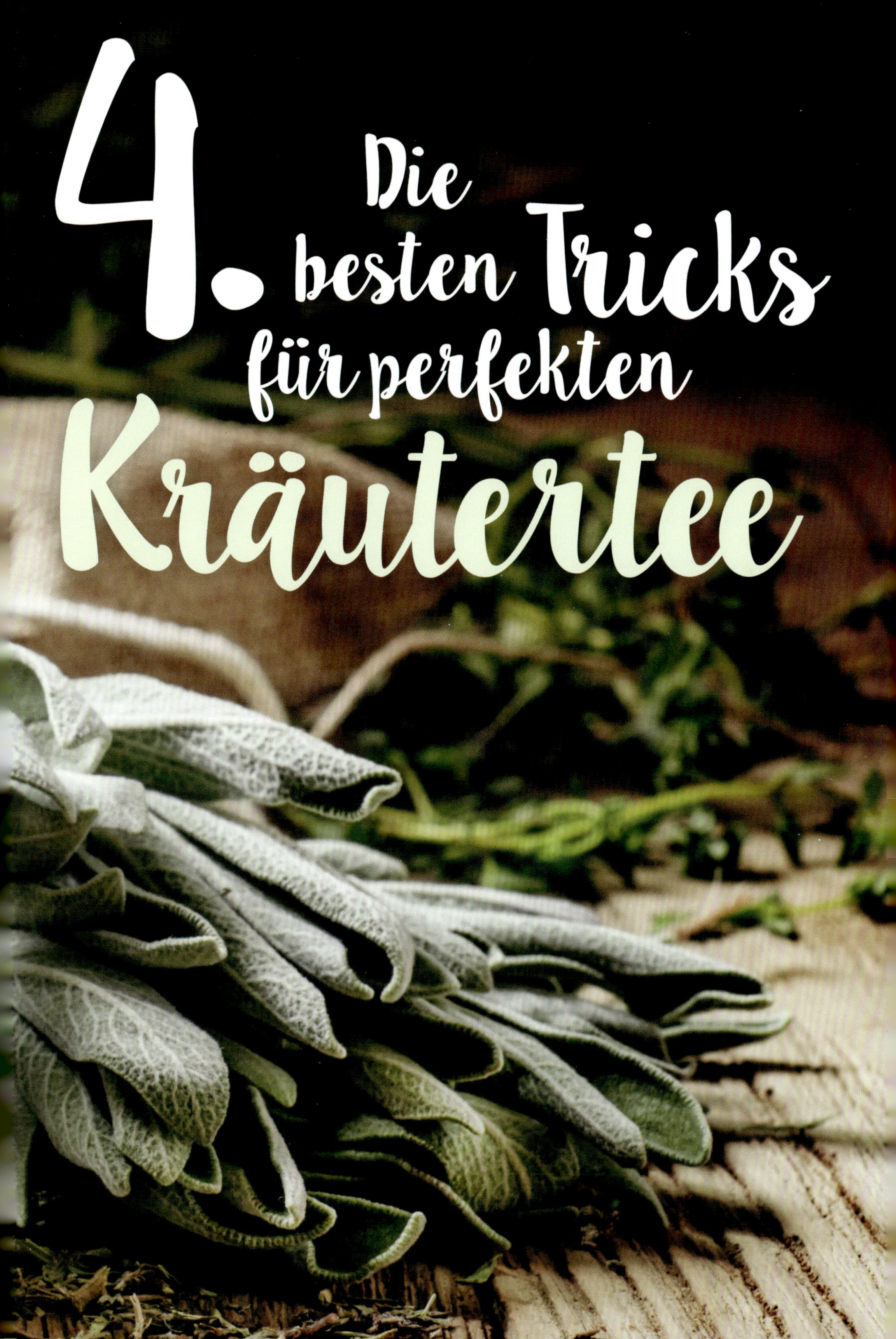
4.
Die
besten Tricks
für perfekten
Kräutertee

Die europäische Kräuterteekultur pflegt für Teeaufgüsse traditionell die Verwendung von getrockneten Pflanzenteilen. Dazu bevorratet man Kräuter für ein möglichst optimales Frischeerlebnis am besten in nicht allzu großen Mengen und fokussiert auf aktuelle Lieblingspflanzen, auch zur Anfertigung spannender Kräuterteemischungen. Dabei lohnt es immer, saisonalen Verfügbarkeiten Aufmerksamkeit zu schenken und seine persönlichen Vorlieben in der Kräuterteetasse auszuleben. So verlangt das Frühjahr unter Umständen nach anderen Aufgüssen, als es Sommer, Herbst oder Winter tun.

Wir empfehlen Einsteigern und Genießern von Teekräutern, frisch und getrocknet, folgende Bezugsquellen. An diesen Stellen werden Pflanzen aus Wildwuchs oder kontrolliertem Anbau vertrieben, wo Sie sich auf Qualität und Herkunft verlassen können:

- **Apotheken**
- **Drogerie-Fachgeschäfte**
- **Bio- und Reformläden**
- **Teefachgeschäfte**
- **bäuerliche Ab-Hof-Vermarkter**
- **Bio-Gärtnereien**

Beim Einkauf frischer Kräuter in Baumärkten und im konventionellen Handel ist jedoch Vorsicht geboten – denn leider kann dabei oft der Einsatz von Pestiziden oder chemischen Düngemitteln nicht ausgeschlossen werden. Daher sei hier unbedingt auf die Notwendigkeit verwiesen, für Kräutertee wann immer möglich ausschließlich Qualitäten aus biologischer oder biodynamischer Herkunft zu verwenden. Diese Empfehlung kann gleichermaßen für getrocknete Kräuter ausgesprochen werden. Und wollen Sie sich der Quelle und des Ursprungs umfassend sicher sein, bietet sich immer der Eigenanbau an.

GENUSS.Tipp:

Achten Sie beim Einkauf von Saatgut für den eigenen Anbau oder von frischen Pflanzen immer auf die korrekte botanische Bezeichnung. Ein Griff zur falschen Gattung kann dann nämlich in der Teetasse oft zu ungewollten geschmacklichen Überraschungen führen. So werden bei Lavendel meist Klone des echten Lavendels *(Lavandula angustifolia)* verkauft, die aufgrund ihres chemisch-kampferartigen, weniger zarten Geschmacks zum Teegenuss nicht geeignet sind.

Über das Sammeln von Kräutern

Wild wachsende Kräuter selber zu sammeln, ist eine wunderbare Sache. Als Voraussetzung gilt, dass man jede Pflanze sicher erkennen und bestimmen kann. Das Sammeln setzt Kräuterkenntnis voraus, pflücken Sie nichts, das Sie nicht kennen! Unter den in Europa bekannten 12 000 Pflanzen gibt es auch die eine oder andere giftige Wildpflanze, denken Sie nur an das Maiglöckchen, die Herbstzeitlose, den Roten Fingerhut oder den Blauen Eisenhut. Abhilfe davor schafft natürlich umfassendes Kräuter- und Pflanzenwissen, das Sie sich über unzählige Fachbücher holen können. Oder aber Sie lassen sich an der richtigen Stelle zum Heilkräuter-Coach ausbilden, um neben dem Fachwissen rund um die Wirkung von Heilpflanzen auch das sichere Erkennen in der Natur zu erlernen. Der Co-Autor des vorliegenden Kräuterteebuchs, Klaus Postmann, ist selbst geprüfter Heilkräuter-Coach. Er absolvierte seine Ausbildung im Verein „Heilkräuter Naturerlebnis Aflenz Kurort" in der Steiermark.

Bis vor wenigen Generationen war die Tradition des Kräutersammelns in der freien Natur weit verbreitet. Das Sammeln und Jagen steckt dem Menschen von Anbeginn an in den Genen. Im modernen Europa des 21. Jahrhunderts sieht es diesbezüglich jedoch etwas anders aus, denn nicht nur die externen, natürlichen Rahmenbedingungen haben sich stark geändert. Althergebrachte Kenntnisse über Sorten und Wachstumszeiten sind vielen Menschen nicht mehr präsent. Unberührte Wuchsstandorte für energiespendende Kräuter sind durch die vielfältige Bebauung der Umwelt und anderweitige Nutzung von Wald, Flur und Wiese stark zurückgedrängt, ja fast eine Rarität geworden. Die tatsächliche Beschäftigung mit natürlichen Pflanzen wird maximal als Liebhaberei oder Hobby gepflegt; sein Brot verdient heutzutage kaum noch jemand damit. Und dennoch erfreut es viele Menschen, draußen in der Natur zu sein, essbare Pflanzen und Kräuter zu entdecken und sie gegebenenfalls auch zu ernten. Sammeln bedeutet Bewegung, Naturerlebnis, Erholung und frische Luft. Außerdem können wir unsere Kenntnisse über die unzähligen wild wachsenden Pflanzen erweitern.

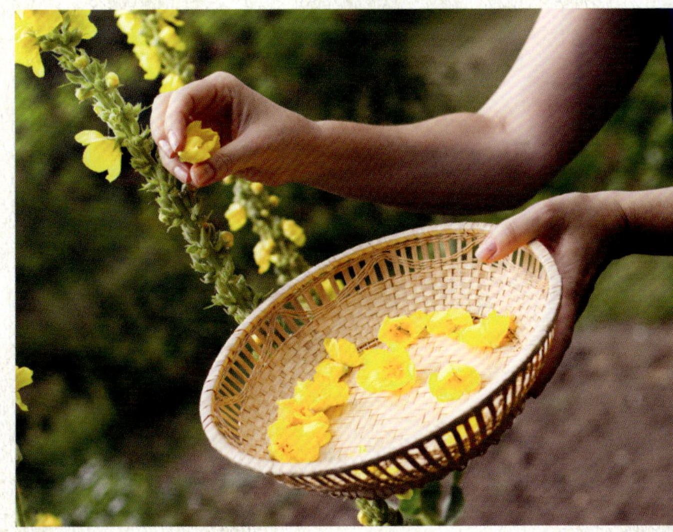

Noch besser funktioniert die Wissensvermittlung in Kräutergärten, die es an vielen Plätzen in und um Österreich gibt, vor allem im Umfeld von Klöstern. Dort werden auch regelmäßig spannende Führungen von fachkundigen Mitarbeitern angeboten – hier einige gute Adressen der Autoren, die bei den Recherchen für das vorliegende Buch besucht wurden:

- **Botanischer Garten der Universität Wien** in Wien 3 (www.botanik.univie.ac.at/hbv)
- **Historischer Hofgarten im Stift Seitenstetten** in Niederösterreich (www.stift-seitenstetten.at)
- **Kräutergarten im Stift Admont** in der Steiermark (www.stiftadmont.at)
- **Kräutergarten im Europakloster Gut Aich** in Salzburg (www.europakloster.com)
- **Kräuterpark Altenau** im Harzer Gebirge in Deutschland (www.kraeuterpark-altenau.de)
- **Apothekergarten im Freilichtmuseum Molfsee** bei Kiel in Deutschland (www.freilichtmuseum-sh.de)

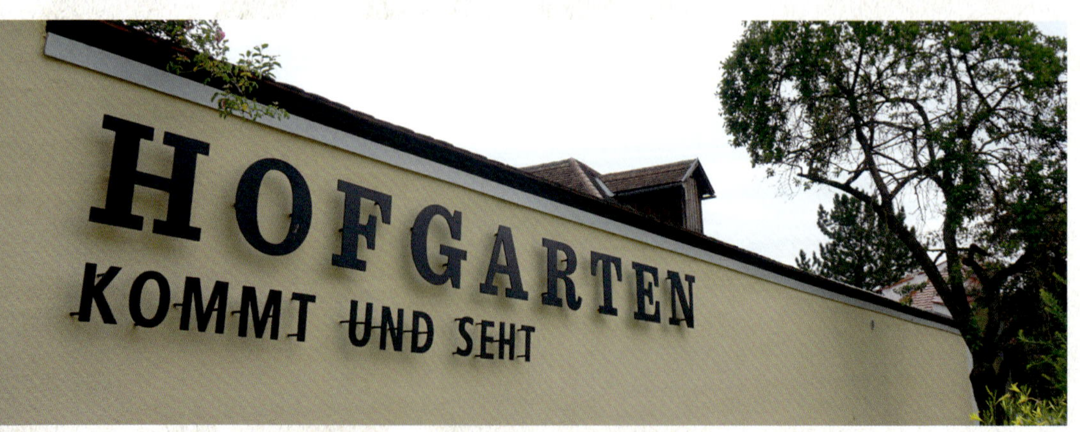

Beim Ernten von Kräutern gilt generell die Regel, zur richtigen Zeit am richtigen Ort zu sein und in der richtigen Art und Weise zu sammeln. Gewisse Ähnlichkeiten mit dem Sammeln von Pilzen sind dabei erkennbar, wo viel Ortskenntnis gefragt ist. Somit gilt es auch hier, wie auch beim Pilze Sammeln, die Natur zu schonen. Seit Urzeiten gilt beim Sammeln folgender Ernterhythmus:

- **Blüten** und **Knospen** immer zu Beginn der Blütezeit, sobald sie frisch aufblühen;
- **Blätter** und **Kraut** vor oder in der Mitte der Blütephase;
- **Früchte** und **Samen** zum jeweiligen Reifezeitpunkt;
- **Wurzeln** und **Rinden** im Frühjahr oder im Herbst, vor und nach der Keimzeit.

Die besten Kräuter finden sich an trockenen Tagen, kurz nachdem der Frühtau vergangen ist, idealerweise in den Morgenstunden und am Vormittag. Die Kräfte der Pflanzen lassen mit fortschreitender Tageszeit nach.

Sind die besten Kräuter erst mal gefunden, gilt Folgendes:

- **Sammeln Sie nur junge Blätter und Triebe;** und von den Blüten nur jene, die soeben aufgegangen sind.
- **Pflücken Sie generell nur gesunde, saubere, frische Pflanzen,** die frei von Ungeziefer sind.
- **Reißen Sie dabei Pflanzen niemals mit der ganzen Wurzel aus,** sondern schneiden Sie diese mit einem scharfen Messer oder einer Kräuterschere (gerne aus Keramik) an den entsprechenden Stellen des blühenden Krautes ab.
- **Plündern Sie einen Platz nie bis zum letzten Rest** und sammeln Sie nur so viel, wie Sie das Jahr über brauchen – das ist meist nicht so viel, wie man glaubt!
- **Drücken Sie geerntete Blüten und Blätter nicht** und verwenden Sie keine Kunststofftüten für das Sammelgut. Die Kräuter beginnen leicht zu schwitzen und werden dann beim Trocknen schwarz. Stattdessen ein größeres Papiersackerl, eine luftdurchlässige Stoff- oder Jutetasche oder einen Weidekorb verwenden und das Sammelgut mit Papier abdecken.

Wichtig: Absolut ungeeignete Stellen zum Sammeln von Pflanzen sind chemisch gedüngte Felder und Wiesen, die Ufer von schmutzigen Gewässern, Bahndämme sowie alle Stellen in der Nähe von Straßen und Autobahnen. Die kräftigsten Heilpflanzen finden Sie nur in den Bergen!

GENUSS.Tipp:

Für jene, die sich mit dem Sammeln von Kräutern vertiefend beschäftigen und auch größere Mengen sammeln möchten, empfiehlt sich der Blick in entsprechende Sammelkalender. Dort finden Sie neben den definierten Pflanzenteilen vor allem die genauen Blütemonate und Sammelzeiten, zu denen sich die Pflanzen auf der Höhe ihrer Wirkstoffkraft befinden.

Richtig Trocknen und Lagern

Teekräuter werden vor dem Trocknen niemals gewaschen, weshalb ein sauberes Sammelgut Voraussetzung für den Erfolg ist. Je nach Pflanzenart und -größe werden die Kräuter geschnitten oder gerissen, Blätter bleiben im Ganzen, Blüten werden abgezupft. Anschließend das Sammelgut locker auf einem Holzbrett, einem Baumwolltuch oder auf dünnem, weißem Papier verteilen und an luftigen, warmen Stellen auflegen. Dabei direktes Sonnenlicht und Temperaturen von über 40 Grad vermeiden. Von Zeit zu Zeit wenden. Pflanzen, die von Natur aus schon recht trocken sind, können Sie auch zu kleinen Bündeln zusammenbinden und an schattigen, gut durchlüfteten Stellen im Haus aufhängen. Die Kräuter sind fertig, sobald sie krachtrocken sind und knistern – leicht mit den Fingern zu testen.
Alternativ können Sie zum raschen Trocknen auch den Backofen (niedrigste Temperatur einstellen und einen Kochlöffel in die leicht geöffnete Tür klemmen) oder spezielle Dörrautomaten verwenden, die ebenso eine schonende Trocknung bei rund 40 Grad ermöglichen, aber Energie verbrauchen. Ein eigener Dörrautomat ist auch nur dann sinnvoll, wenn regelmäßig größere Mengen haltbar gemacht werden. Ein Backofen mit Umluftbetrieb empfiehlt sich bei kleineren Mengen genauso gut.
Und wenn Sie das Besondere lieben, fermentieren Sie Teeblätter, bevor sie getrocknet werden (ähnlich der Produktionsweise von Echtem Tee *Camellia sinensis*). Dabei entfalten Kräuter ihre Aromen und ihren Geschmack besonders intensiv. Zur Fermentation eignen sich vor allem Blattkräuter wie Pfefferminze, Brennnessel, Zitronenverbene und Zitronenmelisse, besonders beliebt sind jedoch Erdbeer-, Brombeer- und Himbeerblätter:

- **Die sauberen Blätter auf einem großen Baumwolltuch verteilen** und rund zwei Stunden lang an der Sonne antrocknen lassen. Sie werden dadurch bräunlich und welk.
- **Danach das Tuch mit den innenliegenden Blättern einmal umschlagen** und das „Paket" mit einem Nudelholz für einige Minuten ordentlich stark durchwalzen, damit die Blätter gründlich aufbrechen und die Zellsäfte austreten. Das ist entscheidend für die nun folgende Fermentation.
- **Dazu öffnet man das Baumwolltuch wieder** und verteilt die gewalzten Blätter gut über das gesamte Tuch. Anschließend besprüht man die Blätter gut mit Wasser aus einer Sprühflasche, bindet das Tuch zu einem festen Sack zusammen und besprüht diesen auch von außen mit Wasser.
- **Den Sack hängt man für drei Tage warm** (Zimmertemperatur) und luftig auf. Jetzt fermentieren die Kräuter.

- **Danach die Blätter auspacken** und gut verteilt auf einem Blech im Backofen bei rund 40 Grad für einige Stunden fertigtrocknen (krachtrocken).
- **Zu guter Letzt die fertigen Blätter** luftdicht und dunkel aufbewahren sowie im Teeaufguss genießen.

Gleich, ob Sie Teekräuter selbst gezogen und getrocknet oder aber in der Apotheke, in der Drogerie oder im Reform- und Bioladen gekauft haben: Wichtig ist, dass sie nun richtig gelagert werden, damit sie auch wirklich ein gutes Jahr lang ihre Wirkung beibehalten.

- **Viel länger als ein Jahr** sollten trockene Teepflanzen nicht aufgehoben werden, sie ziehen Fremdgerüche an, werden staubig und brüchig und schmecken nur noch neutral und nach altem Heu. Übrigens: Aromatisch stumpfe Kräuter können Sie prima für ein Kräuterbad verwendet. Einfach ein bis zwei Handvoll in einen Leinensack geben, fest zubinden und ins heiße Badewasser werfen.
- **Ideal zum Aufbewahren** sind dunkle Glasbehälter, da diese einen guten Lichtschutz bieten. Ein fester Schraubverschluss hält Fremdgerüche, Feuchtigkeit und Staub fern.
- **Auch spezielle Teedosen** aus Keramik, Holz oder Metall eignen sich gut. Dabei bitte auf billige Weißblechdosen aus Asien verzichten – diese sind zwar oft sehr dekorativ, beginnen aber auf der Innenseite gerne zu rosten und sind somit nicht lebensmittelecht.
- **Der beste Standort** für Kräuterbehälter ist abseits von Heizungen, Dunstabzügen oder stark aromatischen Gewürzen, an einem Ort mit gleichmäßiger Temperatur.
- **Dort gilt es auch,** direkte Sonneneinstrahlung zu vermeiden.

Bezüglich der allseits beliebten Teebeutel (Aufgussbeutel) ist zusätzlich zu beachten, dass das dünne Papier kaum vor Verlust der Aromen schützt, weshalb diese möglichst luftdicht in einer verschließbaren Dose oder einer Teebox gelagert werden sollten. Des Weiteren gelten die gleichen Bedingungen wie bei losen Kräutern: Dunkel, bei konstanter Temperatur und abseits von Gewürzen oder Wärmequellen lagern.

GENUSS.Tipp:

Auch wenn es selbstredend erscheint, sollten Sie nicht auf eine Beschriftung der verschiedenen Trockenkräuterbehältnisse vergessen. Dies schafft einen besseren Überblick für notwendige Nachkäufe und ermöglicht es auch anderen im Haushalt lebenden Personen, die mit der Materie weniger vertraut sind, bei Bedarf nach dem richtigen, benötigten Kraut zu greifen.

Zusammenfassend lässt sich Folgendes über die Kunst des Pflanzentrocknens festhalten:

- **Kräuter sind natürliches Material,** das immer der Vergänglichkeit unterworfen ist.
- **Bitte keine Intensivtrocknung,** da Pflanzen sonst zu viel Farbe verlieren. Die Farbe der Kräuter ergibt schließlich auch die Farbe des Tees.
- **Kräuter daher immer langsam,** schattig, bei Wärme und gut belüftet trocknen.
- **Kräuter sind fertig getrocknet,** wenn sie krachtrocken sind und zwischen den Finger richtig rascheln und knistern.
- **Folglich Kräuter nie zu früh abfüllen,** sie könnten an der noch austretenden Restfeuchtigkeit „ersticken". Zu spätes Abfüllen hingegen kann bewirken, dass die getrockneten Kräuter wieder beginnen, Feuchtigkeit anzuziehen.

Die Methoden der Teezubereitung

Haben Sie Ihre Lieblingskräuter erst einmal selbst gesammelt und getrocknet oder aber gekauft, gilt es, diese nun richtig zuzubereiten. Dabei spielt bei allen Arten der Zubereitung von Kräutern wie auch bei Gewürzen die Dauer der Auslösung der Inhaltsstoffe eine wichtige Rolle, da sich abhängig von der Zeit unterschiedliche Stoffe aus den Pflanzen lösen. Welche Art der Zubereitung Sie im Endeffekt wählen, hängt von der Art der Pflanzenteile ab, ob geschnitten oder im Ganzen sowie von der Art der Drogen (ob Blüten, Blätter, Wurzeln oder Rinde). Grundsätzlich unterscheidet man folgende Zubereitungsarten:

Aufguss (Infus)

- Der Aufguss eignet sich sowohl für frische wie auch getrocknete Kräuter, Früchte oder Blüten, am besten geschnitten und zerkleinert.
- Die Pflanzenteile werden mit *100 Grad sprudelnd kochendem Wasser* übergossen und nach einer bestimmten Ziehzeit abgeseiht.
- Die ideale Ziehzeit beträgt bei frischen Kräutern maximal fünf Minuten, der Tee bleibt dabei ganz hell, von hellgelb bis hellgrün. Getrocknete Zutaten werden je nach gewünschter Intensität *bis zu zehn Minuten* lang aufgegossen, als Faustregel gilt hierbei, dass lose Pflanzenteile zu Boden sinken, sobald ein Tee trinkbereit ist.

Abkochung (Dekokt)

- Durch das Abkochen braucht man üblicherweise eine kleinere Menge Kräuter als bei einem Aufguss, vor allem bei festen Drogen wie Wurzeln oder Rinden.
- Dazu die Pflanzenteile mit 0,25 Liter kaltem, frischem Leitungswasser (in der Regel mit rund 15 Grad) für einige Minuten ansetzen, danach zugedeckt aufkochen und sprudelnd *rund zehn Minuten* kochen lassen. Anschließend einige Minuten ziehen lassen, abseihen und lauwarm trinken.

Kaltauszug (Mazeration)

- Die Pflanzenteile werden mit kaltem Wasser aufgegossen und nach einer bestimmten Ziehzeit abgeseiht. Beispielsweise bei schleimstoffhaltigen Pflanzen, da die Schleimstoffe hitzeempfindlich sind und schonend extrahiert werden müssen.
- Bei der Zubereitung wird die Droge mit kaltem, frischem Leitungswasser angesetzt, danach lässt man sie *acht bis zwölf Stunden* (am besten über Nacht) unter mehrmaligem Umrühren ziehen, seiht ab und wärmt den Tee je nach Wunsch vor dem Genuss auf Trinktemperatur.

Extrakt (Essenz, Elixier)

- Eine Sonderform des Auszugs ist die alkoholische Mazeration. Als Extraktionsmittel wird meist gewöhnlicher Alkohol (Ethanol) mit 40 Vol.-% verwendet, dazu eignen sich im Privatgebrauch sämtliche neutrale, klare Getreidebrände wie Kornbrand oder Wodka.
- Dazu eine Flasche mit breiter Mündung oder beispielsweise ein verschließbares Rex-Glas bis zum oberen Drittel locker mit den Kräutern füllen und anschließend mit dem Alkohol übergießen. Gut verschlossen an einem warmen Platz bei Zimmertemperatur von rund 20 Grad *rund 14 Tage* stehen lassen. Dazwischen öfters schütteln, anschließend abseihen und den Rückstand auspressen.
- Kräuterextrakte haben den Vorteil, dass sie durch den Alkohol andere Wirkstoffe aus Pflanzen lösen als Wasser. Viele Inhaltsstoffe sind nicht oder nur schlecht wasserlöslich.
- Zudem sind alkoholische Kräuterextrakte lange haltbar und einfach zu dosieren: Sie werden tröpfchenweise (zwei bis drei Milliliter) verdünnt mit ausreichend Wasser oder Tee eingenommen.
- Die Herstellung und Anwendung von Kräuterextrakten hat in vielen Kulturen eine lange Tradition, das Wissen ist eng mit der Kunst der Alchemie und der Suche nach dem Stein der Weisen verknüpft. Das Wort *elixirium* stammt vom arabischen *Al-Iksir* und steht für das „Wesentliche", das „Leben verlängernde" Heilmittel, das dem Stein der Weisen entnommen wurde. In den

letzten Jahrzehnten haben Pharmazie und Medizin zunehmend Interesse an der Wirksamkeit von Extrakten aus Heilpflanzen entwickelt. Mit Hilfe der modernen Arzneimittellehre lassen sich einzelne Pflanzeninhaltsstoffe und ihre Wirkungen sehr genau bestimmen. Auf diese Weise leisten Kräuterelixiere heute einen wichtigen Beitrag zur Etablierung einer neuen, ganzheitlichen Medizin.

Tea on the Rocks (Eistee)

- Darunter versteht man die Mischform aus Kaltauszug und heißem Aufguss. Und obwohl wir uns bei dabei einer aktuellen Markenbezeichnung von Julius Meinl bedienen, handelt es sich um eine traditionelle Zubereitungsform von Kräutern. Schon die österreichische Kräuterkundige Maria Treben nannte sie im Jahr 1980 in ihrem Standardwerk *Gesundheit aus der Apotheke Gottes*.
- Nach ursprünglicher Rezeptur werden zehn Gramm lose Kräuter mit einem halben Liter kaltem, frischem Leitungswasser über Nacht kalt angesetzt und am Morgen abgeseiht. Den Kräutersud nun mit einem halben Liter an 100 Grad sprudelnd kochendem Wasser überbrühen und nach einer Ziehzeit von rund zehn Minuten wieder abseihen. Anschließend Kaltauszug und den heißen Aufguss mischen und kühl genießen. (Dabei geht man von einem Mengenverhältnis von einem Gramm Teekraut auf 0,1 Liter Wasser aus, die Mengen können natürlich je nach Bedarf angepasst werden.) Durch diese Teezubereitung gewinnt man die doppelten Wirkstoffe, die anderenfalls nur im kalten oder nur im heißen Wasser löslich wären.
- Die moderne Variante dreht das Verfahren um: Für einen Liter fertigen Kräutertee werden zehn Gramm lose Kräuter in einer hitzebeständigen Kanne mit rund 0,33 Liter 100 Grad sprudelnd kochendem Wasser übergossen, mehrmals umgerührt und nicht weiter erhitzt. Nach maximal zehn Minuten Ziehzeit die Flüssigkeit über einem Filter oder einem Küchensieb in einen zweiten, hitzebeständigen Krug gießen. Den noch heißen Tee mit 0,66 Liter kaltem, frischem Leitungswasser aufgießen, verrühren und mit viel Eiswürfeln servieren. Je nach Geschmack lässt sich dieser selbstgemachte Eistee mit Sirupen (wie Zitronensirup), Obstsäften (wie Zitronensaft), Obststücken oder auch Spirituosen (wie Gin) veredeln.
- Möchte man mit dieser Zubereitung klassischen Eistee herstellen, empfiehlt sich anstelle von Kräutertee eine Teemischung aus den Sorten Assam, Ceylon und Darjeeling. Dabei die Ziehzeit des Heißaufgusses auf maximal fünf Minuten reduzieren.

Kaltaufguss (Cold Brew Tea)

- Unter Cold Brew versteht man die modernste Zubereitungsform von Tee, die sich seit rund zehn Jahren, aus Japan kommend, als conveniente, schnelle und einfache Alternative zu Heißaufguss durchzusetzen beginnt. Die ursprüngliche Idee dahinter entspringt der natürlichen Zubereitung echter Teeblätter (vor allem Oolong- und Schwarztee), um aus dem Blatt nur fein-aromatische, hitzeempfindliche Aromen ohne zusätzliche Bitter- und Gerbstoffe zu extrahieren.
- Die Vermarktung dieser Kaltgetränke funktioniert heute über die natürliche, gesunde, kalorien- und zuckerfreie Alternative zu aromatisierten Wassergetränken und klassischen Softdrinks (mit Zucker). Cold Brew Teas lassen sich bequem mit kaltem Leitungswasser zubereiten und können bereits nach kurzer Ziehzeit konsumiert werden, ohne dass man auf das Abkühlen warten muss.
- Dazu werden die in Teebeuteln unterschiedlicher Größe abgefüllten Teemischungen aus Kräutern, Früchten und (meist) diversen Aromen mit rund 15 Grad kaltem, frischem Leitungswasser aufgegossen.
- Nach Ende der Ziehzeit von 10 bis 20 Minuten empfiehlt sich zusätzliches Umrühren der Flüssigkeit, um die Extraktion des Aufgussbeutels zu unterstützen. Am Schluss soll der Beutel noch kurz ausgepresst werden, danach kann der Aufguss sofort konsumiert werden.
- Da der Aufguss mit kaltem Wasser die Freigabe von geschmacksgebenden Aromen aus den verwendeten Teekomponenten reduziert, empfiehlt sich beim Kaltaufguss eine rund 30 Prozent geringere Wassermenge und eine doppelt so lange Ziehzeit wie bei Heißaufgüssen.
- Um auch bei dieser Zubereitungsform ein gesundes und mikrobiologisch unbedenkliches Lebensmittel genießen zu können, wird von allen Markenanbietern in diesem Segment auf noch höhere Rohstoffqualität mit eigenen Kontrollverfahren geachtet. Speziell dafür entwickelte Heißdampf-Keimreduktionsverfahren oder die Lagerung der Drogen unter kontrolliert gesteuerter Atmosphäre (*Controlled Atmosphere* oder CA-Lagerung) gewährleisten diese Standards.

Die Bedeutung des Teewassers

Kräutertee sollte – wie echter Tee – stets mit der richtigen Wassertemperatur aufgegossen werden. Dazu immer frisches Leitungswasser verwenden, am besten passt weiches, nicht kalkhaltiges Wasser. Zum Erhitzen des Wassers für Kräutertee eignet sich ausnahmslos ein elektrischer Wasserkocher, gleich ob aus Kunststoff oder Edelstahl. Und da man bei Kräutertee ausschließlich 100 Grad sprudelnd kochendes Wasser verwendet, kann man beim Wasserkochen auf Zubehör wie eine Temperaturvorwahl oder auf digitale Anzeigen getrost verzichten. Da es bei der allgemeinen Zubereitung unterschiedlicher Teesorten dennoch immer wieder zu Verwirrungen hinsichtlich der Temperatur des Aufgusswassers kommt, hier eine detaillierte Übersicht:

- Kühle Kräuterzubereitungen wie Kaltauszug oder Kaltaufguss werden mit rund *15 Grad kaltem, frischem Leitungswasser* hergestellt. Die Ziehzeiten variieren je nach Art und Zusammensetzung der Kräuter und Mischungen von 20 Minuten bis zu mehreren Stunden.
- Grüner und Weißer Tee werden mit rund *80 Grad heißem Wasser* übergossen. Dazu das kochende Wasser 10 bis 15 Minuten offen stehen lassen, damit es von alleine erkaltet. Anschließend maximal zwei bis drei Minuten ziehen lassen.
- Halbfermentierter Oolong Tee wird mit *relativ heißem Wasser um die 90 Grad* aufgegossen. Anschließend maximal drei bis vier Minuten ziehen lassen.
- Schwarzer Tee und Pu Erh Tee werden immer mit *sprudelnd kochendem Wasser* aufgegossen. Anschließend maximal vier bis fünf Minuten ziehen lassen.
- Kräuter- und Früchtetees sowie alle Mischungen werden immer mit *100 Grad sprudelnd kochendem Wasser* aufgegossen. Anschließend zwischen fünf und zehn Minuten ziehen lassen.
- Für eine exakte Feststellung der Temperatur gibt es eigene Teethermometer. Empfehlungen zur jeweils idealen Aufgusstemperatur finden sich auf jeder Teepackung.

GENUSS.Tipp:

Leider ist die Zubereitung von Kräutertee mit 100 Grad sprudelnd kochendem Wasser oft keine Selbstverständlichkeit mehr. Inzwischen gießen viele den Tee mit „heißem“ Wasser aus der Mikrowelle oder aus der Wasserleitung auf. Vorsicht, denn Kräuter- und Früchtetees sind reine Naturprodukte, wo sich trotz aller Sorgfalt nie völlig ausschließen lässt, dass in Einzelfällen Keime oder Pilze auch im Fertigerzeugnis vorhanden sind. Nur bei richtiger Zubereitung mit 100 Grad sprudelnd kochendem Wasser entsteht ein sicheres, keimfreies Lebensmittel, das unbedenklich genossen werden kann.

Wie bereits festgehalten, sollten Sie für Tee jeglicher Art immer frisches Wasser verwenden, am besten weiches, nicht kalkhaltiges Wasser. Passt das lokale Wasser aufgrund der Härte nicht perfekt, ist es oft leichter, die verwendeten Teekräuter auf das Wasser abzustimmen als umgekehrt. Hartes Wasser enthält meist viel Kalk, der das gewünschte Aroma und den feinen Geschmack von Tee unterdrücken kann.

Wie verhält es sich aber nun hinsichtlich der generellen Reinheit und Schadstofffreiheit von Wasser aus der Leitung? Immer wieder trifft man dabei bei Teeanwendern auf *Osmosewasser*, das als besonders sauber und rein vermarktet wird. Bei Osmosewasser wird das Wasser in einem Umkehrosmosefilter mit hohem Druck durch eine Membran gedrückt, die nur in eine Richtung durchlässig ist. Diese Trennwand lässt nur sehr kleine Moleküle wie die des Wassers hindurch. Andere Stoffe wie Nitrate, Schwermetalle, Phosphate oder aber Mineralstoffe werden zurückgehalten, sie sind für die Membran zu groß. Am anderen Ende der Leitung kommt „hochreines" Osmosewasser heraus.

Kritik an dieser Wasseraufbereitung entsteht vor allem durch das Fehlen lebenswichtiger Spurenelemente wie Magnesium oder Zink, die in natürlichem Trinkwasser enthalten sind. Verbraucherzentralen raten daher oft vom dauerhaften Verzehr von Osmosewasser ab, da eine mögliche Unterversorgung bestimmter Nährstoffe die Folge sein könnte. Auch können sich in der Membran bei längeren Standzeiten der Anlage Keime bilden. Größter Kritikpunkt ist aber sicherlich, dass man für einen Liter Osmosewasser rund drei Liter Leitungswasser filtern muss, das restliche Wasser fließt als Abwasser in den Kanal.

GENUSS.Tipp:

Osmosewasser schmeckt pur getrunken in der Tat extrem weich, sanft und sogar saftig. Wie das Autorenteam jedoch persönlich testen konnte, lassen sich bei der Verwendung als Teewasser für unterschiedliche Teemischungen keine nennenswerten Vorteile hinsichtlich des Geschmacks und der Aromatik erkennen, womit sich der Aufwand für Kräutertee nicht lohnt. Wie es sich diesbezüglich mit belebtem, vitalisiertem Wasser nach Grander® verhält, ist den Autoren noch nicht bekannt, das gilt es noch anhand weiterer Geschmackstests zu klären.

Die richtige Kräutermenge

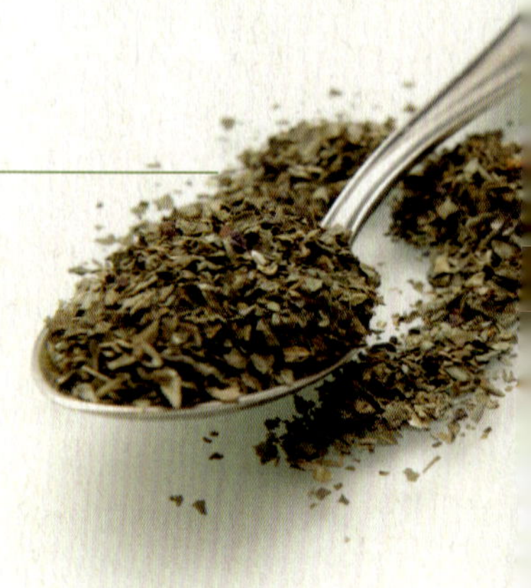

Als Standard für eine herkömmliche Teetasse (auch Häferl oder Henkelbecher) von 0,25 bis 0,33 Liter Inhalt gilt bei geschnittenen Drogen eine *Menge von 1 bis 1,5 leicht gehäuften Teelöffeln* (zwei bis drei Gramm) als Summe aller Pflanzenteile. (Die in der Teeindustrie verwendete exakte Norm lautet 1 Gramm auf 0,1 Liter Wasser.)

- Trockene Früchte und Samen wie Fenchel oder Anis sollten vor dem Aufguss *in einem Mörser leicht angestoßen* werden, um die ätherischen Öle besser zur Geltung zu bringen.

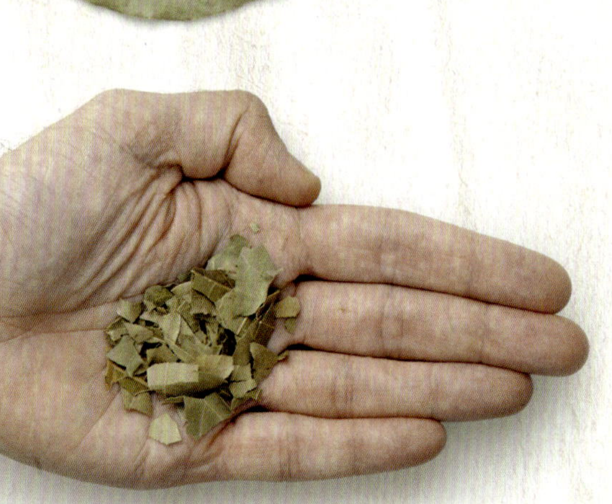

- Grobe Pflanzenteile getrockneter Pflanzen wie Blätter oder ganze Kräuter sollten vor dem Aufguss *mit den Fingern angebrochen* und leicht zerdrückt werden, damit sich die Aromen im Wasser besser entfalten können.

- Werden frische Pflanzenteile verwendet, liegt die benötigte Menge zumindest bei der *doppelten Portionsgröße* wie bei trockenen Kräutern.

- Bei losen Trockenfrüchten empfiehlt es sich zur besseren Aromenentfaltung, diese vorab über mehrere Stunden *in kaltem Wasser anzusetzen* und diesen Ansatz anschließend langsam zu erhitzen. Danach noch zehn Minuten ziehen lassen, die Früchte abseihen und den Früchtetee genießen.

- Bei der Zubereitung als Heißaufguss ist generell wichtig, dass die Pflanzen *mit geschlossenem Deckel* ziehen können, um die flüchtigen ätherischen Öle zu bündeln. Dazu einfach die entsprechende Untertasse auf die Teetasse oder aber den Deckel auf die Teekanne legen.

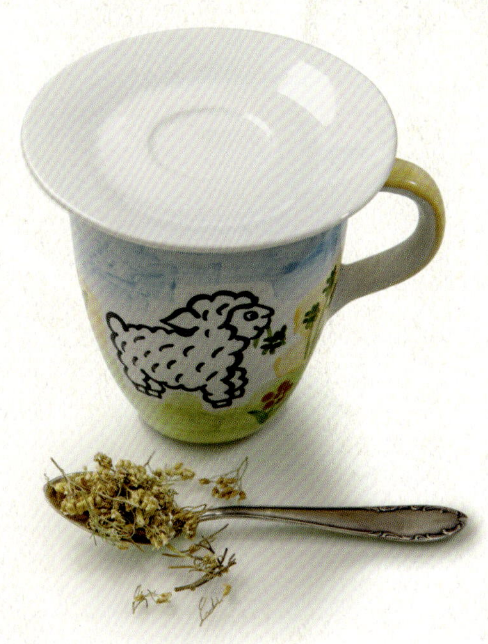

- Mit wenigen Ausnahmen gilt, je länger ein Tee zieht, desto mehr Gerb- und Bitterstoffe treten aus den Kräutern aus und desto kräftiger und bitterer wird das Getränk.

GENUSS.Tipp:

Gerne erinnern wir an dieser Stelle an das oft verwendete Zitat von Paracelsus „Allein die Dosis macht's, dass ein Ding kein Gift sei". So ist eine geringere Menge an Kräutern an gesunden Tagen meist richtiger, zu viel ist in jedem Fall vor allem bei echtem Heiltee zu vermeiden. Heiltees sind im Unterschied zu Genusstees wirksame Arzneimittel und sollen deshalb kurmäßig angewendet werden: Maximal vier Wochen täglich davon trinken, danach zwei Wochen Pause. Achten Sie am besten auf die Hinweise auf der Verpackung!

Teebeutel, Teesieb, Teeei?

Während beim echten Tee die optimale Entfaltung der Teeblätter die entscheidende Rolle hinsichtlich der Aromatik trägt und deshalb Fans des echten Tees auf Teebeutel oder Teeei eher verzichten, ist das beim Kräutertee etwas anders. Getrocknete Teekräuter eignen sich in vielen Fällen auch für die kleinteilige Zubereitung im Teebeutel (Aufgussbeutel, Teesackerl) oder in einem Teeei, denken wir an Kamillenblüten, Fenchelsamen oder Rooiboskraut, die zur vollen Entfaltung ihrer Aromen deutlich weniger Platz zum Aufquellen benötigen als beispielsweise ein First-Flush-Darjeeling, der Schwarzteeklassiker aus Indien. Wir vertreten jedoch die Ansicht, dass die Zubereitungsmethode wahrem Teegenuss nicht im Weg stehen sollte, abhängig von Ort, Zeit und Teekraut stehen ohnehin mehrere Varianten zur Verfügung:

Aufgussbeutel für den raschen Genuss

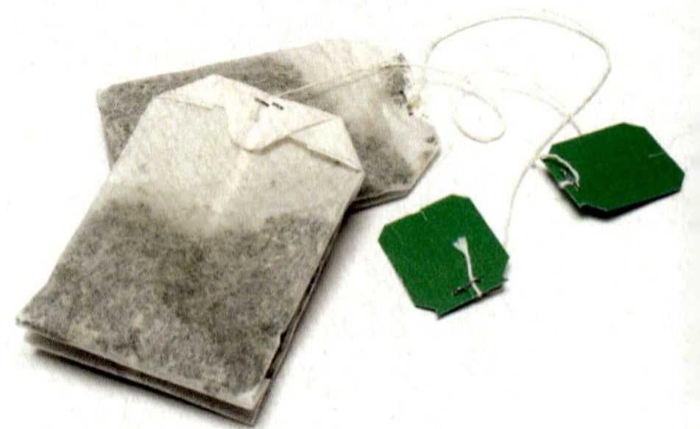

Bei handelsüblichen Doppelkammer-Teebeuteln können Sie recht wenig falsch machen. Sie haben jedoch den Nachteil der sehr kleinblättrigen Inhaltsstoffe, die deutlich weniger Aromen enthalten als große Pflanzenteile und zudem viel schneller Bitter- und Gerbstoffe in den Tee abgeben, womit die Aromen und der Duft vieler Kräuter überlagert werden. Manchmal gibt das verwendete Papier etwas Eigengeschmack ab, wodurch der Tee pappig und fahl wird. Aufgussbeutel sind eigentlich eine Art „Fast Food" der Teebranche, obwohl sie sehr convenient sind und selbst von den Autoren des vorliegenden Buchs ab und an verwendet werden. Entsprechend hochwertige Inhaltsstoffe und die Frische der gekauften Ware garantieren auch beim Teebeutel eine verlässliche Qualität in der Tasse. Hier gilt es schlichtweg, viele Marken und Anbieter durchzuprobieren, bis man seine bevorzugten Produkte findet. Umweltbewusste Teebeutel sind heute ungebleicht, bestehen aus Zellulosefasern aus Holz und sind natürlich ohne Metallklammer verschlossen.

Kannenbeutel für Vieltee-Genießer

Diese Zubereitungsvariante kennt man besser unter dem Begriff Teepyramide. Die recht hübsch anzusehenden pyramidenförmigen Beutel haben den Vorteil, dass sie ergiebiger sind und die Zutaten dadurch nicht so fein geschnitten werden müssen wie beim Aufgussbeutel, was der Aromatik sehr entgegen kommt.

Loser Tee für die echten Teefreaks

Die perfekte Zubereitungsmöglichkeit für lose, grob geschnittene Kräuter sind *Teesiebe*, die man ins heiße Wasser legt oder damit übergießt, entweder in einer Teekanne oder direkt in der Tasse. Nach dem Ziehvorgang wird das Sieb aus der Tasse gehoben, womit alle festen Bestandteile entfernt werden. Teesiebe gibt es in einer riesigen Vielfalt und in verschiedenen Größen:

- *Teesiebe aus Baumwollnetzen* eignen sich sowohl für die Zubereitung von losem Tee wie auch für Teemischungen, die man sich selbst im Netz zusammenstellt. Klarer Vorteil dabei ist, dass man den Inhalt im Netz nach dem Befüllen noch mit den Fingern anquetschen und damit Blätter und Blüten zusätzlich öffnen kann, was der Aromatik des Tees sehr gut tut. Nach dem Übergießen mit heißem Wasser schwimmt das Netz frei in der Tasse, die Kräuter haben ausreichend Platz zur Entfaltung und zum Aufquellen. Nach dem Herausnehmen das Netz nicht ausdrücken, da sonst zu viele bittere Gerbstoffe in den Tee gelangen.

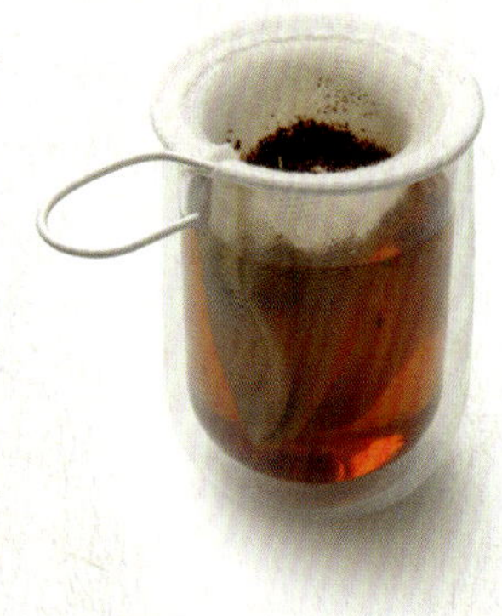

- *Teesiebe aus Filterpapier* in Form von Beuteln für losen Tee sind praktisch und unproblematisch in der Benutzung. Sie werden individuell mit Kräutern befüllt und in eine Kanne oder Tasse gehängt, nach der vorgegebenen Ziehzeit einfach entfernt und anschließend als Biomüll entsorgt. Auch hier besteht der Vorteil, dass man den Inhalt im Beutel noch mit den Fingern anquetschen und damit Blätter und Blüten zusätzlich öffnen kann. Es bleibt jedoch etwas weniger Platz zum Quellen der Bestandteile. Auch gibt es immer wieder Beschwerden über einen leichten Papiergeschmack im fertigen Tee, da man die Papierbeutel vor Gebrauch nicht mit Wasser ausspülen kann.

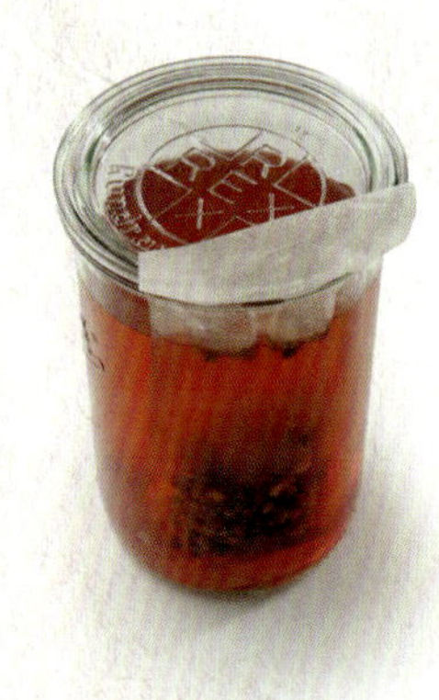

- Weiters gibt es Teekannen oder Teegläser mit integriertem *Teesieb aus Edelstahl*, das in die Kanne oder ins Glas gehängt wird. Hier werden die Teeblätter hineingelegt, nach der Ziehzeit holt man das Sieb heraus und kann damit die Blätter einfach entfernen. Diese herausnehmbaren Siebeinsätze sind praktisch, wobei die Siebe oft sehr feine Schlitze haben, durch die recht wenig Wasser gelangt und die Mischung kein

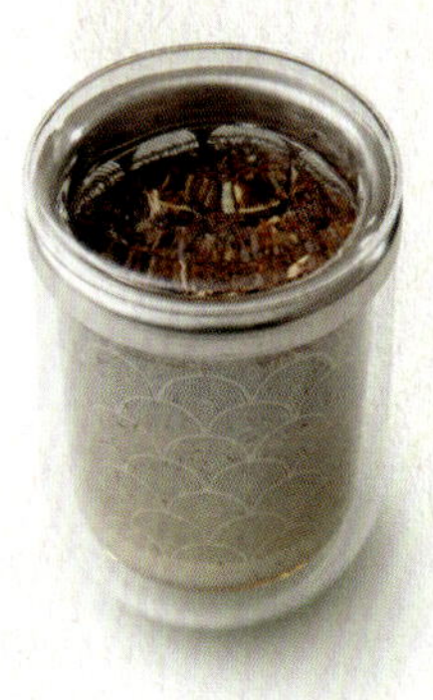

optimales Aroma entfaltet. Vorteil ist, dass die Edelstahlsiebe meist spülmaschinenfest sind und für alle gängigen Teesorten flexibel eingesetzt werden können. Nachteil der Edelstahlbehälter ist, dass man die Kräuter nach der Befüllung nicht mehr anquetschen kann, wodurch so manchen Aromen auf der Strecke bleiben.

- Eine spezielle Form des Teesiebs ist das *Teeei*, das direkt zum Aufbrühen von losem Tee in eine Kanne oder Tasse eingesetzt wird. Ein Teeei ist in der Regel aus rostfreiem Edelstahl, die alte Grundform erinnert an ein Ei, das über einen Schraubverschluss an der Querachse geöffnet und geschlossen wird. Ein Teeei eignet sich vor allem für feine Teekräuter, die nur schwer mit einem Teesieb herauszuholen wären. Und es ist in der Regel nur für eine Tasse Tee gedacht, wobei es mittlerweile auch Teeeier für größere Portionen gibt. Besonders convenient ist das Teeei als Teezange, das sich durch Drücken der Griffe öffnen und schließen lässt. Auch beim Teeei gilt wie beim Edelstahlsieb der Nachteil, dass sich die Aromen nicht zur Gänze entfalten können und die Teekräuter sehr eng beieinanderliegen.

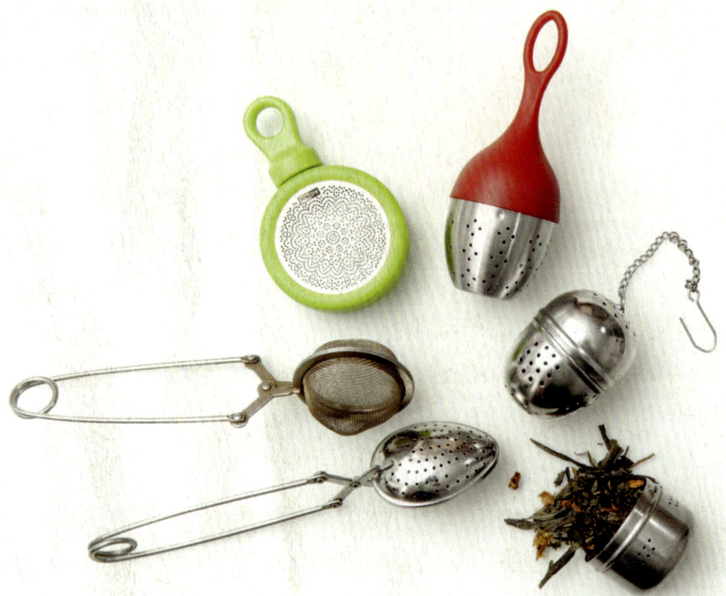

GENUSS.Tipp:

Das Angebot an Teeeiern ist heute unüberschaubar, die meisten davon sind mehr als ein Küchengerät und sollen offenbar durch unterschiedliche Formen und bunte Designs Freude in den Teealltag bringen. Deshalb eignen sich Teeeier vor allem für Kinder, um ihnen auf eine spielerische und lustige Art die Teezubereitung näher zu bringen.

Ob Ei, ob Sieb, ob Beutel: Jedes Teil hat seine Vor- und Nachteile. Die Frage nach der besten Methode lässt sich nicht beantworten, sie ist vor allem abhängig von den verwendeten Pflanzen und den gewünschten Aromen. Die beste Variante ist grundsätzlich jene, wo Teekräuter frei schwimmen und quellen können. Zudem ist bei der täglichen Verwendung auch auf eine praktische und saubere Zubereitung zu achten, damit die Lust am Kräuterteekochen nicht durch unpassende Teefilter zerstört wird. Lieber auf ein paar Nuancen an Aromen verzichten, als gar keinen Kräutertee zuzubereiten, weil gerade keine passende Gerätschaft zur Stelle ist.

Beigaben wie Milch und Honig

Was bei Schwarzem Tee seine regionalen Traditionen hat, gilt kaum für Kräuter- und Früchtetees. Die Inhaltsstoffe von Kräutern wirken im Tee am besten, wenn sie *ohne zusätzliche Beigaben* auskommen:

- *Alkohol*, gleich ob Rum oder Schnaps, passt generell in keinen Kräutertee und würde in seiner Zusammensetzung auch dem gesundheitlichen Aspekt widersprechen. Denn was gibt es Schöneres, als einen Tag nach dem Abendessen mit Weinbegleitung mit einer Tasse Fenchel- oder Rooibostee ohne weiteren Alkohol zu beenden?
- Mit *Milch* verhält es sich beim Kräutertee ähnlich wie beim Alkohol. Für Tee mit Milch benötigt man säurearmen Tee, die meisten Teemischungen und vor allem Früchtetees sind säurehaltig. Gibt man zu solchen Tees Milch dazu, flockt diese aus und der Tee schmeckt nicht mehr gut. Natürlich kann man milden Einzelkräutern wie Kamille, Johanniskraut oder Melisse auch Milch hinzugeben, ob es aber wirklich gut schmeckt, muss man selbst entscheiden. Die Milch im (Schwarzen) Tee verfolgt den Zweck, das meist zu lange aufgebrühte Getränk etwas milder zu machen, durch die Zugabe von Milch verschwindet der bittere Beigeschmack, und der Tee bekommt eine sahnig-cremige Note. Diese abmildernde Eigenschaft benötigt man beim Kräutertee eigentlich nie. Der einzige uns bekannte Kräutertee, der Milch wirklich gut verträgt, ist Hanftee aus getrocknetem Hanfkraut. Um die hocharomatische Wirkung von Hanftee zu genießen, empfiehl es sich, den Tee mit einem Schuss Milch zuzubereiten, entweder gleich von Beginn an oder aber nach der 15-minütigen Ziehzeit. Die Fette aus der Milch helfen, das Cannabidiol CBD besser aufzunehmen.

- Etwas *Zitrone* im Kräutertee hat ihren Charme, denken Sie beispielsweise an einen scharf-würzigen Ingwertee mit einem Schuss Honig und dem Saft einer ganzen Zitrone. Diese belebende Mischung lässt sich im Winter als Heißgetränk und im Sommer als kalter Durstlöscher genießen. Ebenso lässt sich mit Zitrone der Geschmack sämtlicher Früchtetees und einzelner Teekräuter mit zitronigen Kräutern wie Melisse, Minze oder Salbei verfeinern. Im Winter dank Vitamin C ideal gegen Erkältungen, im Sommer belebend für das Immunsystem.
- *Zucker* sollten Sie im Kräutertee vermeiden! Der Mensch braucht zwar Zucker, aber nur in solchen Verbindungen, in denen die Natur ihn uns liefert. Auch kann Zucker während einer Krankheit den positiven Verlauf der Genesung geradezu verhindern. Wenn möglich verzichten Sie auch bei Bitterkräutern auf das Süßen, der bittere Geschmack solcher Teezubereitungen lässt sich durch Süßmittel kaum unterdrücken. Zudem haben bittere Kräutertees eine ganz bestimmte, heilende Wirkung, weshalb es dem Zweck des Tees widersprechen würde, gerade gegen diesen Geschmack anzukämpfen.

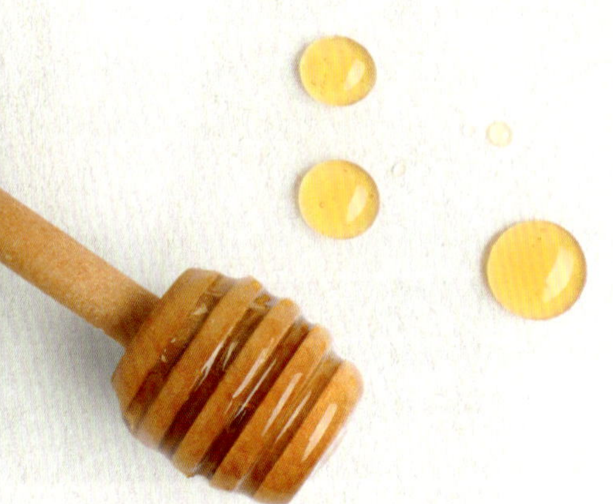

- Die einzige Ausnahme bei Süßmitteln stellt *Honig* dar, der bei Erkältungskrankheiten oder bei Entzündungen in Mund, Rachen und Hals die positive Wirkung des Tees sogar verstärken kann. Bei Verwendung von Honig immer darauf achten, dass nur echter Bienenhonig in die Tasse kommt. Honig sollte als Rohkostprodukt nicht über 42 Grad Celsius erwärmt werden, weil sonst seine wichtigen Zusatzstoffe zerstört werden. Daher Honig immer erst nach dem beendeten Aufguss in den Tee geben und dabei zuwarten, bis der Tee nicht mehr zu heiß ist.

GENUSS.Tipp:

Vermeiden Sie Honigmischungen wie „Honig aus EU-Ländern und Nicht-EU-Ländern". Honig sollte immer aus einer bestimmten Region und von einem einzigen, regionalen Imker stammen. Spezifische Honig- und Bio-Gütesiegel schaffen dabei Sicherheit und Transparenz. Honig mit dem Gütesiegel eines Imkerverbundes wird nach strengen Kriterien hinsichtlich der Unversehrtheit und Naturbelassenheit seiner Inhaltsstoffe geprüft. Der Honig muss frei von Verunreinigungen sein und darf keinen artfremden Geruch oder Geschmack aufweisen. Das Gütesiegel wird folglich nur an Honig aus der Region vergeben, der in einem anerkannten Labor geprüft wurde.

Aromen im Kräutertee

Die Aromatisierung von Tee ist genauso alt wie die Teetradition an sich, vor allem in Anbaugebieten mit langer Teekultur wie in Indien oder China ist es normal, Tee mit Gewürzen und Düften anzureichern, denken wir nur an Masala Chai. Aromen im Tee werden zur Ausprägung von Geschmacksrichtungen verwendet, auch gewähren sie eine über das Jahr hinweg gleichbleibende Qualität. Durch die Verwendung von Aromen kann die saisonale Abhängigkeit von Ernten und Klimaschwankungen minimiert werden, so muss nicht extra auf die Produktion von Erdbeeren oder Orangen gewartet werden, die nur saisonal verfügbar sind. Erdbeeren haben zudem selbst nur einen sehr geringen Gehalt an Aromastoffen, im Schnitt nur 0,01 Prozent! Man benötigt rund 10 000 Kilogramm frischer Erdbeeren, um 1 Kilogramm an konzentriertem Erdbeeraroma zu gewinnen. Bei Erdbeeren im Speziellen kommt hinzu, dass ein Früchtetee mit getrockneten Erdbeeren nicht einfach herzustellen ist, da die getrockneten Früchte extrem rasch Feuchtigkeit aufnehmen und dadurch leicht zu schimmeln beginnen.

Kräuter immer pur?

Aromen haben in der heutigen, von der Lebensmittelindustrie geprägten Welt ein negatives Image. Oft fehlt es dabei an Wissen über Aromen an sich und über die Zusatzstoffe in Lebensmitteln – hier eine schnelle Übersicht dazu:

- Aromastoffe sind generell chemische Verbindungen, die unter bestimmten Bedingungen aus der Natur gewonnen oder synthetisch hergestellt werden können.
- In jedem Lebensmittel stecken Aromen, heute sind an die 10 000 aromatisierende Lebensmittelinhaltsstoffe bekannt.
- *Natürliche Aromen* sind Stoffe aus Obst, Gemüse oder Gewürzen, die in speziellen Verfahren wie Destillation oder Extraktion gewonnen werden. Sowohl die Ausgangsstoffe als auch die Herstellungsverfahren sind natürlich. Zudem müssen natürliche Aromen in der Natur nachgewiesen werden können.
- *Synthetische Aromastoffe* sind in ihrer chemischen Struktur in den meisten Fällen mit der eines natürlichen Aromastoffes ident, jedoch können die verwendeten Quellen oder die angewandten Verfahren synthetisch sein: *Naturidentische Aromastoffe* folgen dabei einem Vorbild in der Natur und entsprechen in ihrer Molekularstruktur eben diesem Vorbild, wie zum Beispiel synthetisch hergestelltes Vanillin. *Künstliche Aromastoffe* hingegen haben kein Vorbild in der Natur und dürfen daher auch nur sehr eingeschränkt in Lebensmitteln eingesetzt werden. Sie kennen diese Aromen vielmehr aus Reinigungsmitteln oder Raum- und Duftsprays.

So finden Sie Ihr Lieblingsaroma

Wir treten im Kräuterteebuch grundsätzlich für eine puristische Verwendung von Kräutern ein *(Kräuter pur)*, stehen jedoch einer Aromatisierung dann nicht im Wege, solange sie das Geschmacksprofil einer Teezubereitung vervollständigt und damit perfektioniert. Kräutertee soll einfach prima schmecken, ob Einzelkraut, ob Teemischung, sie alle bieten ein einzigartiges, verzauberndes Duft- und Geschmacksprofil. Zur besseren Orientierung in dieser oft magischen Vielfalt an Aromen beschreiben wir Tee im vorliegenden Kräuterteebuch anhand einer eigens entwickelten Kategorisierung mit drei typischen Begriffen zum Aroma (sensorischer Geruch) und zum Geschmack (Mundgefühl) der trinkfertigen Teezubereitung – Beispiele dazu finden Sie auf der nächsten Seite:

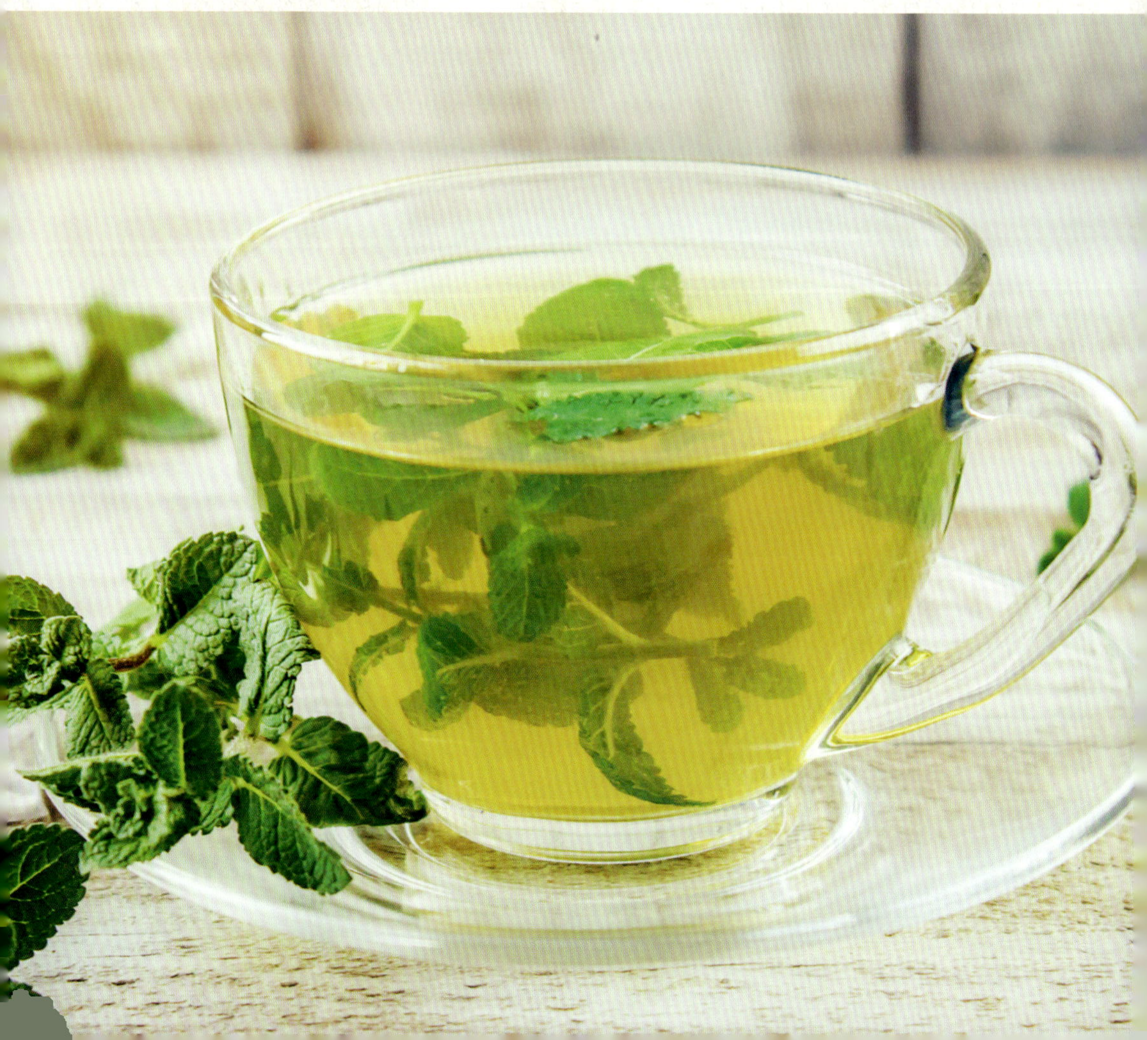

Aroma (So riecht der Tee)

Darunter verstehen wir den *sensorischen Geruch* (olfaktorische Wahrnehmung), der als *Aroma* vor allem über Sinneszellen in der Nase und im Nasenraum wahrgenommen wird. Hier sprechen wir von Begriffen wie

- Ätherisch
- Bitter & Herb
- Blumig
- Erdig
- Exotisch
- Fruchtig
- Grasig
- Mediterran
- Säuerlich
- Süßlich
- Weihnachtlich
- Würzig

Geschmack (So schmeckt der Tee)

Damit definieren wir das *Mundgefühl* (gustatorische Wahrnehmung), das als *Geschmack* vor allem über Sinneszellen im Mund, auf der Zunge und im Rachenraum vernommen wird. Dabei sprechen wir von Begriffen wie

- Befeuchtend
- Betäubend
- Bitter
- Herb
- Ölig
- Pelzig
- Salzig
- Säuerlich
- Scharf
- Süßlich
- Vollmundig
- Weich

GENUSS.Tipp:

Aus diesem bunten Potpourri bestimmen wir im Kräuterteebuch für jedes Einzelkraut sowie für alle unsere Kräuterteemischungen die jeweils drei kräftigsten Begriffe für Duft & Geschmack und notieren diese in der Kräuterlegende. Damit können Sie recht einfach einschätzen, wohin die Genussreise in Ihrer Teetasse geht.

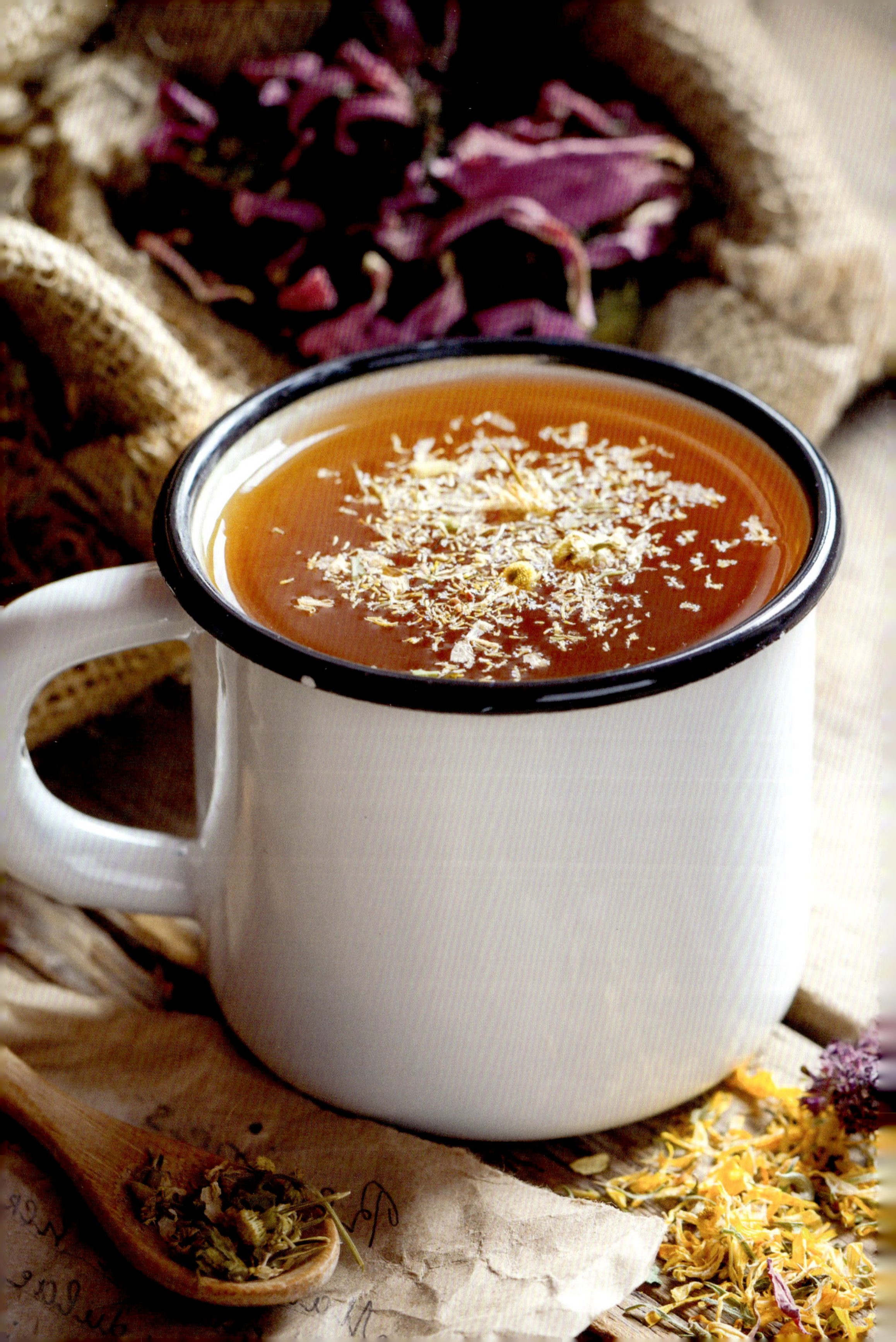

5. Kräutertee zwischen gestern, heute und morgen

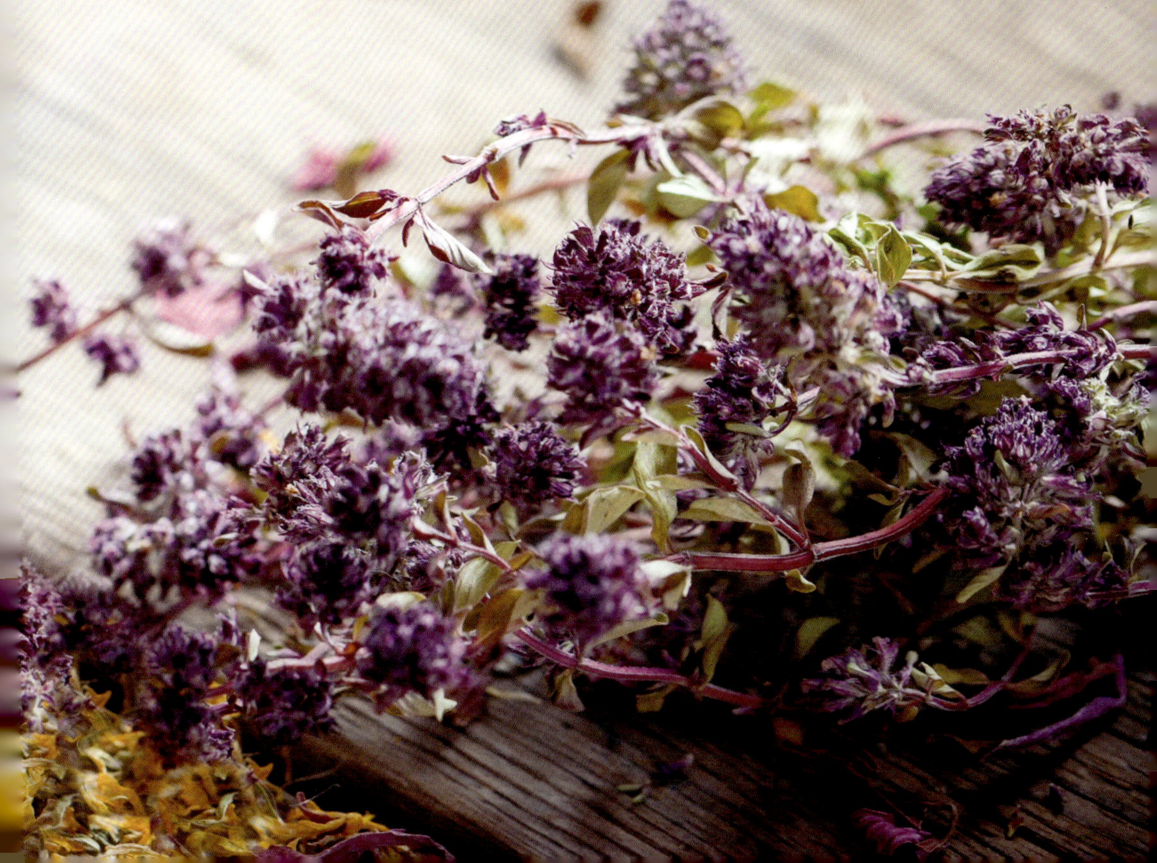

Über die Kräutergeschichte Europas

Die Verwendung von Kräutern ist beinah so alt wie die Menschheit selbst. Zwar haben Pflanzen aus alten Zeiten den Archäologen der Neuzeit kaum Spuren hinterlassen. Dennoch kann mit Sicherheit angenommen werden, dass bereits die Vorgänger des Homo sapiens ab der Altsteinzeit ihre Ernährung mit würzigen Pflanzen und Wurzeln verbesserten und damit Nahrung bekömmlicher machten. Spätestens die Verwendung feuerfester Keramikgefäße zum Kochen ab der Jungsteinzeit vor rund 7000 Jahren ermöglichte die sorgsame Zubereitung von Kräutern wie Mohn, Kümmel oder Engelwurz, um Nahrung mit einfachen Zutaten aufzubessern. Vermutungen zufolge soll das stete Wachstum des steinzeitlichen, energiehungrigen Menschen mit der Erfindung der warmen Zubereitung von Nahrung und dem damit verbundenen Geruch gerösteter Gewürze begründet worden sein. Mit der zunehmenden Zivilisation der Menschheit und der einhergehenden Verfeinerung der Ernährung konnten sich Gewürze mehr und mehr in die praktische Anwendung in der täglichen Kulinarik einbinden – und zudem neben der reinen geschmacklichen Funktion auch wertvolle Aufgaben in der Gesunderhaltung der Bevölkerung und bei der Heilung von Erkrankungen übernehmen. Gewürze und Kräuter konnten somit seit jeher helfen, Nahrung nicht nur besser und hochwertiger, sondern auch gesünder zu machen.
Eine der ältesten schriftlich erhaltenen Kräuterkunden ist die über 25 000 Tontafeln umfassende Bibliothek des assyrischen Königs Aššurbanipal, die das große Wissen über die Kulturen des alten Mesopotamien (dem heutigen Iran, Irak und Syrien) in der Zeit um 600 vor Christus überliefert. Darin wird bereits über die Verwendung von Dille, Kardamom, Koriander, Kümmel, Thymian, Sesam oder Safran berichtet. Im benachbarten Babylon ließ König Merodach-Baladan zur selben Zeit eine Tontafel anfertigen, die 64 Pflanzen und Gewürze des königlichen Heilkräutergartens aufzählte, bis heute bedeutsam für die Garten- und Medizingeschichte. Auch im antiken Griechenland kannte man viele der heute noch verwendeten Kräuter wie Ysop, Rosmarin, Fenchel, Anis, Minze, Koriander, Majoran oder Thymian. Nicht zu vergessen die übermenschlichen Leistungen des Griechen Alexanders des Großen, der von seinen Feldzügen Richtung Indien die wahren Spezereien wie Zimt, Nelken, Muskat und den schwarzen Pfeffer mitbrachte.

Von Hippokrates bis Aristoteles: Die Geburt der Pflanzenheilkunde

Standen in der Antike vor allem die lukullischen, geschmacksverbessernden Genüsse von Kräutern und Gewürzen im Vordergrund ihrer Anwendung, die mit den reichen Patriziern Roms in ihrem verschwenderischen Umgang einen ersten Höhepunkt fanden, gelang mit dem griechischen Arzt Hippokrates (siehe Abb.) ab 400 vor Christus der Einzug der Kräuter in die Medizin. Hippokrates gilt als „Vater der modernen Medizin", seine revolutionären Therapiemaßnahmen begannen bei einer radikalen Lebensumstellung mit Diäten und Bewegung und endeten bei einer gesunden Ernährung mit der Unterstützung durch Kräuter und Pflanzen – aus heutiger Sicht ein buntes Miteinander verschiedener Heilmethoden.

Viele bedeutende Wissenschaftler der Antike beschäftigten sich danach mit der Wirkung von Pflanzen im Sinne medizinischer Anwendungen, allen voran der Philosoph und Naturforscher Aristoteles um 350 vor Christus. Sein Schüler und Nachfolger Theophrast (um 300 vor Christus) gilt mit seiner *Historia Plantarum,* in der er unter anderem die Heilkraft von Zimt, Thymian, Minze und Pfeffer beschrieb, als Begründer der Botanik. Der griechische Arzt Dioskurides gilt seit dem 1. Jahrhundert nach Christus mit seinem Buch *De materia medica* (Arzneimittellehre) als Begründer der Pharmakologie, er beschrieb die Wirkung von über 600 Arznei- und Heilpflanzen und versah viele davon mit farbigen Abbildungen. Das fünfbändige Manuskript galt bis weit über das Mittelalter hinaus als Standardwerk der abendländischen Medizin. Ein ebensolches Standardwerk stammt vom griechisch-römischen Arzt Galenus, der um 150 nach Christus mit *De Simplicibus* Medizingeschichte schrieb. Einige seiner Arzneimittel haben sich bis heute gehalten, zudem definierte Galenus auch die in Nahrungsmitteln vorhandenen Heilkräfte. Denn wie stand es bereits im Alten Testament unter Jesus Sirach 38, Vers 4 geschrieben: „Der Herr lässt die Arznei aus der Erde wachsen und ein Vernünftiger verachtet sie nicht."

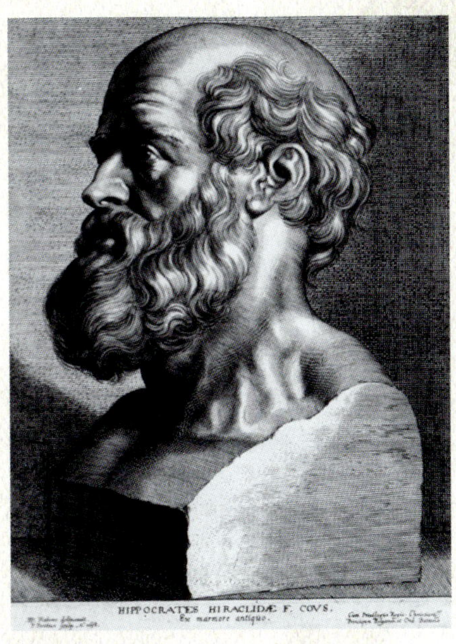

Benediktiner bis Hildegard von Bingen: Klostermedizin und Kräuterkunde

Mit dem Niedergang des weströmischen Reiches begannen die dunklen Zeiten West- und Mitteleuropas, begleitet von einer Klimaverschlechterung ab etwa 150 bis Ende des 7. Jahrhunderts mit verstärkter Trockenheit, fallenden Temperaturen und verschlechterten Lebensbedingungen. Ab dem 1. Jahrhundert siedelten sich die Germanen nördlich der Alpen bis zur Küste der Nord- und Ostsee. Sie begnügten sich mit den wenigen Pflanzen, die bei ihnen wuchsen: Wiesenkümmel, Wacholder, Rosmarin, Thymian, Liebstöckl oder Mohn. Die Menschen mussten mit jenen Dingen zurechtkommen, die es in ihrer unmittelbaren Umgebung anzubauen gab, die Feudalwirtschaften dieser Zeit erwirtschafteten gerade so viel, dass sie überleben konnten. Weise Frauen kümmerten sich um die Kräuterkunde und um die dazugehörige Arzneikunst, die mit viel Aberglauben verbunden war. Während die altgriechische Medizin in der byzantinischen Medizin des Oströmischen Reiches weiterlebte, verschwand im Westen das bis dahin gültige medizinische System, die Medizin des Altertums, zunehmend. Die germanische Stammesmedizin behandelte gesundheitliche Probleme mit den verbliebenen Elementen der antiken Wissenschaft, gemischt mit einer gehörigen Portion an heidnisch-religiösen Rezepten oder Beschwörungen; das Wegbeten von Krankheiten, magische Zaubersprüche beim Abmischen von Rezepturen oder das Räuchern galten als das Maß der Dinge. Einiges an diesem Aberglauben hat sich sogar bis in die heutige Zeit gehalten, denken wir an die Rauhnächte rund um Weihnachten oder an den Wegwerfzauber, wo man zum Schutz vor Verwünschungen beim Hausbau Wacholderäste ins Fundament wirft.

So düster diese Zeit des Übergangs von der Spätantike ins Mittelalter wirken mag, sie bot auch ausreichend Potenzial für neue Strömungen in der Gesellschaft, allen voran auf dem Gebiet der religiösen Barmherzigkeit. Um das 4. Jahrhundert entstanden in Mittel- und Südeuropa erste Vorläufer klösterlicher Hospitäler, stark christlich geprägt, zum Schutz der vielen Pilger, Hilfsbedürftigen, Kranken, Armen, Witwen und Waisen dieser Zeit. Mönche und Nonnen verfügten nach wie vor über Kenntnisse zur Wirkung von Kräutern und Heilpflanzen. Die klösterliche Medizin baute nach wie vor auf den Lehren von Hippokrates und Galenos, wo auch Heilbäder, Salben oder Trinkkuren mit biblischen Heilpflanzen ihren Platz fanden. Ausgehend von der süditalienischen Abtei Montecassino gründete Benedikt von Nursia um 529 den Benediktinerorden, der in seiner Ordensregel *Regula Benedicti* festlegte, dass die Krankenpflege die wichtigste Aufgabe der Mönche sei, frei nach dem Prinzip der Barmherzigkeit (*caritas*). Diese Regel Benedikts gilt als Beginn der Klosterheilkunde, der Klostermedizin. Papst Gregor der Große befand die Regel für vorbildlich und erklärte sie für alle katholischen Orden als verbindlich, jeder Mönch und jede Nonne sollte heilkundliches Grundwissen besitzen. Die Klostermedizin etablierte sich rasch als Teil der mittelalterlichen Medizin, nach wie vor basierend auf der aus der Antike überlieferten Pflanzenheilkunde. Krankheiten galten als von Gott gesandt, auch Epidemien wie die Pest, die ab dem späten Mittelalter wütete. Und eine Heilung ohne Gottes Hilfe galt als unmöglich, womit die medizinische Versorgung Westeuropas über viele Jahrhunderte in den Händen von Mönchen und Nonnen lag. Medizin galt als Handwerk und als angewandte Theologie, außerhalb der Klöster gab es keine Ausbildung für Ärzte. Das umfassende Wissen wurde zwischen den Klöstern aktiv ausgetauscht, dazu nutzen Mönche die *Totenroteln*, Schriftrollen aus Pergament, die beim Tod eines Mitbruders erstellt und durch Boten von Kloster zu Kloster getragen wurden. Die Pergamentseiten wurden von jedem Empfänger „zwischen den Zeilen" mit geheimen Botschaften ergänzt und dienten damit der aktiven Kommunikation von einer Klostergemeinschaft zur anderen.

Der wohl größte Förderer der Klostermedizin war Karl der Große, von 768 bis 814 König des Fränkischen Reichs, der mit seinen Bestrebungen auch einen der größten Umbrüche im Europa des tiefen Mittelalters verursachte. Seine Feldzüge führten ihn bis in die Gebiete südlich des Mittelmeers und Spaniens, wo er auf die handelstüchtigen Araber traf, die den Zusammenhang zwischen Ernährung und Arznei aus der orientalischen Heilkunst kannten. Dieses Wissen um fremde Kräuter und Pflanzen verewigte Karl der Große in seiner *Landgüterverordnung*, einem Meilenstein in der Kräuter- und Kulinarikgeschichte Westeuropas. Die *Capitulare de villis vel curtis imperii* ist eine Verordnung, die Karl der Große als detaillierte Vorschrift über die Verwaltung seiner Krongüter erließ. Dieser Erlass über die Krongüter sollte eigentlich der Versorgung Karls des Großen und seines Hofes dienen, der sich laufend auf Reisen befand. Tatsächlich wurde daraus eine der berühmtesten Quellen für die Agrar- und Gartenbaugeschichte. Verfasst wurde die Verordnung im Auftrag des Kaisers von Abt Ansegis von St. Wandrille aus dem Orden der Benediktiner, vermutlich im Jahre 812 nach Christus in Aachen. Dabei griff er ebenfalls auf noch vorhandenes Wissen über die römische Landwirtschaft zurück. Als einer der wichtigsten Bestandteile werden im 70. Kapitel 73 Nutzpflanzen und Heilkräuter sowie 16 verschiedene Obstbäume genannt, die in allen kaiserlichen Gütern von den Verwaltern angepflanzt werden mussten, wenn es die klimatischen Gegebenheiten zuließen. Damit blieben der Nachwelt zum Teil bis heute wertvolle Kräuter wie Minze, Salbei, Estragon, Anis, Eibisch, Malve, Dill, Fenchel oder die Ringelblume erhalten.

Und es waren auch die Benediktinermönche, die das Wissen aus der Landgüterverordnung als eine Art Reformprogramm in ganz Westeuropa verbreiteten. So gab es im späteren Mittelalter keinen Kloster-, Apotheker- oder bäuerlichen Kräutergarten, der nicht mit den wichtigsten Kräutern und Gewürzen aus der Sammlung von Karl dem Großen bepflanzt war. Ihren letzten Höhepunkt erreicht die traditionelle Klostermedizin mit der Benediktinerin Hildegard von Bingen (siehe Abb.) im 12. Jahrhundert. Die Äbtissin kombinierte das überlieferte Wissen aus der griechisch-lateinischen Tradition rund um Gewürz- und Heilpflanzen mit dem Wissen der Volksmedizin und machte damit die Wirkung von Heilkräutern einem

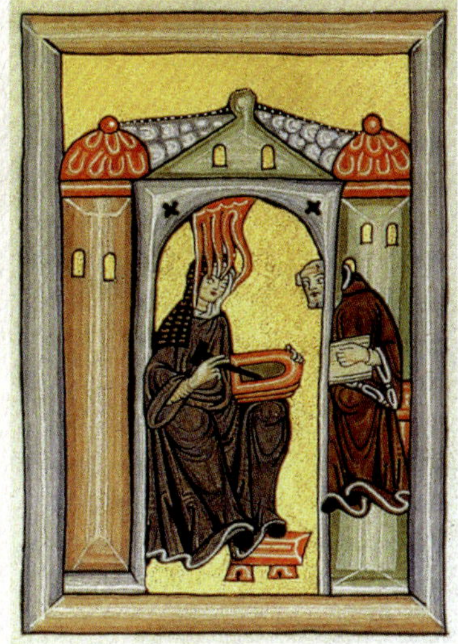

großen Personenkreis zugänglich – so nutze sie erstmalig deutsche Pflanzennamen zur Beschreibung der Heilkräuter. Die noch heute in der Alternativmedizin geschätzten Behandlungen nach Hildegard von Bingen beruhen vor allem auf einer maßvollen und ausgewogenen Ernährung, begleitet von pflanzlicher Arznei, Kräutern und Gewürzen. Besonders geschätzt dabei der Dinkel, der sich inzwischen in der Bio-Szene als Alternative zu anderen Weizenarten durchgesetzt hat. Dabei war für die Äbtissin das „diskrete Maß" entscheidend, um den Körper gesund zu halten – in Form einer ausgewogenen Ernährung mit Kräutern und Gewürzen in Kombination mit regelmäßigem Fasten. Dabei bediente sie sich der antiken Vier-Elemente-Lehre und rückte diese im religiösen Kontext zurecht: Gott erschuf das Universum und festigte es durch die vier Grundelementen Feuer, Wasser, Luft und Erde.

Ab dem Hochmittelalter verlor die Klostermedizin ihr Alleinstellungsmerkmal durch die Gründung der ersten medizinischen Universitäten Europas. Die Akademisierung der klösterlichen Laienmedizin ging von Spanien und Süditalien aus, wo das Wissen der orientalischen Medizin auf die abendländische Kultur traf. In Bologna wurde 1111 eine der ersten medizinischen Universitäten gegründet, 1187 folgten Montpellier, Paris, Toledo oder Salerno. Die neuen Universitäten entwickelten sich rasch zu neuen Zentren des Wissensaustauschs, da bis dahin den meisten Menschen ein Bildungsweg im heutigen Sinne außerhalb der traditionellen christlichen Klostermauern verwehrt blieb, vor allem Frauen, Juden und Moslems. Aus diesem Umfeld stammt das um 1200 geschriebene Arzneibuch *Bartholomäus.*

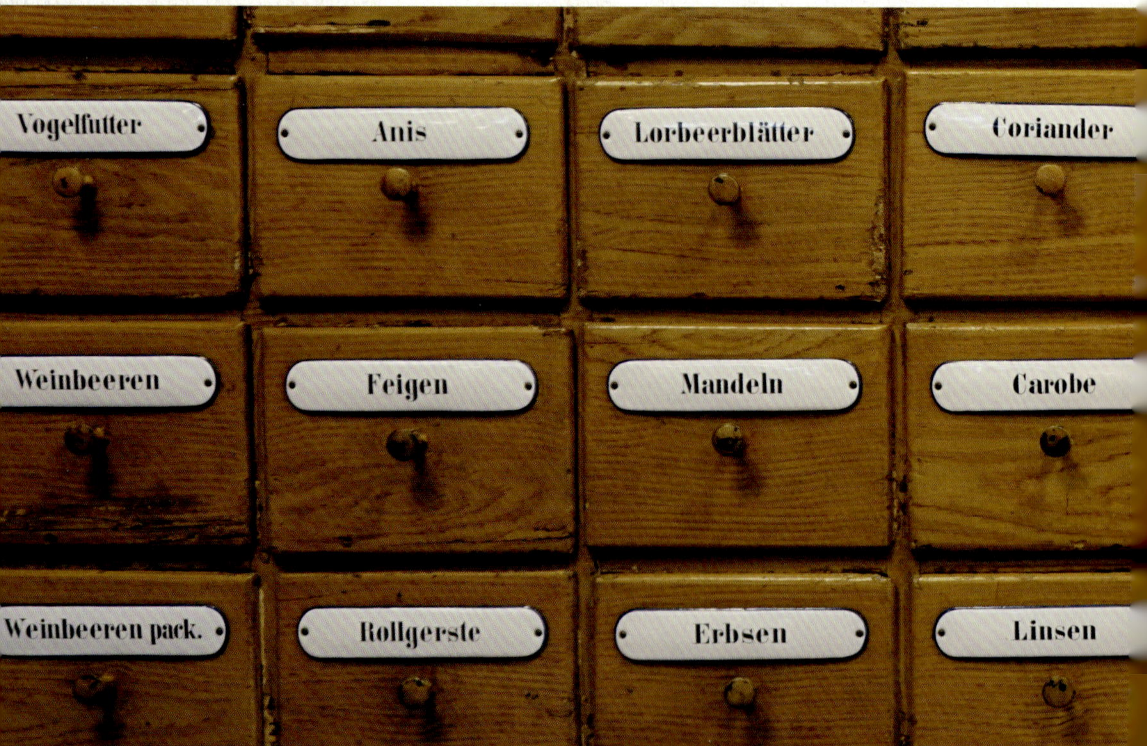

Dieses zu damaligen Zeiten als Standardliteratur verwendete Werk stammte aus der Salerner Schule, wurde aus unterschiedlichen Quellen gespeist und hatte wegen seiner klaren, mittelhochdeutschen Sprache großen Einfluss auf die Klostermedizin – so auch auf Hildegard von Bingen, wie man ihrem Kräuterbuch *Physica* entnehmen kann.
Auch der deutsche Naturwissenschaftler und Theologe Albertus Magnus bemühte sich im 13. Jahrhundert darum, das Wissen der mittelalterlichen Kräuterbuchtradition mit der modernen Medizin zu verbinden, in seinem Werk *De vegetabilibus* versuchte er erstmalig eine systematische Einteilung der mitteleuropäischen Flora und Fauna und ihrer geografischen Beschreibungen.
Mit dem Beginn der Renaissance verlor die Klostermedizin an Bedeutung, die Reformation Martin Luthers zwang ab 1517 viele Klöster zur Schließung, es entstanden jedoch die Klosterapotheken, in denen vor allem Heilkräuter verkauft wurden.

Von Paracelsus bis Schwedenbitter: Auf dem Weg in die Neuzeit

Als weiterer Meilenstein in der Kräutergeschichte Europas gilt die Erfindung des Buchdrucks durch Johannes Gutenberg ab 1450. Von da an waren Gewürz- und Kräuterbücher – nach der Bibel – die größten Hits am gerade entstehenden Büchermarkt. Klassiker wie das *Kreütter Buch* aus dem Jahr 1539 vom deutschen Arzt und Botaniker Hieronymus Bock oder

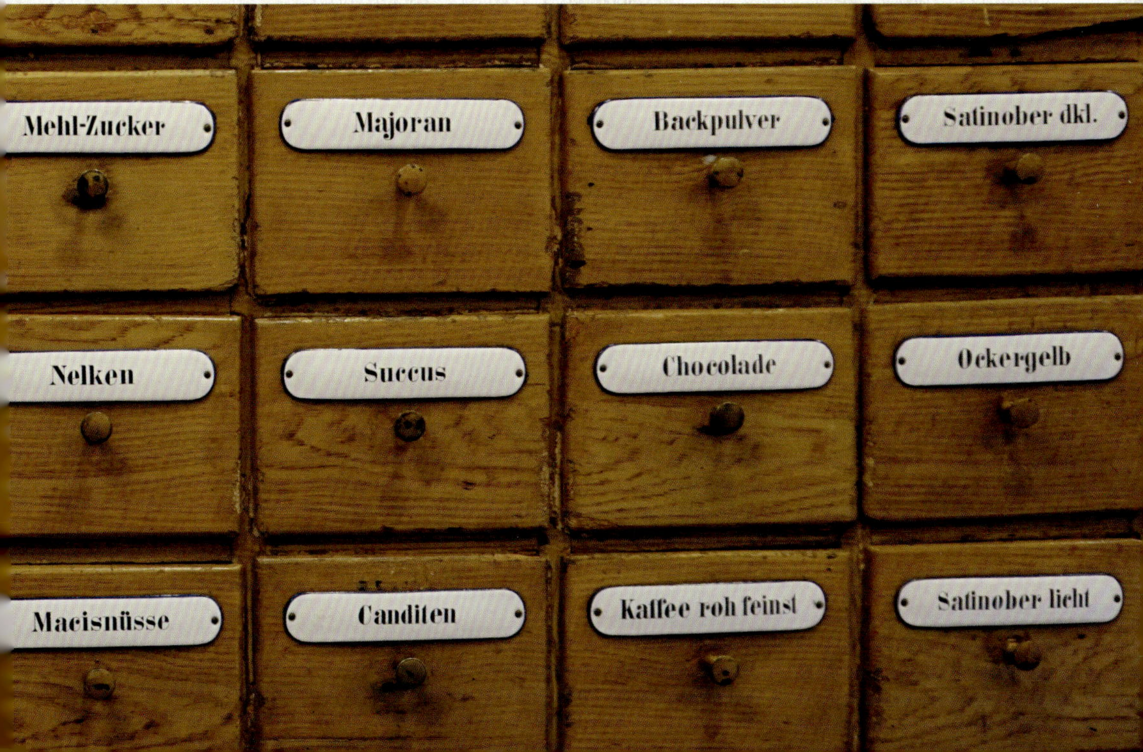

das *New Kreüterbuch* aus dem Jahr 1543 vom deutschen Mediziner und Botaniker Leonhart Fuchs waren in jedem gebildeten Haushalt vorrätig. Und hinter jedes bessere Haus gehörte ab sofort ein eigener Kräutergarten; unzählige europäische und exotische Pflanzen schafften damit ihren Durchbruch als Küchen- und Arzneikräuter. Bock und Fuchs gelten bis heute als die Väter der deutschen Botanik, gefolgt von Petrus Andreas Matthiolus mit dem *New Kreüterbuch* aus dem Jahr 1563, Adam Lonicerus mit dem *Vollständiges Kräuter-Buch* von 1573 und Jacob Theodor Tabernaemontanus mit dem *New vollkommenlich Kräuter-Buch* von 1588. Alle diese Bücher gelten als die bedeutendsten, schönsten und wertvollsten Herbarien aller Zeiten – so wuchs die Anzahl der Kräuter und deren Unterarten bei Tabernaemontanus auf über 3000 Beschreibungen an, er berücksichtigte dabei auch erstmalig die große Zahl an Kräutern aus der Neuen Welt. Zudem behandelt das Buch Kräuterschnäpse als Composita, als ein Gemisch von möglichst vielen unterschiedlichen Kräutern, wie sie in der Heilkunde des 17. und 18. Jahrhunderts im Übermaß zu finden waren. Man erwartete sich, dass eine Vielzahl an Heilmitteln auch die Heilkraft vervielfältige. In ähnlicher Form findet man solche Composita noch heute in Klosterlikören wie Chartreuse oder Bénédictine, dessen Rezeptur auf ein Elixier der Benediktinermönche zurückgehen soll, woran das nachgestellte Akronym DOM erinnert, als lateinische Wendung *Deo Optimo Maximo (Gott, dem Besten und Größten)*. Nicht zu vergessen die *Schwedenkräuter* oder *Schwedenbitter*, zurückgehend auf den schwedischen Arzt Dr. Klaus Samst aus dem 18. Jahrhundert, der dank seines Naturheilmittels das biblische Alter von 104 Jahren erreichte. Er starb schließlich, weil er beim Reiten vom Pferd fiel. Die österreichische Kräuterkundige Maria Treben verhalf dem Schwedenbitter mit ihrem 1980 veröffentlichten Bestseller *Gesundheit aus der Apotheke Gottes* wieder zu großer Bekanntheit. Der typische Schwedenbitter ist ein alkoholischer Ansatz aus zumindest elf verschiedenen Kräutern, darunter Aloe, Myrre, Safran, Kampfer und Rhabarber.

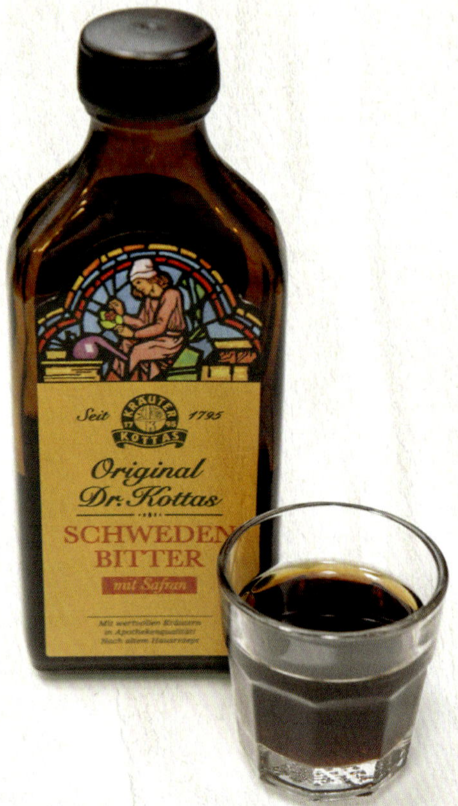

Ein wesentlicher Förderer der Pflanzenheilkunde auf ihrem Weg in die moderne Medizin war der Arzt und Naturphilosoph Theophrastus von Hohenheim, besser bekannt als Paracelsus, der in der ersten Hälfte des 16. Jahrhunderts wirkte. Für ihn bestanden alle Lebewesen, auch

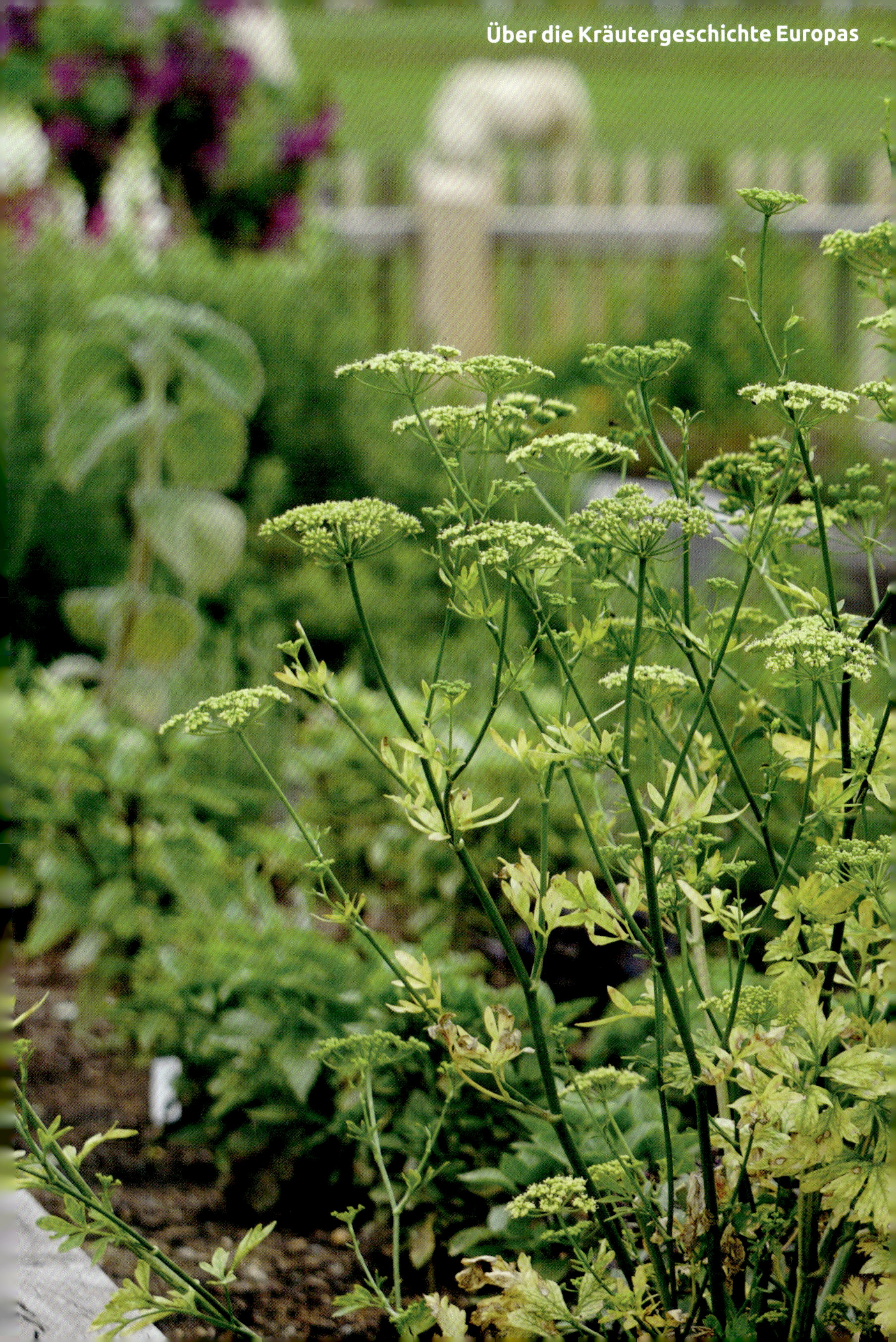

der Mensch, aus den vier Elementen Erde, Feuer, Wasser und Luft. Im günstigsten Fall sind diese vier Elemente gleich stark verteilt, vorrangiges Ziel sollte es daher sein, dieses Gleichgewicht zwischen den Elementen zu erhalten. Zur Verfeinerung seiner Lehrmeinung bediente er sich der überlieferten mittelalterlichen Heilmethode der *Signaturenlehre*. Diese beruht auf der Grundannahme, dass sämtliche Erscheinungen und Wesen miteinander in Beziehung und im Idealfall im Gleichgewicht stehen. Als Signaturen galten Eigenschaften wie Geruch, Geschmack, Farbe, Gestalt, Standort, Wachstumsphase oder Lebensdauer. Für Paracelsus galt das Prinzip der wechselseitigen Übereinstimmungen zwischen dem Menschen als Mikrokosmos und der Welt als Makrokosmos, äußere Eigenschaften einer Pflanze wie Form und Farbe würden Rückschlüsse auf deren Wirkung zulassen – eine der Traditionellen Chinesischen Medizin (TCM) oder auch der Traditionellen Indischen Heilkunst (Ayurveda) sehr ähnliche Sichtweise, die ebenso Geschmack, Farben, Tages- und Jahreszeiten, Elemente, Organe, Sinnesorgane oder Körperteile zu einem diagnostischen Konzept verbinden. Dies ermöglicht bei Krankheiten die Auswahl passender Heilmittel, die in einem komplexen Zuordnungsschema erfasst sind. Zur Erstellung einer korrekten Diagnose musste ein Arzt die Gesamtheit aller Signaturen berücksichtigen und daraus die Wirkungen ableiten – diese kann beispielsweise verstärkt werden, wenn Gift auf eine schwache Konstitution trifft. Hiervon stammt auch der gerne zitierte Spruch von Paracelsus: „Alle Dinge sind Gift, und nichts ist ohne Gift; allein die Dosis macht's, dass ein Ding kein Gift sei."
In seiner medizinischen Auslegung vertraute Paracelsus auf die Alchemie in der Kombination von pflanzlichen Wirkstoffen mit Metallen und Erden wie Schwefel, Quecksilber und Salz. Kräuter wurden ab nun als Bestandteil von komplizierten Compositen mit anorganischen Stoffen verwendet, kaum noch in Form reiner Kräuterrezepte. Seine Thesen (*Archidoxen*) bildeten nach seinem Tod die Grundlage für die Entwicklung der modernen chemischen Medizin. Unter seinem Einfluss begann die Medizin, ihre Arzneimittel mit genau bemessenen Mengen an mineralischen Substanzen und chemischen Elementen zu ergänzen. (Darunter fanden sich heute seltsam anmutende Substanzen wie Aschenlauge, Fuchsenschmalz oder Mumienasche aus Ägypten.) Diese „Wundartzney des Medici Paracelsi" ersetzte rasch die klassischen Kräuterdrogen, womit die Kräuterkunde gut 300 Jahre lang bis ins 19. Jahrhundert stagnierte, was sich vor allem am Fehlen bahnbrechender Kräuterbücher in dieser Zeit bemerkbar machte.

Heilkräuter wanderten in ihrer Anwendung für lange Zeit in die Küchen der Bauernhäuser und vor allem der Klöster, wo das Wissen um ihre Wirkungen nach wie vor von Generation zu Generation weitergegeben wurde. Nachdem frisches Gemüse vor allem im alpinen Raum oft rar war, erfüllten zumeist die bäuerlichen Gemüse- und Kräutergärten die Funktion der selbstversorgenden Haus- und Küchenapotheken. Heilrezepte wurden oft in handgeschriebenen Kochbüchern verewigt, wo zwischen den Rezepten für Brathühner,

Apfelkoch oder Obstfleck Heilrezepte eingestreut wurden – zur Zubereitung von Salben, Pulver- oder Teerezepturen. Der deutsche Dichterarzt Friedrich Wilhelm Weber definierte den Stellenwert der Naturmedizin im 19. Jahrhundert wie folgt: „Auf dem Lande ist Natur der Arzt, der Schwarze Holunder die Hausapotheke, der Wacholder das beste Räucherwerk, gegen Podagra (Gicht) dienen Erdbeeren, gegen Schleimhusten Gundelreben."

Auch innerhalb der Stiftsmauern der westeuropäischen Klosteranlagen wurde eifrig Gartenbau betrieben, viele Stifte hielten sich einen eigenen *Pharmacopoeus,* wie Apotheker bis ins 19. Jahrhundert genannt wurden. Diese stellten für die Geistlichkeit, für die weltlichen Mitarbeiter wie auch für kranke Bürger Salben, Tinkturen und Arzneien her. Die nötigen Drogen und Grundstoffe stammten zumeist aus den stiftseigenen Kräutergärten, wobei erstaunlich wenige Heilkräuter verarbeitet wurden. Meist gab man den neuen, „chemischen Ingredienzien" den Vorzug, den hohen Wert der Heilkräuter erkannte man erst viel später wieder. Einzig in der Erzeugung von Kräuterlikören spielte das Heilkraut auch weiterhin seine bedeutende Rolle (wie bereits zuvor am Beispiel der Schwedenbitter erzählt). Seit dem Ausbruch der Pest um 1350 stand Alkohol im Ruf, gegen die Pest zu helfen. Umso mehr bemühten sich die Apotheken, das Wunderwasser auf eigene Faust herzustellen. Viele Apotheken wurden mit Destillieröfen und entsprechenden Laboratorien ausgestattet, eine Tradition, die sich in vielen Gebieten Europas bis ins 20. Jahrhundert hielt.

Künzle bis Kneipp: Rückkehr des Hippokratismus

Einen neuen Aufschwung bekam die Naturheilkunde Ende des 18. Jahrhunderts, von England ausgehend, bedingt durch die aus dem kolonialen Indien einströmenden Philosophien gesunder Lebensführungen. Im Jahr 1801 wurde in London der erste Vegetarierverein gegründet, dem bald ähnliche Vereine in England folgten. Mit der Gründung der englischen Vegetarian Society im Jahr 1847 wurde auch der Begriff *vegetarian* gebräuchlich, ein Kunstwort aus dem englischen *vegetable* (für pflanzlich, Gemüse), soviel bedeutend wie an die Pflanzen glaubend. Die ursprünglichen Begründungen für eine gesündere, meist fleischlose Lebensweise waren jedoch recht unterschiedlich und gegensätzlich. Einerseits sollten Tiere vor dem Menschen geschützt werden, andererseits der Mensch vor dem Verzehr von Tieren, die für eine Vielzahl von Krankheiten verantwortlich seien. Einer der prominentesten Vertreter war zur damaligen Zeit Richard Wagner, der eine allgemeine Abkehr vom Fleischkonsum forderte und sich selbst in seinen letzten Lebensjahren vegetarisch ernährte. Der Erfolg des Vegetarismus und der Naturheilkunde in Europa lag damals neben ethischen und philosophischen Gründen vor allem am Gefallen an einer besonderen Art der Askese, die weniger mit der Tierwelt an sich als mit der egoistischen Beschäftigung mit dem eigenen Körper zusammenhing. Man sah sich

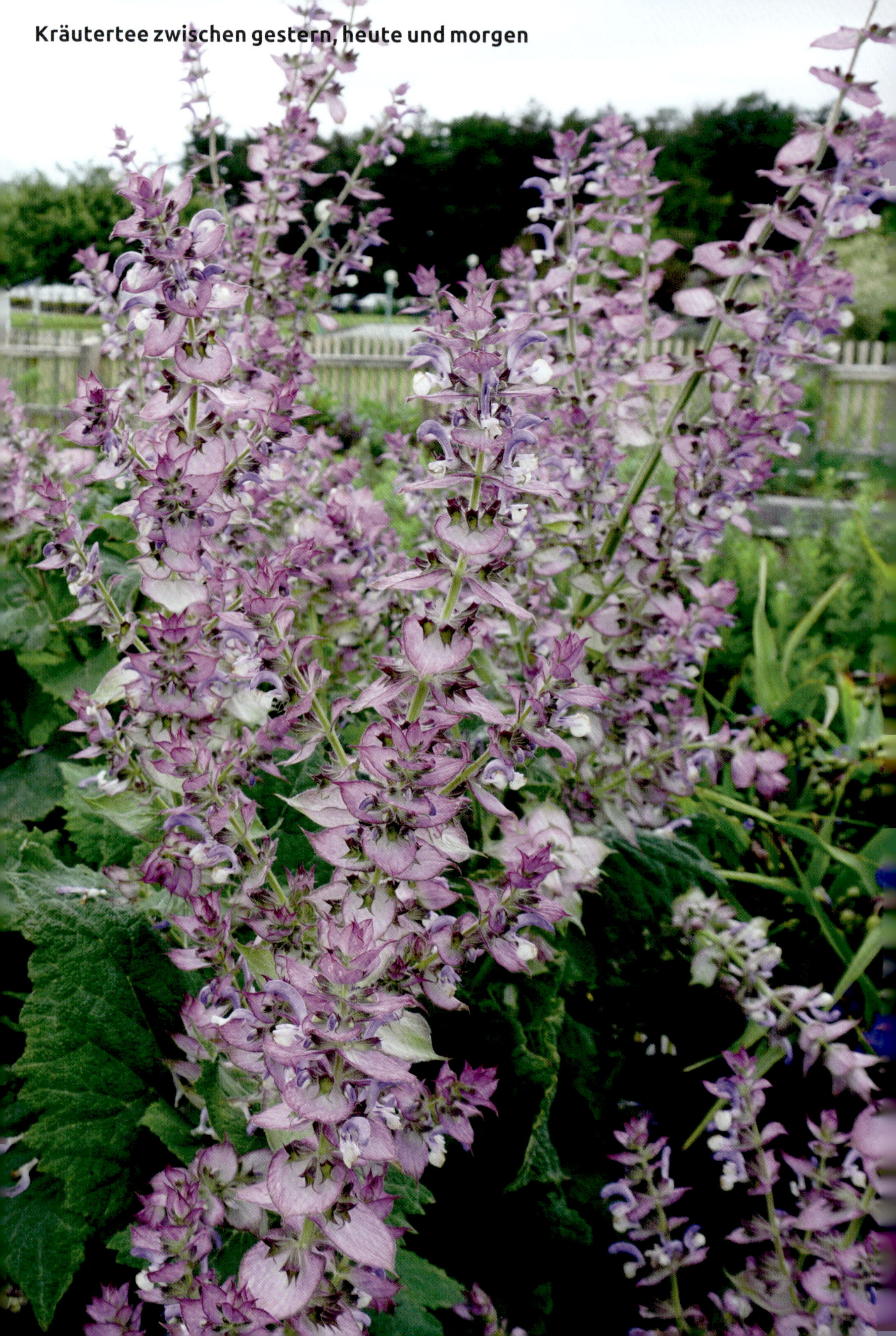

den Allesfressern moralisch und politisch überlegen und distanzierte sich von technisierten und industrialisierten Lebensmitteln sowie von zunehmend aufkommenden Fertigprodukten, wie sie meist von ärmeren Bevölkerungsschichten konsumiert wurden.

Die Neuorientierungen bedeuteten jedoch keinen Bruch mit der klassischen Medizin an sich, vielmehr erinnerte man sich an die Lehre des Hippokrates, des Begründers der Medizin als Wissenschaft in enger Zusammenarbeit mit der auf Beobachtungen fußender Erfahrungswissenschaft. Viele Ideen der Naturheilkunde wurden aufgegriffen, beispielsweise die diätetischen Konzepte des Vegetarismus und der Rohkost, die Alkoholabstinenz, die körperliche Ertüchtigung oder die Betonung der Einfachheit und Mäßigung. Meist ergänzt durch neue soziale und politische Motive, wie sie später auch vom Nationalsozialismus in völkisch-nationaler Art und Weise aufgegriffen wurden (siehe dazu im folgenden Exkurs). Ab 1900 verbanden sich diese Strömungen unter dem Begriff der biologischen Medizin, die sich als Gegenpol zur starken wissenschaftlichen Medizin sah. Erstmalig wurde auch über Krankheitsbilder diskutiert, die ohne gewohnte organische Leiden auskommen mussten – die Wissenschaft nannte diese damals noch Simulation. Diese Erkrankungen wurden zunehmend mittels alternativer, nicht wissenschaftlicher Konzepte behandelt. Die Rückkehr zur alten, hippokratischen Heilkunden war besiegelt. Als biologische Behandlungen galten alle Methoden, die sich der Naturheilkunde, der Kräutertherapie oder der Volksmedizin bedienten, ergänzt um Hypnosen, Wünschelrutengehen oder Tischerücken. Der zur damaligen Zeit berühmte deutsche Herausgeber des vielbändigen Werks *Die neue Heilmethode*, Moritz Platen, meinte dazu: „Warum sollten wir uns gegenseitig absperren von Heilmethoden, die im Grundprinzip alle übereinstimmen und nur in der Art der Behandlung auseinandergehen? Die Natur bietet dem Menschen nicht bloß die Stoffe, deren er sich ernähren, sondern auch die, mittels deren er sich heilen kann. Die pflanzlichen Heilmittel sind nicht weiter als eine Fortsetzung der pflanzlichen Nährmittel, und deshalb wirken sie auch wie diese im Wege der allmählichen Assimilation", so Platen im *Supplement zur Neuen Heilmethode* aus dem Jahr 1900.

Spirituell stark begleitet wurden diese Strömungen ab der zweite Hälfte des 19. Jahrhunderts von zwei Geistlichen, die die Kräuterheilkunde im deutschsprachigen Raum wieder nachhaltig auf den Weg der Wissenschaft zurückführten: der deutsche Priester und Naturheilkundler Sebastian Kneipp, und der Schweizer Kräuterpfarrer Johann Künzle. Sie waren keine geschulten Mediziner, sondern Menschen aus der Praxis, die Wirkungen von Kräutern von ihrer Anwendung aus untersuchten und damit alte, überlieferte Hausmittelchen wieder salonfähig machten. Pfarrer Kneipp stellte ein gesundes, ganzheitliches Leben auf fünf Säulen: Wasseranwendungen, Ernährung mit Vollwertkost, Bewegung, Lebensfreude und Kräuteranwendungen: „Ja, der liebe Gott hat so weise in seiner Schöpfung gesorgt, dass nicht ein Kräutlein ohne Nutzen ist. Wenn nur die Leute nicht so töricht wären, sie lieber mit Füßen zu treten, anstatt sie zu ihrem Nutzen zu verwenden", meinte Kneipp im *Kodizill zu meinem Testament* kurz vor seinem Tod im Jahr 1897. Und er ergänzte: „Je länger ich mich mit den Kranken abgebe, umso klarer wird mir, dass Gott und die halbe Apotheke im Wasser und die andere Hälfte in den Kräutern bestimmt hat. Wie das Wasser das unschuldigste Heilmittel ist, so haben auch die ausgewählten Kräuter eine große Heilwirkung. [...] Schon in der alten Medizin wurden dazu die Thees sehr viel verwendet." Dabei verstand er seine Medizin nie als Gegensatz zur wissenschaftlichen Medizin, sondern immer nur als Ergänzung. Zu den Heilkräutern gelangte Pfarrer Johann Künzle im Jahr 1887 durch Sebastian Kneipp. Er beschäftigte sich schon als Student der Theologie mit den Heilkräutern, dabei wurde er vor allem durch das Kräuterbuch von Tabernaemontanus geprägt. Der Appenzeller benannte Krankheiten und Heilkräuter in seinen Schriften mit schwyzerdütschen Dialektausdrücken, in seiner bekanntesten Schrift *Chrut und Uchrut* (*Kraut und Unkraut*) prägte er den Satz: „Beinah jedes Unkraut am Wegrand kann ein wertvolles Heilkraut sein." Seine Entdeckungen galten dabei vor allem den gemiedenen Unkräutern wie Brennnesseln, Frauenmantel, Bärlauch oder Löwenzahn.

Exkurs:
Über die Kräuterheilkunde im Dritten Reich

Für die militärischen Niederlagen im Ersten Weltkrieg fanden biologische Mediziner eine ganz eigene Erklärung: Nicht die Überlegenheit des Gegners sollte daran Schuld tragen, auch dem Hunger wurde keine Bedeutung zuerkannt. Vielmehr hätten Soldaten und Bevölkerung nicht zu wenig Nahrung, sondern die falsche Nahrung bekommen. Von namhaften Ernährungswissenschaftlern war zu vernehmen: „Das deutsche Schwein hat uns besiegt. Mit reichlich Kartoffeln und Öl hätten wir den Weltkrieg glänzend gewonnen." Die Erfahrungen des Ersten Weltkriegs hatten zudem gezeigt, wie schnell Deutschland durch eine Seeblockade von Warenimporten abgeschnitten werden konnte. Eine solche Situation wollte man auf jeden Fall vermeiden.

Umso mehr war es Bestreben der aufkommenden Nationalsozialisten, sich im Rahmen ihrer „Blut und Boden"-Ideologie mit biologischen Heilverfahren zu beschäftigen. Man sah in der heilenden Kraft der Pflanzen des deutschen Bodens die wahre und ganzheitliche Medizin für das Volk. Zudem passte der neue gesellschaftspolitische Gedanke an die „Reinheit des Deutschen Volkes" wie gegossen zur inneren Reinheit der Körpersäfte, einer der wesentlichen hippokratischen Grundsätze. Angeblich soll Adolf Hitler persönlich schon vor der Machtübernahme 1933 auf der Suche nach einem geeigneten Kandidaten für diese neue biologische Orientierung gewesen sein. Das Amt des ersten

Reichsärzteführers fiel schlussendlich auf Gerhard Wagner, einen Günstling von Rudolf Heß. Im Jahr 1935 folgte in Nürnberg mit der „Reichsarbeitsgemeinschaft für eine neue Deutsche Heilkunde" eine eigene Dachorganisation für die biologische Medizin. Der als Leiter bestimmte Arzt Karl Kötschau veröffentlichte dazu eine *Theoretische Grundlage*, der zufolge Medizin nur Bestand haben könne, wenn sie auf biologischen Erkenntnissen aufbaue. Der „heroische Mensch des Nationalsozialismus und der biologisch vollwertige Mensch sind das ein und derselbe". Die Fachzeitschrift der Arbeitsgemeinschaft, die *Naturärztliche Rundschau*, schrieb dazu 1935, dass die biologische Medizin nichts anderes sei als „Nationalsozialismus auf ärztlichem Gebiet. [...] Die Deutschen Ärzte werden einst stolz sein, dass sie durch die Rückkehr zur Natur und zum naturnahen Leben den Wiederaufsteig des Volkes mitzimmern durften." Der Phytotherapie wurde große Bedeutung übertragen, die Besinnung auf heimische Kräuter galt als eine Rückgewinnung deutscher Lebensart. Und schließlich ging es auch um die Sicherung der Arzneimittelversorgung angesichts des drohenden Kriegsausbruchs.
Dazu wurde von Wagner 1938 die „Reichsarbeitsgemeinschaft für Heilpflanzenkunde und Heilpflanzenbeschaffung" (RfH) gegründet, die den Auftrag erhielt, durch Produktion heimischer Heilkräuter den Import ausländischer Grundstoffe überflüssig zu machen. Die RfH veröffentlichte sogar Broschüren über das richtige Sammeln und Trocknen der Heilpflanzen, selbst Schulkinder mussten am Nachmittag Schafgarbe, Huflattich, Lindenblüten, Waldmeister, Brennnesseln und Holunderblüten sammeln. Nachdem aber das Sammeln wild wachsender Kräuter nicht profitabel genug war, wurden rasch Arbeitsgemeinschaften kleinbäuerlicher Betriebe geschaffen, die ab 1939 durch den Einsatz von Zwangsarbeitern unterstützt wurden. Darunter fiel auch die Dachauer Heilkräuterplantage, die sich rasch zum Kern eines profitablen Wirtschaftsunternehmens entwickelte.
Die Kampagnen der Deutschen Heilkunde bewirkten eine zunehmende Veränderung in der Wahrnehmung von Heilpflanzen in der Bevölkerung. Zuvor eher als Mittel zweiter Wahl betrachtet, galten pflanzliche Arzneimittel plötzlich als heilkräftiges Therapeutikum. Mit Genugtuung stellte man 1939 im der Reichsarbeitsgemeinschaft fest, dass „der Wandel im Denken um die Heilpflanze erst im Dritten Reich richtig erkannt und gefördert wurde". Noch im Jahr 1943 rief ein Gausachbearbeiter der NSDAP auf: „Der totale Krieg fordert den Einsatz aller Mittel. Dazu gehört auch die Arzneimittel- und Teebeschaffung für Heer und Heimat."

Nach 1945, nachdem sich die Wellen des Krieges gelegt hatten, stand die deutsche Naturheilbewegung vor einer völlig veränderten Situation. Der Verlust der alten Identität war so umfangreich, dass an eine Wiederbelebung des alten Naturheilgedankens nicht zu denken war. Die Naturheilkunde galt vor allem im Osten als überholtes Relikt der bürgerlichen Gesellschaft und fand dementsprechend lange Zeit keine Anerkennung, weder politisch, noch in der Bevölkerung.

Die moderne Pflanzenheilkunde

Mit der Entwicklung der naturwissenschaftlich orientierten Medizin ab dem 19. Jahrhundert rückte die pflanzliche Arznei wieder vermehrt in den Mittelpunkt wissenschaftlicher Analysen, womit wir historisch zum ersten Mal beim Kräutertee angelangt sind. Die in der Pflanzenheilkunde vorkommenden Pflanzenteile wie Blüten, Blätter oder Samen wurden zunehmend isoliert betrachtet und als Aufguss, Auskochung, Saft, Extrakt oder ätherisches Öl therapeutisch verwendet. Dabei stützte sich die Therapie primär auf überlieferten Erfahrungen, bis heute unter dem Begriff der *Volksheilkunde* vereint. Die moderne *Phytotherapie* geht dabei einen Schritt weiter und erhebt den Anspruch, neben den gesammelten Erfahrungen auch naturwissenschaftliche Bewertungsmaßstäbe anzuwenden und die Wirksamkeit von Pflanzen anhand von Studien belegen zu können.

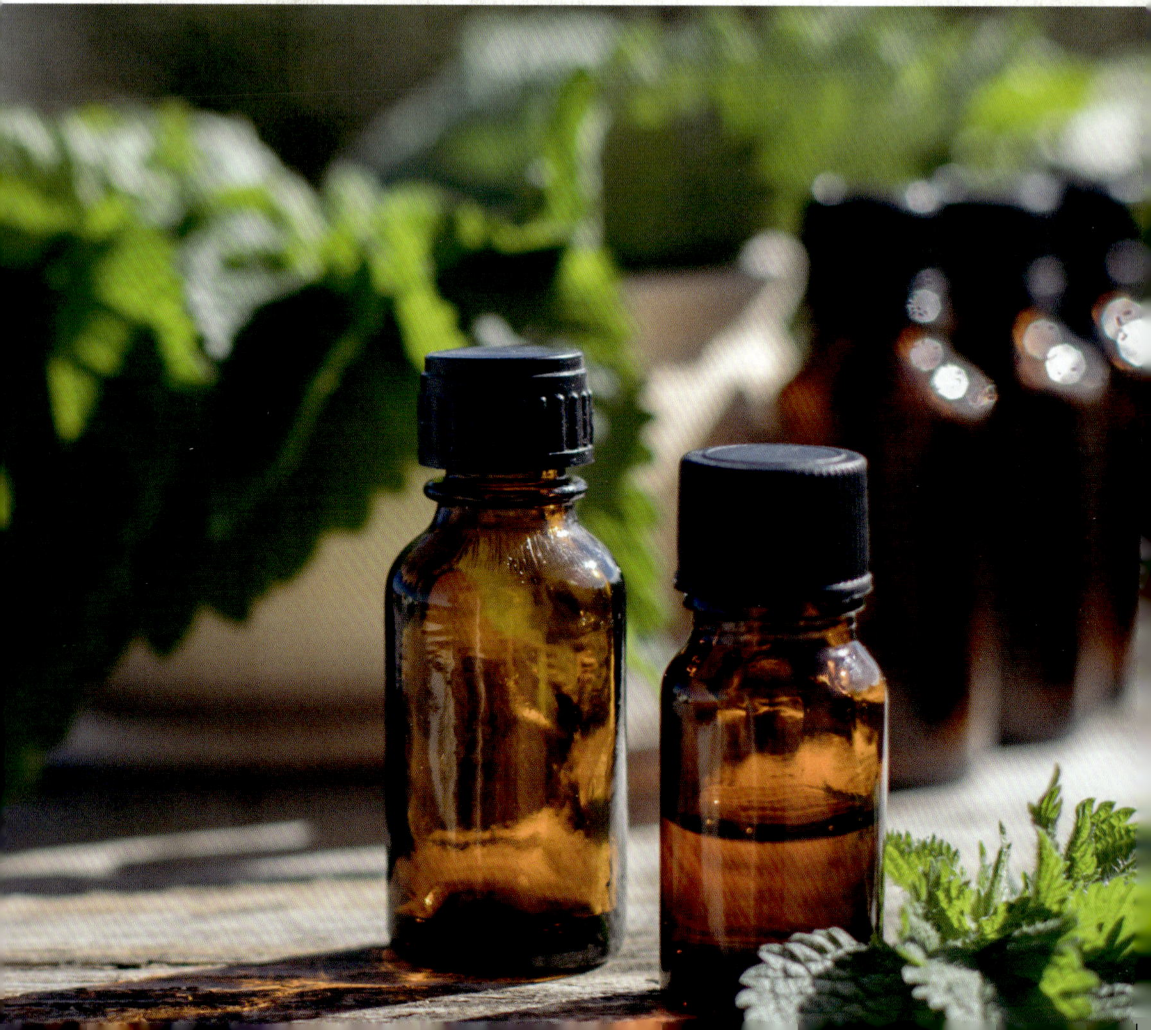

Der Begriff *Phytotherapie* wurde von Henri Leclerc, einem französischen Arzt, im Jahr 1922 geprägt. Als Begründer der wissenschaftlichen Pflanzenheilkunde gilt der deutsche Arzt *Rudolf Fritz Weiss*, der in der Zeit nach dem Zweiten Weltkrieg bis zu seinem Tod 1991 die Phytotherapie von einer Erfahrungsheilkunde zu einer systematischen Wissenschaft entwickelte. Dabei standen erstmals auch Teedrogen im Mittelpunkt der medizinischen Forschung – einer eigenen Wissenschaft, die vom Salzburger Pharmazeuten *Max Wichtl* mit seinem Standardwerk *Wichtl – Teedrogen und Phytopharmaka* seit 1984 weiterentwickelt wurde und damit die „grüne Pharmazie" anhand von klinischen Studien und Anwendungsbeobachtungen über die Wirksamkeit endgültig salonfähig machte. Heute zählt die Phytotherapie mit dem Einsatz von Pflanzenwirkstoffen zur großen Gruppe der klassischen Naturheilkunde, ergänzt durch die alten kneippschen Tugenden wie Wasseranwendungen, Bewegung, Ernährung (Diät) und die generelle Gesundheit von Körper, Geist und Seele. Oft begleitet durch Alternativmedizinische Methoden wie Akupunktur, Homöopathie, Bach-Blütentherapie, Traditionelle Chinesische Medizin oder Ayurvedische Medizin.

Auch wenn die Diskussion um den Stellenwert der Naturheilkunde innerhalb der Medizin nicht aufhören mag, hat sich vor allem der moderne Konsument seinen Weg durch den Dschungel an Möglichkeiten gesucht. Zwar wurde Gesundheit durch den Siegeszug der organisch-synthetischen Arzneimittel in abgabefertigen Verpackungen ab der zweiten Hälfte des 20. Jahrhunderts eine exklusive Domäne der Apotheken und der Schulmedizin. Andererseits führte der starke Bio-Trend ab den 1980er-Jahren zu einem Aufbrechen der Denkweisen, heute gilt der „Gute-Laune-Tee" als Sinnbild einer Positionierung innerhalb der Gesellschaft. Die traditionelle Volksmedizin vermag es offenbar deutlich besser, jene Geschichten und Emotionen zu vermitteln, die die Schulmedizin verlernt hat zu erzählen. Menschen gehen heute vor die Haustür und wollen mit den Pflanzen, die dort wachsen, etwas Sinnvolles tun – oder zumindest das Gefühl haben, mit Kräutern und Gewürzen der echten Natur wieder ein Stückchen näherzukommen. Kräuter vermitteln in der heutigen schnelllebigen Welt ein mächtiges Potenzial an Erdung und Bodenhaftung, der Kräutertee liefert dazu die Wiese direkt in die Tasse der Konsumenten. Das alte Bestreben von Paracelsus, die Elemente Erde, Feuer, Wasser und Luft in ein besinnliches Verhältnis zu bringen, ist groß. All jene, die es schaffen, Balance und stetigen Fluss im Alltag herzustellen, gewinnen das Match im Kräuterbusiness.

Ein Blick ins aktuelle Kräuterteebusiness

Das Geschäft mit dem Tee ist ein heterogenes, wie alleine die Statistiken des Trinkverhaltens zeigen. Während in Österreich der Marktanteil der Kräuter- und Früchtetees bei über 80 Prozent liegt, zieht Deutschland wiederum im Bereich des echten Tees mit einem Anteil von über 50 Prozent davon. Jede Nation, beinah jede Region Europas und darüber hinaus hat ihren ganz eigenen, historischen Zugang zu Tee. Kenner der Branche unterscheiden dabei folgende Typen von Teeländern und Anbietern:

- *Die Schwarzteeregionen*: Jene Regionen und Länder, die einen historischen Bezug zu echtem Tee, vor allem Schwarztee, haben wie beispielsweise Russland, England oder Norddeutschland über die Importe über Hamburg. Die Region mit dem weltweit höchsten Teeverbrauch ist Ostfriesland, mit einem Jahresverbrauch von rund 300 Liter pro Kopf. Dies liegt vor allem daran, dass der echte Tee Mitte des 17. Jahrhunderts durch die Niederländische Ostindien-Kompanie über Ostfriesland seinen Weg nach Deutschland fand.
- *Die Kräuterteeregionen*: Länder entlang der Alpen sowie bergige Regionen entlang des Balkans bis Griechenland haben einen starken Zugang zu selbst gepflücktem und hausgemachtem Kräuter- und Früchtetee. Hier wachsen die Kräuter von alleine im Wildwuchs vor der Haustüre, denken wir nur an die unzähligen Arten des Bergtees, der in den meisten mediterranen Ländern als Wildpflanze zu Hause ist und dort auch seit der Antike getrunken wird. In den USA, in England oder in Russland hingegen ist Kräutertee zum Großteil noch ein echter Exote und wird von Verbrauchern kaum nachgefragt.

Nebst diesen beiden Aufteilungen des Teemarktes gibt es innerhalb der Branche die Trennung nach Tee als Lebensmittel mit Genuss und Wellness bestimmenden Elementen sowie als Arzneimittel zu Heilzwecken. Während Tee als Lebensmittel starke religiöse, spirituelle Wurzeln hat, ist Arzneitee traditionell in der Schulmedizin sowie in der pharmazeutischen Branche verankert.

Kräuterpfarrer Weidinger: Traditionen neu beleben

Wie in den vorangegangenen Kapiteln über die Kräutergeschichte erzählt, fand der Kräutertee seinen Einzug in die Gesellschaft über Klöster und deren volksmedizinische Kräuterkunde. Dabei hat sich mit Kneipp und Künzle im 19. Jahrhundert der Begriff des *Kräuterpfarrers* manifestiert, der bis heute seine Bedeutung hat.

Österreichs erster Kräuterpfarrer war der Waldviertler Seelsorger *Hermann-Josef Weidinger*, der mit heimischer Kräuterkunde vor allem ab den 1980er-Jahren eine große Welle an Sympathie erzielte. Weidinger war wie Kneipp oder Künzle kein geschulter Mediziner, sondern ein Mensch aus der spirituellen Praxis. Als sich der 1918 geborene Weidinger in jungen Jahren zum Dienst in der Mission entschied, wurde er vom Orden der Salesianer Don Boscos 1938 in die Republik China geschickt, wo er als Assistent eines Militärarztes die chinesische Naturheilkunde erlernte. Viele Jahre später, als Pfarrer des Prämonstratenserstiftes Geras, übernahm er 1979 die Leitung des in Karlstein an der Thaya im Waldviertel beheimateten Vereins „Freunde der Heilkräuter", der Beginn seiner medialen Verbreitung als Kräuterpfarrer. Über Print, Radio und TV erreichte er ein Millionenpublikum und gab damit der heimischen Kräuterszene den wohl entscheidenden Impuls für jene Beliebtheit, die sie heute genießt. Zudem war er auch im tiefsten Waldviertel Triebfeder für die Wiederbelebung des Kräuter- und Gewürzanbaus mit ortsansässigen Landwirten. So verdankt ihm beispielsweise der Waldviertler Kümmel bis heute seine Beliebtheit.
Seine Naturverbundenheit als Bauernkind, seine langejährige Erfahrungen mit der Chinesischen Medizin, sein Heilkräuterzentrum in Karlstein, aber auch seine Lebensweisheit und Menschenkenntnis sowie sein überzeugtes und überzeugendes Priestertum prägten sein Wirken bis zu seinem Tod im Jahr 2004. Noch heute wird sein Vermächtnis im Kräuterpfarrerzentrum in Karlstein vom Nachfolger Kräuterpfarrer Benedikt Felsinger gepflegt und weitergetragen.

Pater Pausch: Willst Du Gott erfahren, gehe in den Garten

Etwas weiter im Westen, im Salzkammergut, trifft man ebenfalls auf einen Kräuterpfarrer, der mit seinen Visionen und seiner Authentizität für Spuren in der heimischen Kräuterszene sorgt: Benediktinerpater *Dr. Johannes Pausch* vom Europakloster Gut Aich nebst St. Gilgen am Wolfgangsee. Pater Pausch ist jener Typ Mensch, dessen Erzählungen man Stunden lang zuhören möchte und der in einen Bann an Begeisterung für seine Leidenschaft zieht.
Das Europakloster Gut Aich ist ein 2004 gegründetes Benediktinerkloster im Ortsteil Winkl der Gemeinde St. Gilgen am Wolfgangsee. Ziel des Klosters ist es, einen Beitrag zum friedlichen Zusammenleben von Menschen und Völkern in Europa zu leisten. Patron des Klosters ist der Heilige Benedikt von Nursia, der Ordensvater der Benediktinermönche, der auch der Patron Europas ist und zur Namensgebung beitrug. Das Wirken der Benediktinermönche im Salzkammergut ist nicht neu, sie sind schon seit über tausend Jahren vor Ort aktiv, der heilige Wolfgang von Regensburg (924–994) gab dem See und der Ortschaft sogar ihren Namen. 1993 stimmte der Erzbischof von Salzburg Georg Eder der Gründung eines neuen Klosters in St. Gilgen zu, wozu das ehemalige Franziskaner Kinderheim Gut Aich zur Verfügung gestellt wurde. Im Jahr 1999 wurde das Benediktinerkloster förmlich gegründet,

2004 erfolgte die feierliche Eröffnung durch den Bischof von Regensburg und die Übergabe an die Mönche von Gut Aich. Im Juni 2004 wurde Pater Johannes Pausch zum ersten Prior des Klosters gewählt. Der modern anmutende Name Europakloster Gut Aich hat einen starken Bezug zu den vier Grundelementen Feuer, Luft, Erde und Wasser: Europa steht für das Element Feuer als ehrgeiziges Streben nach dem Zusammenhalt der Menschen; das Kloster vereint mit seinem Glauben an Gott im Himmel das Element Luft; das Gut steht als Landgut für das Element Erde; die Aich für das Element Wasser als Synonym für die Ache, das fließende Gewässer.

Kräuter für die Seele …

Seit gut 1500 Jahren kultivieren Benediktiner Mönche Heilpflanzen in ihren Gärten. Das Wissen um den sorgfältigen Anbau und die Verarbeitung und die Mischung der Kräuter gehört ebenso zu dieser Kunst wie auch die Anwendung der Kräuter. Mit dem Wissen um diese alten Traditionen und der Intuition für die Gegenwart entwickelt Pater Pausch in seinem Kloster eigene Gewürzkräuter und Teemischungen, die einen Bogen über den ganzen Tag spannen sollen: Mit *Vital in den Morgen* („für alle, die nicht wach werden und grantig sind"), mit *Abendruhe* („für alle, die vom Alltag ang'fressen und unruhig sind") oder mit *Bauchwohl* für die Verdauung („Gutes dem Bauch tun"). Küchen- und Heilkräuter zählen seit ewigen Zeiten zu den kostbaren Lebensmitteln und werden nicht nur wegen ihres Geschmacks, sondern auch wegen ihrer Wirkung auf den ganzen Menschen, auch auf seine Seele, verwendet. Für Pater Pausch entfalten sie ihre positive Kraft, wenn sie mit Vernunft und Einfühlungsvermögen konsequent verwendet werden. Dabei darf man keine schnellen Wunder erwarten, die wertvollen Gaben der Natur wirken vielmehr sanft und tiefgründig.

… und für das Kloster

Das Engagement rund um die Wolfgangseer Kräuter entstand eigentlich aus einer weltlichen, wirtschaftlichen Sicht. Da der Betrieb eines Klosters Geld kostet, griff man auf die lange Tradition der Kräutergärten zurück und nutzte das vorhandene Wissen um die Kraft der Natur. Schon die alte *Regula Benedicti* aus dem 6. Jahrhundert besagt, dass ein Kloster so angelegt sein soll, „dass sich alles Notwendige, nämlich Wasser, Mühle und Garten, innerhalb des Klosters befindet und die verschiedenen Arten des Handwerks dort ausgeübt werden können". Kräutergärten haben bei den Benediktinern eine lange Tradition, vor allem seit dem umfassenden Wirken der Benediktinerin Hildegard von Bingen, deren Lehre im Kräutergarten ihren Anfang fand und die bis in die heutige Heilkunde spürbar ist. Das Wissen um Pflanzen ist eine hochkomplexe Angelegenheit. Pflanzen sind eigensinnig, sie passen nicht überall hin. Manche können einander riechen, andere nicht. Das ist wie bei den Menschen, ist Pater Pausch überzeugt. Dennoch kann man das traditionelle Wissen und

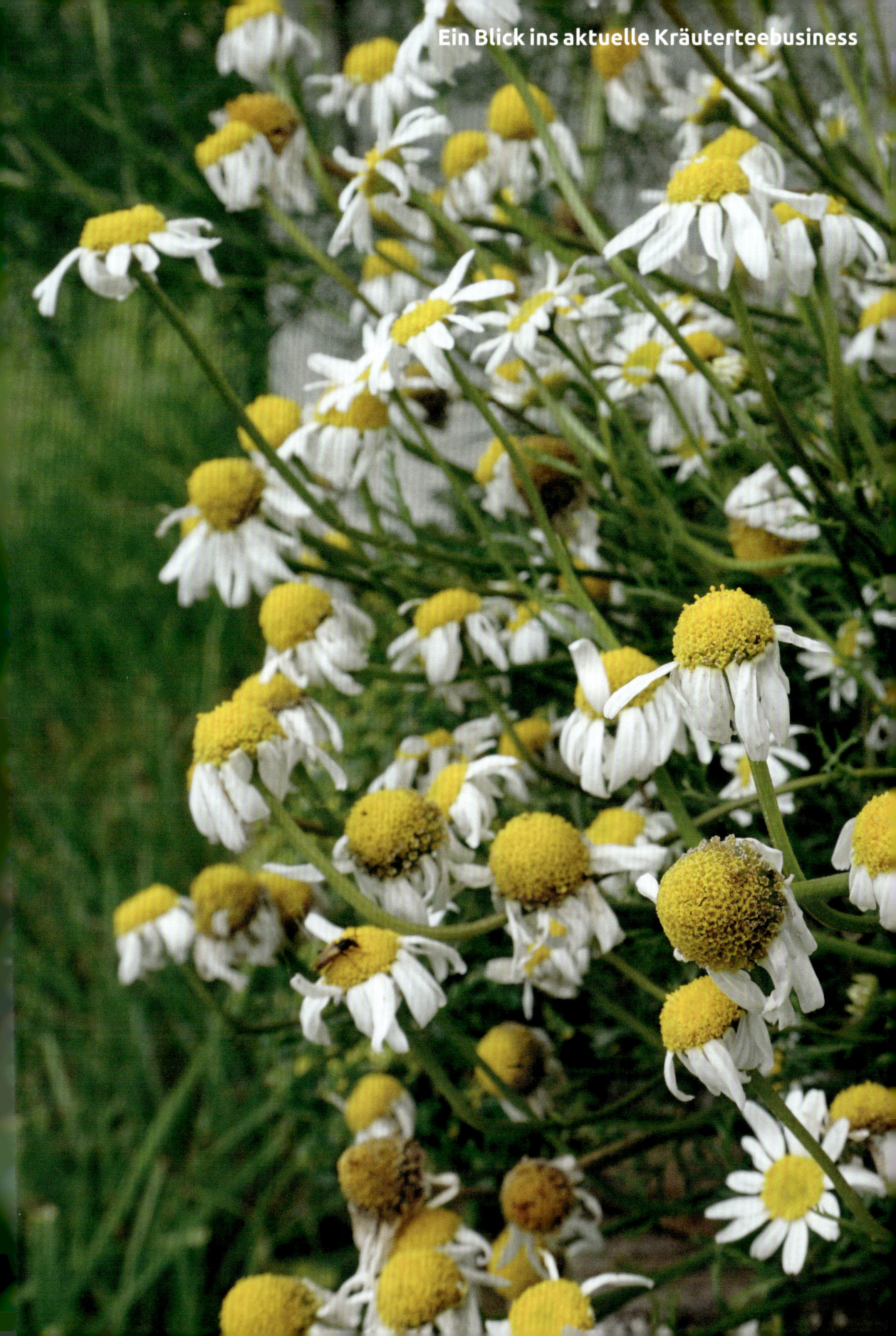

die Erkenntnisse rund um Pflanzen aus seiner Erfahrung nicht pauschal einsetzen. Alte Rezepturen sind nicht immer wirkungsvoll, weil früher andere Bedürfnisse und Geschmäcker bestanden als heute.

Sinnvoll erscheint jedoch zu jeder Zeit die Zubereitung von Tee als eine der ältesten Formen des Heilmittels. Sobald der Menschheit heißes Wasser verfügbar war, wurden Kräuter zu Tee gekocht. Und auch hier gilt, wie anfangs erwähnt, die Spiritualität der vier Urelemente Erde, Wasser, Feuer und Luft: Tee als Symbol des Wandlungsprozesses von Kräutern aus der Erde, in Wasser am Feuer erhitzt, deren Duft und Aromatik sich in der Luft entfalten.

Das einzig wahre Teekraut gibt es laut Pater Pausch übrigens nicht, er schätzt alle Pflanzen gleichermaßen. Dennoch lobt er die Bitterkräuter Wermut, Beifuß, Melisse und Schafgarbe besonders. Sie gehören für ihn zu den heilsamsten Mitteln der heutigen Zeit, da Bitter als Geschmack verloren gegangen ist. Dabei wirken Bitterstoffe vor allem bei Magen-Darm-Beschwerden, sie fördern die Verdauung, regen den Darm an und stärken das Abwehrsystem des Körpers. Auch wird der oft schwer zu überwindende Heißhunger auf Süßes gebremst.

Kloster Pernegg: Kräutertee zum Fasten

Bevor wir in die Stille des nächsten Klosters eintauchen, hier ein kurzer Exkurs zum Thema Fasten als wesentlichem Bestandteil des Klosters in Pernegg nördlich von Horn im Waldviertel. Die Erfahrung mit dem Verzicht auf Lebensmittel bestimmter Art und Herkunft, ob freiwillig oder unfreiwillig, steckt dem Homo sapiens schon seit Anbeginn in den Genen. Mangelnde Jagderfolge, Missernten, Kriege, Plünderungen oder Geldnot zwangen viele Generationen auf dieser Erde, auf Nahrung verschiedener Art zu verzichten. In späterer Folge waren es oft Zeiten von Wohlstand und Überfluss, die Zivilisationskrankheiten hervorriefen – und mit ihnen medizinische Methoden, das Ungleichgewicht in der Ernährung wieder ins Lot zu bringen. Als Erfinder dieser Form der Medizin gilt bekanntlich Hippokrates, der bereits ab 400 vor Christus die *Diät* als eine spezielle Ernährungsform des Menschen definierte, bei der längerfristig oder dauerhaft auf eine spezielle Auswahl von Lebensmitteln verzichtet wird. Hippokrates versuchte, anhand einer verordneten Lebensumstellung mittels Einschränkungen in der Ernährung und Ausgleich durch Bewegung, das Ungleichgewicht von Körpersäften in die Balance und ins Reine zu bringen. Der Begriff Diät leitet sich vom griechischen diaita für Lebensführung *oder Lebensweise in Beziehung zu Essen und Trinken* ab. Bis heute hat sich die Diät mit einer Vielzahl an bewährten und sonderbaren Varianten zur Verringerung des Körpergewichts gehalten – nach wie vor in den meisten Fällen ein wahres Luxusproblem.

Als eine Sonderform der Diät, jedoch mit stark religiösem Hintergrund und ohne kompletten Nahrungsverzicht, hat sich das *Fasten* entwickelt. Kirchliche Vorschriften verschiedenster Glaubensrichtungen verstehen unter Fasten das bewusste Enthalten von kirchlich verbotenen Speisen zu bestimmten Zeiten im Jahreskreis. Seinen Ursprung hat das Fasten in der Vorbereitung auf Ostern. Es soll an jene 40 Tage erinnern, die Jesus Christus fastend und betend in der Wüste verbrachte. Bis heute hat das österliche Fasten ihre Attraktivität beibehalten, vor allem in stark katholisch und agrarisch geprägten Gebieten Europas. Da nach dem (meist strengen) Winter im beginnenden Frühling die Nahrungsvorräte auszugehen begannen, wurde die Religion mit ihrer Fastenzeit zwangsläufig genutzt. Der Begriff Fasten leitet sich vom gotischen *fastan* (etwas streng, fest einhalten – im religiösen Sinne: die kirchliche Vorschrift einhalten) ab. Während des Fastens dürfen keine tierischen Erzeugnisse gegessen werden. Je nach Glaubensrichtung gehören dazu neben Fleisch auch Milchprodukte, Eier und Fisch sowie pflanzliche Öle. Erlaubt sind lediglich Brot und Getreide, Gemüse, Früchte, Pilze, Nüsse oder Hülsenfrüchte. Und natürlich Kräuter aller Art, die in Form spezieller Fastentees bei der inneren Reinigung unterstützen und dabei helfen, die langen und oft beschwerlichen Fastentage zu überbrücken.

Willkommen in der Stille

Ob Fastentage oder Diäten, heute wird verzichtet, um in Demut zu leben, um ein Gleichgewicht zu finden, um den eigenen Körper gesund zu ernähren – und vor allem, um überschüssiges, wohlstandsgenährtes Gewicht zu verlieren. Eigene darauf spezialisierte Angebote unterstützen dabei auf meist sehr professionelle Art und Weise. Als Begründer dieser modernen Fastenidee gilt der deutsche Arzt Otto Buchinger, der 1935 mit seinem Buch *Das Heilfasten und seine Hilfsmethoden* das Fasten auf eine neue Ebene hob. Heilfasten gilt seither als eine Form des nicht religiös motivierten Fastens und dient der Entschlackung und Regeneration des Körpers. Verfeinert um den Begriff *Klosterfasten* lässt sich Heilfasten mit zusätzlicher Spiritualität aufladen, wie es seit wenigen Jahrzehnten in verschiedenen Klostereinrichtungen in ganz Europa angeboten wird. Der Co-Autor des vorliegenden Kräuterteebuches, Dr. Klaus Postmann, ist selbst überzeugter Fastenanhänger und hat dazu wertvolle Erfahrungen im Waldviertler Kloster Pernegg gesammelt, das in den 1990er-Jahren zum Fastenkloster umgebaut wurde und seither Heerscharen an Menschen zum Abnehmen motivieren konnte. Die Entscheidung zum Klosterfasten ist anfangs nicht einfach, und dennoch stellt sich irgendwann Mitten im Leben bei vielen das Bedürfnis ein, einmal vom Alltag loszulassen, Abstand zu finden, Gedanken zu ordnen, sich selbst zu entdecken, wieder ein Gespür für den eigenen Organismus zu bekommen. Entlegene Klöster wie Pernegg bieten dazu die ideale Voraussetzung, gewinnt man hier doch als Gegenleistung für den Verzicht auf Essen eine Menge an neuen Lebensbestandteilen wie die Stille, den spirituellen Glauben und den köstlichen Kräutertee. Und wer nun glaubt, dass man beim Fasten einfach nur auf das Essen verzichtet, täuscht sich. Heilfasten kann ganz schön anstrengend sein, macht man es erst mal richtig. Es verlangt Zeit, einen streng geregelten Tagesablauf und mentale Konditionierung. „Denn wer Leben will, muss sich dazu Zeit nehmen", wusste schon Benediktinerpater Anselm Grün. Der Kräutertee ist in dieser Zeit der ständige Begleiter durch den gesamten Alltag. Er wärmt, wenn einem fröstelt, denn beim Fasten reduziert der Körper seine Temperatur. Er verwöhnt mit seinen üppigen Aromen, denn beim Fasten reduziert sich das Riech- und Schmeckvermögen. Er beruhigt mit seinen Inhaltsstoffen Geist und Seele, denn beim Fasten kann es gelegentlich zu mentalen Schwankungen kommen.

Typische Fastenkräuter

Das Angebot an Fastentees im Handel ist heute schier unendlich, gleich ob Teemischungen oder Monokräuter. Hier eine kleine Fastenteekunde, wie sie der Co-Autor in Pernegg anhand der persönlich erlebten Wirkungen auf den eigenen Körper zusammengeschrieben hat:

In der Früh:

- **Rosmarin:** Der kräftige Aromengeber, der morgens extrem anregend und aufmunternd wirkt. Zu später Stunde getrunken, bewirken diese Eigenschaften jedoch genau das Gegenteil.
- **Ingwer:** Der Durchblutungsförderer wärmt und erfrischt zugleich, seine Wirkung gegen Unwohlsein und Übelkeit im Magen ist beachtlich.
- **Wermut:** Der Klassiker aller Bitterkräuter zur Ankurbelung der Verdauung am Morgen, herbwürzig und kräftig, genau auf die geringe Dosierung und die kurze Ziehzeit achten.

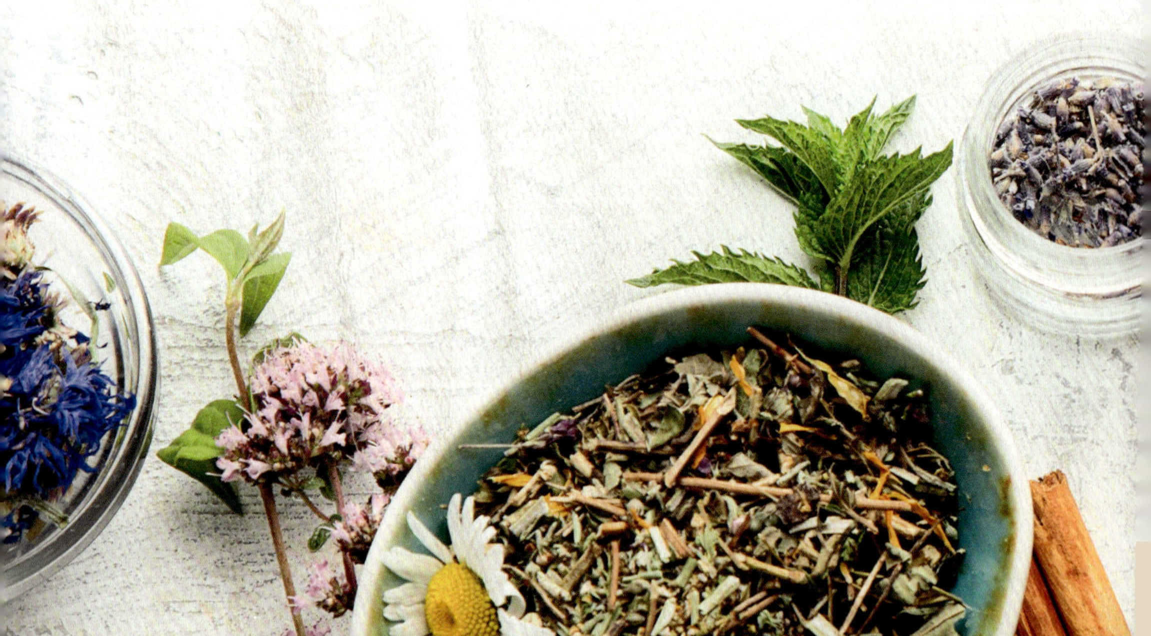

Tagsüber:

- **Johanniskraut:** Der Lichtbringer schlechthin, der an trüben Tagen gute Laune beschert und geschmacklich dank seiner zart-grasigen Aromen viel zu bieten hat.
- **Anis und Fenchel:** Als perfekte Allround-Kräuter beruhigen sie Magen und Darm und unterstützt die Verdauung, wärmen und helfen zudem bei trockenem Mund – eine häufige Begleiterscheinung beim Fasten.
- **Salbei und Minze:** Die erfrischend-würzigen Stoffwechseltees, die bei der Verdauung helfen, den Magen stärken und beruhigend gegen Krämpfe im Darmbereich helfen.

Am Abend:

- **Holunderblüten:** Die floralen Duftbomben, entzündungshemmend, entgiftend sowie schweiß- und harntreibend. Und zusätzlich schmecken sie als Tee auch vorzüglich blumig und süßlich.
- **Melisse, Kamille und Lavendel:** Als Ruhepole bieten sie Entspannung und stimmen Körper und Geist sanft auf einen guten Schlaf ein. Lavendel galt zudem bereits bei den alten Germanen als Schutz vor bösen Geistern.

Nicht zu vergessen das **Zitronenwasser** aus frisch gepressten Zitronen. Da Zitronen viel Vitamin C enthalten und zudem auf basische Art verstoffwechseln, haben sie eine ungemein belebende und stärkende Wirkung im Laufe der Fastentage.

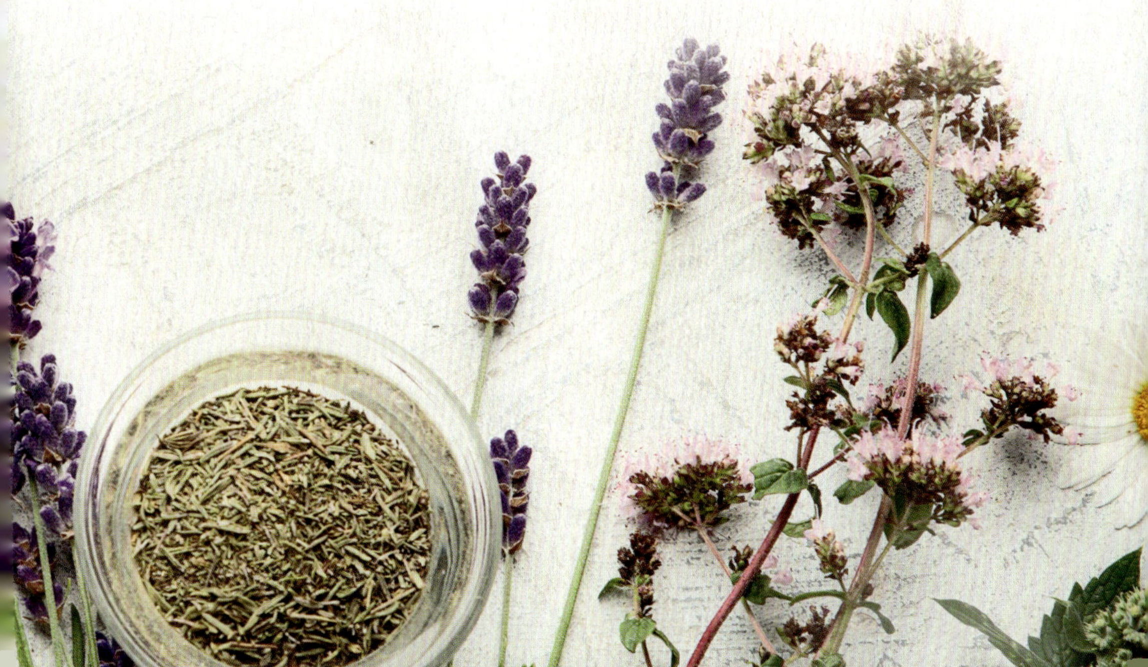

Johannes Gutmann: Erfolgsstory Sonnentor

Man könnte aufgrund der Fülle an Angeboten meinen, dass im Waldviertel in Niederösterreich das heimische Kräuterbusiness erfunden wurde. Und ja, wer im Waldviertel unterwegs ist, wandelt oft auf den Spuren der Kräuter – und kommt am *Sonnentor* nicht vorbei: Als positives Symbol in einer kargen Gegend, wie es der nordwestliche Teil Niederösterreichs darstellt, prangt es dort seit Generationen am Eingang vieler Bauernhöfe. Die als Sonnenbogen gestalteten Türen und Tore aus Holz stehen für Kraft, Optimismus, für Wärme und Freundlichkeit. Vierundzwanzig Strahlen muss die Sonne haben, für jede Stunde des Tages einen. Man sagt, solange die Sonne scheint, bestehen der Hof und die Freiheit des Bauern. Rundherum wuchert und gedeiht, von solch Gedanken unbeirrt, eine unglaubliche pflanzliche Fülle, die geradezu wie gemacht dafür ist, in den Dienst des Kräutertees und seiner mannigfaltigen Wirkungskraft für den Menschen gestellt zu werden. Ein Gedanke, der Ende des 20. Jahrhunderts einem gewissen Johannes Gutmann gekommen ist. Als jüngstes von fünf Kindern einer Waldviertler Bauernfamilie erblickte er just am Johannistag des Jahres 1965 das Licht der Welt. Dass sein Geburtstag nicht nur entscheidend für seinen Vornamen und ausschlaggebend für sein positives, sonniges Gemüt sein sollte, wusste er damals natürlich noch nicht. Genauso wenig, wie erst ein paar Jahre ins Land ziehen mussten, bevor sich sein weiteres Schicksal und sein Lebensweg eindeutig mit der Nähe zu seiner Heimat, zur dortigen rauen Natur und den gottgegebenen Schätzen der Umgebung – den Kräutern – herauskristallisieren konnten.

Ein Buchfund mit Folgen

Staunend verfolgte er als Bub, wie sein Vater die Kühe mit verschiedensten Pflanzen heilte. Oft war er mit ihm unterwegs, um nach Kalmuswurzeln zu graben. Um nicht zur Arbeit mit aufs Feld zu müssen, stahl er sich aber auch gerne davon, um alleine in der Abgeschiedenheit Kräuter zu sammeln. Eines schönen Tages stolperte er am Dachboden seines Elternhauses über ein Buch: *Gesundheit aus der Apotheke Gottes* einer gewissen Maria Treben. Darin war eine Welt beschrieben, die ihn sofort in seinen Bann zog und seither nie wieder losließ. Vielleicht manifestierte ja gerade die Lektüre das Johanniskraut, das optimalerweise rund um seinen Geburtstag Ende Juni gesammelt werden sollte, als das erklärte Lieblingskraut von Gutmann. Bei der Kräuterkundigen Maria Treben nämlich findet das wirkungsvolle Gewächs nur allzu oft Erwähnung. Detailliert beschreibt sie in ihren Ausführungen die eigenhändige Herstellung von Johanniskrautöl, das für und gegen alle möglichen Wehwehchen wärmstens empfohlen wird. Nach dem unerwarteten Buchfund brauchte es noch einige kurze jugendliche Experimente und berufliche Schnellschüsse, bevor Johannes Gutmann anno 1988 einen mutigen Schritt setzte. Er konzentrierte sich auf seine Wurzeln, seine Herkunft und den pflanzlichen Reichtum des Waldviertels und begann erste einheimische

Bauern dafür zu begeistern, für ihn Kräuter anzubauen, zu trocknen, daraus Teemischungen herzustellen und zu verpacken. Dass viele Menschen, von nah und fern, nur ein mitleidiges Kopfschütteln für sein Tun übrig hatten, blendete er vollkommen aus. Unbeirrt und mit großer Überzeugung ging er den eingeschlagenen Weg weiter. Mit den Monaten und Jahren vergrößerte sich nicht nur der Kreis an Kräuterbauern, die für ihn tätig wurden, auch die Anzahl der wirkungsvollen Pflanzen, die er kultivieren ließ, nahm unaufhaltsam zu.

Im Jahr 1992 schließlich legte er mit dem Kauf eines verlassenen Bauernhofes in Sprögnitz im Waldviertel den Grundstein für das, was heute als das Unternehmen *Sonnentor* weithin bekannt und beliebt ist. Als einer, der weder Apothekern noch Drogisten den Rang ablaufen möchte, sondern sich noch heute durch und durch mit seiner bäuerlichen Herkunft identifiziert, hat Gutmann seither die heimische Kräuterteeszene gehörig auf den Kopf gestellt. In seiner Sichtweise muss Kräutertee zuerst den Genuss erfüllen, dann der Gesundheit dienen und schließlich mit gutem Gewissen zu genießen sein. Er verehrt und achtet sie alle, die Kräuterkundigen, Ärzte und Pflanzenheiler vergangener Zeiten, von Hippokrates oder Plinius dem Älteren über Albertus Magnus, Paracelsus und Hildegard von Bingen bis zur für ihn zum Schicksal gewordenen Maria Treben oder Kräuterpfarrer Weidinger, der wie er Waldviertler war. Die größte Hochachtung hat er aber vor den Protagonisten, von denen er seine natürlichen Hauptdarsteller, die Kräuter, bezieht: vor den Bauern. Und genauso demütig, grundehrlich und bodenständig wie sie ist auch er unterwegs.

Von Schätzen an Wissen & Pflanzen

Der „Kräuter-Hannes", wie er früher oft genannt wurde, sieht es als Verdienst der Bauern, dass die einzigartige Kulturlandschaft seiner Heimatregion gepflegt wird und erhalten bleibt. Sie übernehmen aber eben nicht nur den Anbau und die Aufzucht vieler hochwirksamer Kräuter, sondern sind gleichzeitig Träger und Vermittler des althergebrachten Wissens rund um Einsatz, Anwendung sowie Kombinationstauglichkeit der wohltuenden Pflanzen. Sie erkennen, wann der richtige Zeitpunkt für die Ernte gekommen ist, sie verstehen sich auf die perfekte Konservierung der zarten Blätter und Blüten. Jedes Kraut oder Blatt, jede Beere, Wurzel oder Rinde muss behutsam und mit Bedacht behandelt werden. Von seinen Bauern weiß Gutmann auch, dass die wertvollen ätherischen Öle der Pflanzen umso besser erhalten bleiben, je größer man sie beim Schneiden und Verarbeiten belässt.
So haben Fairness und Wertschätzung im Umgang miteinander, Transparenz bei der Herkunft und Regionalität für ihn oberste Priorität. Dabei sieht er Regionalität nicht als Reduktion ausschließlich auf das lokale Umfeld. Auch weltweit hat dieser Begriff für ihn Gültigkeit. Klassiker aus dem Kräuterpotpourri von Sonnentor wie Pfefferminze, Käsepappel, Ringelblumen, Lindenblüte, Thymian oder eben sein geliebtes Johanniskraut kommen von Feldern

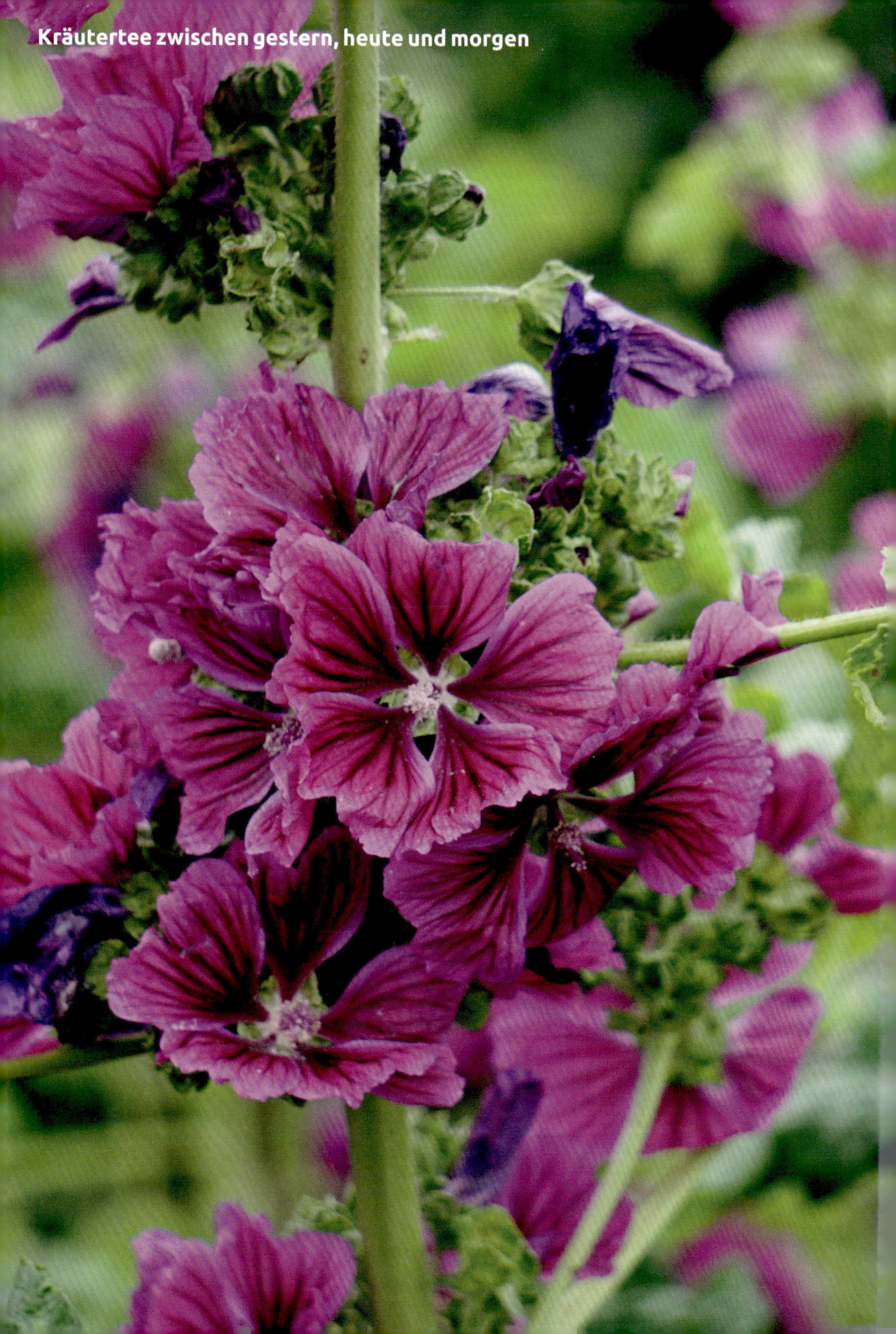

der Kräuterbauern ganz in der Nähe seines Stammsitzes. Andere Kräuter machen sich inzwischen aus größerer Ferne in das Viertel ober dem Manhartsberg, wie das Waldviertel einst genannt wurde, auf. Dennoch kennt er auch bei Rooibos, Hibiskus oder Griechischem Bergtee die Bauern, die deren Kultivierung, Ernte, Trocknung sowie Verpackung verantworten, persönlich. Denn ohne Beziehung mit und zu den Menschen geht für den naturverbundenen Waldviertler rein gar nichts. Emotionen sind eben genau seines.

Gute Laune ist Programm

Kräutertee wird der Erfahrung von Johannes Gutmann zufolge konsumiert, weil er neben der Aussicht auf Gesundheitsförderung vor allem höchsten Genuss sowie ein Übermaß intensiver und positiver Stimmungen verspricht. Kein Wunder, dass er seit der Gründung auf eine unglaubliche Vielfalt an annähernd 600 verschiedene Kräutermischungen für Teetasse und Teller zurückblickt. Dass die biologische Qualität seiner Rohstoffe gegeben sein muss, ist da vermutlich nur mehr ein ergänzendes Element, welches das stimmige Bild von Johannes Gutmann und Sonnentor final abrundet. Mit seiner sympathischen Einstellung, dass gegen alles ein Kraut gewachsen sei nur nicht gegen das Sterben und gegen Dummheit, darf man neugierig die weiteren Entwicklungen verfolgen und gespannt neue kräuterige Kreationen erwarten. Wo Sonnentor draufsteht, erlebt der Teegenießer den Stimmungsmacher Kräutertee im besten Wortsinn: Stets gute Laune, aus purer Natur, mit vollem Geschmack.

Demmers Teehaus: Österreichische Teekultur

Wenn man in Österreich von einer gehobenen Teekultur sprechen möchte, dann kommt man an Andrew Demmer nicht vorbei. Der in London geborene Demmer brachte englisches Teezeremoniell zu einer Zeit nach Österreich, als man hierzulande neben Kamillentee für Kinder und Erkrankte oder Jagatee für Erwachsene nicht viel mehr kannte. Im Jahr 1981 gründete er sein erstes Fachgeschäft in Wien 1, das sich rasch zum Hotspot für Genießer des echten Tees etablierte. Von diesem Standort aus entwickelte sich Demmers Teehaus zu einer international anerkannten Teemarke, die für eine kleine, aber feine Österreichische Teekultur mit „Wiener Einschlag" steht.

Seit 2018 leitet die langjährige Mitarbeiterin Johanna Birnstingl-Rumpl das Teehaus und führt den Mix aus Tradition und Innovation in eine neue Zukunft, wo neben echtem Tee auch Kräutertee seinen Platz gefunden hat. Denn während es in der einst großen Kategorie des echten Tees im Laufe der Zeit immer wieder Schwankungen im Absatz gibt, entwickelt sich der Kräutertee konstant auf hohem Niveau.

Bitte nur pur!

Anders, als es die Branche oft vorgibt, legt man bei Demmers Teehaus auf Naturbelassenheit und Typizität aller angebotenen Teekräuter und Teemischungen hohen Wert. Mischungen werden ohne zusätzliche Aromen verarbeitet, der Anteil natürlicher ätherischer Öle wird so hoch wie möglich gehalten, wozu man oft auf Kräuter in Apothekenqualität zurückgreift. Nachdem heute die medizinische Wirkung von nahezu allen Kräutern umfassend erforscht ist, ist auch die sinnvolle Dosierung für Teeanwendungen hinlänglich bekannt und erprobt. Auch hat sich das zur Verfügung stehende Kräuterspektrum in den letzten Jahren stark erweitert. Während noch in den 1980er-Jahren ausschließlich Kräuter eingesetzt wurden, die auf den heimischen Feldern und Wiesen wuchsen, hat die Entdeckung neuer Kräuter im internationalen Kontext das Angebot enorm erweitert. Und dass Kräuter künftig eine immer stärkere Rolle im Teealltag spielen, liegt für Johanna Birnstingl-Rumpl auf der Hand. Kräuter schaffen es mehr denn je, das eigene Wohlbefinden zu steigern. Und es braucht dazu nicht viel. Der Weg zum Kräuteranbau im eigenen Garten oder im Balkonkistchen ist nicht weit, auch macht die Urban-Gardening-Bewegung in den Städten den Menschen Kräuter wieder zugänglich. Und wer diese Möglichkeit nicht hat oder nutzen möchte, braucht kein Vermögen, um sich im Fachhandel gute Qualitäten kaufen zu können. Zudem unterstützt die Auseinandersetzung mit dem eigenen Essen und der Herkunft von Lebensmitteln den Trend zum Teekraut in bisher ungeahntem Ausmaß.

Denk-Umkehr

Einziger Wermutstropfen in der aktuellen Entwicklung ist der oft noch negative „Touch“ von Kräuteraufgüssen in so manchen Köpfen der Bevölkerung. Kräuter werden mit dem Gedanken „Es geht mir nicht gut, ich bin krank“ in Verbindung gebracht. Dabei ist Kräutertee ein multifunktionales Gut, das sowohl aus medizinischen Gründen, aber auch als Lebensmittel konsumiert werden soll. Hierbei sollte die Bedeutung des Wortes „Lebens-Mittel“ noch stärker in den Fokus rücken, als etwas, das der Mensch braucht, um das eigene Leben in die richtige Mitte zu rücken und um das Wohlbefinden zu steigern. Damit ist nicht nur das Getränk als Aufguss in der Tasse gemeint. Tee ist auch ein idealer Durstlöscher und kann den täglichen Flüssigkeitsbedarf ideal abdecken. Kräuter unterstützen und ergänzen dabei den gesamten Körper bei seiner Arbeit. Und: Kräuter sind für alle demografischen Gruppen geeignet. Egal ob jung oder alt, aktiv, sportlich, männlich, weiblich: Es ist im wahrsten Sinn des Wortes „für alle ein feines Kraut gewachsen“.

Jedem Tag seinen Tee

Kräuter sprechen die Sinne an, sowohl optisch im Garten, in der Blumenvase oder im Tee. Die ätherischen Öle und die vielfältigen Aromen wecken die Lebensgeister und die Lust am Genießen. Johanna Birnstingl-Rumpl sieht Kräutertee dabei in der modernen Gesellschaft als wichtigen Entschleuniger und als Mittel gegen Stress. Sich die Zeit und den Moment für eine Tasse Tee zu nehmen, kann in einer Zeit, in der sich vieles immer schneller zu drehen scheint, ein wertvoller Stress-Blocker sein. Neben dem Kaffee hat Kräutertee auch als soziales Kulturgut eine Chance, denkt man nur an die alte Tradition des „afternoon tea" in England. Teestunden, in denen man sich Zeit für andere nimmt, sich austauscht und miteinander spricht. Birnstingl-Rumpl denkt dabei an die Wiedergeburt des alten Tee-Salons, heute jedoch nicht nur der gehobenen Gesellschaft vorbehalten. Die zusätzliche Komponente des „Digital Detox", der digitalen Entgiftung ohne Mobiltelefon & Co, könnte der täglichen Teestunde eine zusätzliche Perspektive geben. Für die einen gerne tagsüber, für die anderen auch am Abend, wenn der Tag ausklingt.

Erde-Wasser-Feuer-Luft

Für all jene, die sich bewusst mit den vier Grundelementen Hildegards von Bingen auseinandersetzen, sind diese Mittel zum Zweck und Mittel für den Genuss. Kräuter werden weltweit nach wie vor in echter Erde kultiviert, Erde ist essentiell, es gibt keine Alternativsubstrate wie beim Anbau von Gemüse. Genauso steht es um das Wasser als Element des Wachstums und der späteren Zubereitung als Teespezialität. Das Feuer ist gleichzusetzen mit der Sonne, die Licht und Wärme für das Gedeihen der Pflanzen und später für die Verarbeitung (Trocknung) liefert. Zuletzt die Luft, die beim Trocknen eine Rolle spielt und anschließend in den Genuss überleitet, sobald Aromen im dampfenden Tee in die Höhe steigen und alle Sinne ansprechen. Dabei gilt es jedoch auch die Schattenseiten der Elemente zu beachten, die zum Großteil menschengemacht sind: Die Ausbeutung von Böden und Mutter Erde, die ungewollte Natur- und Wetterphänomene wie Hochwasser, Trockenheit oder Knappheit erzeugen und damit neue Wege in der Produktion fordern. Und stärkeres Bewusstsein und Respekt für die Umwelt schaffen.

Kräutertee 3.0

Johanna Birnstingl-Rumpl wagt auch einen Blick in die Zukunft, wo Kräuter in der Kulinarik und in der Getränkeszene unter dem Schlagwort „Superfood" mehr Bedeutung erlangen werden. Es braucht hier allerdings noch viel Bewusstseinsbildung und Kampagnen mit Protagonisten und Vorbildern. (Die Kaffeebranche hat in den vergangenen Jahren erfolgreich gezeigt, wie die Neupositionierung als Genuss- und Lifestyleprodukt funktioniert.) Denn abseits der Teeszene klappt es mit dem Einsatz von Kräutern schon gut, denkt man an die Erfolgsgeschichten diverser Aperitif- und Digestifgetränke auf Kräuterbasis wie Gin, Wermut oder Kräuterbitter. Der Markt mit alkoholfreien Kräuterlimonaden, die zum Teil als Tee aufgebrüht sind, ist reichhaltig und bereits gesättigt. Bis Kräutertee als Stand-Alone-Getränk allerdings ein täglicher, unverzichtbarer Begleiter ähnlich dem Mobiltelefon wird, dauert es vermutlich noch. Die Herausforderung darin besteht vor allem, passende Mischungen für jeden Geschmack zu kreieren – und Geschmäcker sind ja bekanntlich sehr verschieden.

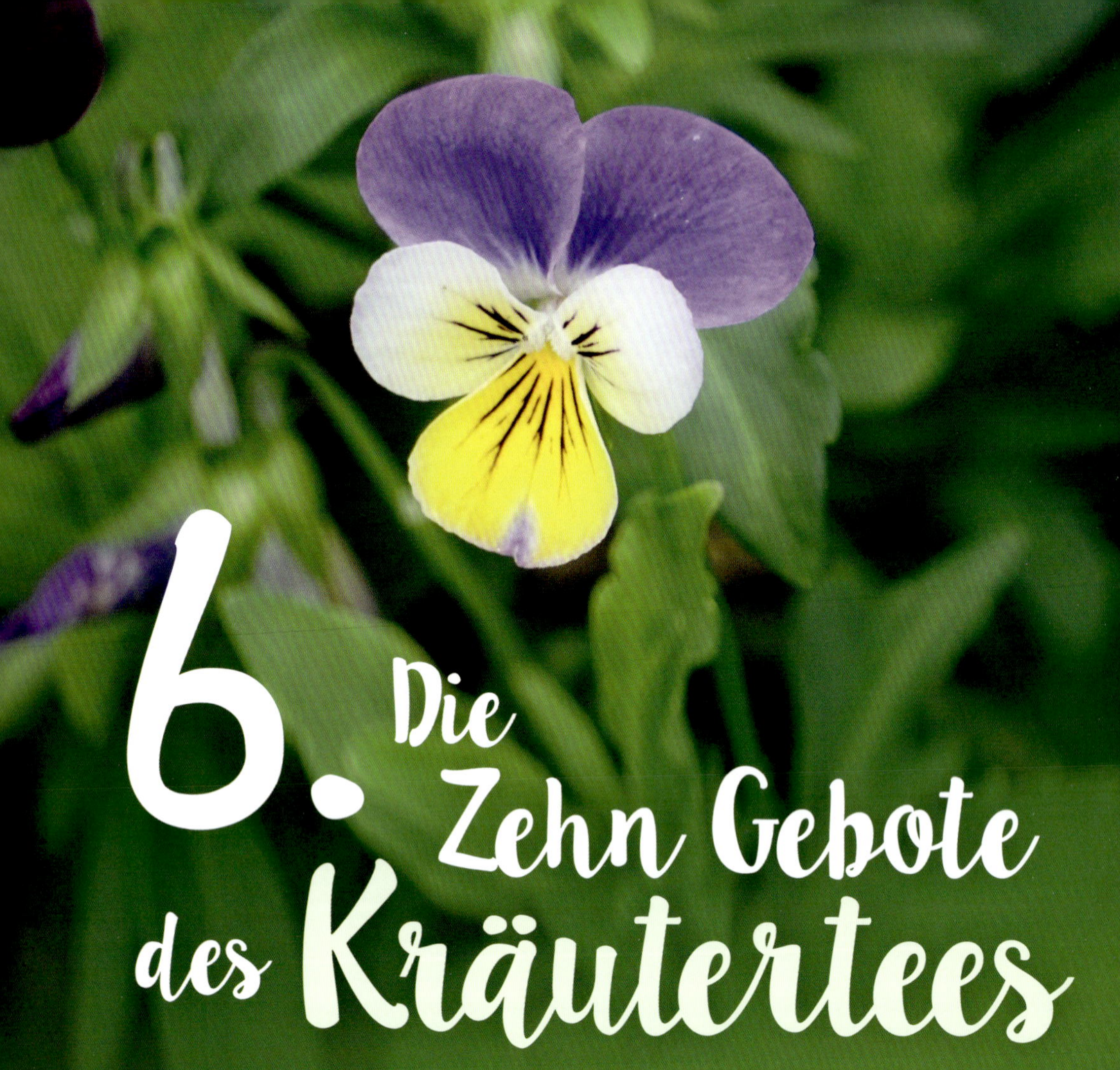

6. Die Zehn Gebote des Kräutertees

1. **Nutzen Sie Kräutertee als Lebenselixier**
   Tee passt in jede Lebenslage, ob gesund oder krank. Er ist täglicher Lebensbegleiter und zudem die wohl genüsslichste Form, Natur zu sich zu nehmen.
2. **Kommen Sie damit zur Ruhe**
   Genießen Sie Ihren Kräutertee, trinken Sie niemals zu schnell und zu heiß. Guter Tee soll auf der Zunge aund am Gaumen ein angenehm warmes und würziges Gefühl hervorrufen.
3. **Achten Sie auf die Menge**
   Die richtige Dosis macht das Erlebnis, sowohl zu wenig als auch zu viel an Kräutern ergibt Einbußen im Geschmack und kann im Fall von Heiltees bei Überdosierungen sogar zu gesundheitlichen Problemen führen.

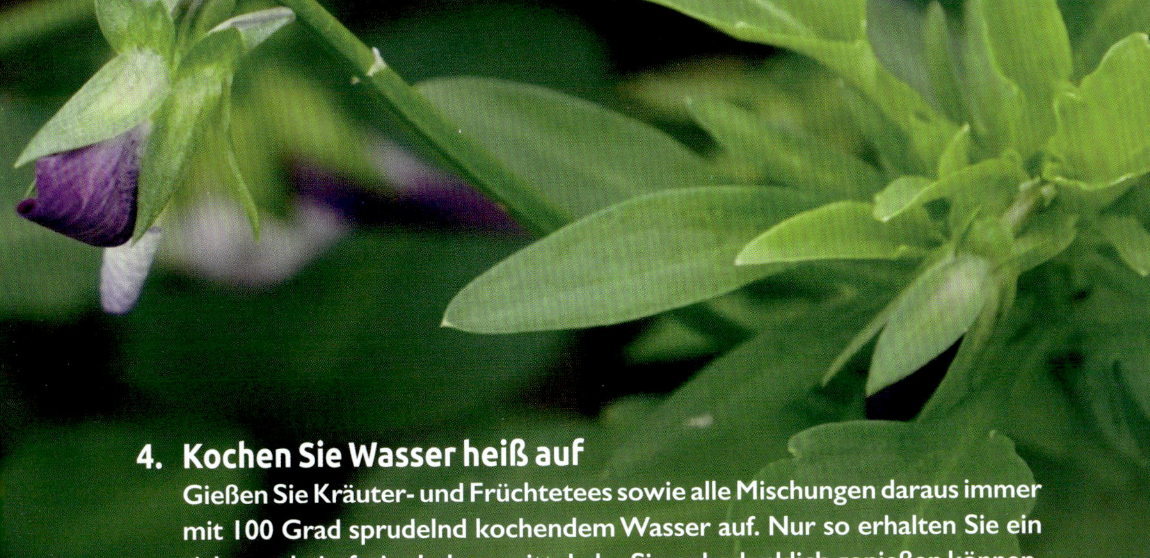

4. **Kochen Sie Wasser heiß auf**
   Gießen Sie Kräuter- und Früchtetees sowie alle Mischungen daraus immer mit 100 Grad sprudelnd kochendem Wasser auf. Nur so erhalten Sie ein sicheres, keimfreies Lebensmittel, das Sie unbedenklich genießen können.

5. **Schauen Sie auf die Zeit**
   Zu lange oder falsche Ziehzeiten entfalten zusätzliche Bitter- und Gerbstoffe, die den Geschmack deutlich beeinträchtigen.

6. **Vermeiden Sie Zucker**
   Zucker hat im Kräutertee nichts verloren. Sie benötigen als Mensch zwar Zucker, aber in der Regel nur in solchen Verbindungen, wie sie uns die Natur in Früchten liefert.

7. **Kombinieren Sie Teekräuter**
   Kräutermischungen bringen Vielfalt und Abwechslung in die Tasse und bieten zudem einzigartige Duft- und Geschmackserlebnisse.

8. **Lagern Sie Kräuter richtig**
   Teekräuter benötigen einen dunklen, konstant temperierten und trockenen Aufbewahrungsort. Zudem sollten Sie diese nach spätestens zwölf Monaten aufgebraucht haben, auch wenn die Angabe zur Mindesthaltbarkeit auf der Packung bis zu 24 Monate erlaubt.

9. **Passen Sie beim Selbersammeln auf**
   Sammeln setzt Kräuterkenntnis voraus! Pflücken Sie daher nichts, was Sie nicht kennen. Es gilt immer zu beachten, dass man jede Pflanze sicher erkennen und bestimmen kann.

10. **Gehen Sie auf Nummer sicher**
    Kaufen Sie Kräuter, idealerweise in Bio-Qualität, nur bei Produzenten, Händlern oder Kräuterbauern Ihres Vertrauens. So können Sie sich auf Qualität und Herkunft verlassen.

Autorenporträts

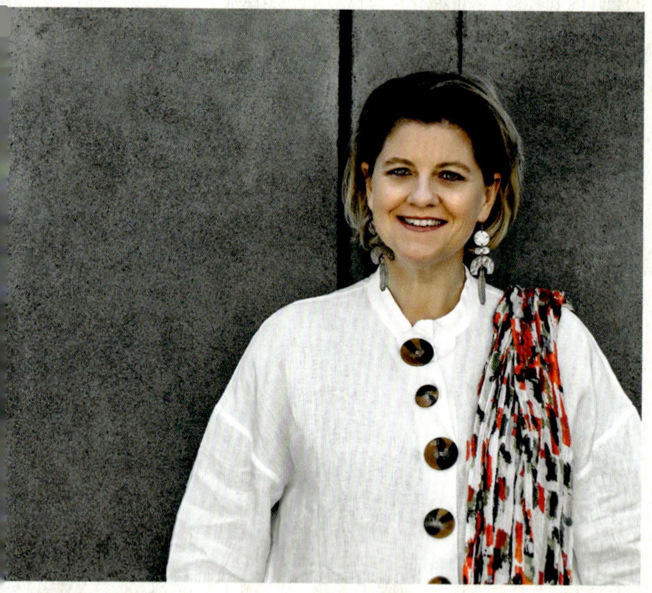

Simone J. Taschée

Dr. Simone J. Taschée, geboren 1974 in Wien, studierte Handelswissenschaften und promovierte 2003. Nach spannenden Jahren in der österreichischen Lebensmittelbranche gründete die diplomierte Käse-Sommelière und Diplom-Kaffee-Sommelière 2007 ihre eigene Marketing- und PR-Agentur mit Fokus auf Food & Beverages. Daneben profilierte sie sich als Chefredakteurin sowie freie Redakteurin diverser österreichischer Fachmagazine im Kulinarikbereich und lernte auf zahlreichen Reisen durch Asien sowie Mittel- und Südamerika die verführerische Geschmackswelt von Gewürzen, Würzmischungen und Kräutern kennen. Seit 2016 ist sie Eigentümerin der Chili-Werkstatt in Wien, verfasst regelmäßig Artikel zu vielfältigen kulinarischen Themen in heimischen Kulinarikmagazinen und gibt ihr weitreichendes kulinarisches Wissen in Kochkursen, Vorträgen sowie Fachbüchern weiter. Dazu brachte sie gemeinsam mit Dr. Klaus Postmann *Das Große Gewürzbuch* (2017) sowie *Vegan würzen* (2018) im Braumüller Verlag auf den Markt. Für *Vegan würzen* wurde sie gemeinsam mit Dr. Postmann mit dem Gourmand World Cookbook Award 2018 ausgezeichnet. Als scharfe Erweiterung der erfolgreichen Serie an Gewürzbüchern im Braumüller Verlag erschien 2019 *Alles Chili,* womit Dr. Taschée gemeinsam mit Dr. Postmann die aromatisch-pikante Küche rund um die Chili in ein neues kulinarisches Licht rücken konnte. Zusammen mit Dr. Postmann betreibt die Autorin den Weblog inthenameoffood.at, wo sie regelmäßig von ihren Erlebnissen in der Welt der Kulinarik berichtet.

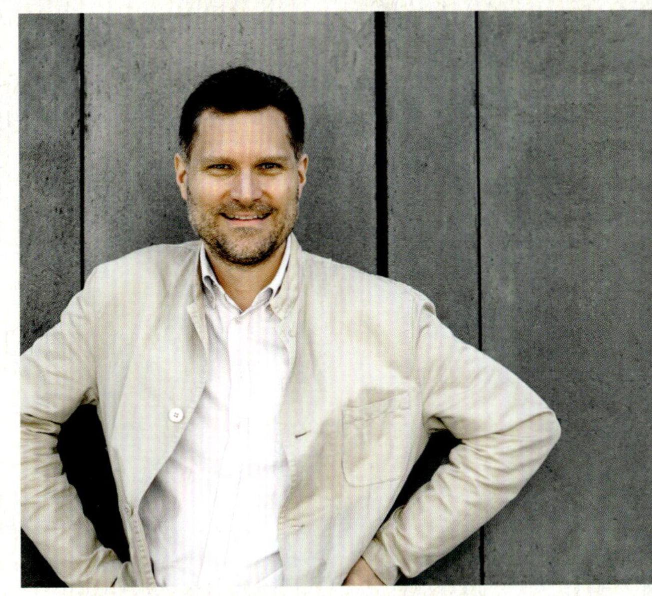

Klaus Postmann

Dr. Klaus Postmann, geboren 1974 in Wien, studierte Volkswirtschaft und promovierte 2003 in Wirtschafts- und Sozialgeschichte. Nach einer erfahrungsreichen Zeit im internationalen Lebensmittelhandel gründete der diplomierte Weinakademiker und Diplom-Kaffee-Sommelier gemeinsam mit Dr. Simone J. Taschée 2007 eine Marketing- und PR-Agentur mit Fokus auf Food & Beverages. Im Jahr 2016 folgte die Gründung der Chili-Werkstatt in Wien. Neben dem Gewürzbusiness ist Dr. Postmann als Chefredakteur eines österreichischen Kulinarikmagazins tätig und veröffentlicht als anerkannter Foodexperte regelmäßig Fachbücher. Als geprüfter Heilkräutercoach widmet er sich zudem den gesundheitlichen Aspekten von Gewürzen und Kräutern und gibt sein umfassendes kulinarisches Wissen in Seminaren sowie Fachverkostungen weiter. 2012 wurde er für sein *Weinbuch Österreich* mit dem Gourmand World Cookbook Award in der Kategorie „best wine book of the year" ausgezeichnet. Gemeinsam mit Dr. Taschée brachte er bisher *Das Große Gewürzbuch* (2017), *Vegan würzen* (2018) sowie *Alles Chili* (2019) im Braumüller Verlag auf den Markt. Für *Vegan würzen* wurde er gemeinsam mit Dr. Taschée mit dem Gourmand World Cookbook Award 2018 ausgezeichnet, zudem wurde er als Co-Autor von *Wein in Österreich* im Brandstätter Verlag zum Gewinner der Kategorie „best wine book of the year" des Gourmand World Cookbook Award 2019 gekürt. Zusammen mit Dr. Taschée betreibt der Autor den Weblog inthenameoffood.at, wo er regelmäßig von seinen Erlebnissen in der Welt der Kulinarik berichtet.

Quellenverzeichnis

Bankhofer, Hademar: Naturtees, Lechner 1994
Beiser, Rudi: Unsere essbaren Wildpflanzen, Kosmos 2014
Frühmann, Ernst/Länger, Reinhard: Heilkräuter unserer Heimat, Eigenverlag 2009
Gutmann, Johannes: Auf der Sonnenseite, Residenz 2008
Habs, Robert/Rosner, Leopold: Appetit-Lexikon, Oase 1997
Hasitschka, Josef: Admonter Herbarium, Schnell & Steiner 2001
Heyll, Uwe: Wasser, Fasten, Luft und Licht, Campus 2006
Hirsch, Siegrid/Grünberger, Felix: Die Kräuter in meinem Garten, Freya 2018
Platen, Moritz: Die neue Heilmethode, Deutsches Verlagshaus Bong & Co um 1900
Schmidt, Rainer: Das große Teebuch, Braumüller 2017
Storl, Wolf-Dieter: Mein Gartenwissen, Gräfe und Unzer 2017
Taschée, Simone/Postmann, Klaus: Alles Chili, Braumüller 2019
Taschée, Simone/Postmann, Klaus: Das große Gewürzbuch, Braumüller 2017
Taschée, Simone/Postmann, Klaus: Vegan würzen, Braumüller 2018
Treben, Maria: Gesundheit aus der Apotheke Gottes, Verlag Wilhelm Ennsthaler 1985
Winnington, Ursula: Kleines Gewürzbuch für Kinder, Der Kinderbuchverlag Berlin 1987

Internetquellen (Stand September 2020)

www.aromenverband.de
www.arzneipflanzenlexikon.info
www.gartenjournal.net
www.gesundheit.de
www.hanf-infos.at
www.hanfmuseum.de
www.heilkraeuter.de
www.heilpflanzen-welt.de
www.heilpflanzenwissen.at
www.hildegardvonbingen.info
www.kottas.at
www.kraeuterabc.de
www.kraeuter-buch.de
www.kraeuterkontor.de
www.kraeuterpark-altenau.de
www.martin-bauer-group.com
www.medizinalpflanzen.de
www.minzmuseum.de
www.naturkraeutergarten.de
www.paracelsus-magazin.ch
www.pflanzen-lexikon.com
www.pflanzen-vielfalt.net
www.ptaheute.de
www.sonnentor.com
www.tee.at
www.tee-kompendium.com
www.teeverband.at
www.teewiki.org

Danksagungen

Wir verneigen uns vor allen Beteiligten, die uns bei der Erstellung dieses wunderschönen Kräuterteebuches geholfen und unterstützt haben. Allen voran gehört unser Dank dem Team des Braumüller Verlags rund um Bernhard Borovansky. Danke auch an Fotograf Michael Westermann für seine spontane Kreativität und die tollen Bilder der Teemischungen. Danke an Pater Johannes Pausch aus dem Europakloster Gut Aich im Salzkammergut, der uns im Herbst 2019 auf die Idee für dieses Buch gebracht hat. Wir ziehen den Hut vor Johannes Gutmann, dem Gründer von Sonnentor, der uns viel persönlichen Einblick in seine Leidenschaft gegeben hat. Merci an Arne Stühmer von Julius Meinl, der uns die wirtschaftliche Seite im Teebusiness erläutert hat. Danke auch an Johanna Birnstingl-Rumpl von Demmers Teehaus, an Kottas Pharma (inklusive dem Team vom Kräuterhaus in Wien I) sowie an die Martin Bauer Group in Deutschland, die uns spannende Details über die Gegenwart und die Zukunft des Kräutertees verraten haben. Wir bedanken uns außerdem bei AdHoc-Design für die Zurverfügungstellung des Tee-Equipments für unsere Fotos.

Zuletzt tausend Dank an unsere Familien und unsere Kinder, dass sie unsere Leidenschaft für Kräuter und Gewürze stets mittragen und Tag für Tag mit uns genießen.

„Kräuterteeorie" für unsere Leserinnen & Leser

Kräuter und Gewürze können medizinisch wirksame Stoffe enthalten, die grundsätzlich mit Vorsicht zu verwenden sind. Dabei sind die Möglichkeiten der Selbstmedikation nicht zu überschätzen, ernsthafte Erkrankungen gehören in die Hand eines Arztes. Dieses Buch liefert grundlegende Informationen zu Heilwirkungen von Kräutern und Gewürzen, versteht sich aber nicht als medizinisches Fachbuch. Die Autoren und der Verlag lehnen jede Haftung für eventuelle Folgen ab, die sich aus der Benutzung der angeführten Kräuter und Gewürze ergeben können. Sprechen Sie bei gesundheitlichen Bedenken bitte mit Ihrem Arzt oder Apotheker, unser Buch bietet keinen Ersatz für therapeutische oder medizinische Behandlungen.

Weitere Bücher der Autoren

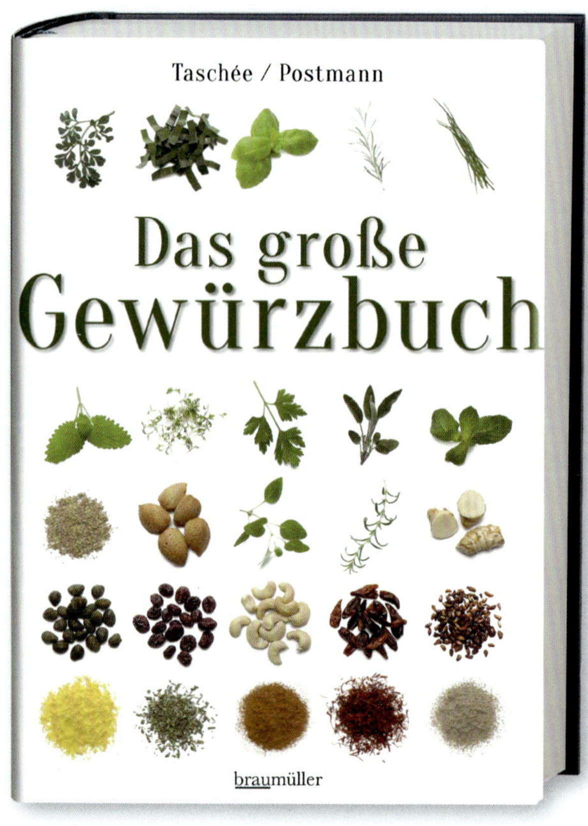

384 Seiten, Hardcover
ISBN 978-3-99100-229-1
EUR 25,–

Das umfangreiche Nachschlagewerk gibt einen Überblick über mehr als 100 verschiedene Gewürze, die Gewürzregionen zugeordnet und nach Aromanoten bewertet sind. Man erfährt Wissenswertes aus der jahrhundertealten Geschichte der Gewürze und zu deren Heilwirkung. Das große Gewürzbuch richtet sich zudem an Hobbyköche, die alles rund um die richtige Anwendung von Gewürzen, Kräutern & Co in der Küche erfahren möchten.

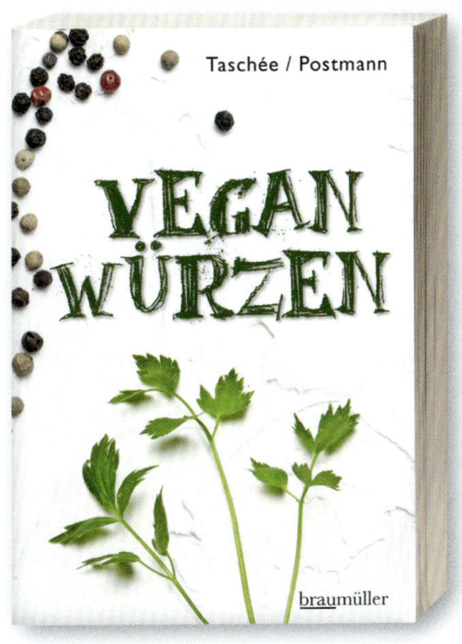

Ernährungstrends kommen und gehen, einige wenige konnten sich in der Welt der Kulinarik durchsetzen – so die vegane Küche. Anfangs noch als Ökoküche abgetan, entstand rasch das Vorurteil, vegane Gerichte seien geschmacklos, fade oder einseitig in der Aromatik. Vegan würzen beweist, dass auch vegane Speisen nicht langweilig sind, wenn sie mit den richtigen Gewürzen und Kräutern geschmackvoll abgestimmt und zubereitet werden.

200 Seiten, Softcover
ISBN 978-3-99100-247-5
EUR 17,–

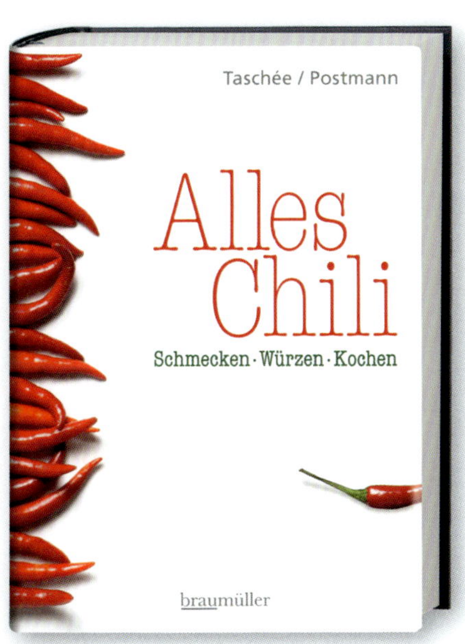

Für alle kulinarisch Interessierten, die die Chili neu entdecken oder aber noch besser in der eigenen Küche einsetzen wollen. Neben der detaillierten Erläuterung des richtigen Umgangs mit aromatisch-pikanten Würzstoffen sowie der ausführlichen Darstellung der Verarbeitung der Chili findet sich in diesem Buch Wissenswertes über die kulinarische Anwendung. Einem Nachkochen hocharomatischer Speisen mit einem bewusst eingesetzten Schärfe- und Aromakick steht damit nichts mehr im Wege.

304 Seiten, Hardcover
ISBN 978-3-99100-259-8
EUR 25,–

Impressum:
Bibliografische Information der Deutschen Nationalbibliothek
Die Deutsche Nationalbibliothek verzeichnet diese Publikation in der Deutschen Nationalbibliografie; detaillierte bibliografische Daten sind im Internet über http://dnb.d-nb.de abrufbar.

1. Auflage 2020

Servitengasse 5, A-1090 Wien
www.braumueller.at

Fotos: © Michael Westermann
Andere Bezugsquellen: Umschlag: Shutterstock/@VICUSCHKA; S. 9, 26, 324, 350/351, 353, 356, 365, 372, 376/377 © Klaus Postmann; S. 18-21, 24/25, 38, 41, 43, 51, 54, 58, 62/63, 64, 85, 88, 92, 107, 120, 127, 128, 132/133, 136, 138, 141, 142, 144, 152, 154, 156, 158, 163, 172/173, 178, 182, 185, 188, 192/193, 194, 201, 206, 210/211, 214/215, 216, 224-229, 232/233, 336 © Michael Rathmayr; S. 378/379, Rückseite Umschlag © Herbert Lehmann; S. 2: Shutterstock/@Natalia Klenova, Shutterstock/©LiliGraphie; S. 5: Shutterstock/©Tatevosian Yana; S. 6/7: Shutterstock/©Natalia Klenova; S. 17: Shutterstock/©Chamille White; S. 30/31: Shutterstock/©Kerdkanno; S. 34: Shutterstock/©Manfred Ruckszio; S. 40: Shutterstock/©Scisetti Alfio; S. 42: Shutterstock/©Valery121283; S. 44: Shutterstock/©Shutterstock/©Annaev; S. 46: Shutterstock/©Marina Lohrbach; S. 50: Shutterstock/©emberiza; S. 52: Shutterstock/©Germanova Antonina; S. 56: Shutterstock/©Scisetti Alfio; S. 60: Shutterstock/©Anastasia_Panait; S. 66: Shutterstock/©Olexandr Panchenko; S. 68: Shutterstock/©Manfred Ruckszio; S. 70: Shutterstock/©emberiza; S. 72: Shutterstock/©shansh23; S. 74: Shutterstock/©Scisetti Alfio; S. 76: Shutterstock/©Manfred Ruckszio; S. 78: Shutterstock/©Richard Griffin; S. 80: Shutterstock/©Scisetti Alfio; S. 82: Shutterstock/©spline_x; S. 84: Shutterstock/©shansh23; S. 86: Shutterstock/©Scisetti Alfio; S. 90: Shutterstock/©Petr Salinger; S. 94: Shutterstock/©spline_x; S. 96: Shutterstock/©JIANG HONGYAN; S. 98: Shutterstock/©JIANG HONGYAN; S. 102: Shutterstock/©spline_x; S. 104: Shutterstock/©unpict; S. 106: Shutterstock/©jaroslava V; S. 108: Shutterstock/©NinaM; S. 110: Shutterstock/©Valentyn Volkov; S. 112: Shutterstock/©Deenida; S. 114: Shutterstock/©Kovalchuk Oleksandr; S. 116: Shutterstock/©Emilio100; S. 118: Shutterstock/©Vaclav Mach; S. 122: Shutterstock/©Imageman; S. 124: Shutterstock/©vandycan; S. 126: Shutterstock/©Nella; S. 130: Shutterstock/©Kuttelvaserova Stuchelova; S. 134: Shutterstock/©Nattika; S. 140: Shutterstock/©Henrik Larsson; S. 146: Shutterstock/©pppfrommyview; S. 149: Shutterstock/©iuliia_n; S. 150: Shutterstock/©krolya25; S. 153: Shutterstock/©Sunbunny Studio; S. 156: Shutterstock/©Kuttelvaserova Stuchelova; S. 157: Shutterstock/©Sapihens; S. 160: Shutterstock/©Shutterstock/©Anamaria Mejia; S. 162: Shutterstock/©Snowbelle; S. 164: Shutterstock/©Diana Taliun; S. 166: Shutterstock/©Emilio100; S. 168: Shutterstock/©spline_x; S. 170: Shutterstock/©Manfred Ruckszio; S. 174: Shutterstock/©almaje; S. 176: Shutterstock/©Maks Narodenko; S. 180: Shutterstock/©Vitalina Rybakova; S. 184: Shutterstock/©dabjola; S. 186: Shutterstock/©ULKASTUDIO; S. 190: Shutterstock/©Tamara Kulikova; S. 196: Shutterstock/©Tatiana Volgutova; S. 198: Shutterstock/©Olexandr Panchenko; S. 200: Shutterstock/©Scisetti Alfio; S. 202: Shutterstock/©Scisetti Alfio; S. 204: Shutterstock/©Regina Nogova; S. 208: Shutterstock/©Richard Griffin; S. 212: Shutterstock/©Simic Vojislav; S. 218: Shutterstock/©unpict; S. 220: Shutterstock/©shansh23; S. 222: Shutterstock/©Miiisha; S. 230: Shutterstock/©Evgeny Karandaev; S. 234: Shutterstock/©Scisetti Alfio; S. 235: Shutterstock/©kheira benkada; S. 236/237: Shutterstock/©Chamille White; S. 320/321: Shutterstock/©SPH; S. 323: Shutterstock/©encierro; S. 336: iStock/©winterling, Shutterstock/©Anton Starikov; S. 340: Shutterstock/©New Africa; S. 342: Shutterstock/©Tatevosian Yana; S. 344/345: Shutterstock/©Chamille White; S. 347: ©Wikimedia Commons; S. 349: ©Wikimedia Commons; S. 360: Shutterstock/©Iuliia Kudrina; S. 368/369: Shutterstock/©bitt24.

Druck und Bindung: optimal media GmbH, Röbel/Müritz
ISBN 978-3-99100-315-1

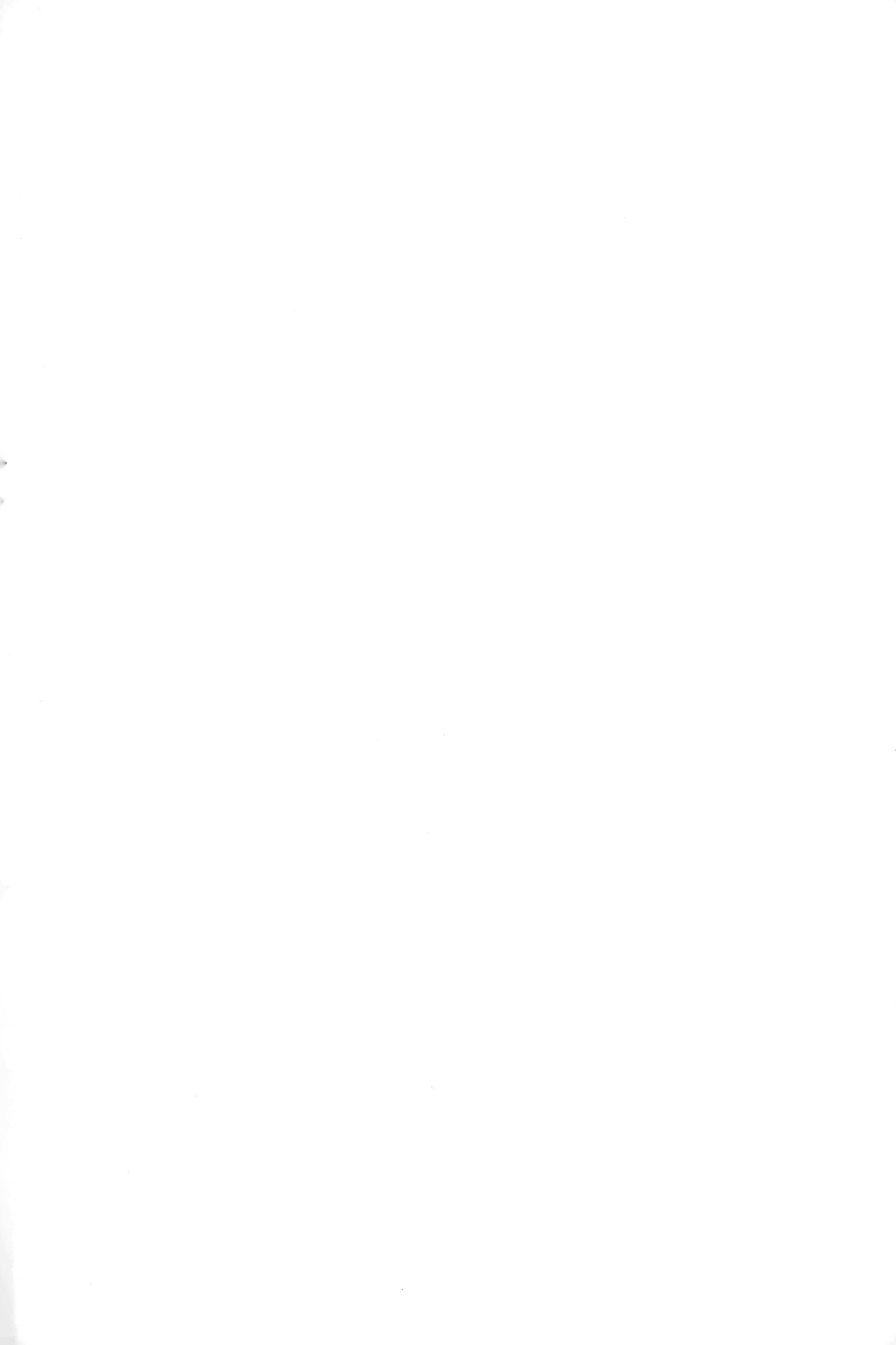